물리치료사를 위한 근골격계 진단영상학

Musculoskeletal Imaging Handbook: A GUIDE FOR PRIMARY PRACTITIONERS

물리치료사를 위한

근골격계 진단영상학

정형국 외 옮김

Musculoskeletal Imaging Handbook:

A GUIDE FOR PRIMARY PRACTITIONERS

Lynn N. McKinnis, PT, OCS
Butler , Pennsylvania
Concordia Visiting Nurses
Staf f Physical Therapist
Cabot, Pennsylvania

St. Francis University
Adjunct Instructor
Department of Physical Therapy
Loretto, Pennsylvania

University of Montana
Faculty Af filiate
School of Physical Therapy &
Rehabilitation Science
Missoula, Montana

University of South Florida
Affiliate Instructor
School of Physical Therapy
and Rehabilitation Sciences
Tampa, Florida

Michael E. Mulligan, M.D.
Baltimore, Maryland

Professor
Diagnostic Radiology and Nuclear Medicine
University of Maryland School of Medicine
Baltimore, Maryland

Chief of Radiology
University of Maryland Rehabilitation & Orthopaedic Institute
Baltimore, Maryland

Assistant Chief of Musculoskeletal Imaging
Musculoskeletal Fellowship Program Director
University of Maryland Medical Center
Baltimore, Maryland

F.A. Davis Company • Philadelphia

영 문 출 판 사

■ **옮긴이** (가나다 순)

김명준 경동대학교 물리치료학과 교수
박찬후 김천대학교 작업치료학과 교수
양대중 세한대학교 물리치료학과 교수
엄기매 여주대학교 물리치료과 교수
정병옥 김천대학교 물리치료학과 교수
정형국 안산대학교 물리치료과 교수

Musculoskeletal Imaging Handbook: A GUIDE FOR PRIMARY PRACTITIONERS
by Lynn N. McKinnis and Michael Mulligan

새로운 과학적 정보는 기초적 연구와 임상적 연구를 통해 얻을 수 있으며, 이러한 변화에 다른 약물치료와 새로운 치료법이 추천되고 있다. 저자와 출판사는 가능한 모든 면에서 이 책을 정확하고 최신의 정보 그리고 출판시기에 맞는 최적의 기준을 따르려고 노력하였다. 저자, 편집자, 그리고 출판사는 책을 적용하는데 있어 결함이나 생략된 것이나 실수에 대한 책임은 없으며, 어떠한 보증이나 표현에 대한 내용을 포함하지 않고 있다. 이 책에 설명한 부분을 실기 적용은 각 상황에 맞게 각 전문영역에서 이루어져야 한다. 독자들은 어떠한 약을 적용하기 전에 적정량과 금기증에 대한 새로운 정보와 변화된 내용에 대한 정보를 항상 체크할 것을 권장한다. 특히, 새롭거나 불규칙적인 약을 사용할 때 주의해야 한다.

물리치료사를 위한
근골격계 진단영상학

2016년 5월 10일 초판인쇄
2016년 5월 17일 초판발행

지은이 : Lynn N. McKinnis and Michael Mulligan
옮긴이 : 정 형 국 외
발행인 : 박 병 조
발행처 : 도서출판 영문출판사
등 록 : 1987년 12월 21일 제2-419호
주 소 : 서울시 강남구 삼성동 69-1
전 화 : (02) 514-5590, 776-5590
팩 스 : (02) 756-8943
홈페이지 : www.ymsbook.net
E-mail : yeongmunsa@empal.com
정 가 : 30,000원
ISBN 978-89-7224-388-5 93510

※ 파본은 교환해 드립니다.

Berquist 의 서문

의사소통과 팀워크는 양질의 환자 관리에 꼭 필요한 사항이다. 적절한 진단적 기법 특히, 고가의 영상 기법의 선택은 오늘날의 건강관리 쇄신의 시대에서 매우 중요한 사항이다. 몇 년에 걸쳐, 나는 방사선 전문의와 정형외과의사 사이의 의사소통과 이해를 강조하는 여러 책을 저술해 왔다. 그래서 여러 해 동안, 나의 관심은 진단 영상을 의뢰하는 의사들이 무엇을 알고 싶어 하는지에 초점을 맞추고 있었지만, 건강관리팀의 다른 전문가에 대해서는 특별한 관심이 없었다.

본 책인 "물리치료사를 위한 근골격계 진단영상학"은 나의 과거 노력보다 더 발전된 의사소통에 관심을 두고 있다. 이 책은 정형물리치료사인 Lynn McKinnis, PT, OCS와 유명한 근육뼈대계(근골격계) 방사선 전문의인 Michael Mulligan에 의해 저술된 것이다. 총 10개의 장은 거의 매일 의사, 물리치료사 또는 보조물리치료사들이 접하게 되는 근육뼈대계(근골격계) 질환의 적절한 영상 기법에 초점을 맞추고 있다. 본 책은 최신 영상 기법에 많은 관심을 두고 있다.

각 영상 기법의 장점과 제한점은 무엇인가? 환자 관리에 있어 이와 같은 지식은 매우 중요하다. 저자들은 흔한 근육뼈대계 질환의 가장 적절한 영상 선택에 대한 근거중심 연구를 제공하는 알고리즘과 표를 이용하고 있다.

George Bernard Shaw는 다음과 같이 말했다: "의사소통에서 가장 큰 문제점은 그 문제가 일어났다는 착각이다."

이 책은 근육뼈대계(근골격계) 질환의 가장 적절한 영상 기법을 선택할 때 흔히 발생하는 의사소통의 틈을 한정적으로 메워주고 있다. 책의 내용은 여러 분야로 이루어진 전체 건강관리 팀간의 틈을 잘 메우고 있다.

Thomas H. Berquist, MD, FACR

저자 서문

한 개의 값으로 두 개를 얻다.

이 책은 물리치료사와 방사선 전문의가 함께 출간한 첫 번째 책일 것이지만, 마지막 책이 되어서는 안 된다. 두 분야의 전문가들의 결합은 한 사람이 성취하는 것보다 더 풍부한 것을 가질 수 있다. 환자와의 접촉이 적은 방사선 전문의와, 환자와의 접촉이 많은 물리치료사 사이의 협력에는 비범한 대칭이 존재한다. 방사선 전문의는 환자를 세부적으로 보는 반면, 물리치료사는 환자를 전체적으로 본다.

저자들은 여러분과 함께 많은 경험을 공유하고 있다. Lynn McKinnis은 물리치료사이며, 임상과 교육 분야에서 30년 이상 경험을 가진 정형물리치료사이다. 그녀의 저서인 "Fundamentals of Musculoskeletal Imaging"은 여러 나라의 물리치료 학교에서 교재로 쓰고 있다. Michael Mulligan은 근육뼈대 영상의 모든 영역에서 25년 이상의 경험을 가진 방사선과 교수로서, University of Maryland School of Medicine에서 근무하고 있다. 그들의 결합된 지식은 영상 소견 뿐만 아니라, 여러분이 환자를 치료하는데 도움을 줄 것이다. 본 책은 모든 근육뼈대계(근골격계) 병리에 대한 기준으로서 저술된 것은 아니다.

이 책은 근육뼈대계(근골격계) 진단 시 영상의 역할에 대한 직무 가이드 책이다. 오히려 임상가들이 자주 접하는 질환의 가장 적절한 영상 선택과 물리치료사, 보조물리치료사 또는 간호사 등과 같은 1차 전문가의 역할을 명확하게 할 것이다.

직무 가이드 책은 이 시대에 필수적이다. 최근 수 십 년간의 과도한 영상 이용이 잘 기록되었다. 과사용을 권장해 온 정부, 보험회사, 전문의학 분야에 의한 지시 명령이 규정되었다. 주어진 조건에 대해 필요하지 않는 영상이 무엇인지를 확인할 뿐만 아니라, 필요한 영상이 무엇인지를 확인하는 것이 연구의 실체이다. 증거가 안에 존재한다. 어떤 영상 장비가 최상의 환자 결과에 영향을 줄 것인지에 대한 미스테리가 더 이상 존재하지 않는다.

주어진 과제는 이런 연구를 쉽게 접근할 수 있도록 만드는 것이다. 본 책은 이용할 수 있는 모든 증거를 수집하고, 증거를 요약하고, 증거를 구체화하고, 빠르게 접근되는 형식 안에 증거를 제시하고 있다.

진단 영상의 소개 단락인 1장을 시작으로, 진단 영상 분야의 개요를 얻는다. 전통의 방사선 영상에서 최신의 장비에 이르기까지 기술적 요소와 임상의 장점과 단점을 고려해 각 영상 장비들을 설명하고 있다. 1장은 영상을 분석하고 병리를 확인하는데 이용되는 검색 패턴을 설명하고 있다.

나머지 2장에서 10장까지는 팔다리 관절과 척추 관절을 다루고 있다. "팩트" 단락은 각 관절에서 가장 흔하게 발생하는 퇴행성, 외상성, 운동 손상을 다루고 있다. 간단한 그림 형태로 된 "해부학 복습"이 그 다음으로 제시되고 있고, 또 그 다음으로 "이용가능한 영상 가이드라인" 단락이 설명되고 있다. 본 단락은 미국, 캐나다. 호주 등의 여러 연구소들로부터 나온 연구들을 포함하고 있고, 본 자료를 표, 알고리즘, 임상 결정 나무들 안으로 단순화시켰다. 각 장의 핵심은 특정 관절에 대한 일반 방사선 평가, 기본 MRI 프로토콜, 기본 CT 및 초음파 프로토콜이다. 임상가들은 이를 통해 각 모달리티에 의해 평가된 각 관절과 시각적으로 모달리티가 무엇을 제공하고 있는지를 볼 수 있는 놀라운 기회를 갖게 된다. 부가적으로, 검색 패턴 정보와 관찰은 모달리티의 진단 가능성을 부각시키는 각 모달리티의 영상으로 제시된다. 끝으로, 각 장들은 영상, 임상 정보 및 치료 개요를 가진 "무엇처럼 보이는가? 병리 그림" 단락을 통해 가장 흔한 병리들을 제시하고 있다.

우리는 여러분이 진단 영상을 의뢰하는 임상가이든, 건강관리팀으로서 다른 전문가와 지식적으로 협동하는 임상가이든 간에 근육뼈대계(근골격계) 진단 영상에 대한 여러분의 지식을 향상시키는데 본 책이 도움이 되길 원하고 있다. 본 책은 건강관리제공자가 그들의 환자를 다시 일어설 수 있게 만들고, 또 그들의 삶으로 되돌아갈 수 있도록 하는 돕는 통로가 되길 원한다.

Lynn McKinnis, PT, OCS
Michael Mulligan, MD

리뷰어

Randy Danielson, PhD, PA-C
Emeritus Professor and Dean
Arizona School of Health Sciences
A.T. Still University
Mesa, Arizona

Claire DeCristofaro, NP, MD
Clinical Assistant Professor
College of Nursing, DNP Program
Medical University of South Carolina
Charleston, South Carolina

Steve Fisher, MHA, PA-C, DFAAPA
Senior Surgical PA (Ret.)
University of Kentucky
Lexington, Kentucky

Stephanie Carter Kelly, PT, PhD, OCS
Adjunct Clinical Assistant Professor
Department of Physical Therapy
The Ohio State University
Columbus, Ohio

Laura Markwick, DNP, FNP-C
Assistant Professor, FNP Track Coordinator
Wegmans School of Nursing
St. John Fisher College
Rochester, New York

Paul E. Niemuth, PT, DSc, OCS, SCS,
Professor
Department of Physical Therapy
St. Catherine University
Minneapolis, Minnesota

감사의 글

많은 사람들의 도움 때문에, 우리가 이 책을 만들 수 있었다.

우리는 특히 과외의 도전을 위한 지지와 시간을 우리에게 제공해 준 가족에게 감사드리고,

선임 개발 편집자 Jennifer Pine, 편집자 Melisa Duffield, 전자출판 편집자 Liz Schaeffer 등의 FA Davis의 임직원에게 감사드리고,

다양한 근육뼈대계(근골격계) 질환의 영상을 제공해 준 동료와 초음파 영상의 모든 것을 제공해 준, "Fundamentals of Musculoskeletal Utrasound"의 저자인 Ann Arbor의 University of Michigan 방사선과 교수인 Jon Jacobson에게 감사드리고,

책의 내용을 강화하는 이들 기구의 사용을 촉진하게 만들어준 미국방사선학회의 우리들 동료, 특히, Christine Waldrip, RN, MHA와 Mark Murphey, MD, 그리고 Western Australia' s Diagnostic Imaging Pathways project의 Phillip Bairstow, PhD, MBA에게 감사드리고,

우리의 사진작가 Mark Konezny, 초음파 진단 검사자 Rita Diamond-Ernst, 모델 Jesse McKinnis, 그리고 책표지를 위해 "Virtruvian Lady" MR 영상을 사용하게 해준 Siemens Healthcare사의 Jeff Bell에게 감사드린다.

진실로 감사드리며
LNM과 MEM

역자 서문

본 책은 총 10장으로 이루어져 있으며, 각 관절을 중심으로 나열하고 있고, 흔하게 발생하는 질환을 위주로 설명해 나가고 있다. 본 책이 소개하고 있는 진단 장치로는, 방사선 영상, CT, MRI, 진단 초음파 및 핵의학 영상 등이며, 각 장비들의 장단점을 잘 설명해 주고 있다. ACR 적절성 기준, 임상 결정 규칙, 진단 영상 경로 등에 대해서도 잘 설명해 주고 있다.

각 장들은 각 관절에 대한 일반 방사선 영상, 기본 MRI 프로토콜, 기본 CT 프로토콜, 진단 초음파 프로토콜 등을 제시하고 있고, 흔하게 발생하는 질환의 진단 영상을 제공하고 있다.

본 책의 가장 큰 특징은, 물리치료사들이 흔하게 접하는 질환의 진단 영상 기법을 물리치료사의 입장에서 잘 설명하고 있다는 점이다. 물리치료사를 위한 다른 방사선 진단학 교재와 마찬가지로, 매우 쉽게 접근하고 있으며, 각 진단 영상 기법간의 차이점을 잘 설명해주어, 어느 진단 기법을 방사선 전문의에게 의뢰할 수 있는 방법을 제시하고 있다.

끝으로, 본 책을 번역 출간하는데 도움을 주신 영문출판사 박병조 사장님과 직원분들에게 감사드린다.

대표 역자 정 형 국

목차

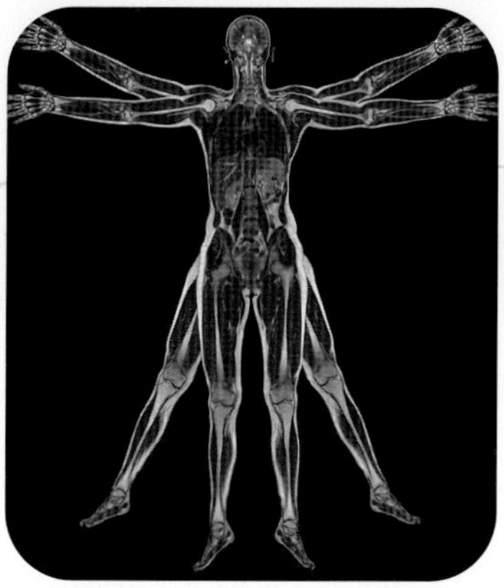

CHAPTER

1

진단영상 소개

- 출발점
- 영상 연구
- 검색 패턴
- 근거중심 영상: 가장 좋은 영상 연구를 어떻게 선택하는가?

1. 출발점

❑ 영상의 목적과 이유를 정리한다.

21세기의 현대 진단영상은 다량의 영상 선택을 제시한다. 환자의 병원 차트에는 영상과 관련된 검사, 치료 및 절차의 레포터가 포함되어 있다. 영상은 환자의 의료 과정을 관리하는데 크게 도움을 줄 수 있지만, 초보 임상가는 너무 많은 종류의 영상으로 큰 혼동을 가질 수 있다.

본 책의 목적은 임상가를 위해 근육뼈대 진단영상을 단순화하고 분명화시키는 것이다. 여러분이 진단영상을 의뢰하는 임상가인지, 환자를 평가하는 임상가인지, 아니면 환자를 재활시키는 임상가인지, 환자의 영상을 이해하고 협력할 수 있는 능력은 더 나은 임상의사결정을 하도록 여러분을 돕는다.

다음 단계를 진행시켜 보자.

1. 첫 단계는 진단영상의 목적과 이유를 정리하는 것으로서, 진단영상이 어떻게 이용되는지를 알기 위해 방사선 직무 영역을 분류하는 것이다.
2. 두 번째 단계는 진단영상 모달리티를 분류하는 것이다.
3. 세 번째 단계는 다양한 병리를 정의할 수 있는 각종 영상의 능력을 이해하는 것이다.

4. 최종 단계는 환자에게 가장 잘 맞는 영상 연구가 무엇인지를 찾는 근거중심 연구이다. 무수히 많은 정보들이 팔다리 관절이나 척추 부위로 나누어진 본 책의 나머지 9장에서 다루어지고 있다.

❑ 첫째: 3가지 방사선 직무 영역을 알아본다.

방사선 직무는 3 영역이고, 영상은 아래와 같은 3가지 다른 목적으로 이용된다:

- **치료 방사선**은 비수술적으로 질병을 진단하고 치료하는 방사선 전문의는 신체의 각종 기관에서 비침습적으로 이용되는 다음과 같은 장비들을 사용한다: 스텐트, 카테터, 가이드와이어, 니들, 풍선 등.
- **종양 방사선**은 암 환자를 치료하기 위해 표적 방사선을 이용한다. 방사선은 단독으로 사용될 수도 있고, 또는 수술이나 화학치료와 함께 사용될 수도 있다. 원래 종양 방사선은 일반 방사선의 한 분야였지만, 현재에는 전문 분야로 분리되어 있다.
- **진단영상**은 신체의 모든 기관을 평가한다. 여기에는 유방 영상, 심장 영상, 소화계 영상, 근육뼈대계 영상, 소아 영상, 신경학 영상(머리/목), 핵 동위원소 영상, 가슴 영상, 비뇨계 영상, 혈관 영상 및 여성 영상 등이 포함된다. 대개 방사선 전문의는 레지던트 과정을 거친 후 위 분야의 한 분야를 전공으로 한다.
    - **본 책은 근육뼈대계의 진단영상에 대한 모든 것을 다루고 있다.**

❑ 둘째: 진단영상의 모달리티를 분류한다.

진단영상을 정리하는 두 번째 단계는 2가지 영상 분야를 알아보는 것이다.

- **전통적 방사선:** X-선에 의해 만들어진 영상을 포함한다. X 선 영상은 필름이나 디지털된 영상 감지장치에 의해 이루어진다.
- **심화 영상:** 고성능의 컴퓨터 후처리를 필요로 하는 전신 또는 부분 영상을 포함한다.

❑ 셋째: 다양한 병리를 정의하는 각종 영상 연구의 능력을 이해한다.

본 책의 영상 분야는 근육뼈대에 대한 진단영상이다. 우리는 앞에서 2개 범주로 영상학을 분류하였다: 전통적 방사선과 심화 영상. 또 각 분야는 세부 분야를 가지고 있다. 우리는 근육뼈대계의 진단에서 얼마나 많은 선택을 할 수 있는가?

- **전통적 방사선의 세부 분야는 다음과 같다:**
    - 방사선
    - 방사선의 수정
        - **형광투시법**(영상추적 절차에 이용하기 위해 실시간 X-선 이용)
        - **대조 연구: 관절강조영술**(관절과 연부조직을 구분하기 위해 관절 안에 조영제를 주입하는 요법)과 **척수강조영술**(척수와 신경뿌리를 검사하기 위해 거미막밑공간 안에 조영제를 주입하는 요법)
- **심화 영상의 세부 분야는 다음과 같다:**
    - CT(컴퓨터 단층촬영)
    - MRI(자기공명영상)

- US(진단초음파)
- **핵의학(표적 기관을 위해 방사선 의약품을 이용한다)**
  - 뼈 스캔

각종 영상 기법을 알아보기 위해, 그들이 어떻게 만들어졌는지, 그들이 어떤 질병에 적응적인지, 그리고 각 기법의 장점과 단점을 하나하나씩 공부해 보자.

2. 영상 연구

❏ 방사선 촬영

- **역사**
  - Wihelm Röentgen이 1895년 X 선을 발견했다. 그의 연구는 오늘날 우리에게 친숙한 의학에 X 선의 모든 적용을 가능하게 했다. 그는 X 선 발견을 통해 1901년 첫 번째 물리 노벨상을 받았다.
- **방사선 영상이란 무엇인가?**
  - 방사선 영상은 환자의 해부학 부위를 촬영하여 영상으로 나타낸 것이다.
- **근육뼈대 방사선 촬영의 임상 적응증은 무엇인가?**
  - 방사선 촬영은 대개 대부분의 질병에서 처음 의뢰되는 영상이고, 비정상을 선별하는 기본적인 평가 도구로 작용한다.
  - 일반 방사선 검사의 결과는
    1. 진단 해답을 얻고 치료를 감독하기에 충분하다.
    2. 진단 조사에서 다음 영상 연구를 결정하는데 도움을 줄 수 있다.
- **방사선은 어떻게 만들어지는가?**
  - 방사선 촬영은 아래와 같은 3개 사항을 필요로 하는 비교적 간단한 기술이다: (1) X 선 빔 장치, (2) 환자, (3) X 선 필름 또는 다른 영상 감지장치(그림 1.1).

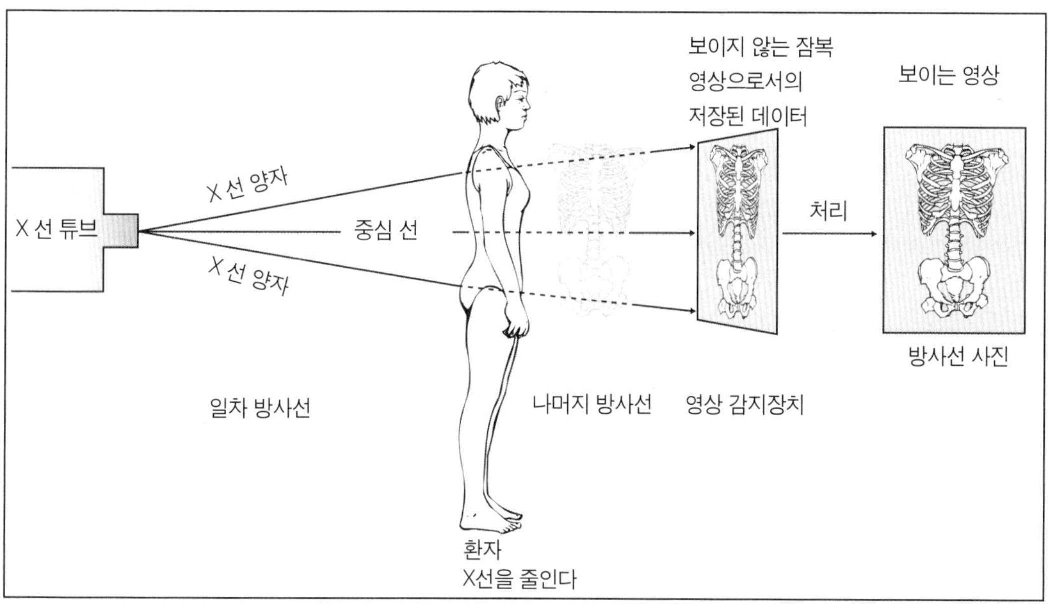

그림 1.1 기본 X 시스템선 영상의 구성

- 방사선 영상이 만들어지는 과정은 다음과 같다:
  - X 선은 이온화된 전자기파의 한 형태이고, 가열된 텡스텐 필라멘트 음극에서 양극으로 전류가 전자를 가속시킬 때 일어나는 에너지 전환으로 통해 X 선 튜브에서 생성된다.
  - 튜브에서 방출된 X 선은 환자를 통과한다(일부 빔은 환자에게 흡수됨). 빔의 나머지는 영상 감지장치에 도달하여, 영상을 눈으로 확인할 수 있다.
  - 그래서 X 선 영상은 빔이 통과했던 다양한 신체 밀도의 합이다.
- 신체는 4가지 주요 방사선 흡수율을 가지고 있다(**그림 1.2A**): 그러므로 4가지 주요 음영의 색깔이 방사선 필름에서 나타난다(**그림 1.2B**).
  1. **공기**는 검은색
  2. **지방**은 검은 회색
  3. **물**(모든 연부조직)은 회색
  4. **뼈**는 흰 회색
  5. 금속(예, 수술장비)은 흰색
- 방사선 영상은 1세기 이상 동안 특수 필름으로 만들어졌다. 그러나 오늘날에는 X 선 영상이 디지털로 캡쳐되고 있다.

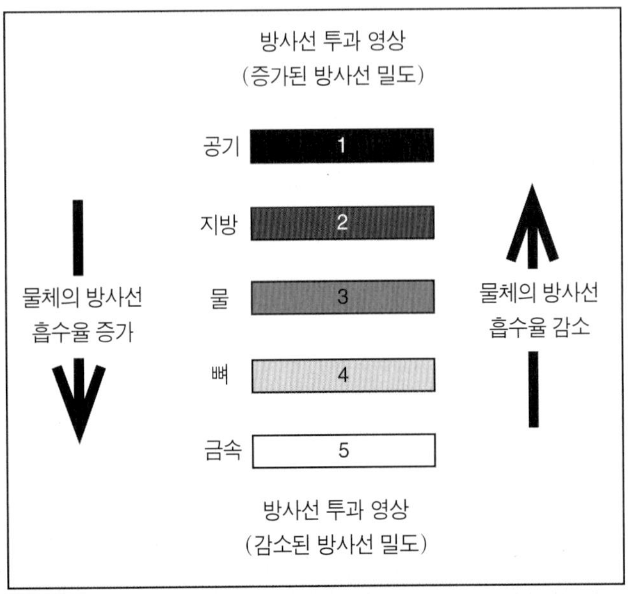

그림 1-2A 의학적 방사선에서 볼 수 있는 5가지 방사선 밀도: 공기, 지방, 물, 뼈 및 금속(예, 수술 장비)

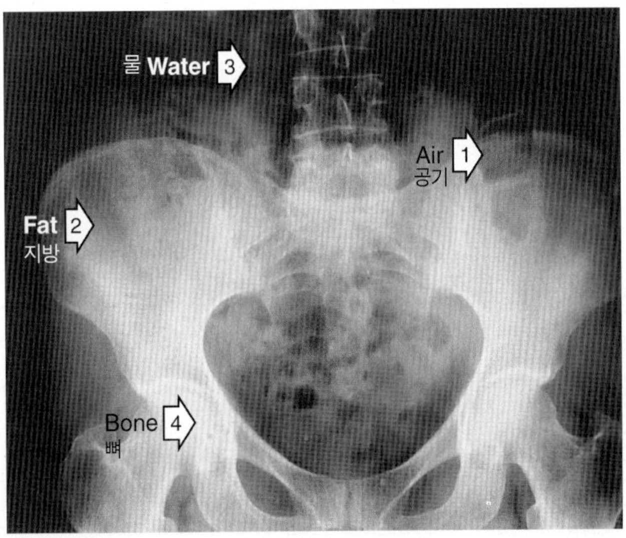

그림 1-2B 인체의 주요 4가지 방사선 흡수율이 골반의 AP 촬영 필름에서 보여지고 있다.
(1) 공기/가스: 가스가 혼합된 얼룩한 변이 내림창자와 골반의 중심에서 보여진다.
(2) 지방: 복막 옆에 있는 지방층을 나타내는 어두운 스테이크처럼 보인다. 이런 줄무늬는 환자의 등 쪽으로 돌아가는 지방층 주름이고, 옆구리 줄무늬라고 알려져 있다. 이런 줄무늬는 내림창자에 의해 폐쇄되는 측면에서는 나타나지 않는다. (3) 물: 근육과 연부조직은 물과 같은 방사선 흡수율을 가지고 있다. 물을 많이 가진 장기, 혈관 및 근육은 방사선 사진에서 회색 음영을 띤다. 화살표는 허리뼈 가장자리를 따라 뻗어 있는 허리근을 가르킨다.
(4) 뼈: 몸쪽 넙다리뼈, 골반, 엉치뼈 및 척추의 뼈 성분이 방사선 필름에서 잘 나타나고 있는데, 그 이유는 뼈가 4가지 방사선 흡수율 중에서 가장 큰 방사선 흡수율을 가지고 있기 때문이다. 화살표는 넙다리뼈머리를 가르킨다.

방사선 영상의 변형

- **형광투시**는 실시간 X 선 영상으로서, 중재 절차를 가이드하는데 이용된다(그림 1.3).
- **관절강조영술**은 관절에 조영제를 주사한 후 관절 영상을 만드는 것이며, 관절주머니와 연부조직을 구분하는데 이용된다(그림 1.4). 전통적 관절강조영술은 방사선 영상 모달리티의 한 종류이다(이것은 관절주입 후 수행되는 심화 영상이기 때문이다: 심화 영상으로는 관절강조영술, MR 관절강조영술, CT 관절강조영술이 있다).
- **척수강조영술**은 척수와 신경뿌리를 검사하기 위해 거미막밑공간 안에 조영제를 주사하는 방법(그림 1.5). 전통적 척수강조영술은 방사선 영상 모달리티의 한 종류이다(CT 척수강조영술은 조영제를 주입한 후 CT 촬영을 수행한다).

방사선 영상의 장점

- 빠르다.
- 싼 편이다.
- 낮은 방사선 용량을 제공한다.
- 뼈를 잘 찾을 수 있다.
- 뚜렷한 병리 부분을 선별할 수 있다.
- 질병을 정의하는데 더 많은 정보가 필요하는지를 확인할 수 있다.

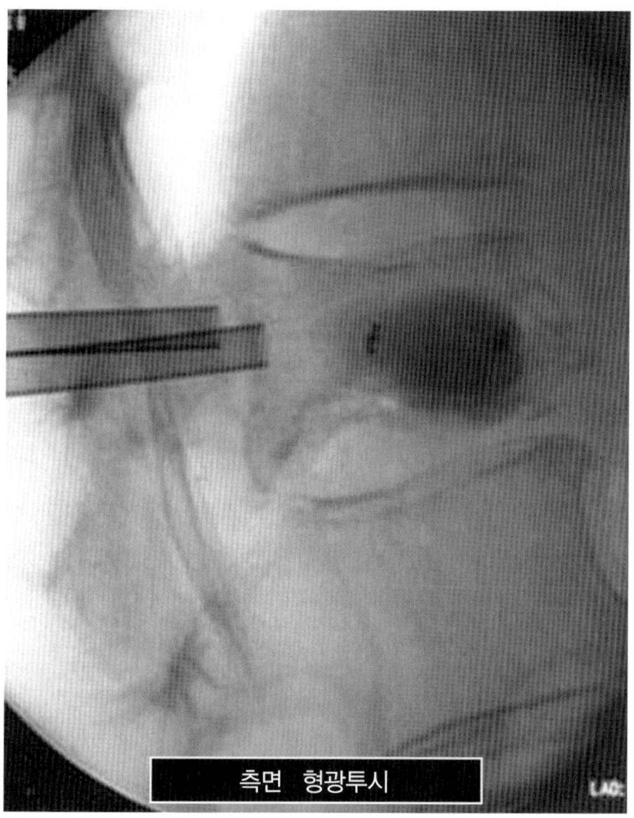

그림 1-3 형광투시 영상은 척추성형술 부위를 보여주고 있다. 사진은 척추높이를 회복시키는 뼈시멘트 주사를 적용하기 전에, 척추몸통 안에 있는 풍선과 척추다리를 통과한 투관침을 볼 수 있다.

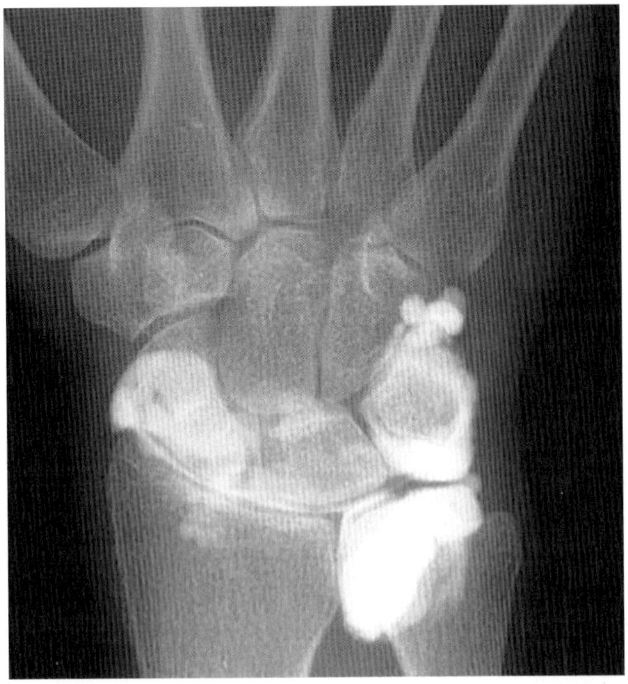

그림 1-4 본 영상은 노손목관절에 적용된 전통적 관절강조영술으로서, 세모섬유연골 복합체(TFCC)를 잘 보여 준다. 조영제는 흰색이다. 먼쪽 노자관절 안으로 들어간 조영제의 관외유출은 TFCC의 찢어짐을 잘 보여 준다.

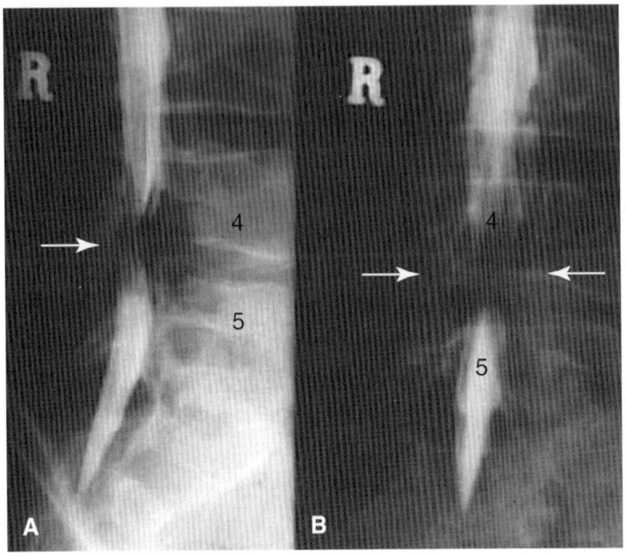

그림 1-5 허리뼈의 척수강조영술, (A) 측면과 (B) 앞뒤면. 불투명한 힘줄집주머니(건초낭, thecal sac)의 완전한 협착은 L4-L5의 협착된 공간에서 관찰된다(화살표). 비록 전통적 척수강조영술이 오늘날에는 자주 사용되지 않지만, 중심관 협착의 영상은 뇌척수액의 흐름이 얼마나 방해받는지를 잘 보여준다.

방사선 영상의 단점

- 방사선 사진은 뼈밀도의 뚜렷한 변화만을 보여줄 수 있다. 그러므로 만약 질병이 천천히 뼈밀도 변화를 보이면, 질병이 심해지기 전까지는 방사선 사진으로 질병의 악화를 확인할 수 없다. 방사선 사진으로 질병을 확인하기 어려운 예로는 뼈엉성증, 무혈관성 괴사 및 스트레스 골절 등이다.
- 방사선 사진은 2차원 영상이다. 깊이의 3차원은 중복된 조직층에 의해 항상 제한된다. 이런 문제는 서로 직각으로 촬영된 2개의 영상에 의해 어느 정도 해결될 수 있다. 그러나 몇몇 구조물의 두께(예, 정강뼈고평부)는 여전히 일부 뼈 부분을 가시화할 수 없다.
- 연부조직을 구분하기 어렵다.

❑ 컴퓨터 단층촬영 (CT)

- **역사**
  - CT는 Godfrey Houndsfield에 의해 1972년에 고안되었고, Alan Cormack가 개발한 수학 공식에 의해 디지털 신호가 영상으로 전환되었다. 그들은 1979년에 노벨 생리의학상을 수상했다. CT 스캔은 1980년대에 널리 이용되었다. 컴퓨터 과학의 발전으로 CT 영상의 해석뿐만 아니라 데이터 수집의 속도가 지난 40년 동안 크게 향상되었다.
- **CT는 무엇인가?**
  - CT는 X 선 기법과 심화된 컴퓨터 후처리가 결합된 횡단면 영상 기법이다.
- **근육뼈대계 CT의 임상 적응증은 무엇인가?**

고위험 외상 환자는 생명을 위협하는 손상을 위해 비싼 검사로서 가슴-배-골반(TAP) 스캔으로 초기에 검사된다. 척추의 영상도 이런 데이터 세트로 재구축될 수 있다. 다음과 같은 목적으로 사용될 수 있다:

- 미세골절/복합골절의 확인
- 관절 유리체 평가
- 척추의 퇴행성 변화 평가
- 척추협착증 평가, 특히 CT 척수강조영술
- 봉와직염이나 농과 같은 연부조직 문제 평가

- **CT 스캔은 어떻게 만들어지는가?**
  - CT 스캐너는 3 영역으로 구성된다(그림 1.6).
    1. 갠트리(gantry)는 환자가 안으로 들어가는 부위로서, X 선 튜브, 탐지장치 및 데이터 수집 시스템으로 구성된다.
    2. 작동자 콘솔(operator console), CT 작동자는 방사선 전문의 감독 아래에서 스캐닝 과정을 조절하고, 슬라이스 두께, 재구축 알고리즘, 다른 특정사항을 선택한다.
    3. 컴퓨터는 갠트리 탐지장치에 의해 얻어진 방사선 흡수율을 디지털 신호로 전환하고, 최종으로 픽셀의 매트리스로 전환한다.
  - 각 픽셀은 조직의 방사선 흡수율과 관련된 회색 음영의 배정이다. 회색 음영은 Hounsfield 단위로 표현된다.

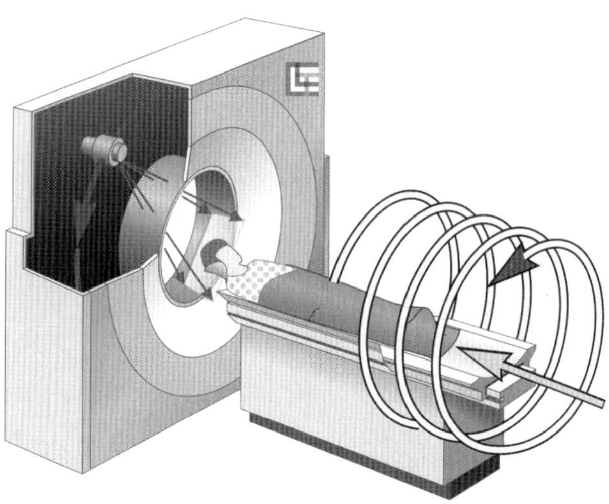

그림 1-6 CT 스파이날 스캐닝의 예제. 고정 탐지장치로 투사하는 X 선 튜브가 지속적인 서클 안에서 움직일 때, 환자의 테이블은 검사 동안 지속적으로 움직인다.

- Hounsfield Unit(HU)는 조직 방사선 흡수율의 수치이다. 컴퓨터는 HU에 근거하여 회색 음영을 배정한다. 물은 임의로적으로 0 HU이라고 설정되었다. 컴퓨터는 방사선 흡수율이나 회색 음영을 수천 레벨로 구분할 수 있지만, 기본적으로 주요 조직은 방사선 영상과 비슷하게 4가지 음영으로 표현된다.
    - 공기는 검은색이다: −1,000 HU
    - 지방은 검은 회색이다: −84 HU
    - 물은 회색이다: 0 HU
    - 뼈는 흰 회색이다: +3,000HU
  - 사람의 눈이 수천 회색 음영을 볼 수 없기 때문에, 검사되는 조직을 바탕으로 방사선 흡수율의 범위를 보여주기 위해 윈도우가 설정된다. 예를 들어, 머리의 CT 스캔에서는 흰색 물질로부터 회색 물질을 구분하기 위해 매우 좁은 윈도우가 설정될 수 있다. 근육뼈대 영상에서는, 해면뼈로부터 겉질뼈를 구분하기 위해 "뼈" 윈도우가 설정된다.
  - CT 영상은 원래 데이터가 디지털로 구축되는 면에서 **축성** 영상으로서만 표현되지만, 오늘날에는 이들 데이터가 **시상면**, **이마면** 또는 **3차원**적으로 재구축될 수 있다.

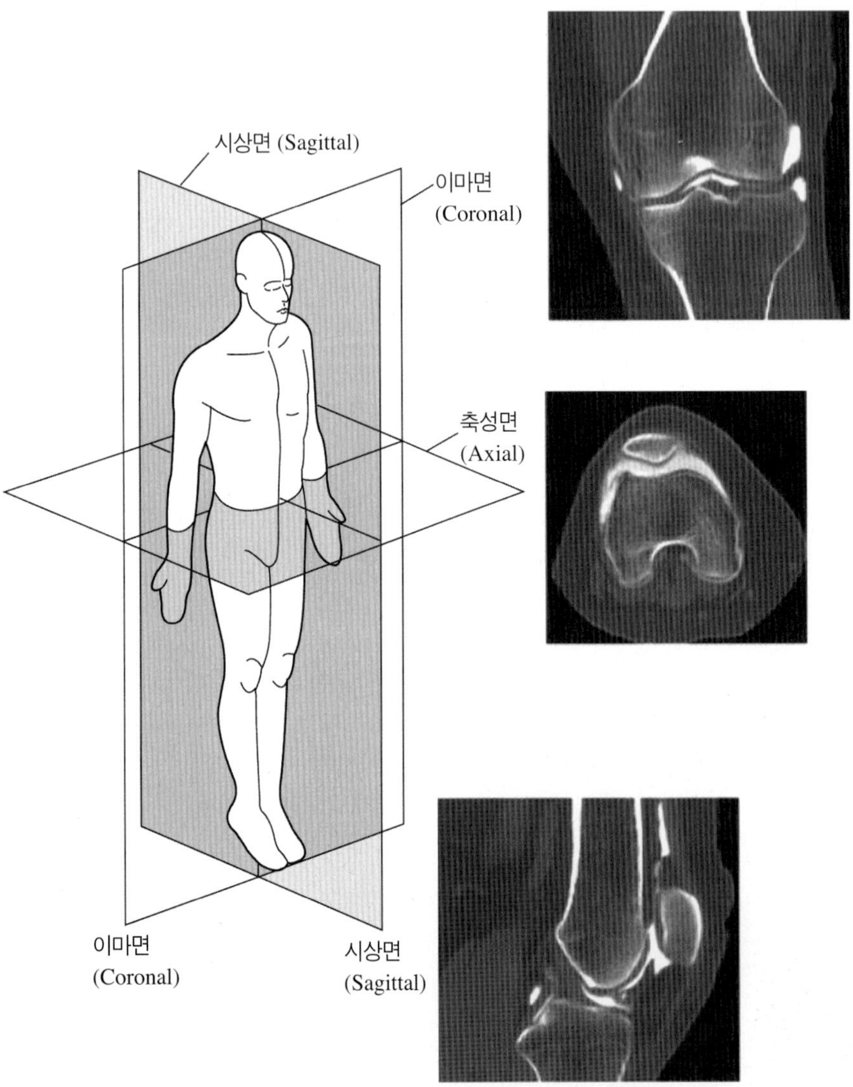

그림 1-7 CT와 MRI에서 이용되는 직각 기본면. 영상의 예는 무릎의 CT 관절강조영술이다.

CT의 변형

- **조영제를 가진 CT**는 정맥내 조영제(대개 이온에 기반을 둔)를 첨가하는데, 이것은 빠른 혈류를 통해 구조물의 방사선 흡수율을 증가시킨다. 정맥내 조영제가 혈관을 타고 가기 때문에, 혈관조직이나 조영제가 잘 침투되는 조직이 조영제가 없는 조직보다 더 밝게 보이고, 또는 무혈관 조직인 주위 조직보다 더 밝게 보일 것이다.
- CT **척수강조영술**은 척수와 신경뿌리를 검사하기 위해 조영제를 거미막밑공간 안에 주사한 후, 촬영하는 CT 스캔이다. 이것이 침습성 절차이기 때문에, 오늘날에는 대부분의 척수강조영술이 CT 스캐닝과 함께 수행되고, 많은 정보를 제공하지 않는 전통적인 방사선 영상과는 함께 수행되지 않는다(**그림 1-8**).
- CT **관절강조영술**은 관절주머니 안의 연부조직을 구분할 목적으로 관절강 안으로 조영제를 주사한 후, 촬영하는 CT 스캔이다.

CT의 금기증

- CT 영상은 절대 금기증이 없다. 상대 금기증은 방사선 용량과 관련된다.
- 조영제를 가진 CT에서는, 2가지 금기증이 있다: 조영제 유도성 신장장애와 이온화된 조영제의 알레르기.

CT의 장점

- 정상 해부학과 병리 과정을 횡단면으로 잘 확인할 수 있다.
- MRI이나 초음파보다 시간 소비가 덜 하다.
- 뼈 정렬의 정확한 수치를 알 수 있다.
- 대개 MRI 보다 비싸지 않다.
- 폐소 공포증 환자의 경우에는 MRI보다 덜 문제시된다.

CT의 단점

- 전통적인 방사선 영상 검사보다 방사선 노출이 심한 편이다.
- MRI 보다 연부조직 조영제가 적은 편이다.
- 진단 초음파 검사와 함께 정적 검사와 동적 검사를 가지는 것이 가능하다.

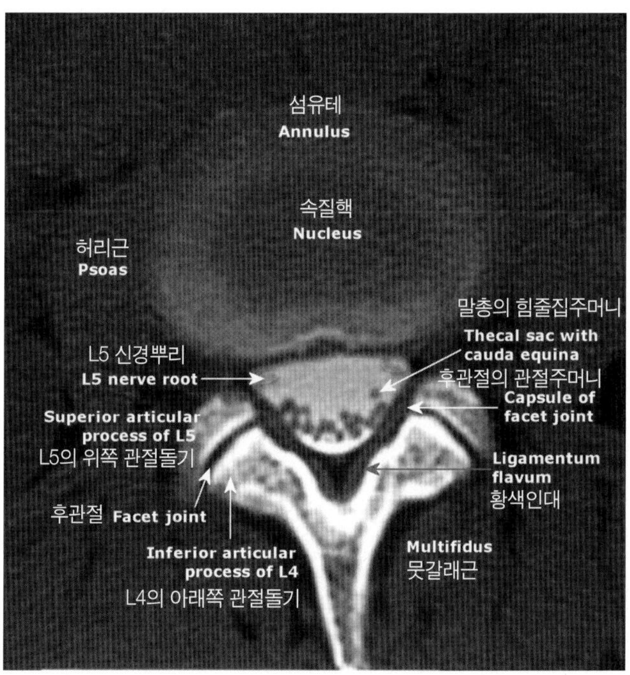

그림 1-8 L4-L5 척추사이원반과 후관절 레벨에서의 CT 척수강조영술 그림. L4 신경뿌리는 영상에서 보여지는 레벨의 위에서 나온다.

❑ 자기공명영상 (MRI)

역사

◑ Felix Block와 Edward Purcell은 1946년에 자기공명현상을 독자적으로 발견했다. 1970년대까지, MRI은 화학분석과 물리분석을 위해서만 사용되었다. 1971년 Raymond Damadian은 조직과 종양의 핵자기 유리시간이 다르다는 것을 밝혀냈고, 질병을 연구하기 위해 MRI를 사용하는 과학자들을 동기부여시켰다. 첫 번째 전신 MRI 검사는 1977년이 되어서야 이루어졌다. 첫 번째 상업용 MRI 스캐너는 1980년에 이용되었다. 2003년 노벨 생리의학상은 자기공명영상과 관련된 내용을 발견한 Paul C. Lauterbur와 Peter Mansfield에게 돌아갔다. 그리고 많은 과학자들이 MRI를 개발하는데 도움을 주었다. 예를 들어, 대부분의 MRI 장비와 컴퓨터 과학에서 이용되는 자기장을 생성하는 초전도의 발전이 MRI를 임상적으로 빠르게 발전시켰다.

MRI은 무엇인가?

- MRI은 컴퓨터에 의해 영상으로 전환되는 신호를 방출하는 수소핵을 일으켜서 자기장과 무선주파수 신호를 이용하는 횡단면 영상 기법이다.

근육뼈대계 MRI의 임상 적응증

- 연부조직 손상, 특히 인대와 힘줄
- 뼈 종양, 스트레스 골절, 골수염, 무혈관성 괴사의 진단; 이들 질병은 골수 변화에 대한 MRI의 민감도 때문에 질병의 조기 단계에서 나타난다.
- 척추사이원반 병리의 평가

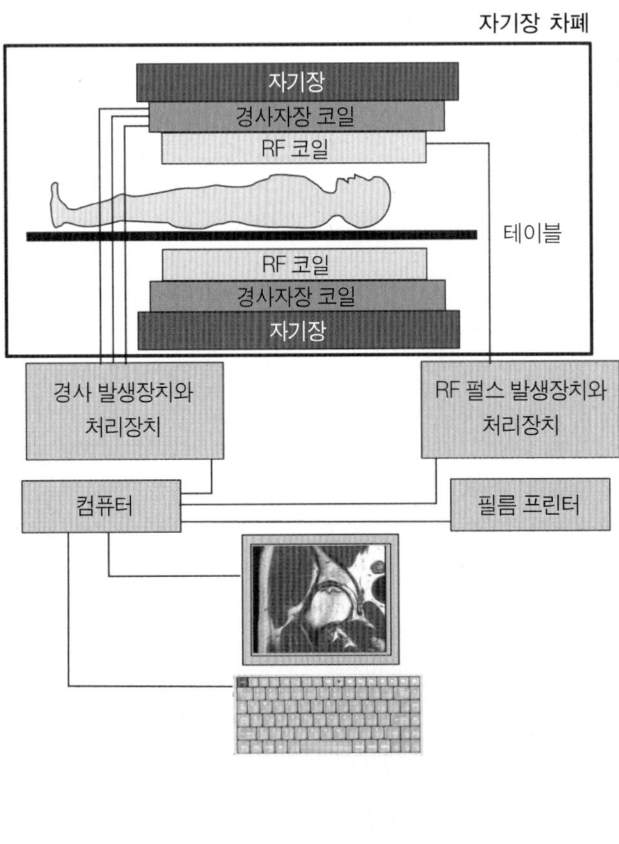

그림 1-9 MRI 스캐너의 구성 요소. 컴퓨터는 경사자장 코일과 RF 코일의 기능을 조절할 뿐만 아니라, RF 코일로부터 신호를 수용하고 처리한다.

MRI는 어떻게 만들어지는가?

- MRI는 3개의 기본 구성으로 이루어져 있다(그림 1.9).
  - 스캐너는 1차 자기장, 무선주파수 코일 및 경사자장 코일을 가지고 있다. 비록 똑바로 서 있는 개방성 스캐너가 더 많이 이용되지만, 환자는 스캐너 갠트리 안으로 활주한다.
  - 작동자 콘솔(operator console): 진단 요구에 따라 방사선 전문의에 의해 설정된 영상 프로토콜을 방사선사가 선택한다.
  - 컴퓨터는 무선주파수 감지장치의 데이터를 영상으로 전환한다.
- 자기공명영상은 많은 단계를 통해 만들어진다.
  1. 스캐너의 자기장은 물 분자에서 수소핵을 자기장에 정렬시킨다.
  2. 무선주파수의 펄스가 적용된다. 이런 펄스는 양성자를 무질서하게 충돌시키고, 그 과정에서 에너지가 흡수된다.
  3. 무선주파수의 펄스 작동을 중단하면, 양성자가 다시 자기장 안에서 재정렬되고, 흡수된 에너지가 방출된다.
  4. 각종 연부조직이 서로 다른 물 함량을 가지고 있기 때문에, 그들 조직은 다른 속도로 에너지를 흡수하고 방출할 것이다. 이런 에너지 레벨의 차이가 영상을 만드는데 이용된다.
- MRI에서의 **시퀀스**는 무선주파수 펄스의 타이밍과 에너지 신호의 캡칭을 의미한다. 한 개 이상의 시퀀스가 MRI 검사에 이용된다. 방사선 전문의는 병리를 진단하는데 도움을 주기 위해 다른 시퀀스에서 조직이 어떻게 보이는지를 비교한다(그림 1.10).

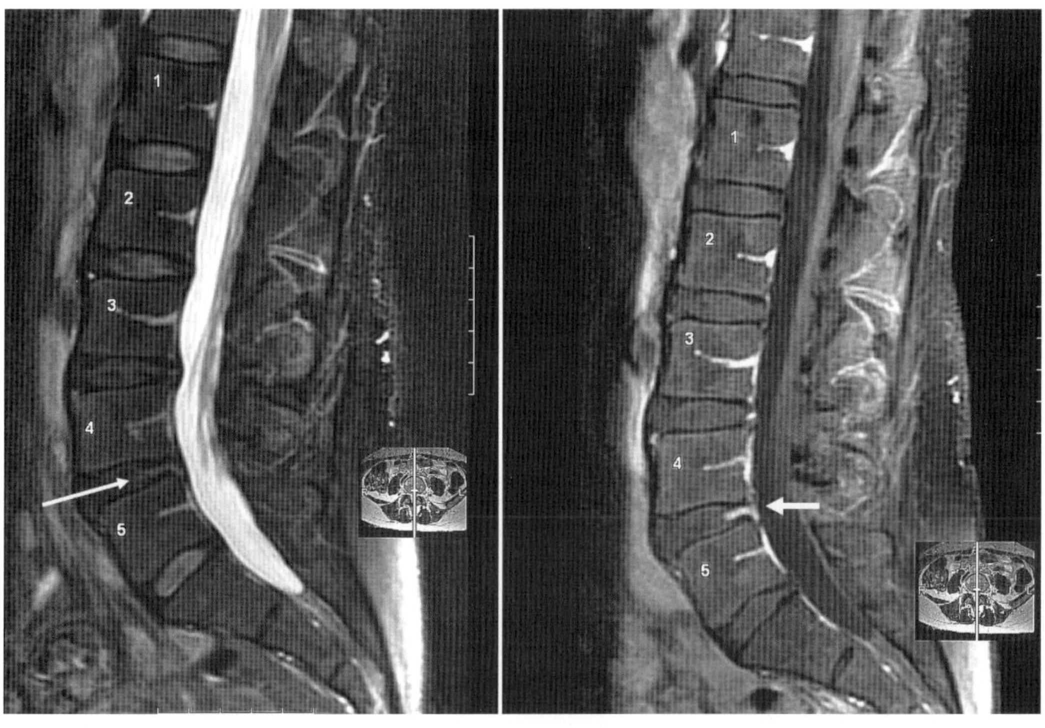

그림 1.10 T2 가중 영상과 T1 가중 영상의 비교. 환자는 L4-L5의 원반에서 미세절개 병력을 가진 50세 여성이다. 왼쪽에 있는 시상면 T2 가중 영상은 뒤쪽 섬유테에서 수평 틈을 보인다. 틈의 신호 강도는 위에 있는 잘 수화된 속질핵의 강도와 비슷하다. 이것은 속질핵이 바깥으로 유출된 것을 의미한다. 그러나 가돌리늄 강화제(오른쪽)로 지방-억제 T1 영상은 틈 안의 높은 신호 강도를 보이고, 속질핵은 어둡다. 이것은 섬유테의 수복과 함께 관련된 혈관화를 의미한다.

- 시퀀스의 물리학은 매우 복잡하다. 그러나 일반 임상가들은 대부분의 시퀀스가 T1 가중 시퀀스나 T2 가중 시퀀스라고 이해하는 것이 편하다.
  - **T1 가중 시퀀스**는 훌륭한 **해부학 해상도**를 제공한다.
  - **T2 가중 시퀀스**는 **물에서 오는 신호를 가장 밝게** 만든다. 이 시퀀스는 부종이나 염증의 성분을 가진 병리를 확인하는데 가장 중요하다(이것을 기억하는 가장 좋은 방법은 T2와 H_2O의 관계이다).

MRI의 변형

- **조영제를 가진** MRI(조영제를 가진 CT와 같이)는 조영제를 포함하고 있고, 대개 조영제는 가돌리늄을 기반으로 하고 있다. 혈관, 종양, 감염, 염증, 그리고 조직을 변화시켰던 과거의 수술 부위를 평가할 때, 이 방법은 조직의 해상도를 향상시키기 위해 정맥내에 조영제를 주사한다. 이 방법은 스캔의 사전 조영제에 대한 소견을 더 자세히 조사하는데도 이용될 수 있다.
- MR **관절강조영술**은 관절 안에 희석된 가돌리늄 조영제를 주사하는 방식이고, 2가지 방식으로 도움을 준다(그림 1.11).
  1. 조영제는 관절주머니를 팽창시키는데, 이런 팽창은 눈으로 확인할 수 없는 작은 공간을 눈으로 확인할 수 있게 만든다.
  2. 조영제는 밝고 관절주머니의 찢어짐이나 결손을 눈에 띄게 만든다. 관절조영술은 테두리와 인대의 찢어짐을 평가하기 위해 어깨관절과 엉덩관절에 주로 사용되고, 또 인대 찢어짐을 평가하기 위해 손목과 발목에 주로 사용된다.
- MR **척수강조영술**(CT 척수강조영술과는 달리)은 비침습성이고, 거미막밑공간 안에 조영제를 주사할 필요가 없다. 그 대신, 특별한 시퀀스가 뇌척수액에서 나오는 신호를 증가하고 배경 신호를 억제하기 위해 이용된다. MR 척수강조영술은 척추 협착증을 평가하기 위해 빈번하게 이용된다.

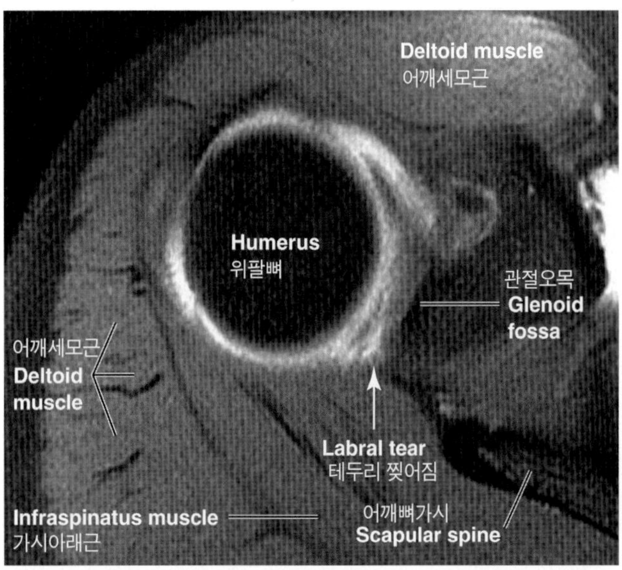

그림 1-11 오른쪽 어깨의 T1 가중 축성 MR 관절강조영술은 뒤위테두리와 오목의 뒤쪽면(화살표) 사이에 불규칙한 조영제를 가지고 있는 뒤위테두리의 마모를 보여주고 있다. 환자는 던지기의 팔로우 스로우 단계 시 통증을 호소하는 대학야구선수이다. 이것은 SLAP 병변(위테두리의 앞뒤)으로 알려져 있다.

- **MRI의 장점**
  - 모든 연부조직의 좋은 해상도
  - 이온화 방사선이 아니다.
- **MRI의 단점**
  - 연부조직 영상이 매우 훌륭하지만(MRI가 물 분자 안의 수소 양성자의 양상에 근거하기 때문에), 물 함량이 적은 뼈의 영상은 나쁜 편이다.
  - 가격이 비싸다.
  - 시간이 많이 걸린다.
  - 폐소 공포증을 가진 환자에게 좋지 못하다(똑바로 선 스캐너와 개방성 스캐너가 더 많이 사용되고, 영상 저하가 크지 않다)
- **MRI의 금기증**
  - 심박동조절기를 착용한 환자
  - 강자성체 뇌내 동맥류 클립 수술을 받은 환자
  - 눈 안에 금속 이물질이 있는 경우
  - 정형외과 하드웨어(강자성체는 아니지만, 왜곡을 일으킬 수 있다)
  - 큰 부위의 문신이나 문신 눈썹(색소에 철분이 들어 있기 때문)
  - 와우기관 임플란트 환자
  - 임신 동안 태아의 안정이 필요한 경우(결과적으로, 임신 1기에는 MRI 조사를 가급적 피한다)
  - 조영제를 가진 MRI를 할 때, 신장장애성 전신성 섬유증(NSF)과 가돌리늄 알레르기가 있는 경우

❑ 진단 초음파 (MSUS 또는 US)

- **역사**
  - 진단 초음파는 세계 1차 대전 때 바다 속에서 사용된 sonar(sound navigation and ranging)에서 시작되었다. 의학적 연구는 1940년대에 시작했고, 1950년대와 1960년대 경에는 심장과 복부를 평가하기 위해 초음파를 사용했다. 그리고 산부인과에서도 초음파를 많이 사용했다. 초음파의 초기 영상은 스파이크와 선을 가진 지진계처럼 보였다. 1970년대에서는, 그레이 스케일(grayscale) 영상이 도입되어 의사들이 횡단면 해부학을 볼 수 있게 되었다. 1980년대 초기에는, 초음파에 컴퓨터 소프트웨어가 연결되었다. 근육뼈대계 초음파 영상이 이 시기에 성장하기 시작했는데, 그 이유는 적은 비용과 휴대성, 그리고 병변 부위를 국소적으로 잘라서 검사하고 연부조직을 동적으로 평가할 수 있는 임상가들의 능력 때문이다.
- **진단 초음파는 무엇인가?**
  - 진단 초음파는 조직 계면에서 이루어지는 음파의 반사에 근거된 횡단면 영상 방법이다.
- **진단 초음파의 임상 적응증**
  - 힘줄과 근육의 열상과 같은 연부조직 병리, 특히 스포츠 손상
  - 체액의 평가: 낭, 윤활주머니, 윤활막염, 감염, 염증 등을 구분한다.
  - 관절연골 손상의 평가
  - 신경 압박이나 신경 염증의 평가

- **진단 초음파는 어떻게 만들어지는가?**
  - 초음파 장치는 3개 영역으로 구성되어 있다(그림 1.12)
    - Pulser(펄서)는 전기에너지의 파형을 만든다. 이런 전기에너지는 변환기 안에 있는 압전 결정체로 전달된다.
    - 변환기는 조직에 음파를 보내고, 반사된 음파를 감지하여 전기에너지로 다시 변환시킨다.
    - 스캔 컨버터와 모니터는 전기에너지 신호를 영상으로 나타내는 디지털로 전환시킨다.

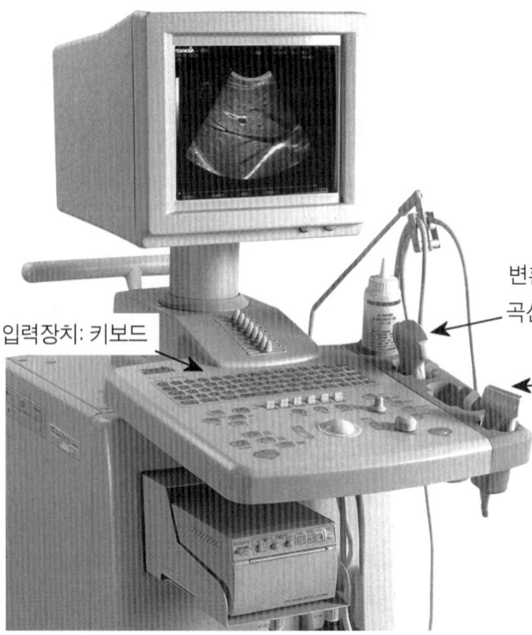

그림 1-12 초음파 장치. 변환기 표면의 형태를 볼 수 있다. 직선형 변환기는 근육뼈대계 평가에 주로 이용된다. 곡선형 변화기는 복부 평가에 주로 이용된다.

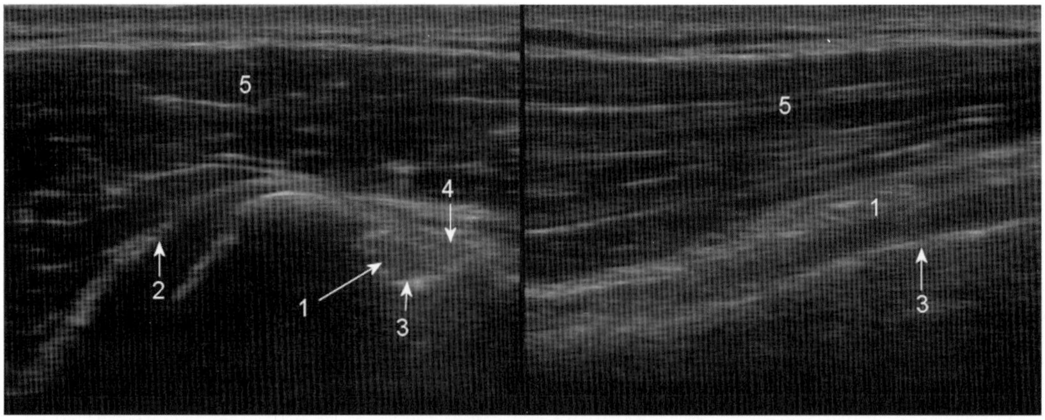

그림 1.13 (1) 위팔두갈래근 긴갈래, (2) 어깨밑근 힘줄, (3) 두갈래근고랑, (4) 가로위팔인대, (5) 앞어깨세모근의 횡적 초음파 영상(왼쪽). 종적 초음파 영상(오른쪽)은 두갈래근고랑 내의 힘줄을 보여주고 있다.

- 초음파 검사는 다른 영상 절차와는 완전히 다르다. 검사자는 환자 옆에 붙어서 검사를 수행한다. 검사자는 피부에다 젤을 바른 후 변환기를 피부에 적용한다.
- 검사자는 해부학 위치를 찾기 위해 모니터를 보면서, 변환기의 움직임과 압박을 조작한다. 또 검사자는 환자에게 통증, 스냅핑, 염발음 등을 일으키는 동작을 하도록 지시하고, 비디오

클립이나 스틸 사진을 통해 동적 문제를 캡쳐한다.
- 진단 초음파 영상을 관찰하는 방향은 CT나 MRI 영상의 기본면과는 다르다. 초음파 영상은 검사하고 있는 구조물의 정렬과 관련된다. 영상은 구조물에 종적 또는 횡적으로 만들어질 수 있다(그림 1.13). 그래서 힘줄, 근육 또는 신경이 장축과 나란하게 보이기도 하고, 또는 횡단면으로 보이기도 한다.

- **진단 초음파의 금기증**
  - 알려진 금기증이나 역효과가 없다.
- **진단 초음파의 장점**
  - 비용이 저렴하다.
  - 장비 이동이 용이하다.
  - 정형외과 하드웨어가 있으면 연부조직을 영상화할 수 있다.
  - 신체 반대쪽과 쉽게 비교할 수 있다.
  - 직각의 면들임에도 불구하고, 시작에서 끝까지 구조물을 따르는 능력
  - 안정 자세에서 나타나지 않는 병변을 찾기 위해, 저항, 압박, 견인 등과 같은 동적 움직임을 일으켜 조직에 스트레스를 줄 수 있다.
  - 통증의 특정 부위를 찾기 위해 변환기로 촉진할 수 있다.
- **진단 초음파의 단점**
  - 작동자의 능력에 크게 의존한다; 검사자는 소노그래피 뿐만 아니라 광범위한 해부학적 지식을 가지고 있어야 한다.
  - 초음파가 뼈를 통과하지 못하기 때문에, 관절 속에 있는 인대와 같이, 뼈 아래쪽에 있는 구조물을 볼 수 없다.
  - 초음파가 공기 경계면을 통과하지 못한다. 즉, 폐 속의 공기나 창자 속의 가스가 구조물을 막고 있을 때 진단의 효과가 떨어진다.
  - 비만 환자의 경우는 음파 소실이 크기 때문에 잘 영상화되지 않아서, 정확한 길이를 얻기 어렵다.
  - 검사하는데 많은 시간이 걸린다.

❑ 핵 영상

- **역사**
  - 핵 영상의 기원은 radium과 polonium을 발견하여 1911년 노벨 화학상을 받은 Marie Curie까지 거슬러 올라간다. 그녀의 딸과 사위인 Irene과 Frederic Joliot-Curie는 인공 방사능을 만들어낸 업적으로 1935년 노벨 화학상을 받았다. 물리학, 화학, 공학 및 의학 분야의 많은 과학자들이 수십년 동안 핵 의학 발전에 기여했다. 1970년대, 대부분의 인체 장기들이 핵의학 절차를 통해 가시화되어, 핵의학이 독자적인 전문분야로서 인증되었다.
- **핵의학과 핵 영상이 무엇인가?**
  - 핵의학은 질병의 진단과 치료를 위해 방사능 물질을 적용하는 것이다. 비록 대부분의 영상이 해부학적 구조물의 변화에 근거해 질병을 진단하지만, 핵 영상 연구는 조직의 생리적 변화에 근거해 질병을 진단한다.

- 핵 영상은 핵의학과 분리되지 않고, 진단적 절차와 치료적 절차를 모두 가진다. 진단 절차와 치료절차는 동일한 장비와 방사능 물질을 이용한다.

● **뼈 스캔(Bone Scan)이 무엇인가?**

- 뼈 스캔은 골격의 핵 영상이다. 뼈 스캔은 전신 골격 뿐만 아니라, 국소 골격에 초점을 맞출 수 있다. 뼈 스캔을 골섬광조영술(bone scintigraphy)이라고도 한다.

● **뼈 스캔의 임상 적응증은 무엇인가?**

- 암(유방암, 폐암, 전립선암 및 신장암)이 뼈로 전이되었는지를 선별한다.
- Paget 질환, 뼈 대사 질환, 기타 뼈 병리를 감지하고 평가한다.
- 뼈의 반응을 통해 치료 방법을 찾는다(방사능 치료, 화학치료 또는 항체 치료)
- 다른 영상으로 통증을 설명할 수 없을 때, 뼈 이상의 존재를 증명한다.

● **뼈 스캔 영상이 어떻게 만들어지는가?**

- 방사선 의약품이 핵 영상의 기본이다. 방사선 의약품은 2 영역으로 구성된다: 특정 장기에 목표를 둔 의약품과 대개 감마선을 방출하는 방사능 핵종이다.
- 핵 영상에서 가장 많이 사용되는 방사능 핵종은 technetium-99m 이다. 이것은 대개 정맥내주사를 통해 인체에 적용된다. 이것이 인체 내에서 순환하면서, 조직에 의해 흡수된다.
- 감마 카메라는 인체에서 방출되는 감마선을 감지한다. 컴퓨터 처리를 통해, 감마선의 농도가 영상으로 전환된다(그림 1.14).
- 정상적인 뼈 스캔은 방사선 의약품의 균등한 섭취를 보일 것이다. 과도한 대사 영역(예, 암, 골절, 감염)은 방사선 의약품의 과도한 섭취를 보일 것이고, 뼈 스캔에서 열점(hot spot)으로 나타날 것이다(그림 1.15와 그림 1.16).

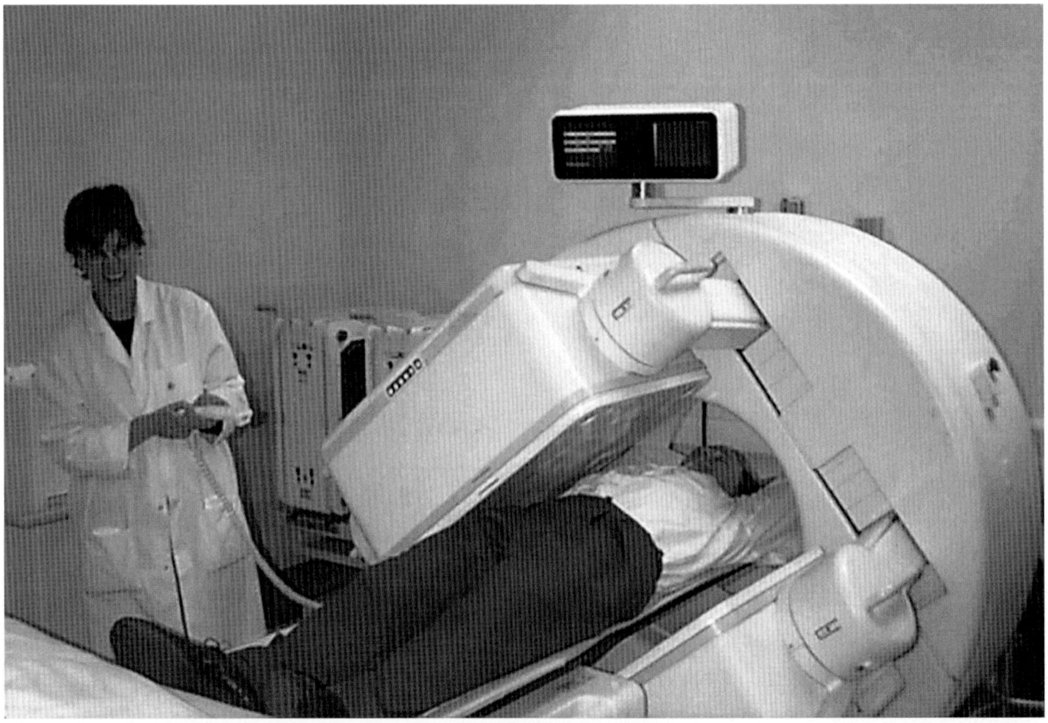

그림 1.14 방사선 약물을 주사한 후, 감마 카메라가 환자를 선회하면서 방출된 방사능을 읽는 동안, 환자는 테이블 위에 가만히 누워 있는다. 방사선 약물의 약 절반은 뼈에 의해 흡수된다. 나머지 절반은 오줌을 통해 몸 밖으로 배출된다.

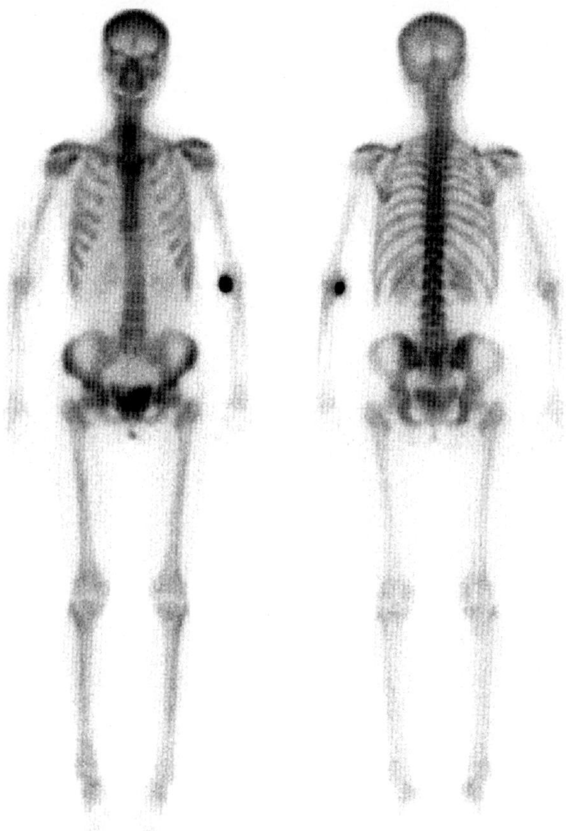

그림 1-15 앞쪽 영상과 뒤쪽 영상을 보여주는 정상적인 뼈 스캔의 예. 팔꿈치에서 열점이 나타나는데, 그것은 팔꿈치 부위에 주사를 했기 때문이다. 그리고 방광 부위에도 열점이 나타나는데, 그 이유는 방사선 약물이 오줌으로 배출되기 때문이다.

- **뼈 스캔의 금기증**
  - 방사선 용량 때문에, 임산부나 산모에게 뼈 스캔을 추천하지 않는다.
  - 잔재 방사능 때문에, 환자는 검사 후 일정 시간 동안 다른 사람(특히 어린 아동)과 밀접한 접촉을 피해야 한다.
- **뼈 스캔의 장점**
  - 모든 영상 기법 중에서 뼈 대사의 변화에 가장 민감하다.
- **뼈 스캔의 단점**
  - 낮은 특이도. 뼈 스캔은 방사선 약물의 섭취를 증가시키는 다른 과정과 구분하는 것이 불가능하다. 그래서 뼈 스캔만 단독으로 검사하지 않는다. 뼈 스캔의 결과를 다른 임상 정보와 관련시켜야 한다.
  - 해부학적 디테일이 떨어진다.

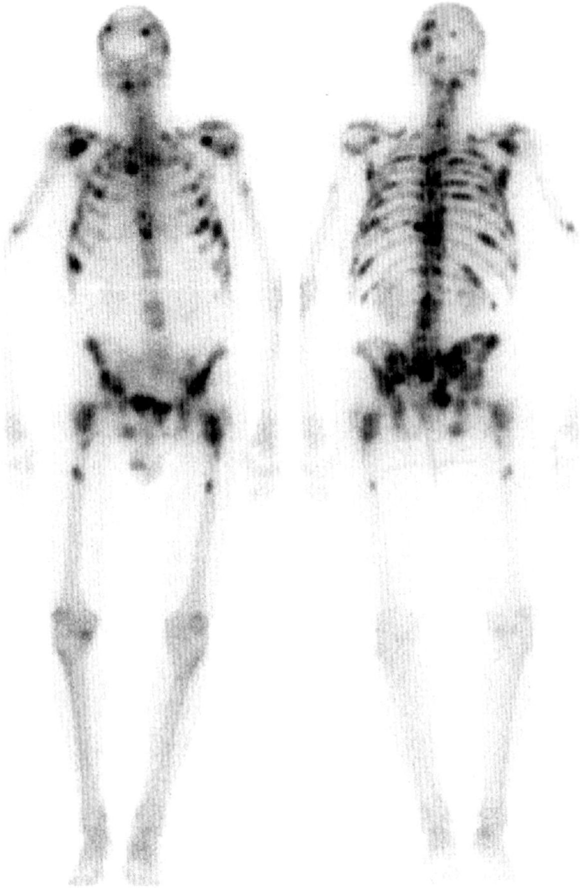

그림 1-16 암 환자에게서 뼈로 전이된 병변을 보여주는 뼈 스캔.

3. 검색 패턴

❑ 무엇이 검색 패턴인가?

- 검색 패턴은 비정상 영상을 시각적으로 찾는 방법을 의미한다.

❑ 검색 패턴을 필요로 하는 사람은 누구인가?

- 방사선 전문의는 영상 기술, 3차원 해부학, 특정적인 병리 패턴을 이해하기 위해 수년 동안 훈련한다. 그들은 검색 패턴으로 시작하지만, 수 년 동안의 견습과 경험의 시간을 거쳤고, 수 만장의 영상을 분석했다.
- 그러나 방사선 전문의가 아닌 임상가들은 기본적인 검색 패턴을 알고 있어야 하는데, 그 이유는 다음과 같다.
  - 검색 패턴이 건강관리 전문가들이 토론한 영상과 언어를 포함하기 때문이다.
  - 검색 패턴이 다른 임상결정에 영향을 줄 수 있는 손상이나 질병 과정에 대한 정보를 제공할 수 있기 때문이다.

❑ 방사선 영상을 위한 검색 패턴

- 검색 패턴의 이용은 데이터를 수집하는 과정이다(진단 과정의 주요 단계). 근육뼈대계 영상에 대한 인기있는 검색 패턴은 "ABCS"라는 첫머리 글자의 형태로 존재한다. 이 검색 패턴은 방사선 분석의 필수 항목을 4개 부문으로 간단하게 구성하고 있다.
  - A: Alignment
  - B: Bone density
  - C: Cartilage spaces
  - S: Soft Tissues
- 이들 4 부분은 표 1.1처럼 자세히 분류될 수 있다.

표 1.1 방사선 영상 해석을 위한 ABCS 검색 패턴

부문	평가 영역	관찰	
		정상 소견	**변형/비정상**
A: Alignment (정렬)	일반적인 뼈대 구조	• 뼈의 정상 크기 • 뼈의 정상 개수	• 뼈의 개수가 많은 경우 • 뼈의 부족 • 선천성 기형 • 발달성 기형
	뼈의 일반적인 형태	• 매끈하고 연속적인 뼈 형태	• 겉질골절 • 박리골절 • 감입골절 • 뼈가시 • 과거의 수술지점
	뼈들의 정렬	• 정상적인 관절 • 정상적인 공간 관계	• 골절 • 아탈구 • 탈구

표 1.1 방사선 영상 해석을 위한 ABCS 검색 패턴

부문	평가 영역	관찰	
		정상 소견	**변형/비정상**
B: Bone Density (뼈밀도)	전신 뼈밀도	● 회색의 뼈 음영과 회색의 연부조직 음영이 충분하게 구분된다. ● 겉질뼈와 해면뼈를 충분하게 구분한다.	● 전신 뼈밀도 소실은 연부조직과 뼈 사이의 나쁜 대조를 보인다. ● 겉질 가장자리의 얇아짐이나 부재
	조직 이상	● 정상적인 뼈잔기둥 구조	● 뼈잔기둥의 변화: 얇고, 약하고, 시시하게 보인다.
	국소 뼈밀도 변화	● 체중부하표면이나 인대, 근육, 힘줄의 부착점과 같이, 스트레스가 증가되는 영역에서 경화증	● 과도한 경화증 ● 병변을 분리시키는 반응성 경화증 ● 뼈증식
C: Cartilage Spaces (연골공간)	관절강의 폭	● 잘 보존된 관절강은 정상 연골이나 원반 두께를 가진다.	● 관절강의 감소는 퇴행성 질환, 관절 질환 및 외상성 질환을 의미한다.
	연골밑뼈	● 매끈한 표면	● 퇴행성 관절 질환에서 과도한 경화증이 나타난다. ● 염증성 관절 발진에서 침식이 나타난다.
	골단판	● 골단과 뼈 연령에 관한 정상 크기	● 비정상 상태나 외상과 관련된 두께 변화를 반대쪽과 비교한다.
S: Soft Tissues (연부조직)	근육	● 연부조직 영상의 정상 크기	● 커다란 소모 ● 커다란 부종
	지방패드와 지방선	● 방사선 투과가 뼈와 나란하게 나타난다. ● 방사선 투과가 근육 길이와 나란하게 그려지다.	● 뼈 오목에서 연부조직으로의 지방패드 변위는 관절삼출을 의미한다. ● 지방면의 거상이나 뿌연은 조직 근처의 부종을 의미한다.
	관절주머니	● 뚜렷하지 않다.	● 삼출이나 출혈이 관절 주머니를 팽창시키는지를 관찰한다.
	뼈막	● 뚜렷하지 않다. ● 골절이 치유되는 동안에는 뼈막 반응이 정상적으로 나타난다.	● 뼈막 반응을 관찰한다: 조밀하고, 층으로된 양파껍질, 뾰족하고 불꽃 모양, Codman 삼각.
	기타 연부조직	● 연부조직은 정상적으로 회색의 수분밀도 음영을 나타낸다.	● 방사선 흡수율에 의해 증거된 이물질 ● 가스 버블은 방사선 투과성을 보인다. ● 석회화는 방사선 불투과성을 보인다.

❑ CT를 위한 검색 패턴

- ABCS 는 CT에도 적용되는데, 그 이유는 CT도 X 선의 조직 흡수에 기반을 두고 있기 때문이다. 그러나 CT의 검색은 더 복잡한데, 그 이유는 CT가 각 슬라이스를 개별로 검색해야 하는 필요성 때문이다. CT 검색은 방사선 영상의 검색 때보다 더 많은 시간을 필요로 하지만, 인접한 구조물의 중첩에 의해 숨어 있던 병리를 더 쉽게 찾을 수 있기 때문에 더 많은 장점을 가진다.
- CT의 회색 음영은 방사선 영상의 음영과 비슷하다. 차이점은 전기적 데이터에 근거되고 컴퓨터에 의해 배정된 회색 음영이다. 일반 물질, Houndsfield Unit, 회색의 해당 음영을 비교한 아래의 표를 참고해 보자.

일반 물질의 Houndsfield Unit

물질	HU	배정된 회색 음영
공기	−1000	
폐	−700	
지방	−84	
물	0	
뇌척수액	15	
혈액	+30 ~ +45	
근육	+40	
연부조직	+10 ~ +30	
뼈	+700(해면뼈) ~ +3000(치밀뼈)	

❑ MRI를 위한 검색 패턴

- ABCS의 방사선 검색 패턴은 100년 이상 이용되어 왔다. 그러나 MRI 영상의 검색을 조직화하는데 도움을 주는 첫머리 글자나 축약어가 없다. 그 이유는 MRI 기법이 상대적으로 발전한 시간이 얼마 되지 않았기 때문이다. 방사선 영상 검색의 ABCS 변형만으로도 충분할 것이다:
  - **A**lignment of anatomy – 뼈의 정렬은 방사선 영상으로 평가되어 왔다. 요즘에는 인대, 신경 및 근육의 정렬과 연속성을 평가하고 있다. 찢어짐 때문에 파열된 부위가 있는지? 감염이나 염증 때문에 연부조직의 변위나 증식이 있는지?
  - **B**one signal – 방사선 영상으로 관찰된 뼈밀도의 변화 대신에, 요즘에는 골수 신호의 변화를 관찰하고 있다. 정상적인 뼈는 일반적으로 균등한 신호를 가질 것이다. "뼈 타박"이나 골수 부종을 평가하고, 외상, 스트레스 골절, 또는 이웃한 조직 손상과 관련된 염증이 있는지를 확인한다. 종양이나 낭은 뼈 내의 소엽 형태와 변화된 신호를 가질 것이다. 구불구불한 낮은 신호 라인은 정상 뼈와 무혈관성 뼈(예, 뼈 경색) 사이의 가장자리를 경계짓는다.
  - **C**artilage – 방사선 영상에서는, C가 연골에 의한 공간을 의미한다. MRI에서는, 연골이

직접적으로 가시화될 수 있다. 뼈-연골 이상, 관절연골 이상, 그리고 어깨관절과 엉덩관절의 테두리, 반달판(무릎), 또는 세모섬유연골 복합체(손목) 등의 찢어짐을 평가한다.

- **e**Dema – 방사선 영상 검색 패턴에서는 "D"에 상응하는 동의어가 없다. 여기에서의 D는 eDema의 "D"로서 MRI에 대한 "손상의 발자국(footprint of injury)"을 의미한다. T2 가중 시퀀스에서는, 손상의 염증 과정으로 모든 조직(뼈나 연부조직)의 부종을 살펴본다. 방사선적으로 애매한 골절은 골수 부종에서 나오는 밝은 신호로 골절의 낮은 신호 라인을 통해 확인될 수 있다.
- **S**oft tissue and Synovial tissue – 윤활막, 지방패드, 윤활주머니, 그리고 해부학 분절과 관련된 모든 연부조직의 문제를 살펴본다.

- 모든 MRI 검사는 적어도 2가지 시퀀스를 비교한다는 것을 기억하기 바란다. 기본적인 시퀀스는 다음과 같다.
  - T1 가중 시퀀스는 해부학을 한정할 것이다.
  - T2 가중 시퀀스는 병리를 나타내는 부종을 강조할 것이다.
- T1 가중 시퀀스와 T2 가중 시퀀스에 대한 신호 강도의 비교를 보려면, 표 1.2를 참고하기 바란다.

표 1.2 T1 영상과 T2 영상의 특성 비교

	T1 가중 신호 강도	T2 가중 신호 강도
정상 조직		
겉질뼈/칼슘	매우 낮은	매우 낮음
연골	중간	낮은-중간
적색 골수	중간-낮은	중간
지방/황색 골수	높음	중간
인대와 힘줄	낮음	낮음
근육	중간	중간
체액: 뇌척수액, 윤활액	낮음	높음
질병/장애		
염증	낮음	높음
윤활막 비대	낮은-중간	중간-높음
급성 출혈	높음	중간-낮음
아급성 출혈	중간-높음	중간-높음
만성 출혈	가변적	높음
연부조직 칼슘	낮음	낮음
연부조직 종양	낮음	높음
뼈 종양	가변적	가변적
연골연화증	감소됨; 연골 증식	증가된 신호
급성 골절	낮음, 어두운 띠	높음, 어두운 띠
스트레스 골절	낮음, 어두운 띠	높음, 어두운 띠
조기 무혈관성 괴사	낮음	중간-높음
후기 무혈관성 괴사	낮음(연골밑띠에서)	높음(연골밑띠에서)

❏ 근육뼈대계(근골격계) 초음파를 위한 검색 패턴

- 근육뼈대계 초음파는 검색 패턴이 없다. 초음파 영상은 CT나 MRI의 영상과는 완전히 다른 종류의 영상이다. 방사선 영상이 고전적인 것이라면, 진단 초음파는 자유분방한 영상이다. 즉, 초음파는 매우 개별적인 검사이고, 검사할 때마다 영상이 달라질 수 있고, 또 환자나 병리에 따라 영상이 달라질 수 있다.
- 근육뼈대계 초음파는 해부학 체크리스트나 평가될 신체 분위의 사분원에 의해 조직된다. 비록 포괄적인 검사가 완성되었는지를 보장하기 위해 체크리스트가 존재하지만, 일부 검사는 체크리스트의 영역으로부터 확장될 수 있다. 검사자는 검사 이전에 촉진되거나 또는 변환기의 압박을 통해 검사 동안에 발견되는 특정의 통증이나 압통 부위를 평가해야 한다.
- 초음파 영상에 있어서, 조직이 고정된 특성의 신호 강도를 가지지 않는다는 것을 명심하는 것이 중요하다. 조직으로부터의 반사 패턴과 강도는 아래에 의해 결정된다.
  - 신호를 만들어내는 조직 경계면의 특성
  - 음파가 경계면에 부딪혔을 때의 각도
  - 조직의 유형 뿐만 아니라 주위 조직의 반음향성 특성
- 반음향(echogenic)은 음파를 반사하는 능력이다.
  - 과반음향은 구조물이 많은 에너지를 반사하는 것을 의미하고, 밝은 영상을 만든다.
  - 낮은 반음향은 구조물이 적은 에너지를 반사하는 것을 의미하고, 어두운 영상을 만든다.
  - 무반음향은 구조물이 전혀 반사를 하지 못하는 것으로서, 검은 영상을 만들어낸다.
- 초음파의 기본 영상 특성을 보려면, 표 1.3을 참고하기 바란다.

표 1.3 초음파 영상의 특성

조직 유형	정상	비정상
겉질뼈	과도한 반음향, 매끈하고 연속적이다.	연속성이 깨어지고, 표면이 균등하지 못함
힘줄과 인대	과도한 반음향; 뚜렷한 평행 섬유 패턴	염좌: 비후, 혼합된 반음향(염증이나 혈종이 있을 때, 낮은 반음향); 파열된 섬유 패턴 파열: 구조물의 파괴, 초기에는 낮은 반음향성 혈종으로 채워져 있고, 끝단이 분리됨
근육	낮은 반음향, 평행섬유 과반음향 띠	근육 좌상: 섬유띠 파괴; 초기 단계에서는 낮은 반음향성 혈종 파열: 근육 움츠림
윤활주머니	얇은 낮은 반음향 라인	윤활주머니의 폭 증가, 후기 단계에서의 윤활주머니벽의 과반음향성 비후
유리연골	겉질 옆의 낮은 반음향 층	조기 변화는 이질성 비후를 보인다; 후기에서는 불규칙과 파괴가 일어난다.
신경	과도한 반음향, 근육에 관해	납작해짐; 압박의 몸쪽 부위에서 부종이 나타남
낭(cysts)	무반음향	증가된 부피, 비후된 벽; 분리; 박리

4. 근거중심 영상: 가장 좋은 영상 연구를 어떻게 선택하는가

❑ 선택이 너무 많아요.... 도와주세요!

영상에 대한 과학적 문헌이 매우 풍부하다. 그러나 이런 풍부한 연구는 방사선 전문의가 아닌 임상가들에게 혼란을 가중시켰고, 그들은 간단하게 알기를 원했다: "지금 이 환자에게는 어떤 진단 영상이 필요한가?" 환자들과 처음 접하는 임상가들은 진단 영상과 관련된 전문적 지식(어떤 시퀀스를 사용하는지, 어떤 스캐너를 사용할 것인지, 또는 어떤 데이터를 사용할 것인지 등)이나 좋은 연구에 어떤 기술이 필요한지에 대해 관심이 없다. 그러나 이들 임상가들은 여전히 연구중심의 해답을 필요로 하고, 시간, 비용, 특이성 및 방사선 용량 등에 대해 민감하게 반응한다.

환자를 구하는 것은 임상 결정 도구이다. 임상 결정 도구는 가능하면 많은 연구 데이터를 잘 적용할 수 있도록 고안된 것이며, 기능적 포맷 안에 연구 데이터를 집어넣는다.

우리는 영상 세계를 통한 네비게이션을 돕고, 현명하게 영상 기법을 선택할 수 있도록 하기 위해, 각기 다른 근원에서 파생된 3 영역의 임상 결정 도구를 가지고 있다.

1. **미국 방사선 의학회(ACR) 적절성 기준**
   - 이 기준은 미국 방사선 전문의들이 조직한 미국 방사선 의학회의 지지를 받고 있다.
2. **임상 결정 규칙(CDRs)**
   - CDRs는 다양한 임상시설에 이루어진 연구로부터 나온 것이다. CDRs는 캐나다에서 시작된 근육뼈대계 영상에서 가장 많이 이용되었다.
3. **진단 영상 경로**
   - 이들 임상 결정 도구는 호주의 보건시스템에서 유래되었고, Western Australia 정부의 지지를 받고 있다.

   비록 이들 도구들이 각기 다른 근원에서 유래되었지만, 아래와 같이 그들의 목적은 동일하다:

- **불필요한 영상 검사를 줄인다:** 환자에게 도움을 주지 못하고 위험만 초래하는 검사 (가짜 양성 결과의 위험을 가진 검사법)를 배제한다.
- **비용 효율성이 높은 진단을 달성한다:** 처음부터 가장 적절한 영상 기법을 수행한다.

이들 각 도구를 살펴보고, 그들을 어떻게 사용하는지를 알아보자.

❑ ACR 적절성 기준

- **ACR 적절성 기준이란 무엇인가?**
  - ACR 적절성 기준은 근거중심 가이드라인으로서, 임상가가 가장 적절한 영상이나 치료에 대한 결정을 하는데 도움을 준다. 여기에서 적절성이란 단어를 사용하는데, 그 이유는 가장 적절한 가이드라인이기 때문이다. 복잡한 인체 조건은 제한적인 해답을 항상 허용하지 않는 것은 아니다. 그러나 가이드라인은 무엇이 가장 적절한지를 확실하게 정의할 수도 있고, 또 주어진 상황에서 최소한으로 적절한 것이 무엇인지를 정의할 수도 있다.
- **ACR 적절성 기준이 어떻게 개발되었는가?**
  - 1993년, ACR은 보건환경의 변화에 따라, 방사선 서비스의 효율적인 사용에 보험료의 적용이 이루어질 수 있다고 인증했다. ACR은 환자의 상태에 맞는 의사들이 적절한 영상을 결정할 수 있도록 돕기 위해 과학적인 가이드라인 체계의 개발을 제시했다.

- 2000년 18명의 패널이 참여하여 18개의 진단과 치료의 연구 주제를 다루었다. 진단 패널들은 (1) 장기 진단 영상, (2) 소아 영상, (3) 여성 영상으로 구성되었다. 치료 패널들은 종양 방사선 분야와 치료 방사선 분야로 나누어졌다. 850개 이상의 변수를 가진 180개 주제로 적절한 기준이 개발되었고, 지속적으로 업데이트되고 있다. 중요한 것은 임상가들이 이런 작업의 존재를 알고, 그것에 자유롭게 접근할 수 있다는 것을 아는 것이다.
- **근육뼈대 질환**을 위한 ACR 적절성 기준은 진단 패널들이 근육뼈대계 질환에 큰 영향을 주었다는 것이다. **160개의 변수를 가진 22개의 주제가 다루어졌다. 이들 모든 주제는 다음의 해부학 단락에서 설명될 것이다.**

● 나의 환자에게 알맞은 ACR 적절성 기준의 올바른 가이드라인을 어떻게 찾을 수 있는가?

- 원래의 ACR 적절성 기준은 www.acr.org 를 통해 알 수 있다. 각 주제는 10-20 페이지 정도 되며, 요약과 참고문헌을 포함하고 있다. 각 변수는 각 영상 연구의 점수를 나타내는 자신의 차트를 가진다: 점수 1점(가장 적절하지 못함)에서 9점(가장 적절함)까지 할당된다. 각 영상의 상대적 방사선 용량이 기록된다.
- 본 책은 특정 관절에 속하는 ACR 주제의 빠른 기준이 되도록 구성되어 있다. 모든 변수는 하나의 차트 안에 간략하게 표기된다. 이런 정보는 일상 직무 용량으로 정확하고 충분하다.
- 본 책의 요약 버전은 ACR 영상 연구를 다음과 같이 요약하고 있다:
  - 7-9점의 영상 연구 점수는 **"항상 적절한 선택"**이라는 컬럼에 기록된다.
  - 4-6점의 영상 연구 점수는 **"어느 정도 적절한 선택"**이라는 컬럼에 기록된다.
  - 1-3점의 영상 연구 점수는 **"적절하지 않은 선택"**이라는 컬럼에 기록된다.

❑ 임상 결정 규칙(CDRs)

● 임상 결정 규칙이 무엇인가?

- CDRs는 환자의 초기 평가시 임상가가 진단과 치료의 결정을 잘 할 수 있도록 돕기 위해 고안된 도구이다. 이들 도구는 임상가들이 임상 결정의 불확실성을 가졌을 때 도움을 주는 도구이다.

● 어떻게 임상 결정 규칙이 개발되었는가?

- CDRs은 실제 임상 연구(회의 중심 임상 직무 가이드라인에 반대하여)로부터 파생되었고, 병력, 신체검진 및 간단한 검사로부터 나온 3개 이상의 변수를 포함하고 있다.
- 여기에 인용된 CDRs는 병원 응급실에서 수행된 광범위한 역학 연구로부터 나온 것이다. 이들 연구는 무릎관절, 발목관절, 목뼈 등의 손상을 평가할 때 방사선 검사의 효율성을 연구하기 위해 수행되었다. 이들 관절 손상은 그 동안 많이 연구되어 왔는데, 그 이유는 그들 손상이 응급실로 내원을 많이 하였기 때문이고, 또 불필요한 방사선 검사를 많이 하기 때문이다.
- CDRs의 성공적인 수행은 다음과 같이 작용한다:
  - **응급실**에서의 관리를 표준화한다.
  - **불필요한 방사선 검사를 줄인다.**
  - **방사선 영상에 의해 평가될 수 있는 손상들을 정의한다.**

● 나의 환자에게 임상 결정 규칙을 어떻게 적용하는가?

- 근육뼈대계 손상의 4가지 CDRs은 타당한 것으로 확인되었을 뿐만 아니라, 오늘날 응급실에서 수행되고 있지만, 맨 처음 접촉하는 임상가에 의해서도 적절하게 이용되고 있다. 이들 CDRs은 후속 장들에서 설명되고 있다.

이들 CDRs은 다음과 같다:

- Ottawa 발목관절 규칙
- Ottawa 무릎관절 규칙
- 발목 외상을 위한 Pittsburg 규칙
- 캐나다 목뼈 규칙

▸ 응급실에서의 일관된 CDRs 수행이 발목, 무릎, 목뼈 손상의 방사선 검사를 안전하게 감소시킨다는 것을 후속 연구들을 통해 알 수 있었다.

❑ 진단 영상 경로

● 진단 영상 경로는 무엇인가?

▸ 진단 영상 경로는 근거중심 교육과 회의중심 교육, 그리고 기준을 위한 결정 지지 도구이다. 진단 영상 경로는 광범위한 임상 시나리오의 올바른 시퀀스에서 가장 적절한 진단 검사의 선택을 가이드한다.

▸ 진단 영상 경로는 www.imagingpathways.health.wa.gov.au 에서 자유롭게 이용할 수 있는 웹사이트 중심 적용이다. 독자들은

- 진단 영상 서비스를 받을 **현재와 미래의 의뢰인**이다.
- 진단 영상 서비스의 **현재와 미래의 제공자**(진단 영상 전문가, 방사선사, 또는 학생)이다.

● 진단 영상 경로가 어떻게 개발되었는가?

▸ 진단 영상 경로는 Western Australia Department of Health와 Royal Australian and New Zealand College of Radiologistic; University of Western Australia; University of Notre Dame Australia; Commonwealth Department of Education, Science and Training 에 의해 2005년에 시작되었다.

▸ 비록 미국과 호주에는 다른 보건시스템이 존재하지만, 이들 두 나라는 **부적절한 영상**이 중요한 문제라고 인증했다. 부적절한 영상은 다음과 같은 의미를 가질 수 있다:

- 환자는 자신이 원하지 않는 검사를 받을 수 있다는 것.
- 환자가 반드시 받아야 할 검사를 받지 못할 수 있다는 것.
- 환자가 부적절한 검사를 받을 수 있다는 것

▸ 적절한 진단 직무를 달성하지 못한 가장 중요한 이슈는 지식의 부족이라고 인증되었다. 연구와 임상 전문성의 확대 때문에, 임상 직무 개발을 오늘날 까지 유지하는 것이 매우 어렵다. 진단 영상 경로의 개발은 진단 검사의 적절성 향상을 희망하는 임상가들을 지지하기 위해 의학적 지식을 관리하는 특별한 전략이다.

▸ ACR 적절성 기준과 진단 영상 경로는 양쪽 모두 근거중심이고, 그들의 내용은 합의한 것이다. 두 도구의 주요 차이점은 그들이 포맷되는 방법이다. 진단 영상 경로의 지침은 진단 영상 알고리즘 또는 결정 나무(decision tree)로 알려진 흐름도에 요약되어 있다. 이런 흐름도는 전체를 하나의 그림으로 볼 수 있도록 하며, 특히 학생들에게 매우 유용하다.

- **나의 환자에게 진단 영상 경로를 어떻게 적용할 수 있는가?**
  - *진단 영상 경로에는 12개 분야가 있다*: 소화계, 신경계, 근육뼈대계/외상, 심혈관계, 호흡계, 내분비계, 비뇨계, 이비인후계, 산부인과, 유방 영상, 소아, 암 영상 등. 이들 분야는 177개의 임상 질환을 다루고 있다. 중요한 것은 임상가들이 이 책이 존재한다는 사실과, 지속적으로 업데이트된다는 사실, 그리고 쉽게 누구나 접근할 수 있다는 사실을 아는 것이다.
  - 주제 "**근육뼈대계/외상**"은 31개의 임상 질환을 다루고, 이들은 **본 책의 후속 장에서 설명될 것이다.**

❑ 요약

1. **출발점:** 방사선학은 3개 영역으로 분류된다: 영상 절차를 통한 치료 방사선, 암을 치료하는 종양 방사선, 그리고 모든 신체 기관을 진단 영상하는 진단 방사선. 근육뼈대계 영상은 진단 방사선의 세부 분야이다.
2. **영상 연구:** 영상 연구는 전통적 방사선 기법과 심화 방사선 기법을 통해 이루어지고, 이들은 컴퓨터 후처리와 관련된다. 전통적 방사선은 방사선, 형광투시 및 방사선의 변형(관절강조영술과 척수강조영술)을 만들어내기 위해 X 선 기법을 이용한다. 심화 방사선 기법으로는 CT, MRI, 진단 초음파 및 핵 영상이 있다. 각종 기법은 방사선 용량, 특이성, 민감성, 금기증, 비용, 그리고 검사 시간 등이 다양하다.
3. **검색 패턴:** 검색 패턴은 해부학에 대한 데이터를 얻기 위해 영상을 효율적으로 살펴볼 수 있는 방법이다. 방사선을 평가하는 전통적인 방법은 ABCS(Alignment, Bone density, Cartilage spaces, Soft tissues)이다. 심화 영상 기법의 검색 패턴도 ABCS에 근거를 둔다. 그러나 다면적 능력과 조직 특성 차이점의 결과로서 심화 영상 기법이 더욱 복잡하다는 것을 알아야 한다.
4. **근거중심 영상: 가장 좋은 영상 연구를 어떻게 선택하는가:** 좋은 영상 결정을 만드는데 필요한 도구를 임상가들에게 제공하기 위해, 영상에 대한 연구의 자원은 여러 전문 그룹으로 조직되어 왔다. 이들 도구의 목적은 (1) 불필요한 영상을 감소시키고, (2) 주어진 상황에서 최상의 영상을 선택할 수 있는 업데이트된 지식을 제공하기 위함이다. 이것은 불필요한 방사선 노출을 줄이고, 의학과 재정의 소모적 사용을 예방할 수 있어야 한다.

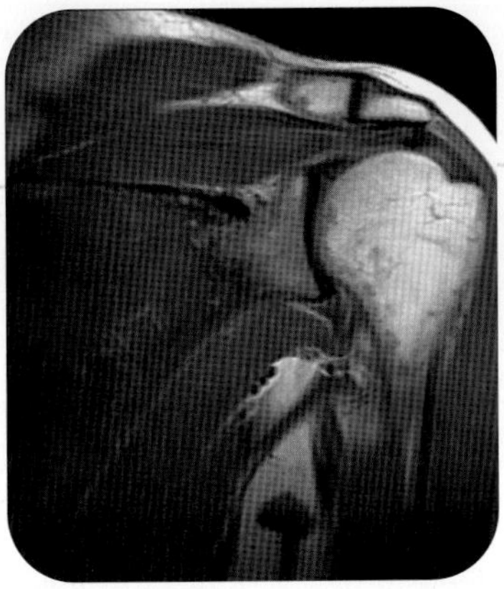

CHAPTER

2

어깨의 진단 영상학

- 소개: 어깨 팩트
- 해부학 복습
- 영상 가이드라인: ACR 적절성 기준, 진단학 영상 경로
- 어깨의 일반 방사선 평가
- 어깨의 기본 MRI 프로토콜
- 어깨의 기본 CT 프로토콜
- 어깨의 기본 MSUS 프로토콜
- 무엇처럼 보이는가? 병리 그림

1. 소개: 어깨 팩트

❑ 어깨가 왜 자주 손상되는가?

절구 형태의 어깨관절은 큰 가동범위를 가지고 있지만, 골성 안정과 역학적 보호가 적은 편이다. 그래서 어깨관절이 연부조직의 변형, 연골손상, 골절 및 탈구를 쉽게 당할 수 있다.

❑ 외상성 손상

- **낙상**: 가장 흔한 손상 기전은 팔을 뻗고 넘어지는 것.
  - 뼈엉성증을 가진 여성 노인의 경우는 외상성 손상에 의해 **위팔뼈 외과경**이 일반적으로 골절된다.
  - 젊은 성인의 골절 경우는 일반적으로 외상(예, 낙상, 자동차사고, 운동 활동)에 의해 발생된다. **위팔뼈머리**의 골절은 **오목위팔관절의 탈구나 돌림근띠 손상**과 관련될 수 있다.

- **돌림근띠 열상** – 가장 흔한 열상 부위는 큰결절에 부착된 가시위근의 닿는곳으로부터 몸쪽으로 약 1㎝ 떨어진 가시위근힘줄의 중요 영역(critical zone)이다. 이 영역은 혈관 분포가 많지 않다.
- **충돌증후군** – 팔을 머리 위로 올렸을 때, 2가지 형태의 충돌이 일어난다.
  - 가쪽 충돌은 가시위근 출구(supraspinatus outlet) 안에서 돌림근띠를 압박한다.
  - 안쪽 충돌은 위팔뼈머리와 관절오목사이에서 관절주머니 뒤쪽 부위와 돌림근띠를 압박한다.
- **오목위팔관절의 탈구** – 탈구의 95%가 전방 탈구로서, 위팔뼈머리가 관절오목 앞쪽으로 탈구된다. 관련된 손상으로는 Hill-Sachs 병변과 Bankart 병변이 있다. Hill-Sachs 병변은 탈구 동안 뒤가쪽 위팔뼈머리에서 압박골절이 일어난 것이고, Bankart 병변은 앞쪽 오목테두리가 찢어진 경우이다. Bankart 병변 시 박리골절이 일어날 수 있는데, 이것을 Bankart 골절이라고 한다.
- **봉우리빗장관절의 분리** – "어깨 분리(shoulder separation)"는 봉우리빗장관절의 인대성 염좌 또는 파열을 의미한다. 불안정의 정도는 전후 X선 영상에서 부리빗장관절과 봉우리빗장관절 사이의 거리를 측정함으로서 결정될 수 있다.

❏ 영상 선택

- **방사선 영상**은 모든 어깨 문제를 조사하는 초기 방법이다. 방사선 영상은 다양한 관절성피진과 같은 비외상성 질환 뿐만 아니라, 골절, 탈구, 석회화 힘줄염 등 문제를 확인할 수 있다.
- **CT**는 특히 위팔뼈머리의 골절/탈구가 동반된 복합골절을 적절하게 확인할 수 있다. CT는 몸쪽 위팔뼈의 복합골절을 치료하는데 도움을 준다.
- **MRI**는 오목테두리 열상, 돌림근띠 열상, 충돌증후군, 불안정, 힘줄 병리와 윤활주머니 병리를 평가하는데 이용된다. 어깨는 MRI 검사가 가장 빈번하게 수행되는데, 그 이유는 어깨의 연부조직 손상이 MRI로 가장 잘 확인되기 때문이다.
- **근육뼈대 초음파(MSUS)**는 MRI 검사와 비슷할 정도로 위팔두갈래근 긴갈래의 힘줄말이집염증, 윤활주머니염, 그리고 과거에 복구술을 받은 돌림근띠의 재손상을 평가할 때 이용된다. 그리고 어깨관절 완전 관절성형술 이후의 돌림근띠 열상을 평가할 때는, MSUS가 MRI보다 더 많이 이용된다. MSUS는 의심되는 패혈성 관절염에 대한 관절천자를 가이드하거나 또는 윤활주머니 주사를 가이드하기 위해 사용된다.

❏ 이용될 수 있는 가이드라인

- **ACR 적절성 기준: 급성 어깨 통증**의 8가지 영역을 연구해 왔다.
- **진단 영상 경로:** 어깨 문제의 평가를 위해 임상결정 나무가 설정되어 왔다.

2. 해부학 복습

축성면 (위에서 바라본)

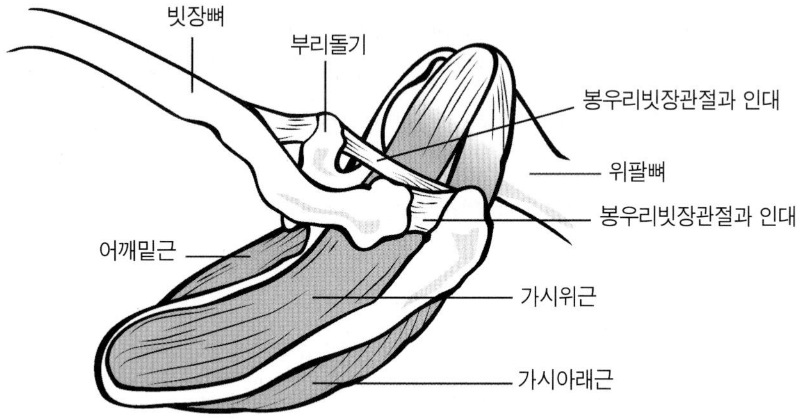

시상면

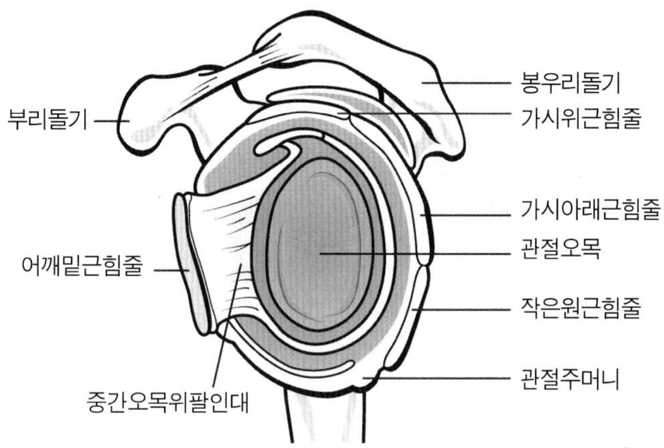

관상면

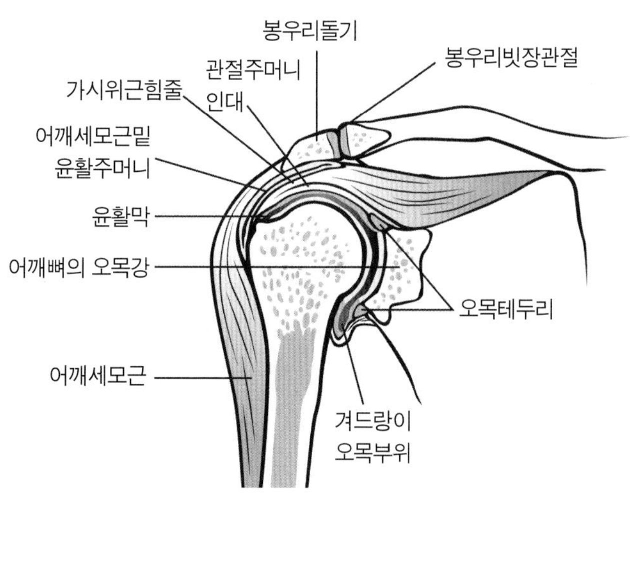

3. 영상 가이드라인: ACR 적절성 기준, 진단 영상 경로

- **적절성 기준**은 특정 임상 질환에 대한 의뢰를 위해 임상가들이 적절한 영상 모달리티를 선택할 수 있도록 돕기 위해, 전문가 집단에 의해 개발된 근거중심 가이드라인이다. ACR은 **급성** 질환과 **만성** 질환의 몇몇 변수에 대한 기준을 발표했다.
  - **급성 어깨 통증을 위한** ACR **적절성 기준**을 알고 싶으면, **표** 2.1을 참고한다.
- **진단 영상 경로**는 다양한 임상 시나리오를 위한 임상 결정을 돕기 위해, Western Australia Department of Health에 의해 개발된 근거중심 가이드라인이다. 경로의 내용은 ACR 기준과 일치한다. 임상 결정 나무 흐름 챠트에서 나타나듯이, 목적은 ACR 기준과 동일하다.
  1. 가짜 양성 결과를 포함하여 환자를 위험에 노출시킬 수 있는, 불필요한 검사를 줄인다.
  2. 비용 효율성 진단을 초래하는 적절한 검사의 빈도를 증가시킨다.
  - **어깨 문제에 대한 진단 영상 경로**는 **표** 2.2에 그려져 있다.

표 2.1 급성 어깨 통증을 위한 ACR 적절성 기준

급성 어깨 통증의 임상 변수	대개 적절하다	적절할 수도 있다	대개 적절하지 않다 (약어 버전, 웹사이트 참고).
1. **원인**; 최상의 초기 검사	• X 선 영상		• 조영제를 사용하지 않은 MRI • 진단 초음파 • 조영제를 사용하지 않은 CT
2. 방사선 영상이 특별한 영향을 주지 못한다. **통증 발생.** 신체검진과 병력 체크가 비특이적이다. 다음 영상.	• 조영제를 사용하지 않은 MRI	만약 MRI가 금기증이라면, • CT 관절조영술 • 진단 초음파	• MRI 관절조영술 • 조영제를 사용하지 않은 MRI • 방사선 조영술(마취제/코티코스테로이드)
3. 방사선 영상이 특별한 영향을 주지 못한다. 35세 미만, 신체검진 시 **테두리 열상**이 의심됨	• MRI 관절조영술 • 조영제를 사용하지 않은 MRI	• 만약 MRI가 금기증이라면, CT 관절조영술	• 조영제를 사용하지 않은 CT • 진단 초음파 • 방사선 조영술
4. 방사선 영상이 특별한 영향을 주지 못한다. 신체검진을 포함 임상 소견에 따르면, **위팔두갈래근 긴갈래의 힘줄말이집 염증**이 의심된다.	양쪽 모두 이 평가에서 동등하다: • 조영제를 사용하지 않은 MRI • 진단 초음파(임상적으로 타당하다면, 마취제나 코티코스테로이드제를 사용할 수 있다)	———	• 조영제를 사용하지 않은 CT • CT 관절조영술 • MRI 관절조영술 • 방사선 조영술(마취제/코티코스테로이드)

표 2.1 급성 어깨 통증을 위한 ACR 적절성 기준

급성 어깨 통증의 임상 변수	대개 적절하다	적절할 수도 있다	대개 적절하지 않다 (약어 버전, 웹사이트 참고).
5. 부리봉우리활 뼈가시가 보이는 정상 방사선 영상이나 방사선 영상. 35세 이상의 **돌림근띠 열상/충돌증후군**이 의심스럽다.	● 조영제를 사용하지 않은 MRI ● 진단 초음파 ● MRI 조영술	● CT 조영술(MRI나 초음파를 사용할 수 없다면)	● 조영제를 사용하지 않은 CT ● 방사선 조영술
6. 방사선 영상이 특별한 영향을 주지 못한다. 과거의 **어깨관절 완전 관절성형술. 돌림근띠 열상**이 의심스럽다.	● 진단 초음파 ● 방사선 조영술(만약 진단 초음파를 사용할 수 없다면) ● CT 조영술	● MRI 조영술 ● 조영제를 사용하지 않은 MRI (금속 억제)	● 조영제를 사용하지 않은 CT
7. 방사선 영상이 특별한 영향을 주지 못한다. 과거 **돌림근띠 복구술 이후. 재손상**이 의심스럽다.	이번 평가에서는 아래 3가지 모두가 동일한 결과를 가진다. ● 조영제를 사용하지 않은 MRI ● MRI 조영술 ● 진단 초음파	방사선 조영술이나 CT 조영술(MRI나 초음파를 사용할 수 없다면)	● 조영제를 사용하지 않은 CT
8. 방사선 영상이 특별한 영향을 주지 못한다. **폐혈성 관절염**이 의심스럽다.	이번 평가에서는 아래 2가지에서 동일한 결과를 가진다: ● 진단 초음파 ● 방사선 관절천자 만약 임상적으로 타당하다면, **흡인이 적절한 선택**이다. ● 조영제를 사용하지 않은 MRI	임상 우려가 보장된다면, 적절할 수도 있다: ● 조영제를 사용하지 않은 CT와 CT 조영술 ● 조영제를 사용하지 않은 MRI	● CT 조영술 ● MRI 조영술 ● 진단 초음파 ● 조영제를 사용하지 않은 CT

본 표는 약어 정보를 포함하고 있다. 완전한 기록 안에 "대개 적절하지 않다" 검사가 존재한다. ACR 적절한 기준의 완전한 버전을 알고 싶으면, 독자들이 ACR 웹사이트를 방문하길 바란다. 출처: 미국방사선의학회(ACR).

표 2.2 어깨 문제 (통증, 불안정, 강직)에 대한 진단 영상 경로

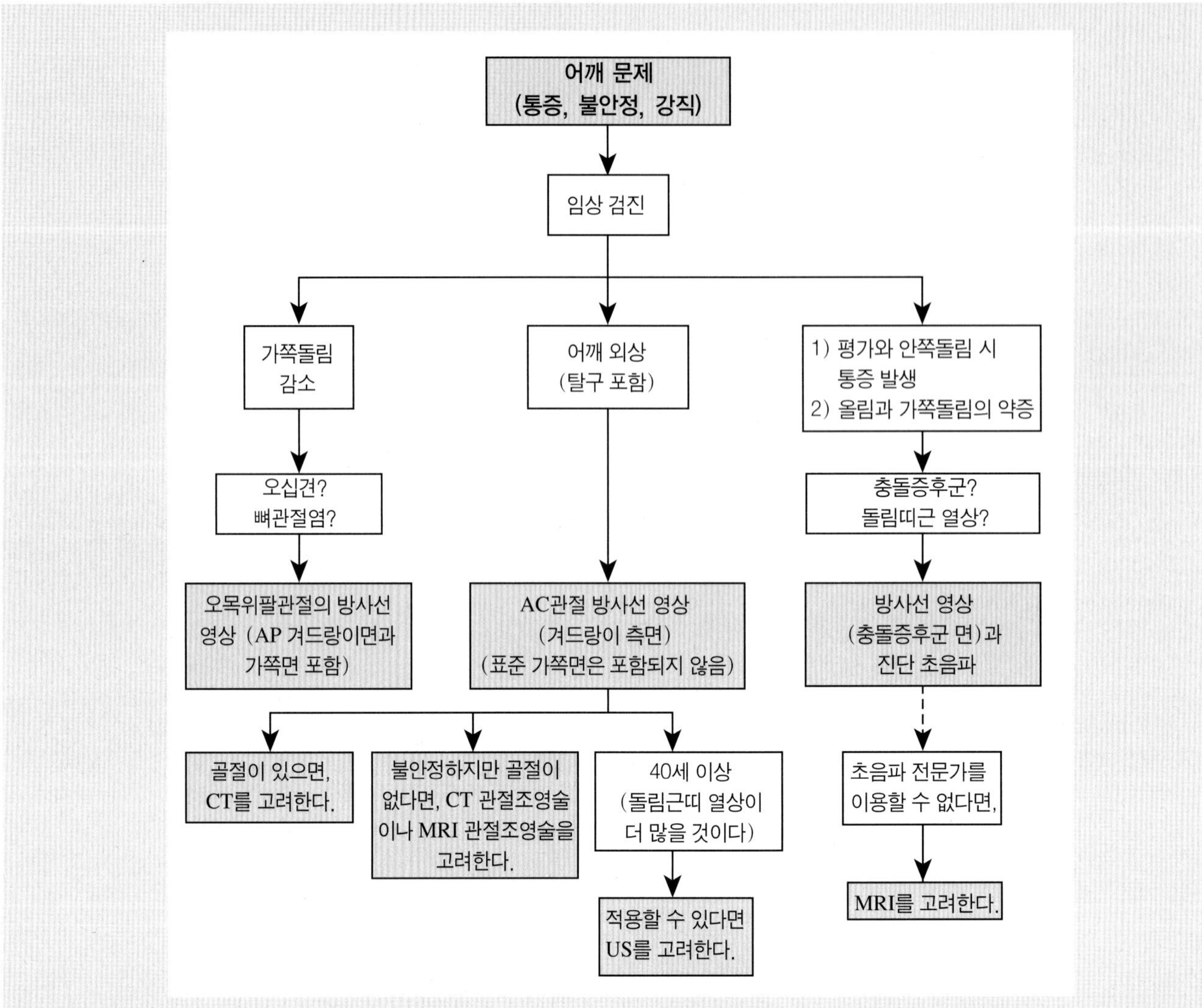

출처: Department of Health Western Australia
가장 최근에 업데이트된 내용을 보려면, http://www.imagingpathways.health.wa.gov.au를 방문하기 바란다.

4. 어깨의 일반 방사선 평가

- **어깨의 일반 방사선 검사에 대한 주요 목표는 해부학적 비정상이나 질병 과정을 확인하거나 배제하는 것이다.** 방사선 검사가 진단을 위해 거의 항상 수행되는 **첫 번째 영상 기법**이다.
- 아래의 4가지 투사방법이 어깨의 일반 방사선 검사에 이용될 수 있다:
  - **AP 가쪽돌림**
  - **AP 안쪽돌림**
  - **겨드랑이 측면**
  - **어깨뼈의 Y 가쪽면**
- 어깨란 **오목위팔관절**과 이웃한 구조물을 의미한다. 봉우리빗장관절과 어깨뼈를 평가하기 위해 다양한 방사선 촬영 자세를 취한다. 이들 구조물의 평가는 어깨관절 방사선 평가를 포함하고 있다. 만약 방사선적으로나 신체검진 이후에 적용이 가능하다면, 특별한 방사선 검사를 의뢰할 수 있다.
  - 불안정한 봉우리빗장관절이나 어깨 분리를 평가하려면, 환자에게 선 자세를 취하도록 하고 **양 손에 무거운 물건을 들게 하여** 봉우리빗장관절에 스트레스를 가한다. 이런 상태에서 양쪽 어깨를 AP 촬영한다. 양쪽을 비교하여 불안정성이 있는지를 관찰한다.
  - 어깨뼈를 평가할 때 가슴우리의 중첩을 없애는 자세를 취하기 위해, AP 촬영과 **가쪽면** 촬영을 수행한다.

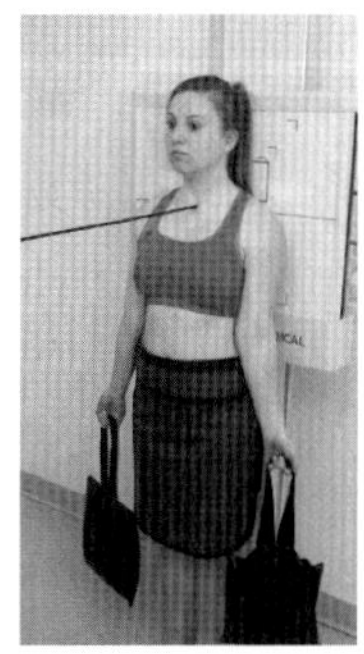

- 일반 방사선 평가는 ABCS로 이루어진다(ABCS를 상세히 알고 싶으면, 표 1.1을 참고하기 바란다).
  - **A = Alignment(정렬)**
  - **B = Bone density(뼈 밀도)**
  - **C = Cartilage spaces(연골 공간)**
  - **S = Soft tissues(연부조직)**
- **어깨의 일반 방사선 평가**를 알고 싶으면, **표** 2.3을 참고하기 바란다.

표 2.3 어깨의 일반 방사선 투사

AP 가쪽돌림 (ER)

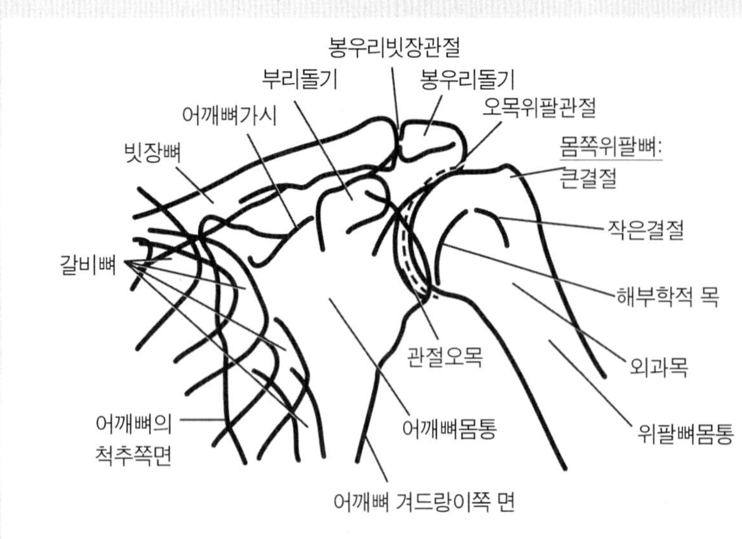

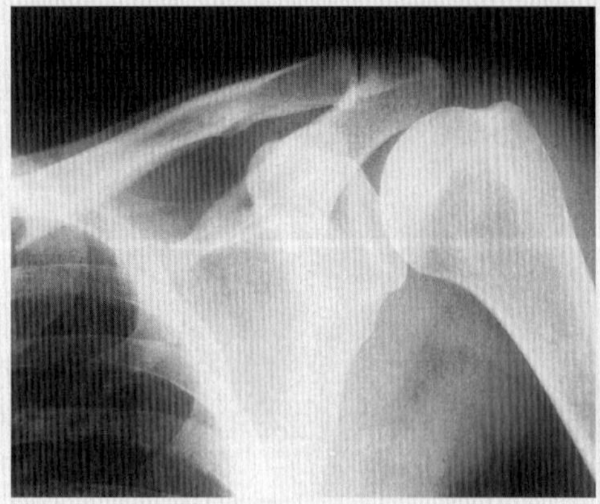

- 팔은 해부학 자세를 취한다.
- 오목위팔 공간은 평균 5㎜이다. 삼출이나 탈구가 있으면 공간이 더 커지고, 류마티스 관절염이 있으면 공간이 작아진다.
- 몸쪽위팔뼈, 빗장뼈의 가쪽 2/3, 봉우리빗장관절, 위쪽과 가쪽 위팔뼈가 잘 보인다.
- 힘줄, 근육 및 윤활주머니에서 칼슘 침착이 보인다.

AP 안쪽돌림 (ER)

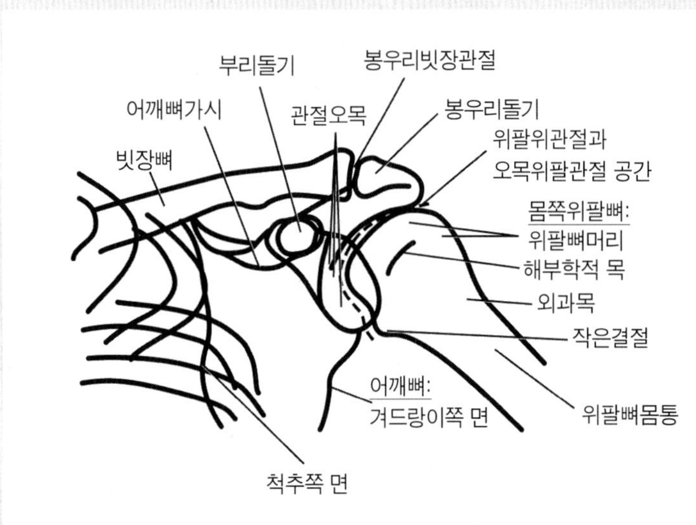

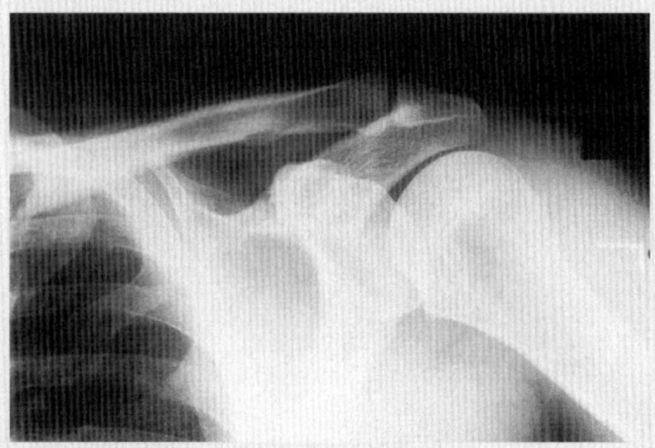

- AP 가쪽면과 유일한 다른 점은 작은결절을 잘 보이도록 하기 위해 팔을 안쪽으로 돌림한 것이다.
- 큰결절과 작은결절은 근육힘줄 부착점이고, 박리나 뼈 파괴를 선별하기 위해 이용되어야 한다(부착점이 더 이상 존재하지 않는다면)

표 2.3 어깨의 일반 방사선 투사

겨드랑이 측면

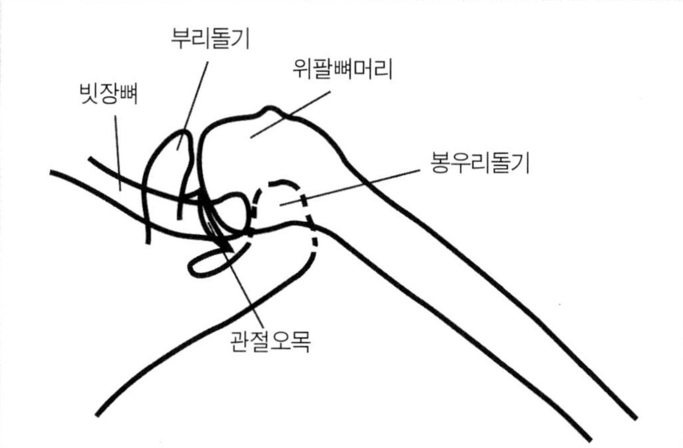

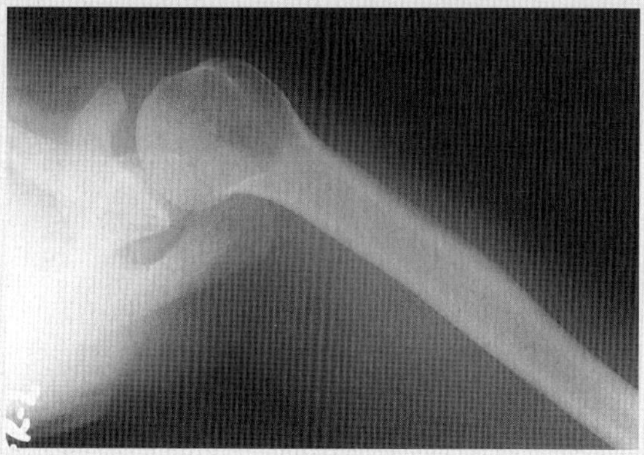

- 오목위팔관절의 아래위 촬영은 오목위팔관절 탈구를 평가할 때 위팔뼈머리와 관절오목 사이의 정확한 관계를 결정하는데 도움을 준다. 부리돌기가 잘 보이고, 어깨의 다른 외상과 관련된 골절 지점도 잘 보인다.

전방 경사면: 어깨뼈 Y 가쪽면

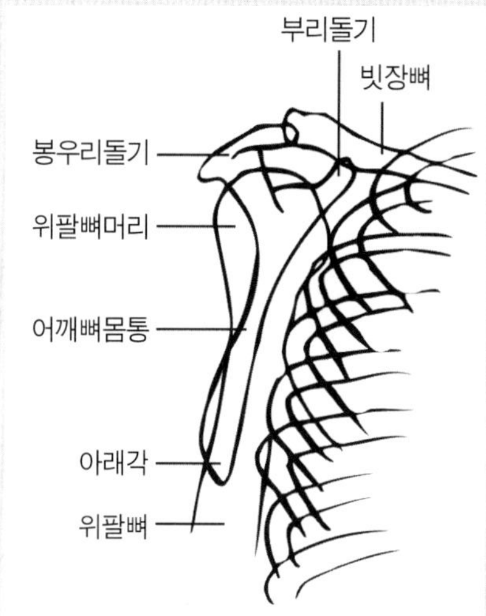

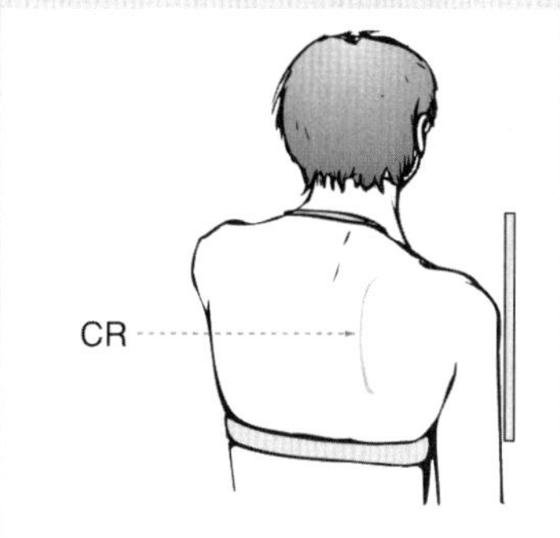

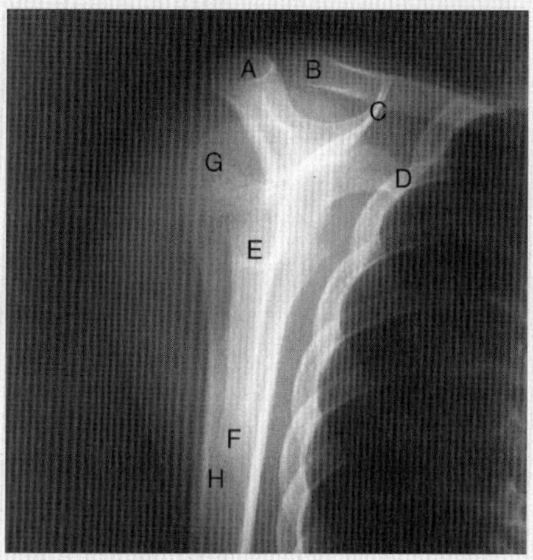

- 이런 촬영면은 몸쪽 위팔뼈와 어깨뼈의 골절과 탈구를 평가할 때 자주 이용된다. 이런 자세의 장점은 환자의 팔을 중립위로 유지한다. A. 봉우리돌기, B. 먼쪽 빗장뼈, C. 어깨뼈 윗면, D. 부리돌기, E. 어깨뼈몸통, F. 어깨뼈 아랫면, G. 위팔뼈머리, H. 위팔뼈몸통

5. 어깨의 기본 MRI 프로토콜

- 어깨 MRI의 평가는 다음과 같은 **적응증**을 포함한다:
  - 돌림근띠 병리
  - 위팔두갈래근 긴갈래의 병리
  - 오목테두리 병리
  - 연부조직이나 골성 부리봉우리활의 충돌증후군
  - 뼈연골 비정상과 관절연골 비정상
  - 유리체: 연골성, 뼈연골성, 골성
  - 골수 이상: 타박, 뼈괴사 및 스트레스 골절
  - 뼈, 관절 또는 연부조직의 신생물이나 감염
- 어깨를 위한 MRI 프로토콜에는 **해부학적 시퀀스와 체액-민감 시퀀스**가 포함된다.
  - 아래 표에서, 해부학적 시퀀스와 체액-민감 시퀀스가 쌍을 이루고 있다. 영상을 읽은 방법은 이들 시퀀스와 슬라이스를 연결하는 것이고, 해부학을 확인한 후 비정상적으로 밝은 신호를 찾는다.

기본면	해부학적 시퀀스	체액-민감 시퀀스
축성면	양성자 밀도 (PD)	T2 FS
시상면	T1	T2 IR
이마면	PD	T2 IR

- 부가적인 평가로는 MR **관절조영술**이 있는데, 이것은 MRI를 촬영하기 전에 조영제를 오목관절 안에 주입시키는 방법이다.
- ABCDS를 이용하여 영상을 평가한다.
  - **A** = Alignment(정렬)/Anatomy(해부학): 뼈에 붙어 있는 연부조직 부착점의 파손을 평가한다. 모든 관절면의 일치성과 그들의 공간을 평가한다.
  - **B** = Bone signal(뼈 신호): 골수 부종, 스트레스 골절, 뼈연골 손상을 평가하고, 방사선적으로 애매한 골절을 확인한다.
  - **C** = Cartilage(연골): 오목위팔관절면의 비정상을 평가한다. 테두리 열상이 부분적으로 일어나거나, 완전한 두께로 일어나거나, 또는 박리 형태로 일어난다.
  - **D** = eDema(부종): "손상의 발자국". 해부학적 시퀀스에서는 부종이 중간 정도의 밝기로 나타나지만, 체액-민감 시퀀스에서는 밝은 밝기로 나타난다.
  - **S** = Soft tissues(연부조직): 돌림근띠와 힘줄의 연속성을 평가한다. 오목위팔인대, 앞쪽 관절주머니의 3층을 평가한다.
- **어깨의 MRI와 CT의 기본면**을 알고 싶으면, **표 2.4**를 참고하기 바란다.

이마면과 시상면은 사선 방향의 면이고, 이것은 중요한 구조물(예, 가시위근 힘줄)을 확인할 수 있게 만든다.

- **어깨의 기본 MRI 프로토콜**을 알고 싶으면, **표 2.5**를 참고하기 바란다.
- **어깨의 MRI 관절조영상**을 알고 싶으면, **표 2.6**을 참고하기 바란다.

표 2.4 어깨의 MRI 또는 CT를 위한 기본면

축성면	축성면은 봉우리돌기에서 위팔뼈몸통으로 뻗어 있다. 기준선은 슬라이스이다.
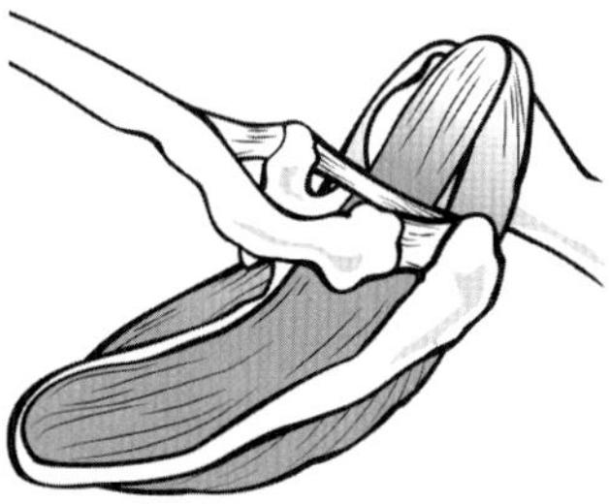	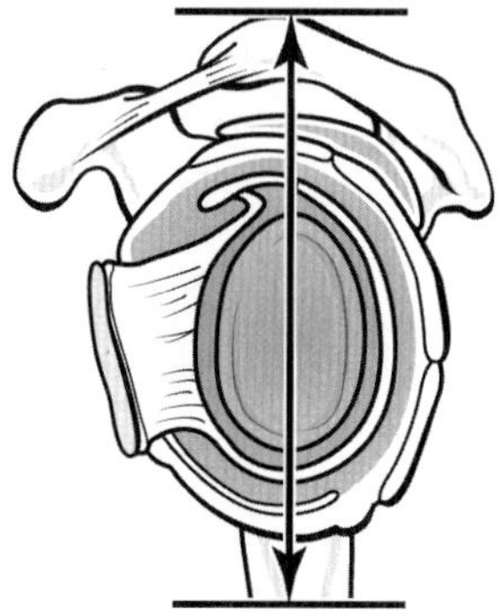 FOV 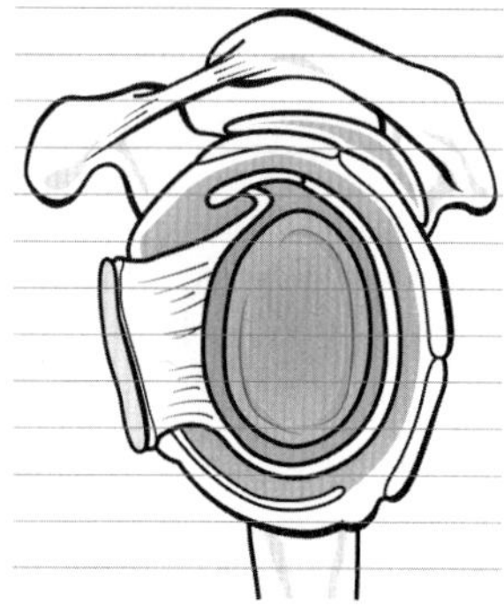 영상 슬라이스
사선 시상면	사선 시상면은 위팔뼈머리에서 어깨뼈로 뻗어 있다. 기준선은 슬라이스이다.
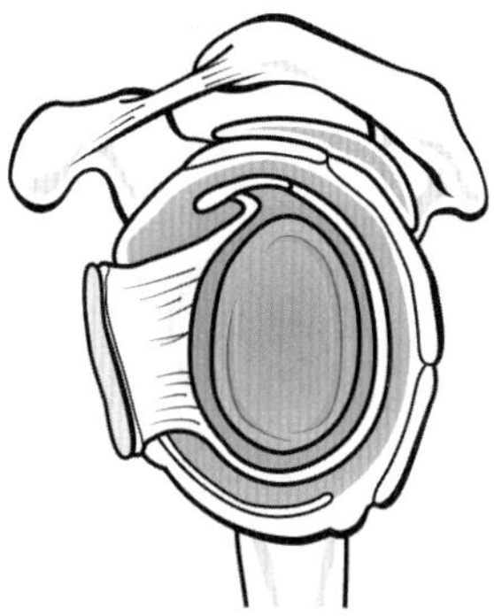	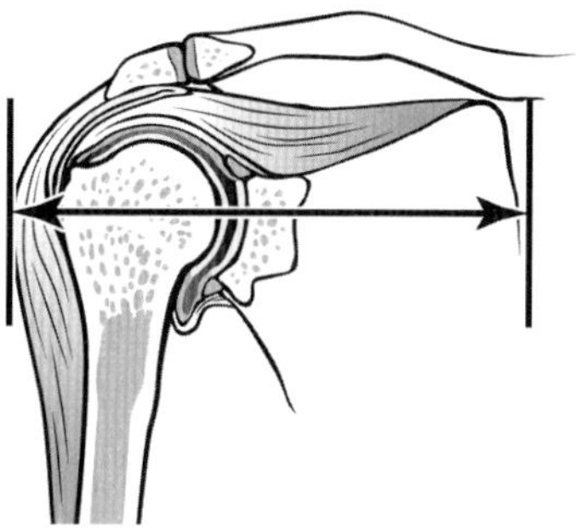 FOV 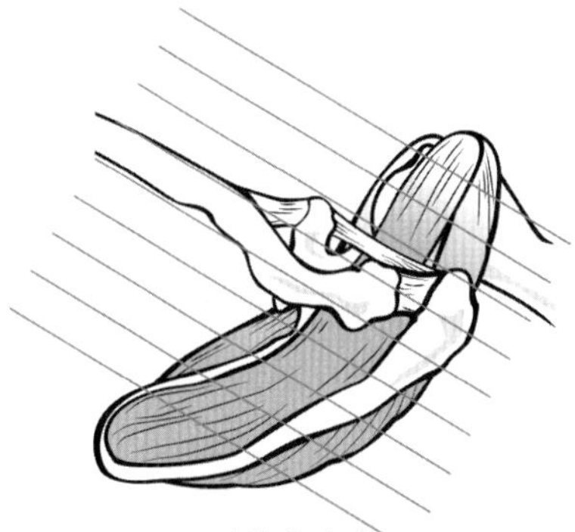 영상 슬라이스
사선 이마면	사선 이마면은 앞쪽 어깨에서 뒤쪽 어깨로 뻗어 있다. 기준선은 가시위근과 평행한 슬라이스이다.
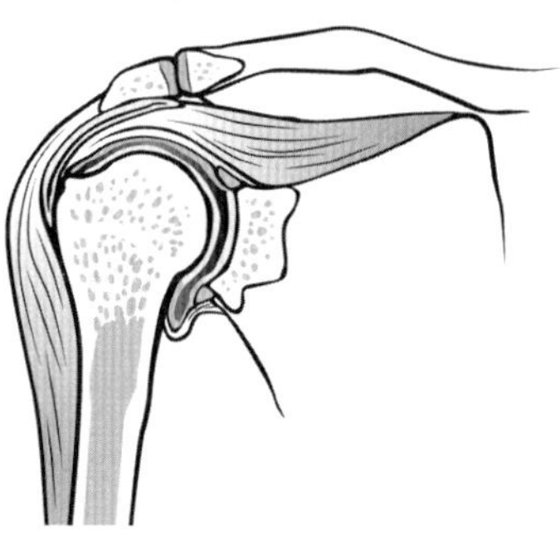	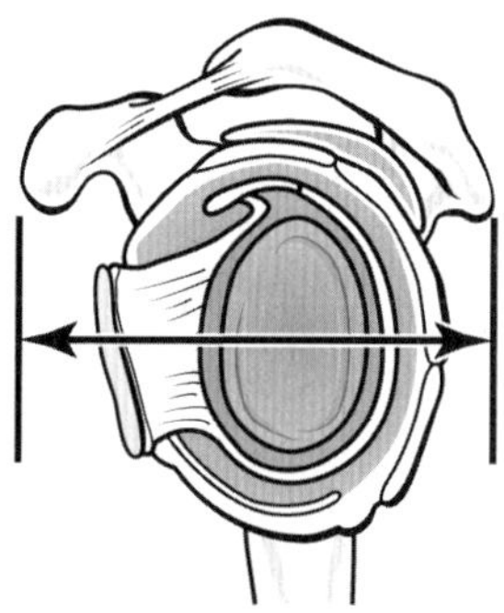 FOV 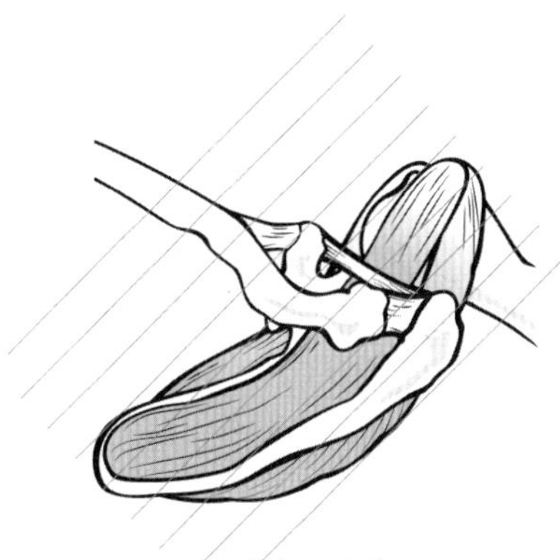 영상 슬라이스

표 2.5 어깨의 MRI 프로토콜

축성면

해부학을 확인하는 시퀀스	비정상 체액을 감지하는 시퀀스
PD	T2 FS

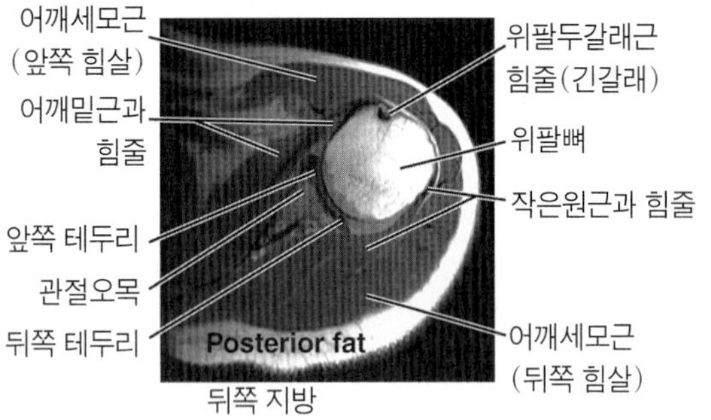

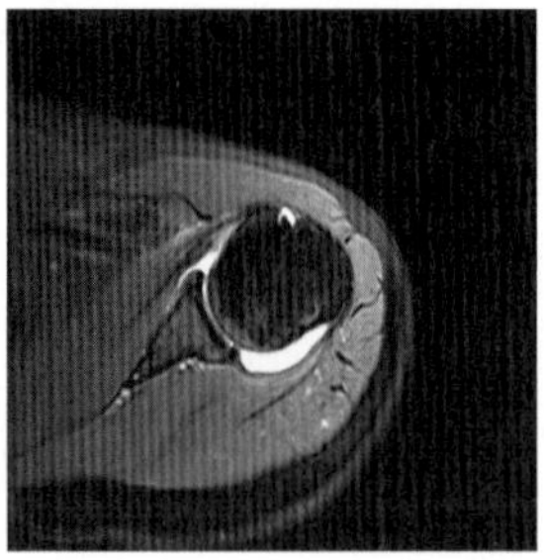

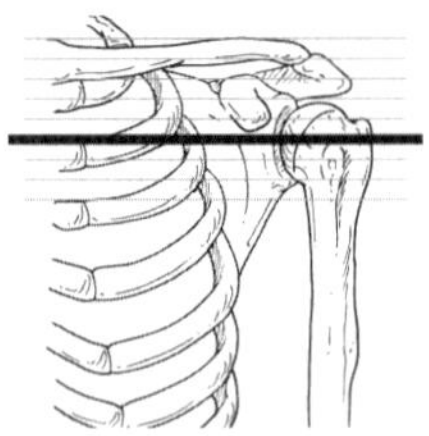

관찰하는 구조물

- 두갈래근고랑 안에 있는 위팔두갈래근의 긴갈래(가로면)
- 어깨밑근과 힘줄(세로면)
- 테두리(앞쪽과 뒤쪽)
- 관절주머니와 오목위팔인대
- 오목위팔관절

사선 시상면

해부학을 확인하는 시퀀스	비정상 체액을 감지하는 시퀀스
T1	T2 IR

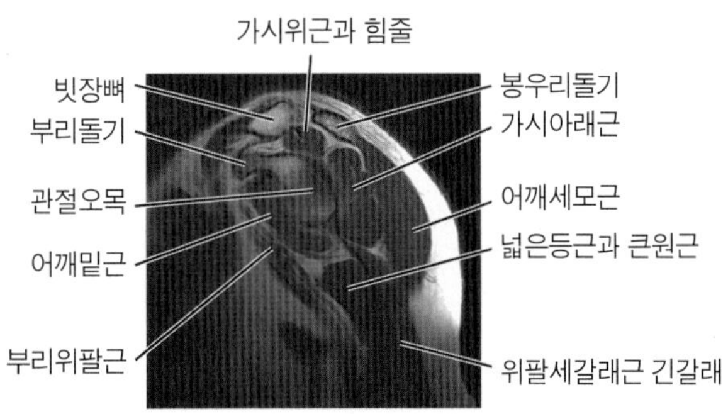

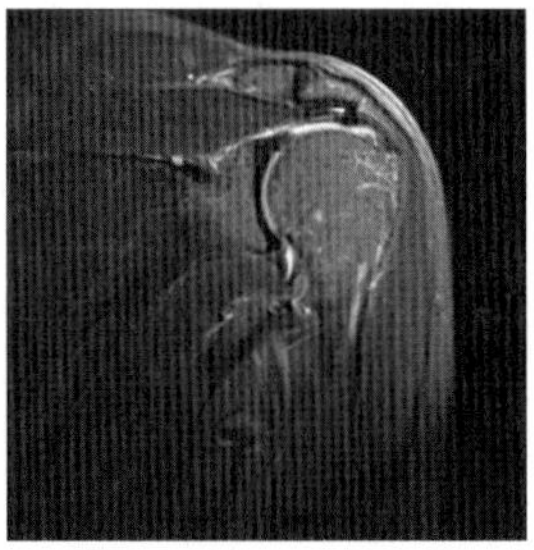

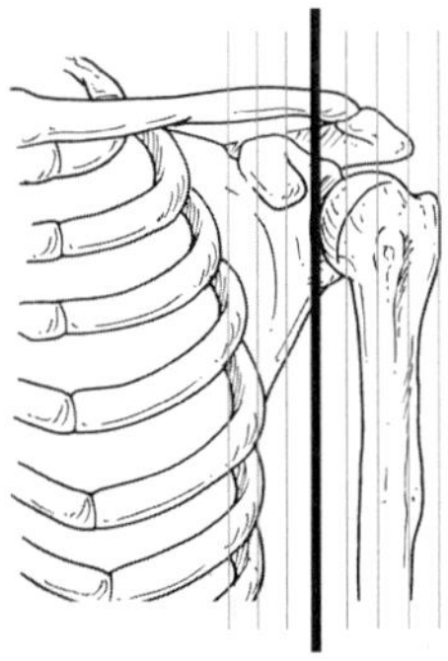

관찰하는 구조물

- 가로면
  - 가시위근과 힘줄
  - 가시아래근과 힘줄
  - 작은원근과 힘줄
  - 어깨밑근과 힘줄
- 돌림근 간격
- 봉우리돌기/봉우리빗장관절
- 부리봉우리인대
- 부리봉우리활
- 오목위팔인대
- 골수

표 2.5 어깨의 MRI 프로토콜

사선 이마면

<table>
<tr><td>해부학을 확인하는 시퀀스</td><td>비정상 체액을 감지하는 시퀀스</td></tr>
<tr><td>PD</td><td>T2 IR</td></tr>
<tr><td>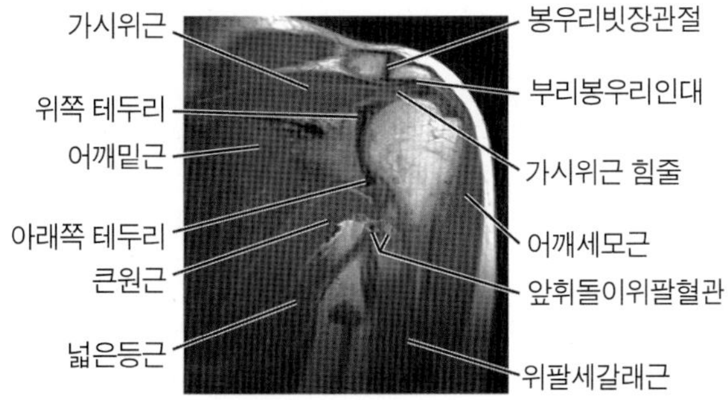
</td><td>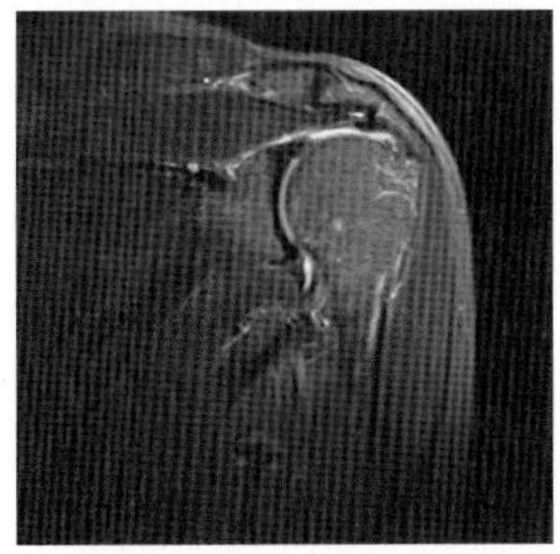 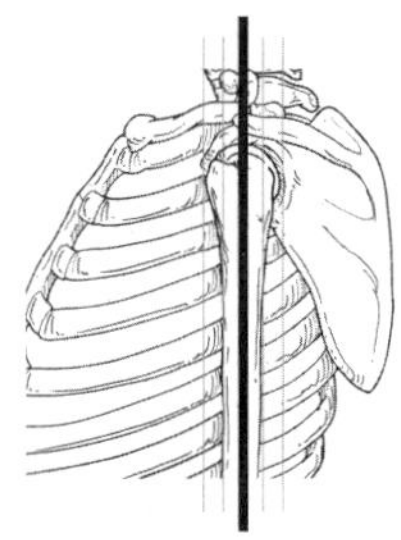</td></tr>
<tr><td colspan="2">관찰하는 구조물</td></tr>
<tr><td colspan="2">
<ul>
<li>세로면
<ul>
<li>가시위근과 힘줄</li>
<li>가시아래근과 힘줄</li>
</ul></li>
<li>봉우리빗장관절</li>
<li>봉우리돌기</li>
<li>봉우리밑 윤활주머니/어깨세모근밑 윤활주머니</li>
<li>테두리(위쪽과 아래쪽)</li>
<li>오목위팔관절</li>
</ul>
</td></tr>
</table>

표 2.6 어깨 MRI 관절조영상

MR 관절조영술은 관절조영술과 MRI가 결합된 것이다. 가돌리늄이 주입된 관절주머니의 팽창은 테두리, 오목위팔인대, 위팔두갈래근 앵커와 같은 구조물을 쉽게 확인할 수 있도록 만들어 평가를 용이하게 만든다. 3개의 모든 면이 평가되고, ABER (벌림과 가쪽돌림) 자세는 앞아래 오목위팔인대가 테두리와 붙어 있기 때문에 이 인대를 잘 볼 수 있게 만드는 자세이다. 이 자세는 Bankart 병변을 보다 잘 볼 수 있도록 만든다.

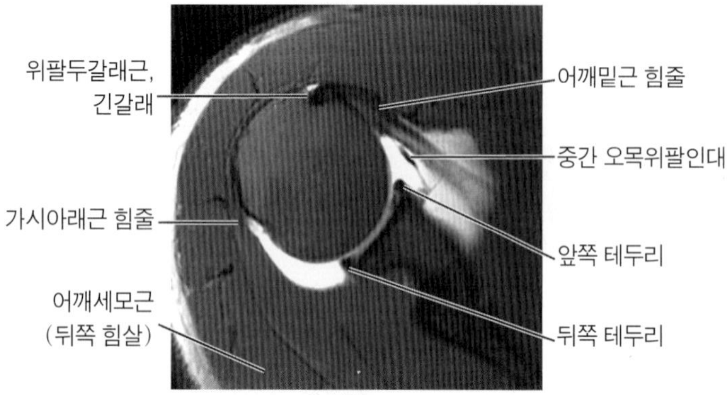

축성면

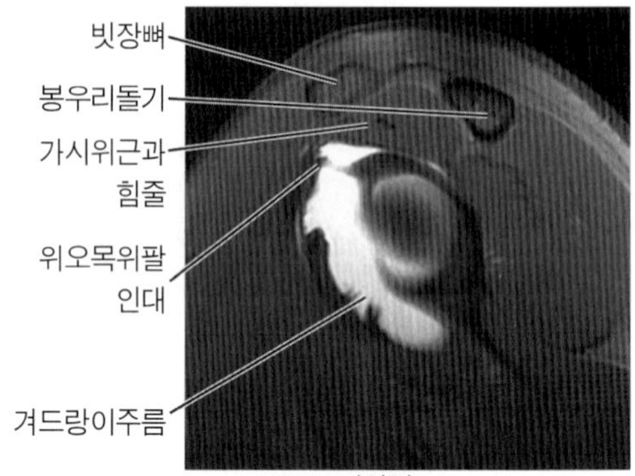

시상면

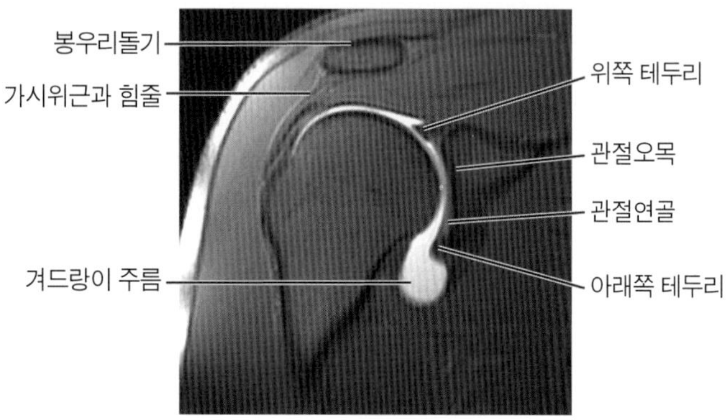

이마면

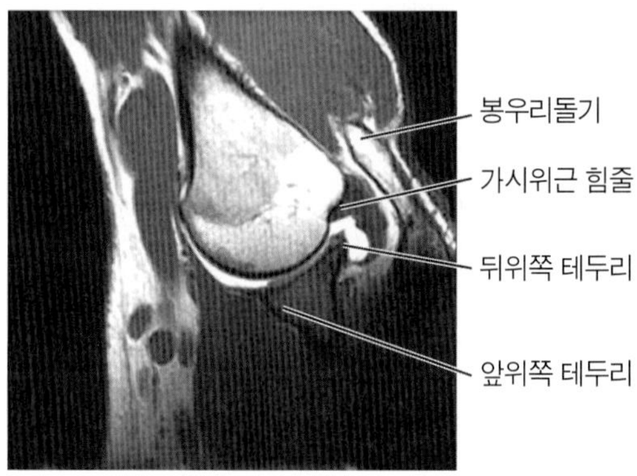

ABER

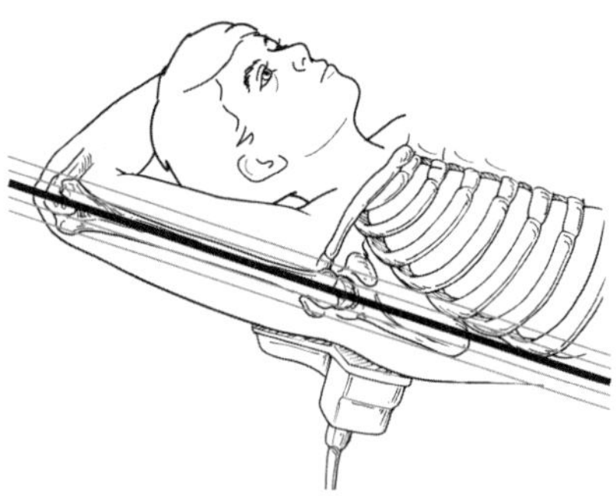

ABER를 위한 환자의 자세

6. 어깨의 기본 CT 프로토콜

- CT는 대부분의 근육뼈대계 질환을 평가할 때 이용될 수 있는 영상 장치로서, 주로 **뼈와 관절의 구조적 정보와 공간적 정보**를 제공한다.
- 어깨 CT**의 주요 적응증**은 다음을 평가한다.
  - 심한 외상
  - 골절 파편의 정렬과 편위
  - 오목위팔관절 내의 유리체
  - 돌림근띠 병리나 테두리의 평가(만약 MRI가 금기증이거나 이용될 수 없다면)
  - 주로 MRI에 의해 평가되는 질환들(만약 MRI가 금기증이거나 이용될 수 없다면)
- CT는 **전통적인 방사선 영상과 비슷한 영상 원리로 이루어진다.** 신체 조직은 X 선을 흡수하여 영상에 **회색 음영**으로 표시된다. 방사선 영상과 CT의 회색 음영은 4가지로 구성된다:
  1. **공기 = 검은색**
  2. **지방 = 검은 회색**
  3. **물(연부조직) = 회색**
  4. **뼈 = 흰 회색**
  - 부가적으로, **조영제**는 일반적으로 **흰색** 음영을 더 밝게 만든다.
- **관찰:** 각 기본면에서 ABCS의 비정상을 체크한다.
  - **A** = Alignment(정렬): 정렬의 편위는 골절, 탈구 또는 뼈 파손을 의미한다. 축성면에서 오목위팔관절을 체크한다; 사선 시상면에서 봉우리돌기의 형태를 체크한다. 납작하거나 약간 오목한 형태의 봉우리가 일반적이다. 아랫방향 경사는 아래쪽에 있는 가시위근 힘줄과의 충돌 위험을 증가시킨다.
  - **B** = Bone density(뼈 밀도): 뼈 파손을 평가하고, 질병이나 감염을 알린다. 충돌과 돌림근띠 열상에 의한 역학적 변화 때문에, 퇴행성 골성 낭종, 겉질뼈 비후와 경화증이 위팔뼈머리에서 일어날 수 있다.
  - **C** = Cartilage spaces(연골 공간): 오목위팔관절과 봉우리빗장관절이 부드러운 관절면을 가지고 있는지를 평가한다. 봉우리돌기의 아래쪽 부위에 침식이 있는지를 확인하기 위해, 봉우리밑공간을 평가한다. 관절강 안에 유리체가 있는지를 확인한다.
  - **S** = Soft tissues(연부조직): 뼈에 붙어 있는 돌림근띠 힘줄을 평가한다. 외상과 돌림근띠 열상으로 박리성 손상이 일어날 수 있다. 봉우리밑 윤활주머니를 평가한다. 즉, 돌림근띠 열상이 있는지 또는 충돌증후군이 있는지를 확인한다.
- **어깨의** CT **프로토콜**을 알고 싶으면, **표 2.7**을 참고하기 바란다.

표 2.7 어깨의 CT 프로토콜

축성면

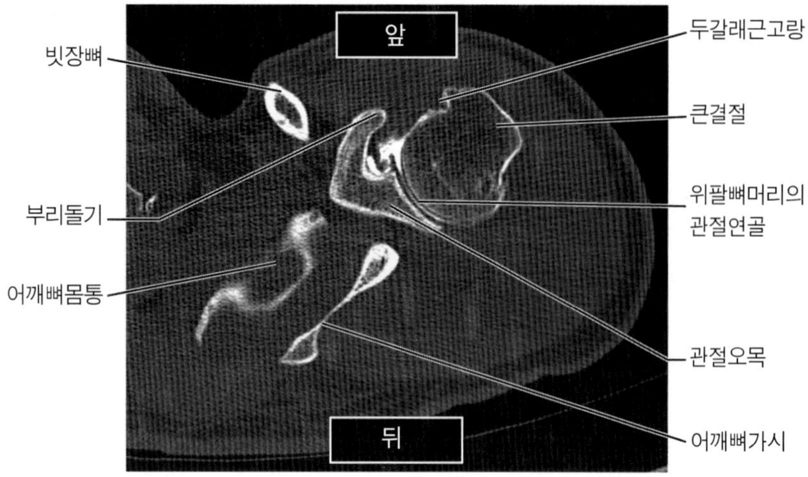

관찰

- 오목위팔관절
- 위팔뼈머리에 관절연골 손상이 있는지를 확인한다.
- 박리골절 때문에 큰결절에 불규칙성이 있는지를 확인한다.
- 가시위근의 당김 부족으로 큰결절에서 뼈 흡수가 있는지를 확인한다.
- 오목 가장자리에서 Bankart 병변/골절이 있는지를 확인한다.
- 위팔뼈머리의 뒤가쪽에 Hill–Sachs 압박이 있는지를 확인한다.

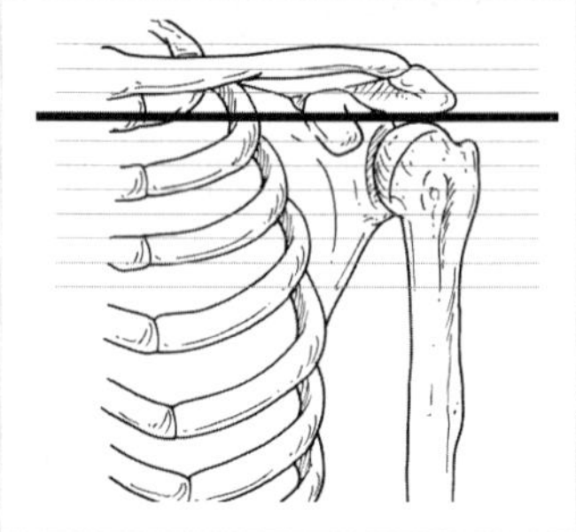

사선 시상면

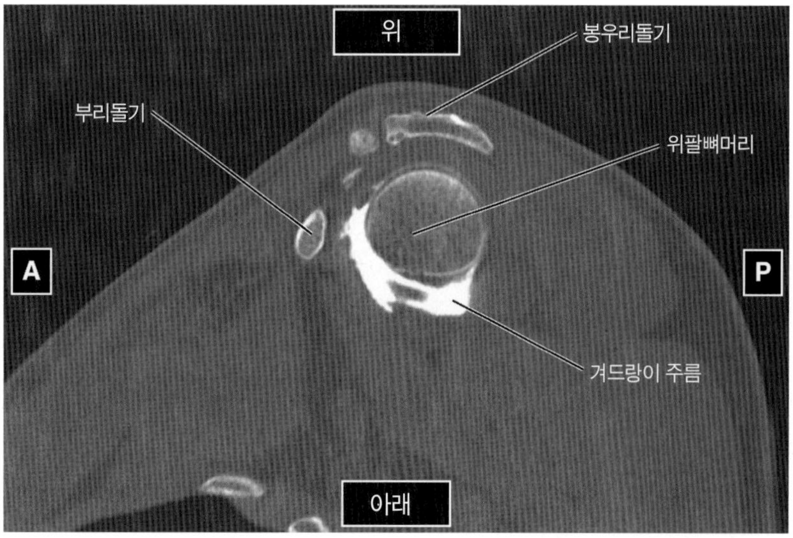

사선 시상면

- 퇴행, 뼈가시, 또는 비후를 확인하기 위해 봉우리빗장관절을 평가한다.
- 연부조직을 위한 공간이 있는지를 알기 위해 봉우리밑공간을 평가한다.
- 봉우리의 형태와 기울기, 그리고 봉우리 아래쪽의 뼈를 평가한다.

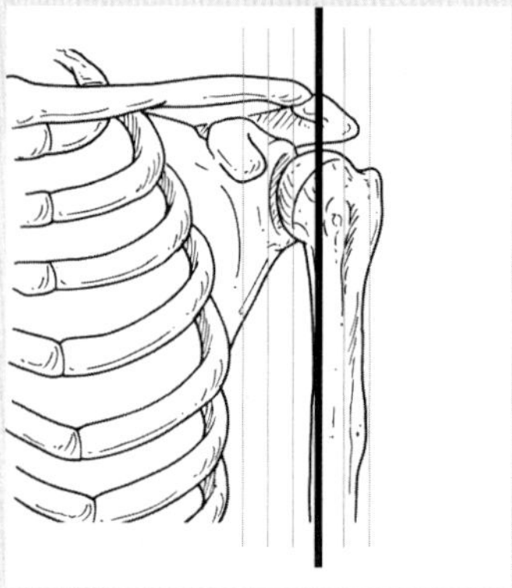

표 2.7 어깨의 CT 프로토콜

사선 이마면

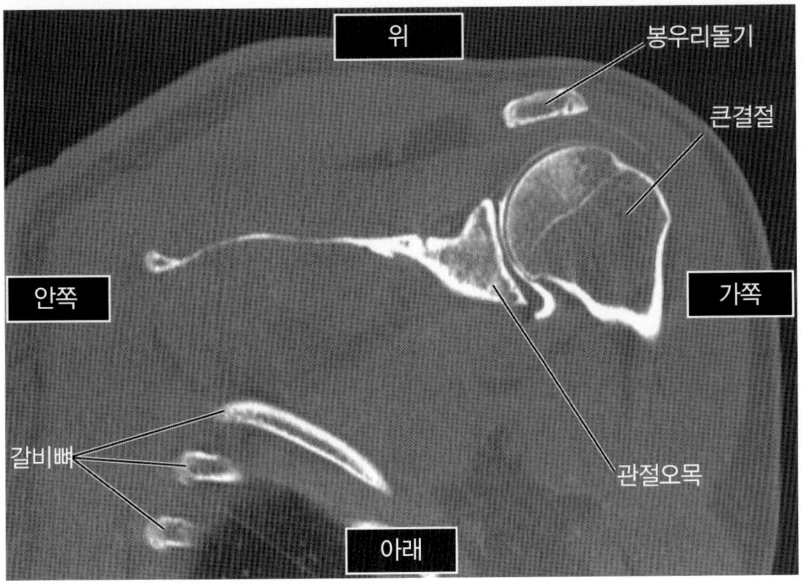

관찰

- 테두리의 아래쪽과 위쪽을 평가한다.
- 다음을 체크한다:
  - 오목위팔관절의 관절면
  - 오목 가장자리
  - 큰결절
  - 봉우리밑 공간
  - 봉우리돌기의 형태

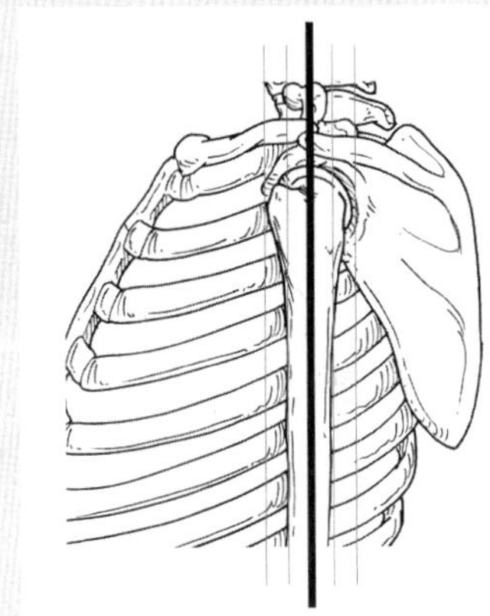

7. 어깨의 기본 근육뼈대계(근골격계) 진단 초음파 프로토콜

- MSUS는 가장 중요한 검사기법으로 간주되고 있으며, 전통적 방사선 영상과 함께 이용될 수 있다.
- **어깨의** MSUS 검사를 보장하는 임상 증상은 통증, 부종, 관절 불안정, 또는 덩어리의 존재 등이다. 외상성 어깨에 대한 US 소견의 분석은 손상 기전과 방사선 검사 결과와 관련되어 이루어져야 한다.
- 어깨의 MSUS**를 위한 주요 적응증**은 다음과 같다:
  - 돌림근띠 근육과 힘줄의 열상, 힘줄염 및 석회화가 있는지를 확인한다.
  - 봉우리밑-어깨세모근밑 윤활주머니에 점액성 비후나 체액성 비후가 있는지를 평가한다.
  - 위팔두갈래근 힘줄이 탈구되었는지 아니면 열상되었는지를 평가한다.
  - 봉우리빗장관절이 느슨한지를 평가한다.
  - 삼출액을 분류한다.
  - 관절 흡입 주사를 가이드한다.
  - 선천성 이상(예, 유아의 오목위팔관절 이형성)이 있는지를 평가한다.
- 평가가 엄격하게 조직되어 있지 않다는 점에서 어깨 **MSUS 검사**는 다른 관절의 검사와는 다르다. 그렇지만, 완전한 평가를 보장하기 위해 여러 단계로 나누어 어깨를 평가하고 있다. 검사자는 변환기를 앞쪽, 가쪽, 뒤쪽으로 움직인다. 그리고 변환기를 신체에 잘 적용하기 위해 환자의 자세를 재배치하기도 한다. 어깨 부위의 통증이 관련통일 수도 있고, 또는 확산성 통증일 수도 있음을 명심해야 한다. 그래서 모든 구조물을 신중하게 평가해야 하고, 마지막에는 압통점이나 국소 증상 부위를 중심으로 철저하게 평가해야 한다.
  - **평가의 시퀀스**는 다음을 포함한다:

  1. 위팔두갈래근 긴갈래
  2. 어깨밑근, 위팔두갈래근 힘줄의 탈구
  3. 봉우리빗장관절과 봉우리밑 윤활주머니
  4. 가시아래근, 작은원근, 뒤쪽 테두리
  5. 가시위근, 가시아래근
  6. 유착성 관절주머니염의 동적 평가, 충돌증후군
- **성인 어깨에 대한** MSUS **검사**를 알고 싶으면, **표** 2.8을 참고하기 바란다.

표 2.8 어깨의 MSUS 검사

위팔두갈래근의 긴갈래 (가로면)

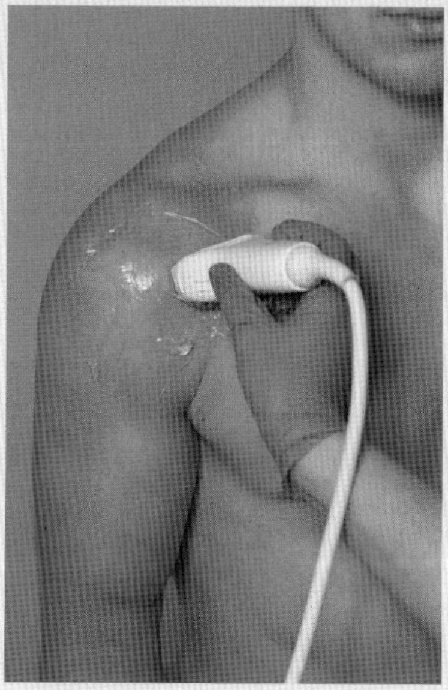

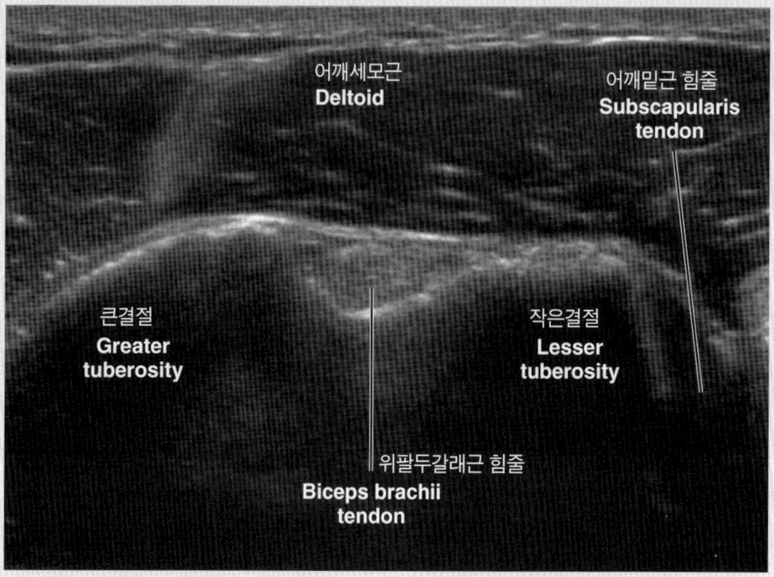

환자: 검사자가 모든 어깨 측면에 잘 접근할 수 있도록 환자를 회전의자 위에 앉게 한다. 위팔두갈래근 힘줄을 관찰하기 위해, 손바닥을 정면으로 향하게 하여 두갈래근고랑을 앞쪽으로 돌린다.
위치: 어깨 앞쪽
변환기: 두갈래근고랑 위에 축성면 방향으로 배치한다.
관찰: 위팔두갈래근 힘줄이 두갈래근고랑 안에서 가로면으로 보인다.

위팔두갈래근의 긴갈래 (세로면)

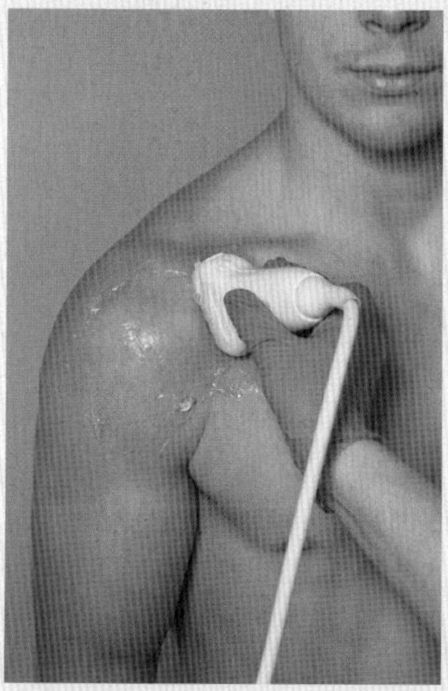

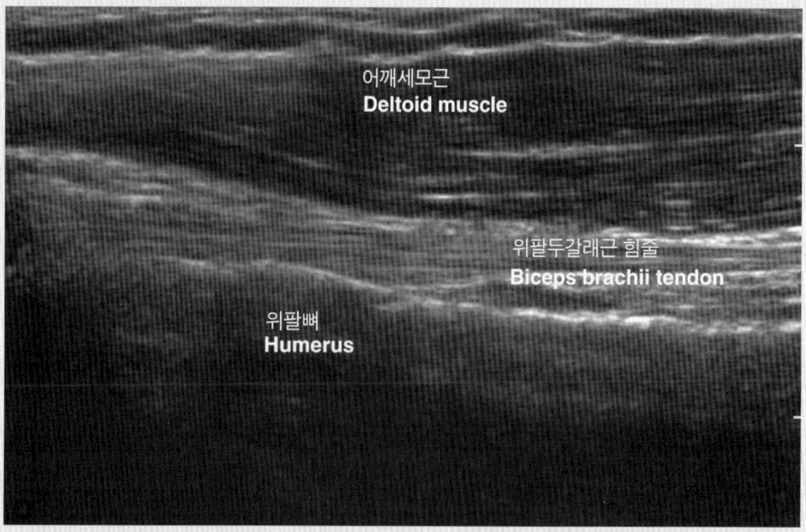

환자: 위와 같은 자세로 앉는다.
위치: 어깨 앞쪽
변환기: 두갈래근고랑 위에 세로로 배치한다.
관찰: 위팔두갈래근 힘줄이 두갈래근고랑 안에서 관찰된다.

표 2.8 어깨의 MSUS 검사

가시위근 힘줄 (가로면)

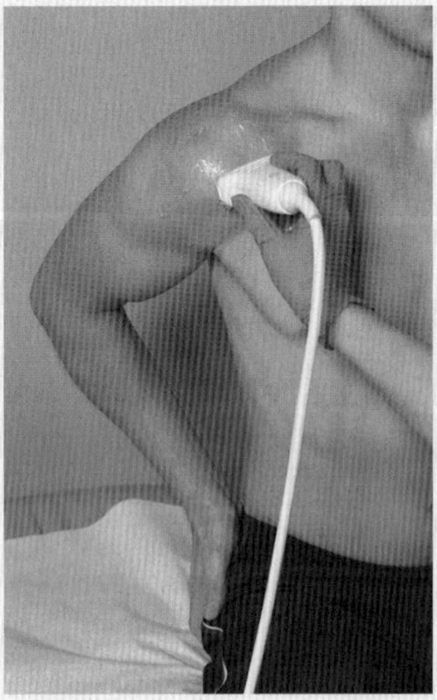

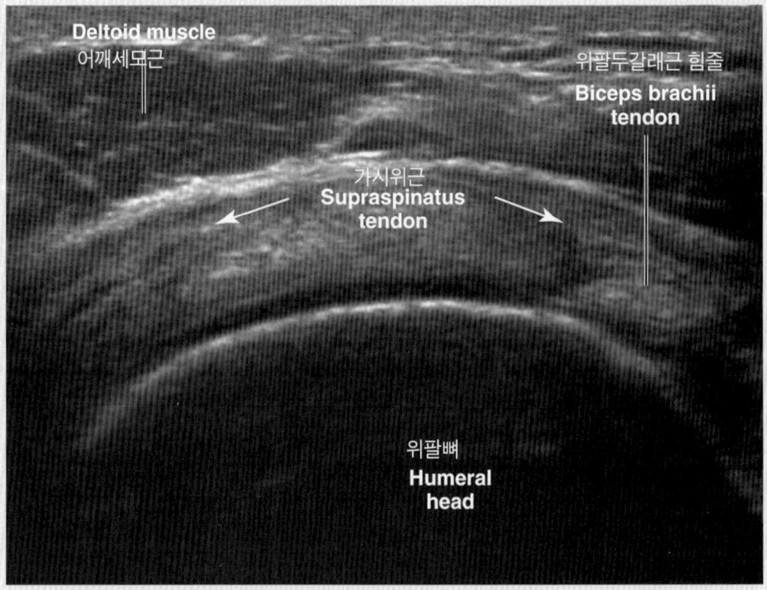

환자: 앉은 자세에서, 오목위팔관절을 가쪽돌림과 폄을 하기 위해 검사쪽 손을 엉덩관절 위에 올려놓는다.
위치: 어깨 앞쪽
변환기: 앞쪽 어깨에 축성면 방향으로 배치한다.
관찰: 가시위근 힘줄의 가로면과 위팔두갈래근 힘줄의 관절내 부위

가시위근 힘줄 (세로면)

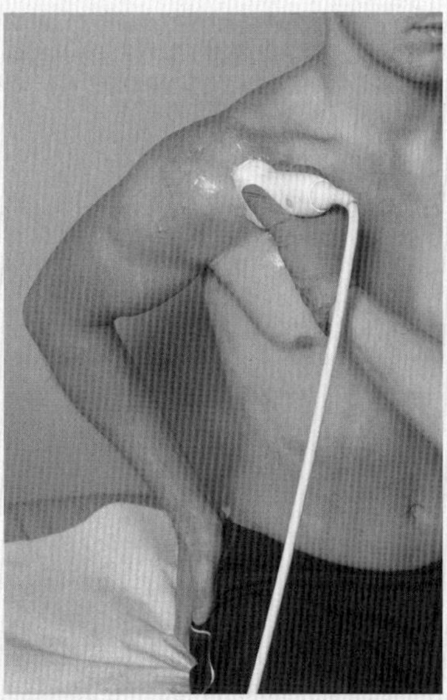

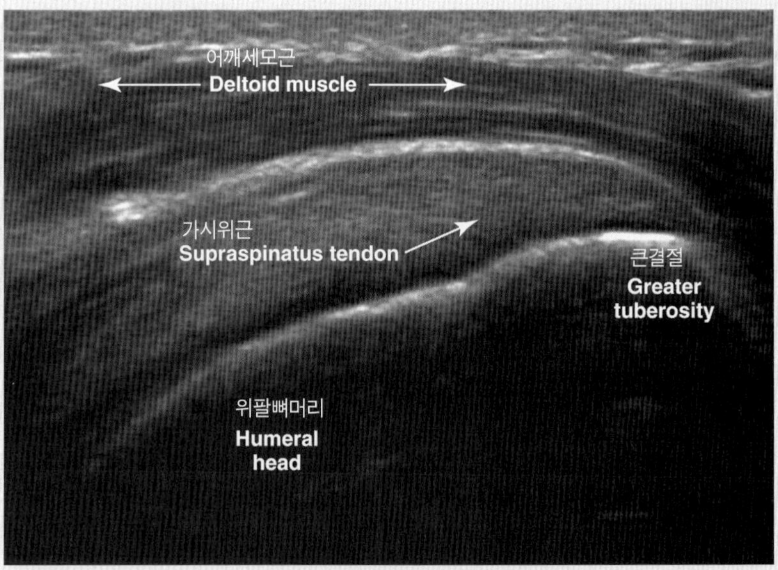

환자: 앉은 자세에서, 오목위팔관절을 가쪽돌림과 폄을 하기 위해 검사쪽 손을 엉덩관절 위에 올려놓는다.
위치: 어깨 앞쪽
변환기: 가시위근과 세로로 배치한다.
관찰: 돌림근띠 열상은 가시위근의 중요 영역(critical zone)인 큰결절의 부착점으로부터 몸쪽으로 약 1㎝ 떨어진 곳에서 가장 많이 발생한다. 힘줄의 열상들은 낮은 반향성 결손처럼 보인다.

8. 무엇처럼 보이는가? 병리 그림

병리	임상 정보	치료
몸쪽 위팔뼈의 골절 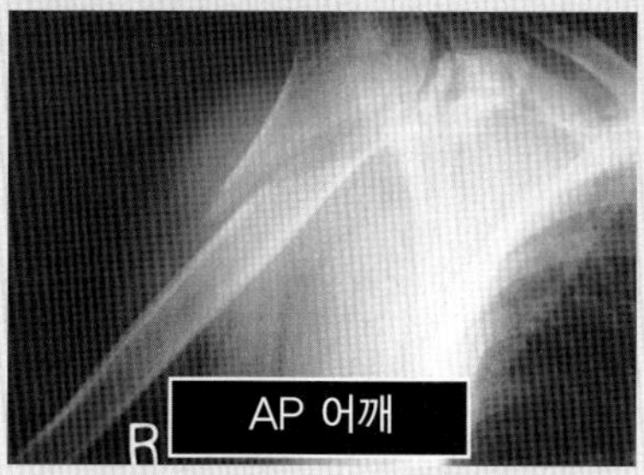 나선형 골절선이 외과경 부위에서 나타나고 있다.	**설명:** 외과경의 골절은 골다공증 환자에게서 흔하게 일어나는 골절이고, 일반적으로 전위가 일어나지 않는다. 큰결절의 골절은 직접적인 충격이나 박리성 힘에 의해 초래된다. 위팔뼈머리 골절은 흔한 골절이 아니지만, 관절면의 파손이 동반된다. **손상 기전:** 노인이 넘어졌을 때와 젊은 성인의 경우는 자동차사고로 일어난다. **영상:** 진단을 위해 방사선 영상. CT는 복잡한 위팔뼈머리 골절을 확인하는데 이용된다.	**보존적 치료:** 골절이 최소로 전위되었다면 슬링 고정으로도 충분하다. **수술:** 전위되고 불규칙한 골절이 있을 때 수술을 적용한다. 노인의 경우는 기능적 관절을 회복하기 위해 인공관절 성형술을 받을 수 있다. 성인의 경우에는 사이드 플랫과 나사로 수술한다. 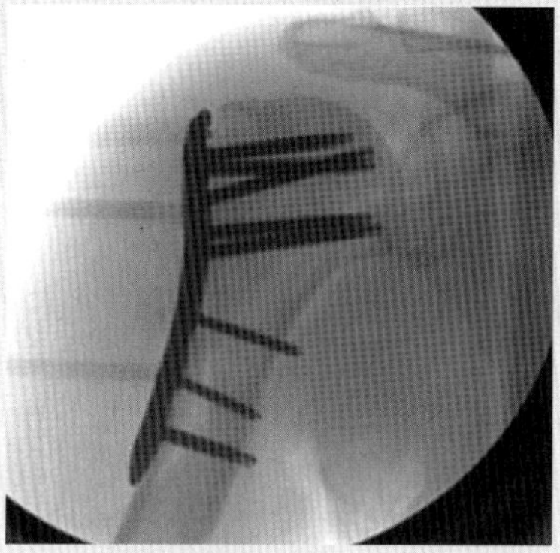 나사와 사이드 플랫을 체크하기 위해 수술 동안에 형광투시 영상을 촬영했다.

병리	임상 정보	치료
돌림근띠 열상 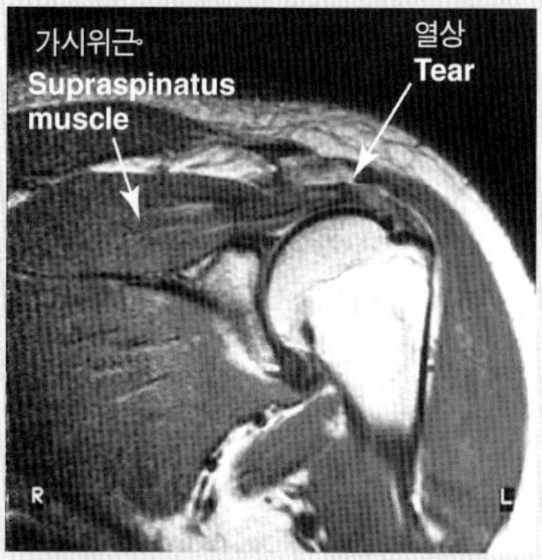 중요 영역에서 발생한 가시위근 힘줄의 열상이 사선 이마면의 PD MRI에서 관찰되며, 불규칙한 낮은 신호를 보인다.	**설명:** 대부분의 열상은 큰결절 부착점으로부터 몸쪽으로 1㎝ 떨어진 가시위근 힘줄에서 일어난다. **손상 기전:** 오목위팔관절 탈구, 낙상 또는 팔의 과도한 벌림 등과 같은 급성 외상으로부터 발생될 수 있다. 50세 이상의 사람에게서 나타나는 만성 퇴행성 변화가 있을 때는 미세한 외상으로도 발생될 수 있다. **영상:** 골절을 배제하기 위해 방사선 영상을 이용하고, 수술을 적용하기 위해 찢어진 가장자리의 질을 확인하고, 또 열상을 확인하기 위해 MRI나 MSUS를 이용한다.	**보존적 치료:** 작은 열상은 안정, 비스테로이드성 약물이나 물리치료로 치료될 수 있다. **수술:** 심한 열상이나 완전한 열상은 수술을 필요로 한다. 물리치료가 광범위하게 적용되고, 완전한 기능 회복은 4-6개월 소요된다.

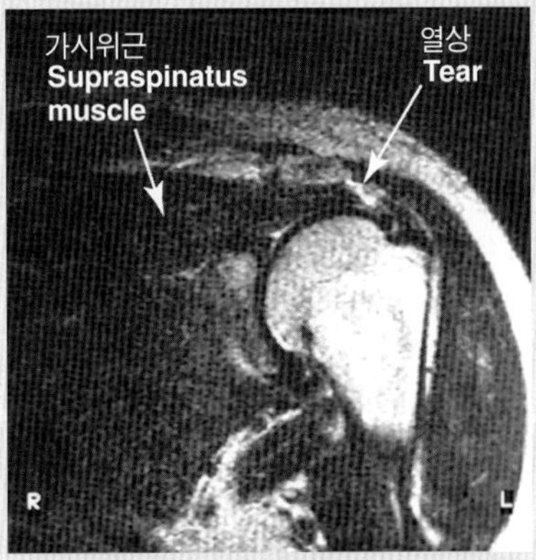

T2 가중 사선 이마면은 열상을 높은 신호의 국소 병변처럼 보여주고 있다.

병리	임상 정보	치료

충돌증후군

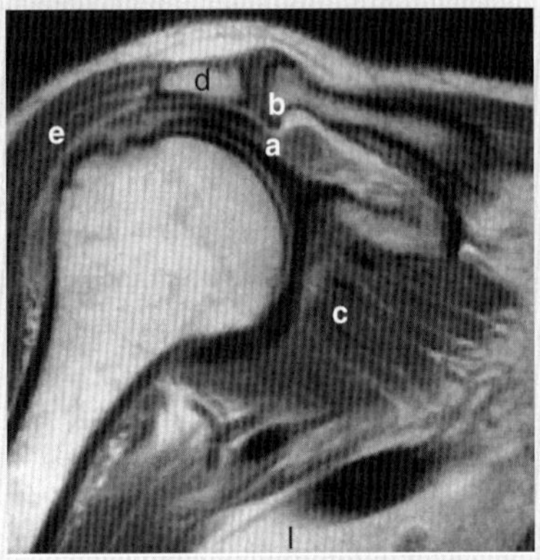

T1 가중 사선 이마면은 가시위근 (a) 과, 먼쪽빗장면의 아래쪽 (b) 에 있는 뼈가시와의 충돌을 보여주고 있다. 다른 구조물들로는, (c) 어깨밑근, (d) 봉우리돌기, (e) 어깨세모근 등이 있다

설명: 돌림근띠나 봉우리밑공간의 뒤쪽 관절주머니의 역학적 압박. 힘줄염, 윤활주머니염, 테두리 열상, 근불균형 및 돌림근띠 병변이 있는가?

손상 기전: 팔을 머리 위로 올렸을 때 통증이 발생한다. 이것은 반복적으로 팔을 머리 위로 올리는 직업을 가진 노동자나 운동 선수(예, 수영선수와 투수)에게 일어난다.

영상: 초기 방사선 영상 이후, MRI나 MSUS로 만성 충돌증후군과 관련된 여러 연부조직 병리를 확인한다.

보존적 치료: 물리치료로 근육과 유연성의 불균형을 치료한다. 치료적 모달리티와 비스테로이드 약물로 염증을 조절한다.

수술: 만약 보존적 치료가 실패하면, 봉우리밑공간을 넓혀 주는 수술적 중재가 필요할 것이다. 부리봉우리인대나 앞쪽 봉우리의 재건술이나 봉우리빗장관절 뼈증식의 제거술이 수술의 예이다.

병리 | **임상 정보** | **치료**

SLAP 병변(테두리 열상)

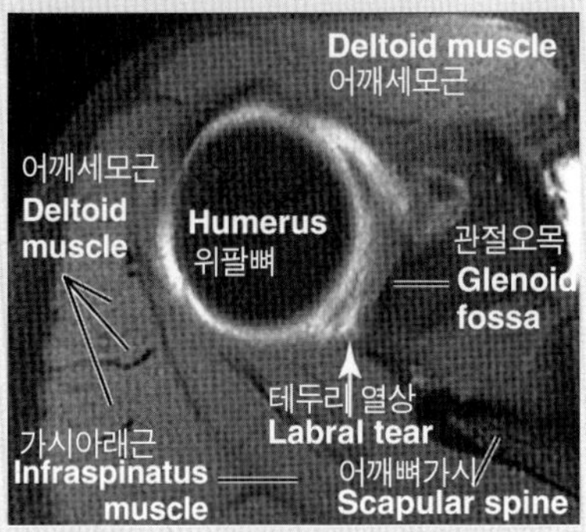

오른쪽 어깨의 T1 가중 축성 MR 관절조영술은 뒤위쪽 테두리의 마모를 보여주고 있고, 또 테두리와 관절오목(화살표) 사이의 불규칙한 조영제를 보여주고 있다. 이것은 SLAP 병변으로 알려져 있다.

설명: 열상은 3개의 그룹으로 분류될 수 있다: (1) 오목테두리의 테두리 박리, (2) 테두리 물질의 열상, (3) 오목결절에 붙어 있는 위팔두갈래근 힘줄과 관련된 위쪽 테두리.

징후와 증상: 머리 위로 팔을 올릴 때 통증이 악화되고, 염발음, 캐칭 및 불안정이 일어난다.

손상 기전: 낙상, 탈구 또는 반복적 오버헤드 활동에 의해 급성으로 발생할 수 있다.

영상: 초기에는 방사선 영상, 그 후에는 MR 관절조영술

보존적 치료: 테두리의 좋은 혈액 공급과 같은 보존적 관리를 통해 많은 열상이 치료될 수 있다.

수술: 관절 안정성을 회복시키기 위해, 오목테두리에 박리를 다시 부착하기 위해, 작은 열상의 가장자리를 부착하기 위해, 봉합으로 큰 열상을 복구하기 위해 수술을 적용한다. 위팔두갈래근 힘줄고정술이 40세 이상의 환자에게 수행된다. 이런 절차는 위팔두갈래근의 부착점과 테두리를 절단한 후, 다른 부위에 위팔두갈래근 힘줄을 부착한다.

병리 | **임상 정보** | **치료**

탈구된 오목위팔관절

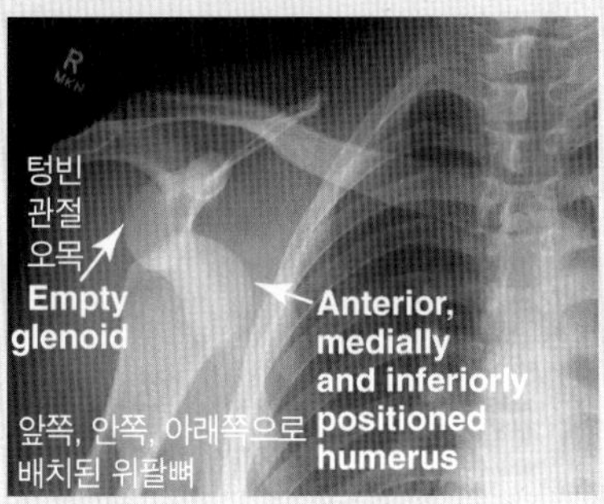

오목위팔관절의 탈구. 위팔뼈머리가 관절오목 안에서 봉우리돌기로부터 앞쪽, 아래쪽, 안쪽으로 놓여 있다.

설명: 관절오목으로부터의 위팔뼈머리의 탈구는 신체에서 일어나는 가장 흔한 탈구이고, 골절의 유무에 관계없이 탈구가 일어난다. 이것은 젊은 사람에게서 흔하게 일어나는 탈구이고, 노인이나 어린 아동에게는 거의 일어나지 않는다.

손상 기전: 팔을 벌림할 때 강한 가쪽돌림과 폄이 동반되어 탈구가 일어날 수 있다. 큰결절이 봉우리돌기에 대해 지렛대로 작용하고 위팔뼈머리가 앞쪽으로 강하게 튀어나간다.

영상: 어깨뼈 Y 면 촬영을 포함한 일반 방사선 영상이 이용된다. 함입골절이나 유리체를 확인하기 위해 CT가 이용될 수 있고, 돌림근띠, 관절주머니 또는 테두리의 동시 손상을 확인하기 위해 MRI가 이용될 수 있다.

보존적 치료: 초기 탈구 이후의 치료는 앞쪽 관절주머니를 치유하기 위해 정복이나 슬링 고정으로 구성된다. 물리치료는 근력 강화와 기능 회복이다.

수술: 큰 골절 파편이 있거나 안정성 회복과 재발(젊은 운동선수)을 방지하기 위해, 수술적 중재를 선택할 수 있다.

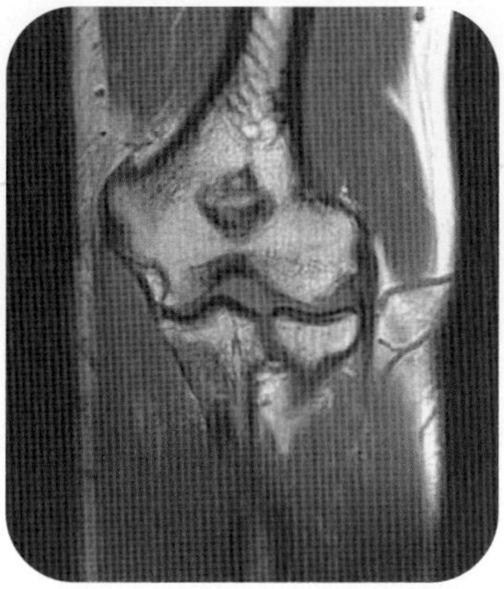

CHAPTER

3

팔꿈치의 진단 영상학

- 소개: 팔꿈치의 팩트
- 해부학 복습
- 영상 가이드라인: ACR 적절성 기준
- 팔꿈치의 일반 방사선 평가
- 팔꿈치의 기본 MRI 프로토콜
- 팔꿈치의 기본 CT 프로토콜
- 팔꿈치의 기본 MUSUS 프로토콜
- 무엇처럼 보이는가? 병리 그림

1. 소개: 팔꿈치의 팩트

❑ 해부학

- 3개의 관절이 하나의 관절주머니로 감싸져 있어, 외상을 치료하기가 어렵다.
- 외상후 팔꿈치의 방사선 형태와 기능적 결과 사이에 모순이 존재한다. "훌륭한 기능이 왜곡된 해부학에서도 일어나고, 나쁜 기능이 적절한 방사선 형태에서도 존재한다".[1]

❑ 외상성 손상

- **낙상:** 팔꿈치의 가장 흔한 손상 기전은 팔을 뻗고 넘어지는 것. 넘어질 대 손과 손목도 쉽게 손상될 수 있기 때문에, 필요하다면 이들 부위를 방사선으로 선별 검사해야 한다.
- 먼쪽**위팔뼈의 관절융기위골절**은 먼쪽노뼈 골절 다음으로, 아동에게서 두 번째로 많이 일어나는 골절이다.

1. Weissman, B, and Sledge, C: Orthopedic Radiology. WB Saunders, Philadelphia, 1986.

- **노뼈머리골절**은 팔꿈치 골절의 1/3정도이고, 성인에게서 많이 발생한다.
- **팔꿈치머리골절**은 낙상을 방지하려는 위팔세갈래근과 위팔노근의 수축으로 인한 간접 외상의 낮은 에너지 골절로서 노인에게서 많이 발생한다.
- **팔꿈치 탈구**는 성인에게서 두 번째로 많이 일어나는 탈구이지만(어깨관절 탈구 다음), 팔꿈치를 폄한 상태에서 팔을 잡아당겼을 때 일어나는 탈구로서 아동에게서 가장 많이 일어나는 탈구이다. 팔꿈치가 탈구될 때 갈고리돌기 골절이 함께 일어날 수 있다.

❑ 운동 손상

- **박리뼈연골염**은 관절면으로부터 뼈연골성 분리가 일어나는 것으로, 작은머리의 앞가쪽에서 가장 많이 발생한다. 이것은 야구나 체조와 같은 청소년 운동선수에게서 많이 발생한다.
- **위관절융기염** – 안쪽위관절융기염(골퍼 엘보우)과 가쪽위관절융기염(테니스 엘보우)은 과사용 손상으로서 힘줄병리로 진행하는 힘줄염이다.
- **자쪽곁인대 열상**은 던지기 선수에게서 가장 많이 일어난다. 오버헤드 던지기의 가속 단계는 팔꿈치에 밖굽이 스트레스를 가한다. 반복적인 밖굽이 스트레스가 자쪽곁인대의 장력 강도를 초과하면, 만성 미세열상이나 급성 파열이 일어난다.
- **스냅핑 위팔세갈래근**은 상대적으로 많이 발생하지 않지만, 막노동자나 운동선수, 또는 과거 손상으로 인한 안굽이 기형을 가진 사람에게서 많이 발생한다. 이것은 동적 문제로서, 팔꿈치를 굽힘할 때 위팔세갈래근 안쪽갈래(자신경 포함)가 안쪽위관절융기 위로 탈구되었다가 팔꿈치를 폄할 때 다시 정복되는 형태이다.

❑ 영상 선택

- **방사선 영상**은 모든 팔꿈치 문제를 조사하는 초기 방법이다. 방사선 영상은 다양한 관절성피진과 같은 비외상성 질환 뿐만 아니라, 골절, 탈구, 석회화 힘줄염 등 문제를 확인할 수 있다.
- CT는 노뼈와 자뼈의 골절/탈구가 동반된 복합골절을 적절하게 확인할 수 있다. CT는 먼쪽 위팔뼈의 복합골절을 치료하는데 도움을 준다.
- MRI는 연부조직 비정상, 연골과 뼈연골의 병변, 방사선적으로 뼈 비정상을 평가하기 위해 선택되어 왔다.
- **근육뼈대 초음파**(MSUS)는 많은 연부조직 질환을 위한 MRI와 동등한 검사가 없을 때, 대체 검사법으로 고려된다. 신경이나 근육의 탈구를 증명하려고 할 때는 초음파의 동적 평가가 효율적이다.

❑ 이용될 수 있는 가이드라인

- ACR **적절성 기준**: 급성 팔꿈치 통증의 12개 영역과 만성 팔꿈치 통증의 10개 영역을 연구해 왔다.

2. 해부학 복습

축성면

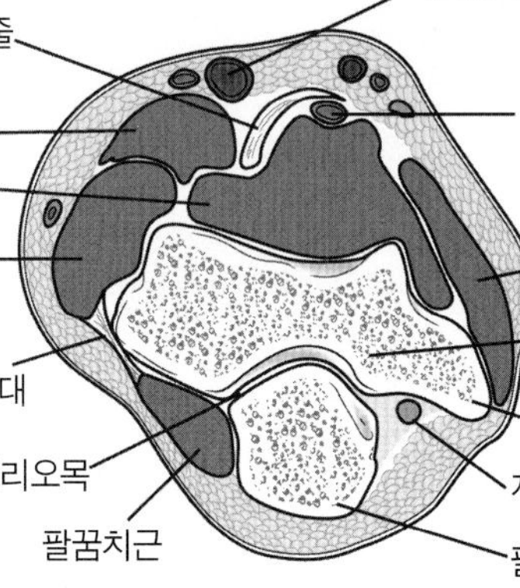

노쪽면

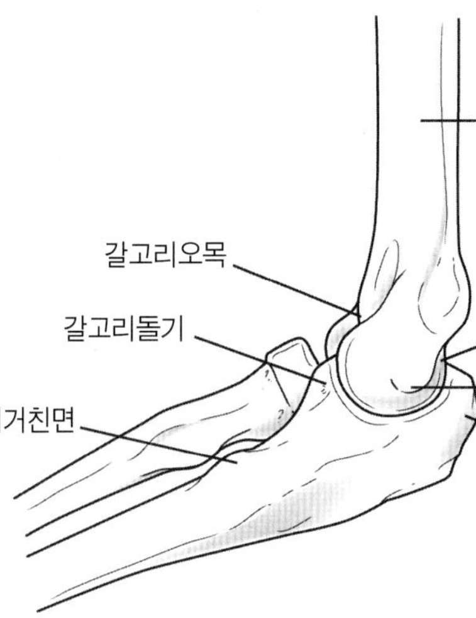

등쪽면

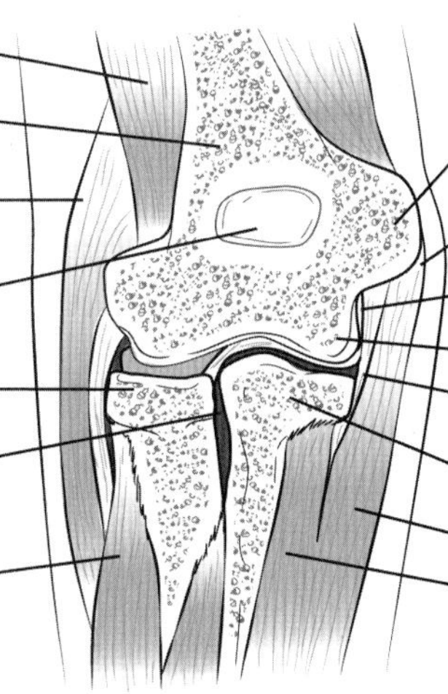

3. 영상 가이드라인: ACR 적절성 기준

- **적절성 기준**은 특정 임상 질환에 대한 의뢰를 위해 임상가들이 적절한 영상 모달리티를 선택할 수 있도록 돕기 위해, 전문가 집단에 의해 개발된 근거중심 가이드라인이다. ACR은 **만성** 팔꿈치 문제의 11 변수에 대한 기준을 발표했다.
  - **만성 팔꿈치 통증을 위한 ACR 적절성 기준**을 알고 싶으면, **표 3.1**을 참고한다.
- 다음은 **표 3.1**에 있는 11개의 만성 팔꿈치 통증에 대한 **정의**이다.
  - **만성 팔꿈치 통증** – 갑작스럽게 시작되는 급성 통증과는 달리, 만성 통증은 장시간에 걸쳐 발생하는 지속적인 통증이다.
  - **관절내 유리체** – 관절내의 유리체는 뼈와 연골의 조각으로서 "관절 쥐"라고 불리며, 여러 가지 원인으로 발생할 수 있다: 즉, 골절 파편, 관절면의 퇴행, 연골공증(윤활막에서 발생하고 유리체를 생성할 수 있는 연골의 딴곳병터). 이들 모든 유리체는 통증성 관절 삼출물과 역학적 증상을 초래할 수 있다.
  - **보이지 않는 손상** – 이것은 눈에 띄지 않는 손상이며, 방사선으로도 쉽게 감지되지 않는다.
  - **불안정한 뼈연골 손상** – 이것은 관절연골에서 일어나는 국소 손상의 심화 단계이며, 이런 국소 병변은 뼈의 주요 몸통과 분리된다.
  - **연부조직 종양** – 팔꿈치의 연부조직 종양은 매우 드물다. 그러나 이런 종양은 감염, 외상 및 염증과는 구분되어야 한다.
  - **위관절융기염** – 가쪽위관절융기염 또는 "테니스 엘보우"는 폄근 그룹이 부착되어 있는 가쪽위관절융기의 염증이다. 안쪽위관절융기염 또는 "골퍼 엘보우"는 굽힘근 그룹이 부착되어 있는 안쪽위관절융기의 염증이다.
  - **곁인대 열상** – 곁인대 열상은 팔꿈치의 안쪽곁인대와 가쪽곁인대에서 일어나는 열상이다. 안쪽곁인대의 염좌와 열상은 오버헤드 던지기 운동선수에서 자주 발생하며, 팔꿈치의 밖굽이 스트레스로 인해 유발된다.
  - **위팔두갈래근 힘줄 열상/윤활주머니염** – 먼쪽 위팔두갈래근 힘줄 열상은 대개 스포츠 활동이나 무거운 물건을 드는 중년 남성에서 자주 발생한다. 먼쪽 위팔두갈래근 힘줄 주위의 뼈사이 윤활주머니와 위팔두갈래근노 윤활주머니는 팔꿉관절 앞쪽 통증의 원인이 될 수 있다.
  - **신경 이상** – 자신경은 팔꿈치터널 바로 아래에서 자주 외상을 입는다.
  - **이소성 골화** – 이것은 긴뼈의 골절 뿐만 아니라 주요 관절(팔꿉관절, 어깨관절, 엉덩관절 및 무릎관절) 주위에서 형성되는 딴곳뼈되기이다.
  - **뼈 증식** – 이것은 관절 가장자리에서 일어나는 뼈증식, 또는 뼈가시의 형성이다. 이것은 뼈관절염에서 일어나는 일반적인 현상이다.
  - **뼈 종양** – 뼈 내에서 발생하는 신생물이다.

표 3.1 만성 팔꿈치 통증을 위한 ACR 적절성 기준

만성 팔꿈치 통증의 임상 변수	대개 적절하다	적절할 수도 있다	대개 적절하지 않다 (약어 버전, 웹사이트 참고).
1. 만성 팔꿈치 통증을 위한 평가: **최초 검사**	● X 선 영상	————	● 조영제를 사용하지 않은 MRI ● MR 관절조영술 ● 조영제를 사용하지 않은 CT ● CT 관절조영술 ● 진단 초음파 ● Tc-99㎜ 뼈 스캔
2. **관절내 유리체**를 의심한다; 방사선은 비진단적이다.	● 조영제를 사용하지 않은 MRI **또는** MR 관절조영술 ● 조영제를 사용하지 않은 CT ● CT 관절조영술	● 진단 초음파	● Tc-99㎜ 뼈 스캔
3. **보이지 않는 손상**을 의심한다 (예, 뼈연골 손상); 방사선은 비진단적이다.	● 조영제를 사용하지 않은 MRI	————	● 조영제를 사용하지 않은 CT ● MR 관절조영술 ● CT 관절조영술 ● Tc-99㎜ 뼈 스캔 ● 진단 초음파
4. **불안정한 뼈연골 손상**을 의심한다; 방사선은 비진단적이다.	● 조영제를 사용하지 않은 MRI **또는,** ● MR 관절조영술 (이용가능성, 전문가, 국소 질환에 따라) ● CT 관절조영술 (만약 MRI가 금기증이거나 이용할 수 없을 때)		● 조영제를 사용하지 않은 CT ● 진단 초음파 ● Tc-99㎜ 뼈 스캔
5. **연부조직 종양**을 의심한다; 방사선은 비진단적이다.	● 조영제를 사용하지 않은 MRI/또는 조영제를 사용한 MRI	● 진단 초음파	● Tc-99㎜ 뼈 스캔 ● 조영제를 사용하지 않은 CT/조영제를 이용한 CT ● MR/CT 관절조영술
6. **만성위관절융기염**을 의심한다; 방사선은 비진단적이다.	● 조영제를 사용하지 않은 MRI ● 진단 초음파 (전문가가 있다면)	————	● MR 관절조영술 ● 조영제를 사용하지 않은 CT ● CT 관절조영술 ● Tc-99㎜ 뼈 스캔
7. **곁인대 열상**을 의심한다; 방사선은 비진단적이다.	● 조영제를 사용하지 않은 MRI ● MRI 조영술(이용가능성, 전문가, 국소 질환에 따라)	● 진단 초음파 ● CT 조영술	● 조영제를 사용하지 않은 CT ● Tc-99㎜ 뼈 스캔

표 3.1 만성 팔꿈치 통증을 위한 ACR 적절성 기준

만성 팔꿈치 통증의 임상 변수	대개 적절하다	적절할 수도 있다	대개 적절하지 않다 (약어 버전, 웹사이트 참고).
8. **연부조직 종양**을 의심한다; 방사선은 비진단적이다.	• 조영제를 사용하지 않은 MRI • 진단 초음파 (전문가가 있다면)	———	• MRI 조영술/CT 조영술 • 조영제를 사용하지 않은 CT • Tc-99mm 뼈 스캔
9. **신경 이상**을 의심한다; 방사선은 비진단적이다.	• 조영제를 사용하지 않은 MRI • 진단 초음파 (전문가가 있다면)	———	• MRI 조영술/CT 조영술 • 조영제를 사용하지 않은 CT • Tc-99mm 뼈 스캔
10. **팔꿈치 강직;** 방사선 영상으로 **이소성 골화/뼈증식**를 의심한다. 다음 검사.	• 조영제를 사용하지 않은 CT	• 조영제를 사용하지 않은 MRI	• MRI 조영술/CT 조영술 • 진단 초음파 • Tc-99mm 뼈 스캔
11. 방사선 영상으로 **뼈 종양**을 의심한다. 다음 검사.	• 조영제를 사용하지 않은 MRI/또는 조영제를 사용한 MRI	• 조영제를 사용하지 않은 CT/또는 조영제를 사용한 CT	• MRI 조영술/CT 조영술 • 진단 초음파 • Tc-99mm 뼈 스캔

본 표는 약어 정보를 포함하고 있다. 완전한 기록 안에 "대개 적절하지 않다" 검사가 존재한다. ACR 적절한 기준의 완전한 버전을 알고 싶으면, 독자들이 ACR 웹사이트를 방문하길 바란다. 출처: 미국방사선의학회(ACR).

4. 팔꿈치의 일반 방사선 평가

- **팔꿈치의 일반 방사선 검사에 대한 주요 목표는 해부학적 비정상이나 질병 과정을 확인하거나 배제하는 것이다.**
- 아래의 3가지 투사방법이 팔꿈치의 일반 방사선 검사에 이용될 수 있다:
  - **앞뒤(AP) 투사**
  - **가쪽 투사**
  - **사선 가쪽돌림**
- 기본 방사선 평가는 ABCS로 이루어진다(ABCS를 상세히 알고 싶으면, 표 1.1을 참고하기 바란다).
- 팔꿈치의 방사선 특성은 **팔꿈치의 2차 골화 중심 때문에** 청소년기 때 크게 변한다. 골화되는 연골의 순서는 첫머리 글자인 CRITOE로 기억하면 좋다(아래 표 참고). 남자가 여자보다 2년 늦게 골화된다.

골화 순서	뼈	여아의 연령	남아의 연령
1번째	작은머리	1	3
2번째	노뼈머리	5	7
3번째	안쪽위관절융기	5	7
4번째	도르래	9	11
5번째	팔꿈치머리	9	11
6번째	가쪽위관절융기	10	12

주: 사춘기 때, 노뼈거친면에 대한 분리 중심이 나타난다. 또한 작은머리와 도르래는 합쳐질 것이고, 완전한 먼쪽위팔뼈끝단을 형성한다.

- 아동의 경우, **위팔뼈작은머리의 정상 위치**는 가쪽 촬영에서 2개의 선으로 증명되며, 이들 2개의 선은 작은머리 중심에서 교차되어야 한다: (a)노뼈의 긴축을 통과하는 선과, (b) 위팔뼈의 앞쪽 가장자리를 통과하는 선.

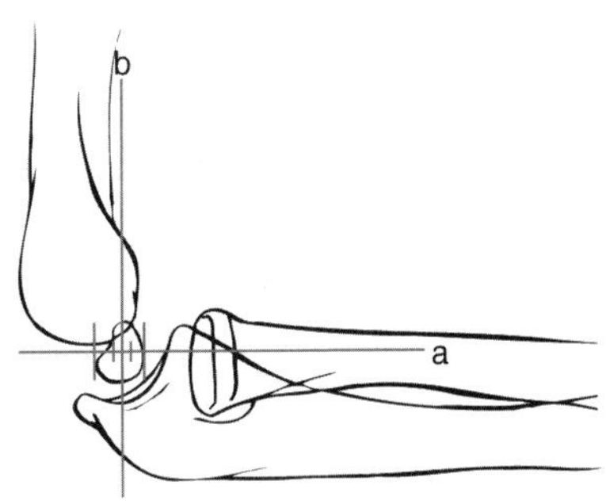

- 가쪽 팔꿈치 방사선 영상에서 나타나는 2가지 연부조직 징후는 팔꿈치의 병리를 찾아내는 실마리이다. **양성 지방패드 징후**와 **비정상 뒤침근 라인**이 팔꿈치의 골절과 밀접한 관련이 있지만, 감염과 같이 정상 위치로부터 연부조직 변위를 일으키는 관찰 삼출물 때문에 이들 징후가 나타날 수 있다.
- **팔꿈치의 일반 방사선 투사**에 대한 요약을 자세히 알고 싶으면, **표 3.2**를 참고하기 바란다.

표 3.2 팔꿈치의 일반 방사선 투사의 요약

앞뒤 (AP) 촬영

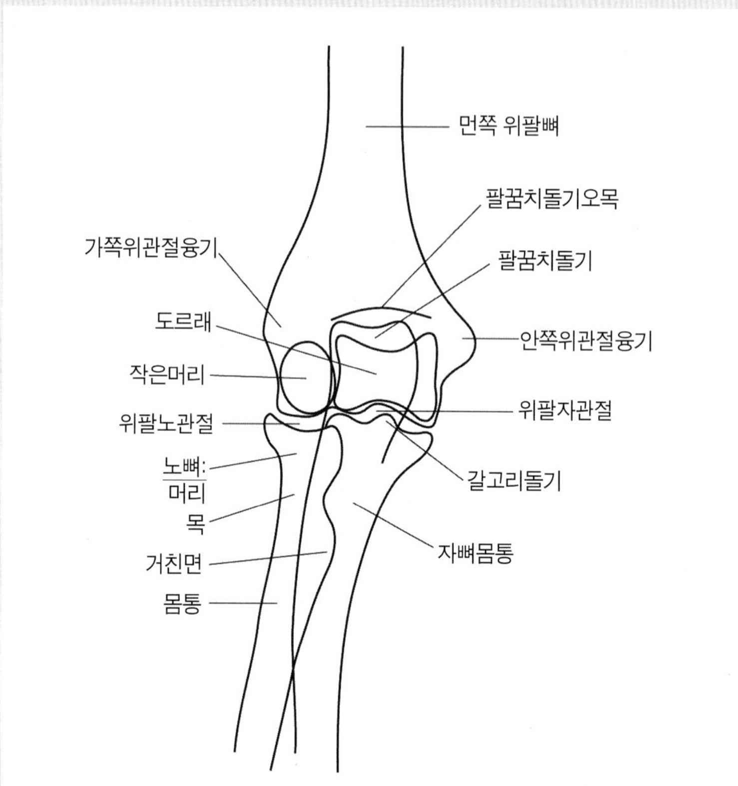

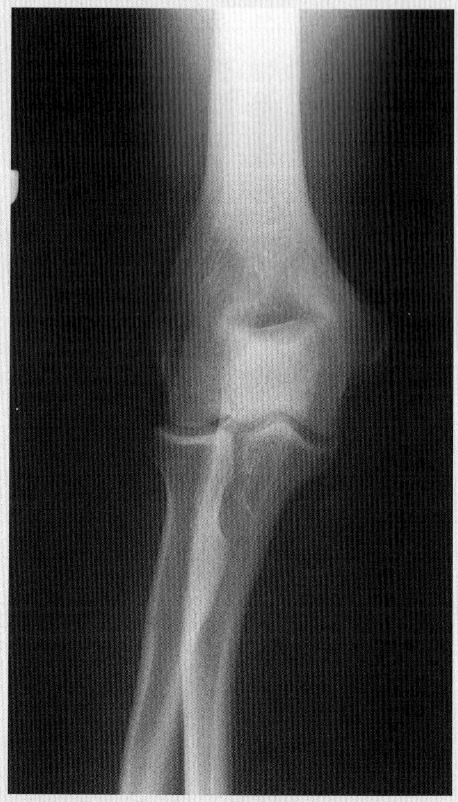

- 환자는 해부학적 자세에서 팔을 완전히 폄한다.
- ***운반각***은 아래팔의 긴축과 위팔뼈의 긴축이 이루는 정상 밖굽이각으로서, 5–15도이다. 이 각도보다 각이 크거나 작으면, 골절이나 외상후 변형을 의미할 수 있다.
- 위팔노관절과 위팔자관절의 공간이 잘 보인다.
- 팔꿈치머리가 도르래 뒤에서 중첩된다.

표 3.2 팔꿈치의 일반 방사선 투사의 요약

가쪽 촬영

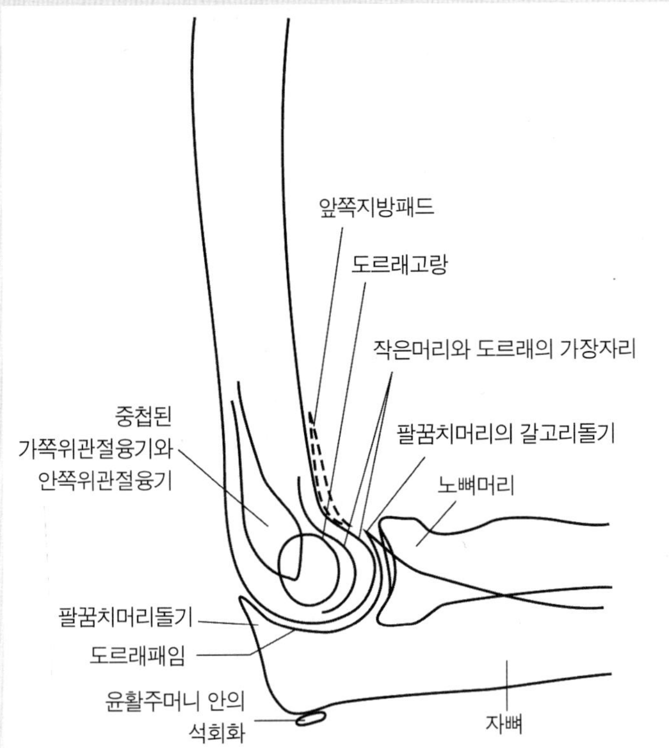

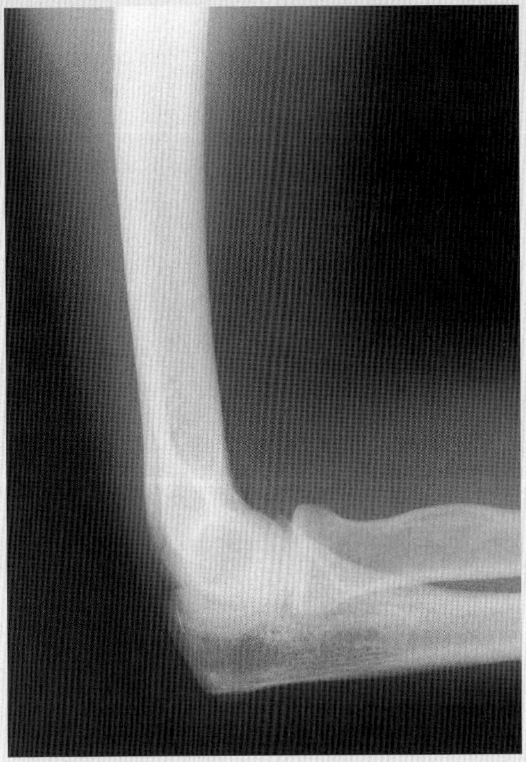

- 갈고리오목과 노뼈오목의 ***지방 패드***가 위팔뼈몸통의 바로 앞쪽에 있는 얇은 삼각 투명막처럼 중첩되어 보인다. 삼출물이 있으면, 관절내압 때문에 지방 패드가 더 앞쪽으로 전위될 것이다.
- 본 영상은 먼쪽 위팔뼈의 구조물들을 중첩시킨다: 작은머리와 도르래의 가장자리의 구심원; 안쪽위관절융기와 가쪽위관절융기의 큰 눈물방울의 영상.

표 3.2 팔꿈치의 일반 방사선 투사의 요약

사선 가쪽돌림 촬영

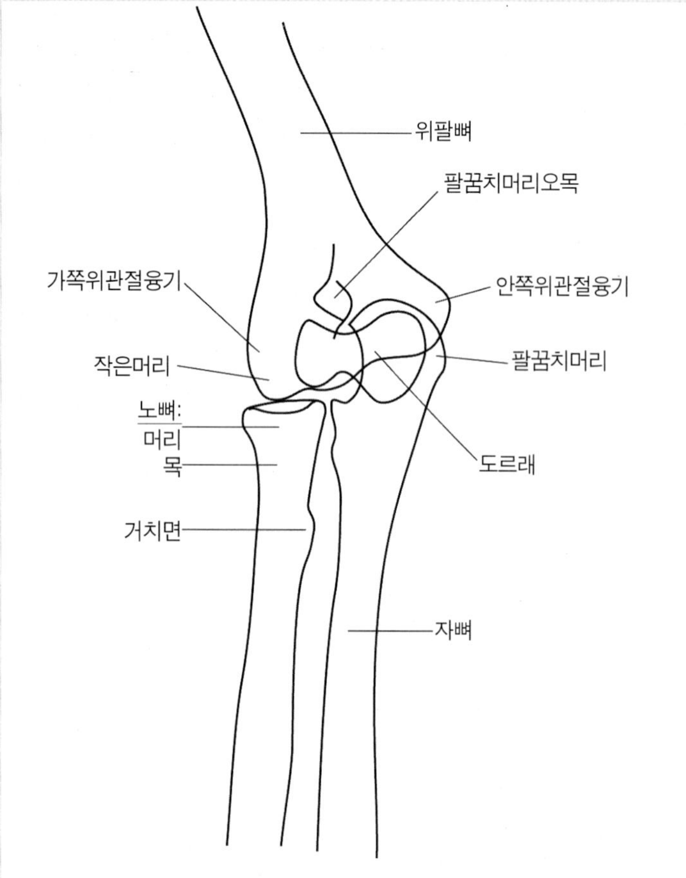

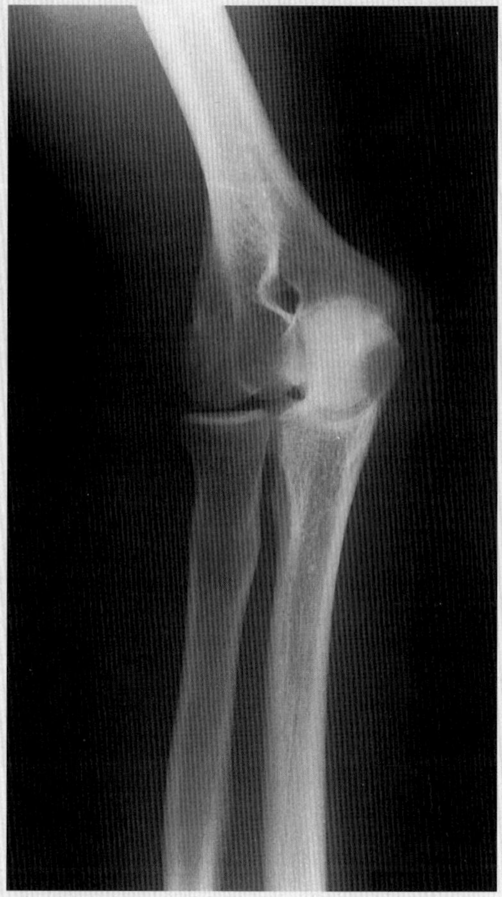

- 완전히 뒤침된 아래팔 자세는 AP 영상에서 중첩이 일어나지 않아서, ***노뼈머리, 노뼈목, 노뼈거친면***을 잘 보여 줄 것이다.

5. 팔꿈치의 기본 MRI 프로토콜

- 팔꿈치 MRI의 **평가**는 다음과 같은 적응증을 포함한다:
  - 곁인대 또는 고리인대의 열상
  - 위관절융기염
  - 먼쪽위팔두갈래근 또는 위팔세갈래근 열상
  - 뼈연골 병변: 뼈연골성 골절과 박리뼈연골염
  - 관절내 유리체
  - 팔꿈치머리 윤활주머니와 위팔두갈래근노 윤활주머니: 패혈성, 외상성, 유도성 결정체
  - 골수 이상: 부종과 스트레스 골절
  - 자신경 압박(팔꿈치 터널에서)
  - 증상성 추벽(윤활주름)
  - 뼈, 관절 또는 연부조직의 신생물이나 감염
  - 몸쪽아래팔 뼈사이막과 신경근육 구조물의 이상
- 팔꿈치를 위한 MRI 프로토콜에는 **해부학적 시퀀스와 체액-민감 시퀀스**가 포함된다.
  - 아래 표에서, 해부학적 시퀀스와 체액-민감 시퀀스가 쌍을 이루고 있다. 영상을 읽은 방법은 이들 시퀀스와 슬라이스를 연결하는 것이고, 해부학을 확인한 후 비정상적으로 밝은 신호를 찾는다.

기본면	해부학적 시퀀스	체액-민감 시퀀스
축성면	양성자 밀도 (PD)	T2 FS
시상면	T1	T2 FS
이마면	PD	T2 IR

- 부가적인 평가로는 MR **관절조영술**이 있는데, 이것은 MRI를 촬영하기 전에 조영제를 오목관절 안에 주입시키는 방법이다. 관절조영술은 뼈연골성 병변의 안정성이나 곁인대 열상을 확인하고 평가하는데 가장 많이 이용된다.
- ABCDS를 이용하여 영상을 평가한다.
  - **A** = Alignment(정렬)/Anatomy(해부학): 뼈에 붙어 있는 연부조직 부착점의 파손을 평가한다.
  - **B** = Bone signal(뼈 신호): 골수 부종, 스트레스 골절, 뼈연골 손상을 평가하고, 방사선적으로 애매한 골절을 확인한다.
  - **C** = Cartilage(연골): 오목위팔관절면의 비정상을 평가한다. 위팔뼈의 작은머리가 뼈연골 병변이 호발하는 부위이다.
  - **D** = eDema(부종): 이것은 "손상의 발자국"이다. 해부학적 시퀀스에서는 부종이 중간 정도의 밝기로 나타나지만, 체액-민감 시퀀스에서는 밝은 밝기로 나타난다.
  - **S** = Soft tissues(연부조직): 일반적인 질환은 아래의 해부학적 구획에 의해 간단하게 나누어진다.

- 앞쪽 구획
  - 먼쪽위팔두갈래근힘줄이 팔꿈치에서 가장 흔하게 파열되는 부위이다(비록 위팔두가래근 힘줄 파열의 90% 이상이 긴갈래에서 일어나지만). 완전한 파열은 파열된 힘줄 끝단 사이의 틈으로 확인된다. 부분 파열은 힘줄 둘레의 변화와 힘줄 내에서 비정상적으로 밝은 신호(T2 가중 영상)로 나타난다.
  - 위팔두갈래근노 윤활주머니는 마찰을 줄이기 위해 힘줄과 노뼈거친면의 부착점 사이에 위치한다. 염증이 있는지를 확인하기 위해 눈물방울 형태의 윤활주머니를 평가한다.
- 뒤쪽 구획
  - 위팔세갈래근힘줄의 파열은 드물다. 정상적인 위팔세갈래근 힘줄은 팔꿈치를 폄한 자세를 취할 때 긴장이 떨어지기 때문에, 시상면 슬라이스에서 물결처럼 보인다. 스냅핑 위팔세갈래근 힘줄은 안쪽위관절융기 위에서 안쪽갈래가 비정상적으로 활주하는 것을 말하며, 이것이 자신경의 탈구를 일으킬 수 있다. 팔꿈치를 굽힘한 자세와 폄한 자세에서 촬영한 후, 축성 슬라이스를 비교하여 진단을 내린다.
  - 팔꿈치머리 윤활주머니염은 팔꿈치머리돌기 위쪽의 체액 때문에 밝게 나타나며, 통풍, 위팔세갈래근 파열, 또는 뼈의 반복적 압박과 관련된다("학생 팔꿈치").
- 앞쪽 구획
  - 안쪽위관절융기염은 안쪽위관절융기에 시작하는 온굽힘근 힘줄인 굽힘근-엎침근 그룹의 과사용(스포츠나 직업과 관련된) 결과로 유발된다: 힘줄 퇴행, 힘줄 파열, 부분 열상 및 근육 좌상 등을 포함한다. 이마면 영상과 축성 영상은 힘줄 두께의 변화, 찢어진 섬유의 불연속, 염증의 밝은 신호, 또는 위관절융기의 박리골절(어린 야구선수의 팔꿈치) 등을 보여줄 것이다.
  - 자쪽(안쪽)곁인대 열상은 던지기 운동선수에게서 많이 발생되며, 대개는 힘줄의 중간 지점에서 파열이 일어나지만, 박리골절도 가끔 발생한다. 이마면 영상은 찢어진 섬유와 인대의 비정상 신호를 확인하는데 가장 좋다.
- 가쪽 구획
  - 가쪽위관절융기염(테니스 엘보우)은 가쪽위관절융기에 시작하는 온폄근 힘줄인 폄근-뒤침근 그룹의 과사용 결과로 유발된다: MRI 소견은 앞에서 안쪽위관절융기염에서 설명되었다.
  - 노쪽(가쪽)곁인대 열상은 자쪽곁인대 열상보다 적게 발생되지만, 종종 가쪽위관절융기염나 탈구와 종종 관련된다. 노쪽곁인대의 좌상은 밝은 신호를 가진 두꺼운 인대나 얇은 인대로 나타날 것이다. 완전 파열은 섬유의 불연속을 보일 것이다. 부착점 부위의 박리골절은 문제 부위의 부종과 출혈을 보일 것이다.

- **팔꿈치의 MRI 나 CT의 기본면**을 이해하려면, **표** 3.3을 참고하기 바란다.
- **팔꿈치의 기본 MRI 관절 프로토콜**을 알고 싶으면, **표** 3.4를 참고하기 바란다.
- **팔꿈치의 MRi 관절조영상**을 알고 싶으면, **표** 3.5를 참고하기 바란다.

표 3.3 팔꿈치의 MRI 또는 CT를 위한 기본면

축성면	축성면은 먼쪽위팔뼈몸통에서 몸쪽노뼈몸통으로 뻗어 있다. 기준선은 슬라이스이다.
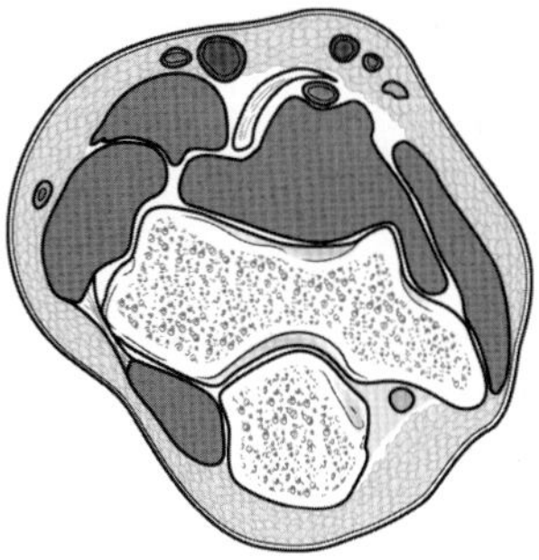	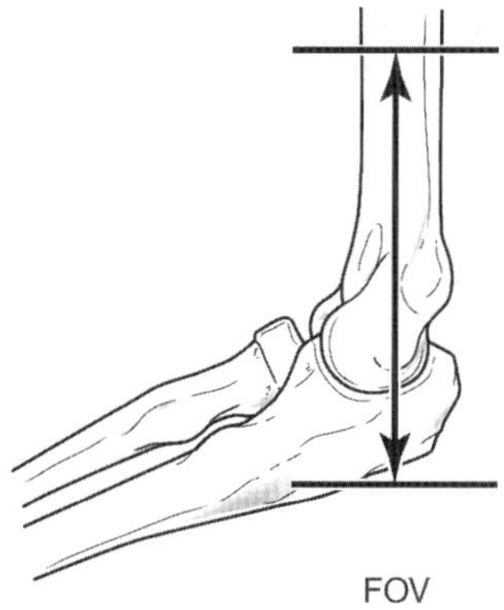 FOV 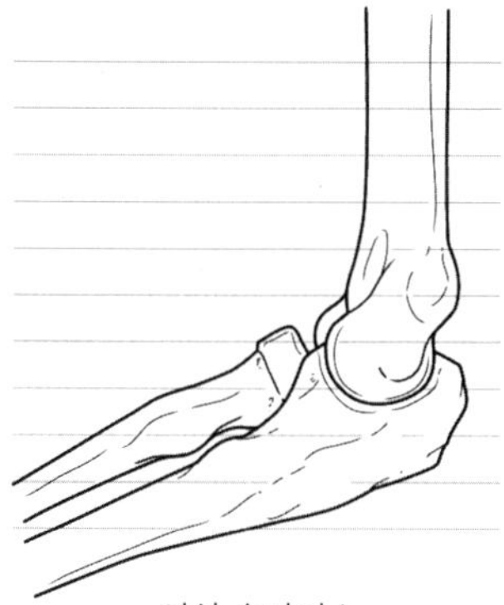 영상 슬라이스
시상면	시상면은 안쪽위관절융기에서 가쪽위관절융기로 뻗어 있다. 기준선은 슬라이스이다.
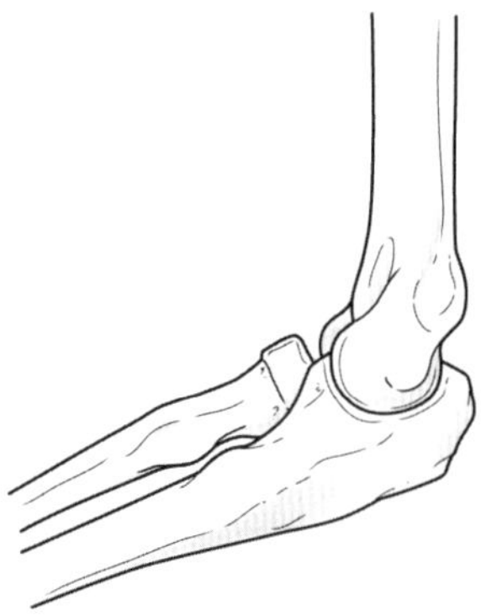	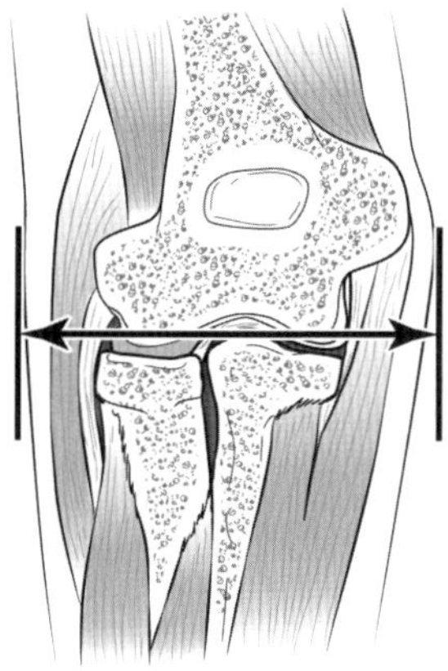 FOV 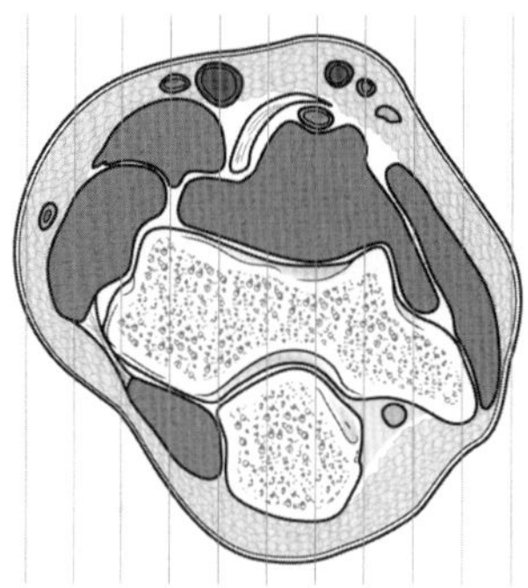 영상 슬라이스
이마면	이마면은 팔꿈치의 앞쪽에서 뒤쪽으로 뻗어 있다. 기준선은 슬라이스이다.
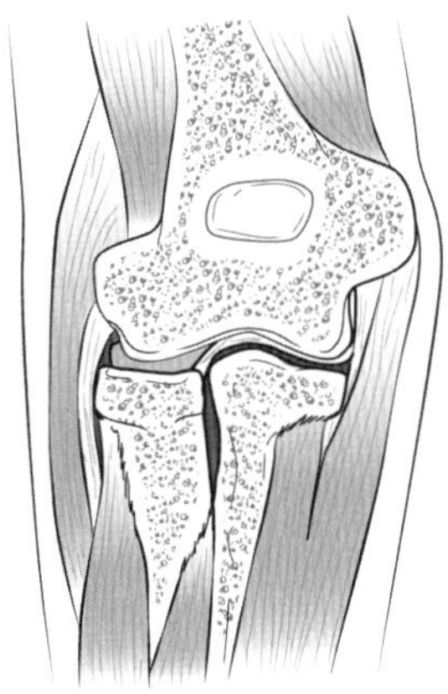	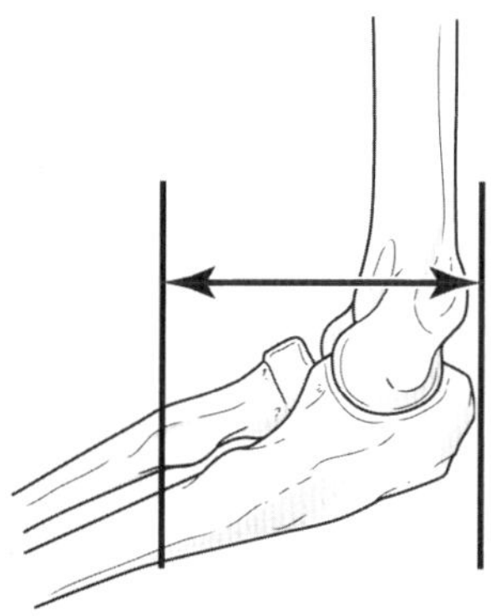 FOV 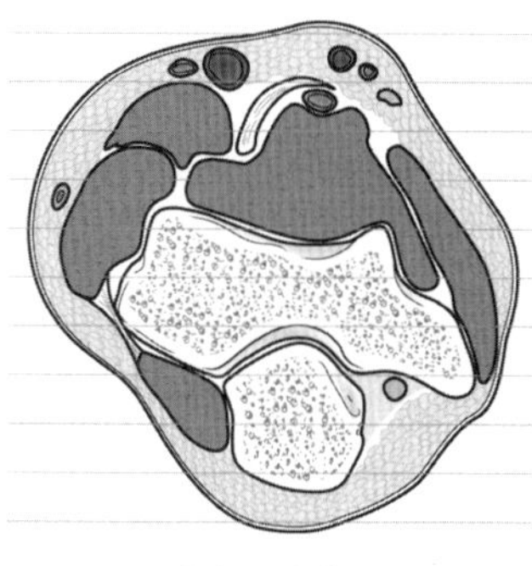 영상 슬라이스

표 3.4 팔꿈치의 MRI 프로토콜

해부학을 확인하는 시퀀스 | 비정상 체액을 감지하는 시퀀스

PD 축성면 T2 FS

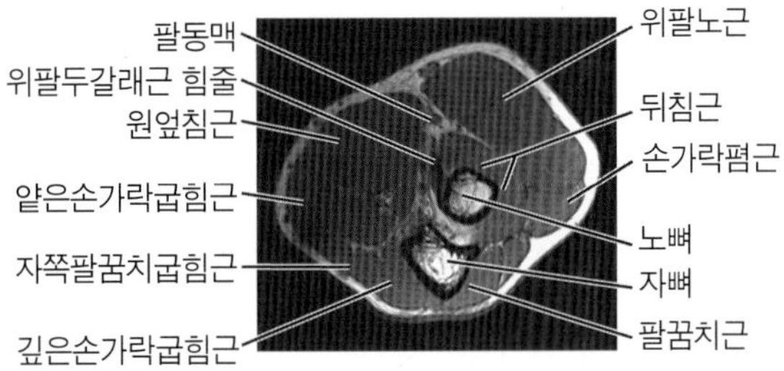

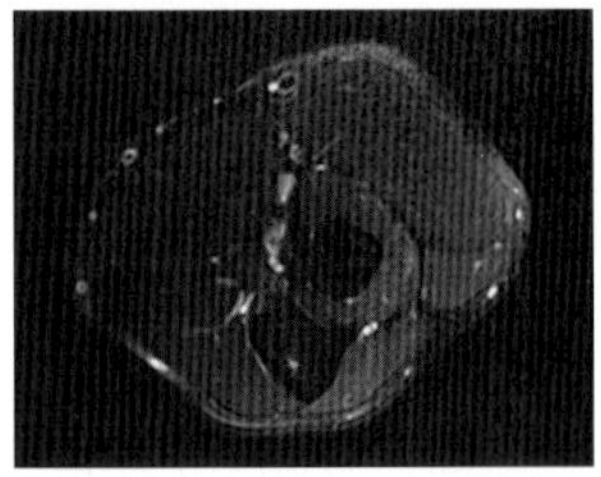

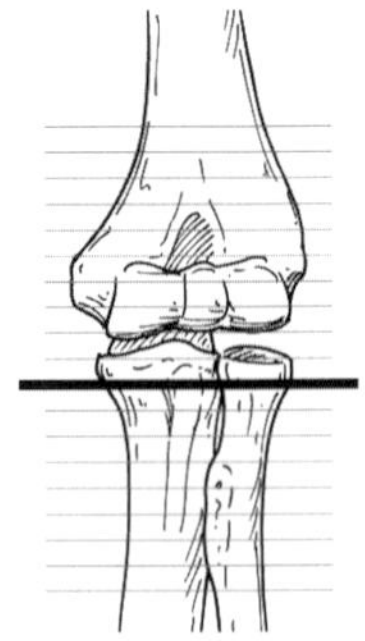

관찰하는 구조물

- 가로면에서 보이는 노뼈거친면 안으로 부착하는 위팔두갈래근과 힘줄
- 위팔세갈래근 힘줄
- 고리인대와 노뼈머리
- 팔꿈치오목 안에 있는 팔동맥과 노신경
- 위팔세갈래근의 안쪽에 있는 자신경(팔꿈치터널)

해부학을 확인하는 시퀀스 | 비정상 체액을 감지하는 시퀀스

T1 시상면 T2 IR

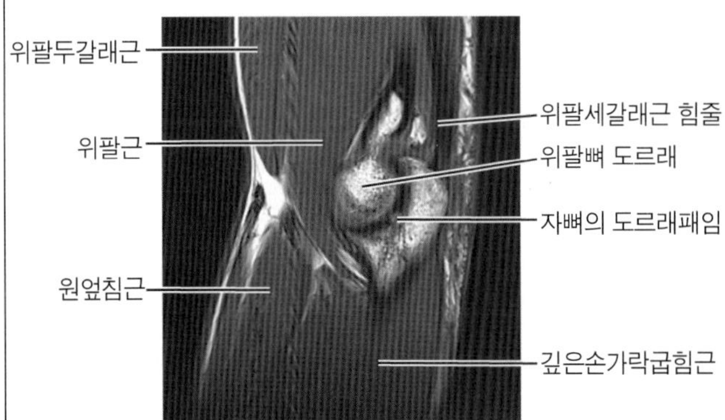

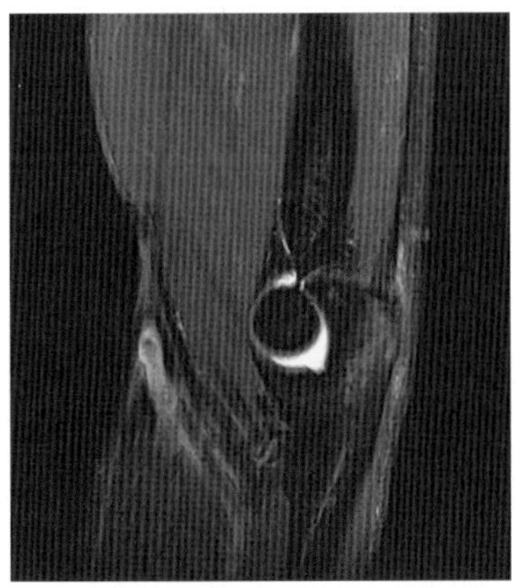

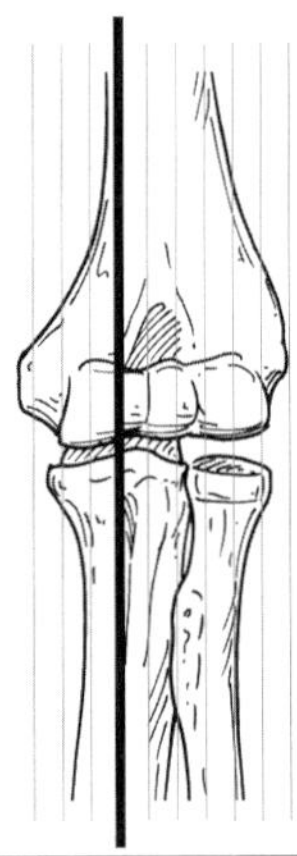

관찰하는 구조물

- 종축에서 보이는 위팔두갈래근과 위팔세갈래근
- 앞쪽 근육군과 뒤쪽 근육군
- 보이지 않는 골절과 관련된 노뼈머리
- 위팔노관절과 위팔자관절

표 3.4 팔꿈치의 MRI 프로토콜

<table>
<tr><td colspan="2">해부학을 확인하는 시퀀스</td><td colspan="2">비정상 체액을 감지하는 시퀀스</td></tr>
<tr><td>PD</td><td colspan="2">이마면</td><td>T2 IR</td></tr>
<tr><td colspan="2">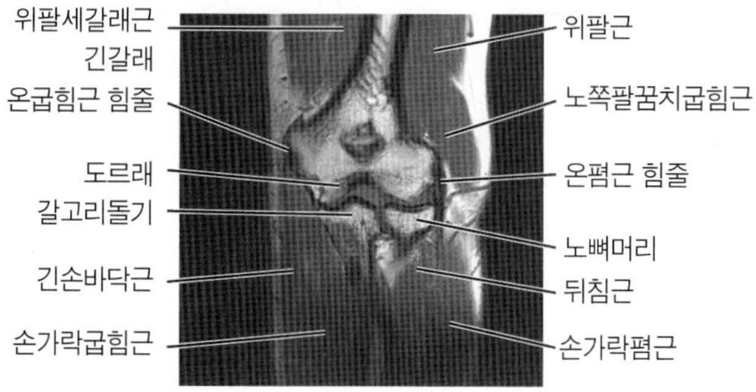
</td><td>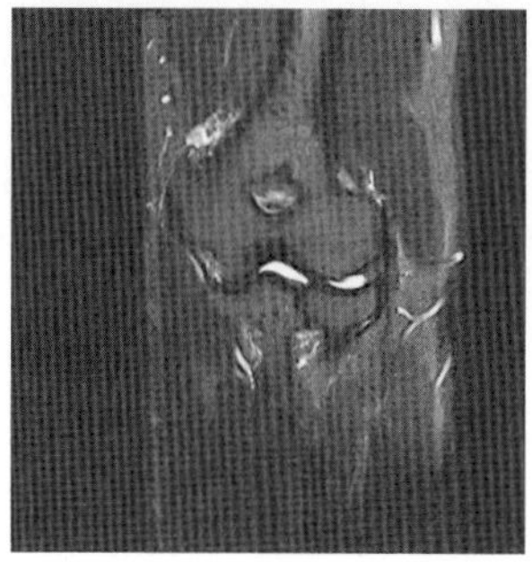</td><td>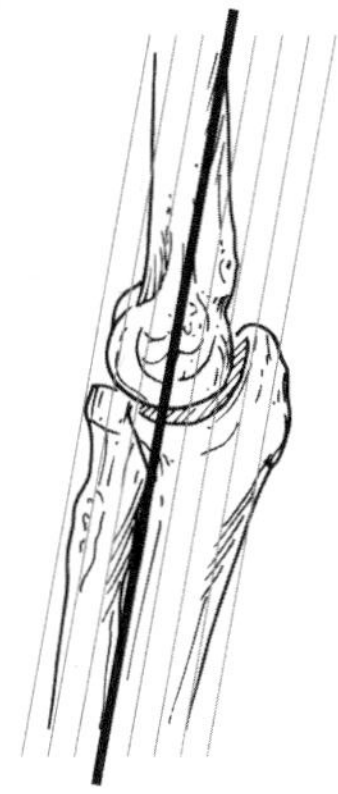</td></tr>
<tr><td colspan="4">관찰하는 구조물</td></tr>
<tr><td colspan="4">● 안쪽곁인대와 가쪽곁인대
● 안쪽위관절융기와 가쪽위관절융기
● 온굽힘근과 온폄근의 힘줄
● 힘줄과 노뼈거친면 사이의 위팔두갈래근노 윤활주머니
● 몸쪽노자관절</td></tr>
</table>

표 3.5 팔꿈치 MRI 관절조영상

형광투시 바늘

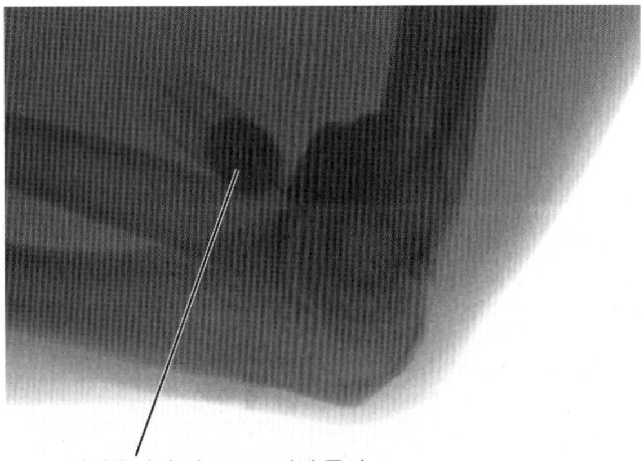

관절주머니 안으로 조영제 주입

MR 관절조영술

- MR과 조영제의 결합
- 목적은 관절내 병리의 특별한 함몰을 더욱 부각시키기 위해, 조영제로 관절주머니를 팽창시키는 것이다.

축성면

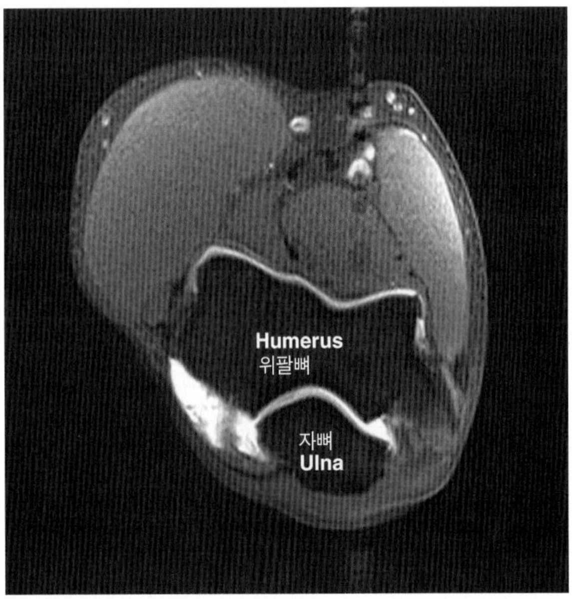

절차

- 환자는 엎드린 자세에서 팔꿈치를 굽힘하여 팔을 머리 위로 올린다. 이것은 형광투시에 대한 가쪽 방사선 영상처럼 보인다.
- 위팔노관절의 공간이 위치하고, 국소 마취제를 피부 안에 주입한다.
- 노뼈머리와 작은머리 사이의 관절공간 안에 희석된 가돌리늄 조영제를 주입한다. 형광투사영상을 통해 전체 관절로 퍼지는 것을 본다.
- 3개의 모든 면에서 스캐닝을 위해 MR 스캐너 안에 환자를 넣는다.
- 관절내 구조물의 낮은 신호에 대항해 밝게 보이도록 하기 위해 가돌리늄을 이용하여 T 가중 지방 억제 시퀀스를 이용한다.

표 3.5 팔꿈치 MRI 관절조영상

시상면

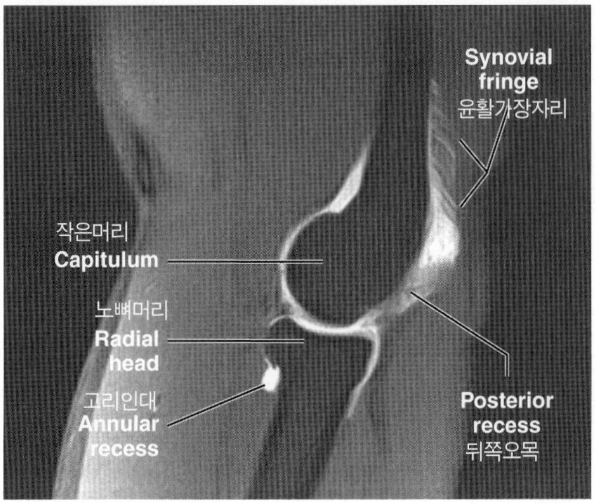

이마면

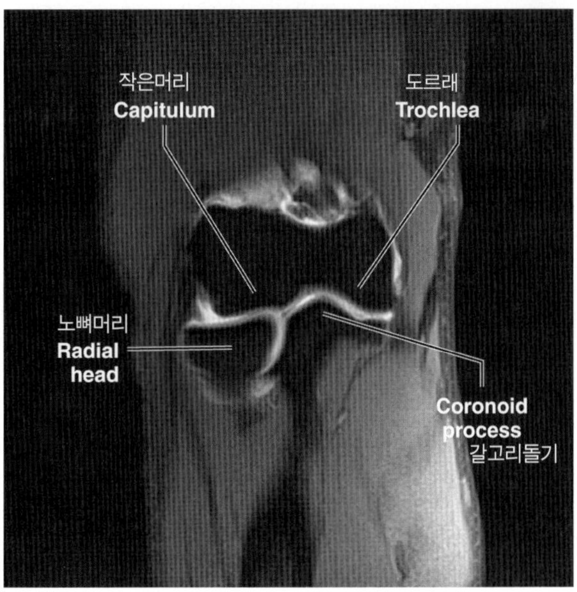

- 조영제는 정상적으로 관절주머니의 범위를 나타내고, 관절주머니 오목을 채운다.
- 관절연골의 결손은 조영제에 의해 나타난다.
- 뼈연골 병변의 안정성은 조영제에 의해 결정될 수 있다. 조영제가 병변과 뼈 부위 사이로 흘러 들어가면 병변이 불안정한 것이고, 조영제는 밝은 신호의 테두리를 가진 병변을 둘러싼다.
- 안쪽곁인대나 가쪽곁인대의 부분 열상은 완전 파열보다 진단하기가 더 어렵다. 조영제는 관절내 관절면 열상을 포함해 열상의 커다란 특성을 잘 나타낼 수 있다.

6. 팔꿈치의 기본 CT 프로토콜

- CT는 대부분의 근육뼈대계 질환을 평가할 때 이용될 수 있는 영상 장치로서, 주로 **뼈와 관절의 구조적 정보와 공간적 정보**를 제공한다.
- **3차원** 모델이 복잡골절을 위한 수술 계획을 하는데 도움을 주기 위해 다시 설정될 수 있다.

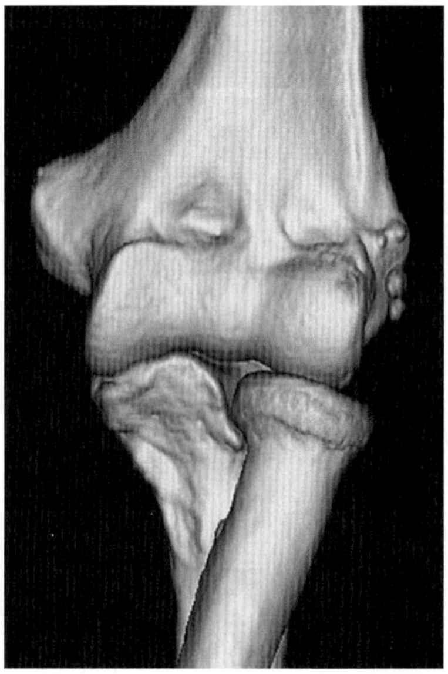

팔꿈치 3차원 모델 다시 설정

- **팔꿈치** CT의 주요 적응증은 다음과 같다.
  - 심한 외상
  - 골절 파편의 정렬과 전위
  - 팔꿈치 유리체
  - 뼈연골 병변의 평가(만약 MRI가 금기증이거나 이용될 수 없다면)
  - 주로 MRI에 의해 평가되는 질환들(만약 MRI가 금기증이거나 이용될 수 없다면)
- CT는 **전통적인 방사선 영상과 비슷한 영상 원리**로 이루어진다. 신체 조직은 X 선을 흡수하여 영상에 **회색 음영**으로 표시된다. 방사선 영상과 CT의 회색 음영은 4가지로 구성된다:
  1. 공기 = 검은색
  2. 지방 = 검은 회색
  3. 물(연부조직) = 회색
  4. 뼈 = 흰 회색
  - 부가적으로, **조영제**는 일반적으로 **흰색** 음영을 더 밝게 만든다.
- **관찰**: 각 기본면에서 ABCS의 비정상을 체크한다.
  - **A** = Alignment(정렬): 위팔뼈, 노뼈 및 자뼈 사이의 적절한 관계를 체크한다.
  - **B** = Bone density(뼈 밀도): 겉질뼈가 가장자리와 몸통에 잘 발달되어 있는지? 뼈잔기둥이 잘 조직되어 있는가? 골성 낭포, 겉질 비후, 경화증 또는 파손 부위가 있는지?
  - **C** = Cartilage spaces(연골 공간): **위팔노관절과 위팔자관절의 공간**을 평가한다. **문제가 연골의 문제인지 아니면 연골밑뼈의 문제인지?** 뼈연골 병변은 작은머리와 노뼈머리에서 가장 많이 발생한다. 관절공간 안에 유리체가 있는지?

- **S** = Soft tissues(연부조직): 힘줄밑 윤활주머니나 피부밑 윤활주머니에 삼출물이 있는가? 위팔두갈래근노 윤활주머니인가 아니면 노자 윤활주머니인가? 근육 구획에 종양이나 위축이 있는가?

- **팔꿈치의 CT 프로토콜**을 알고 싶으면, **표 3.6**을 참고하기 바란다.

표 3.6 팔꿈치의 CT 프로토콜

다시 설정	관찰
축성면 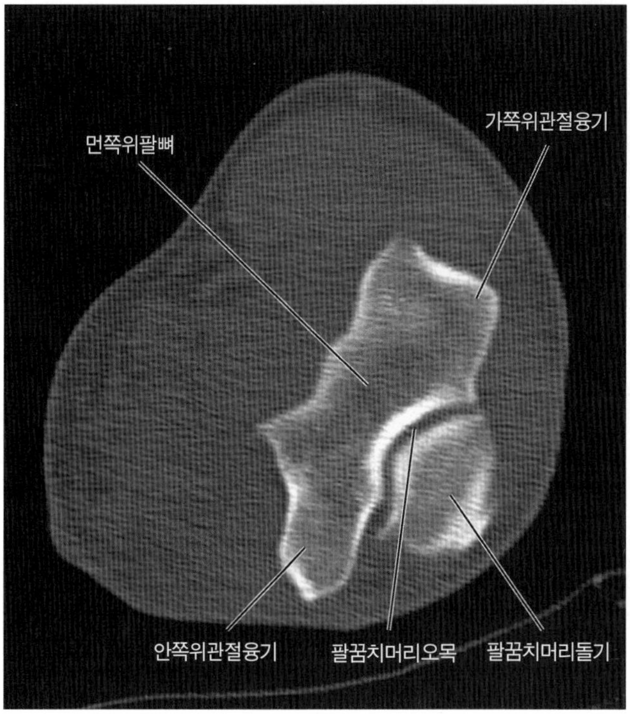 	**축성면** ● 온폄근 힘줄이나 온굽힘근 힘줄에 골성 변화가 있는가? 만성 염증이나 힘줄의 파열 때문에 위관절융기가 불규칙하게 보이는가? ● 작은머리의 관절면이 정상인가? 뼈연골 병변이 여기에서 자주 발생한다. 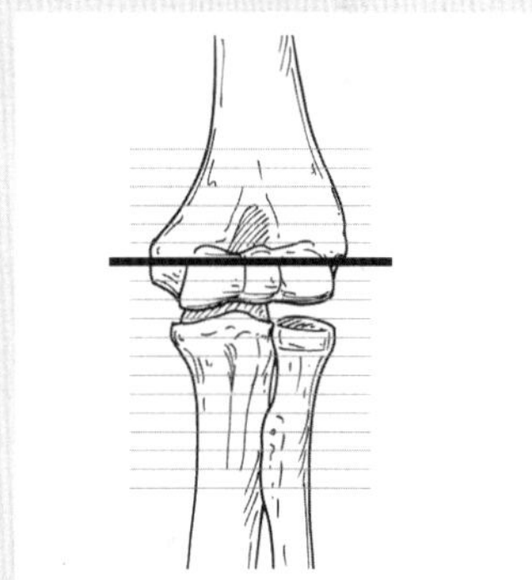

표 3.6 팔꿈치의 CT 프로토콜

다시 설정	관찰
시상면 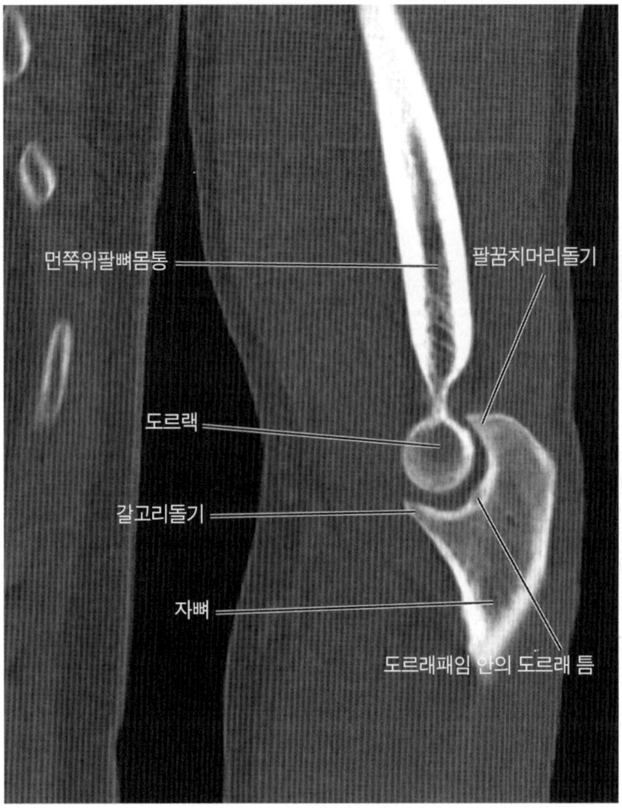 	시상면 ● 위팔노관절과 위팔자관절의 공간이 부드럽고 일치성이 좋은 관절면을 가지고 있어야 한다. ● 도르래 틈은 도르래패임의 안쪽과 가쪽에 있는 정상적인 고랑이며, 골절처럼 보일 수 있다. 가짜 손상이 정중 시상 슬라이스에 나타나지 않을 것이다. 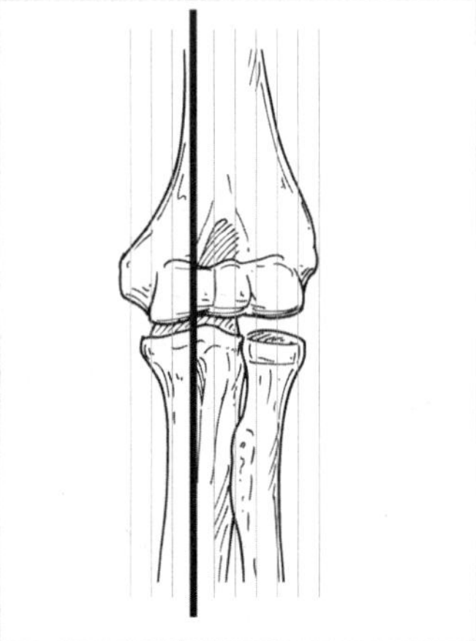

표 3.6 팔꿈치의 CT 프로토콜

다시 설정	관찰
이마면 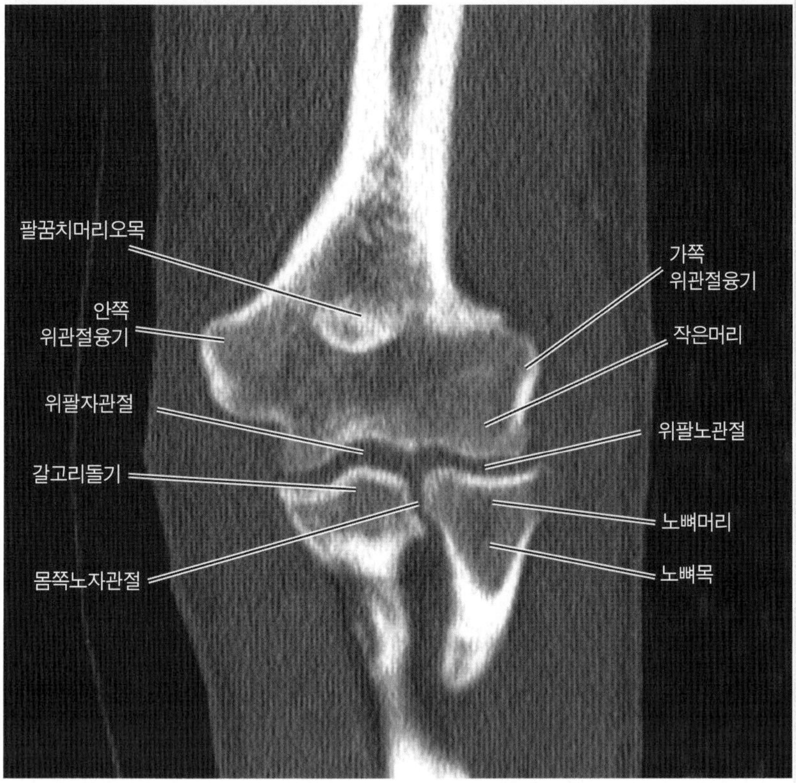 	**이마면** ● 긴장의 힘이 안쪽곁인대와 가쪽곁인대가 붙어 있는 안쪽위관절융기와 가쪽위관절융기에서 박리골절이나 불규칙을 유발할 것이다. 곁인대는 위관절융기에 붙어 있는 온폄근과 온굽힘근의 깊숙한 곳에 위치한다. ● 영상의 함점은 작은머리의 가짜손상을 포함한다. 작은머리의 뒤가쪽면에 있는 이런 고랑은 이마면에서 볼 때 골절처럼 보인다. 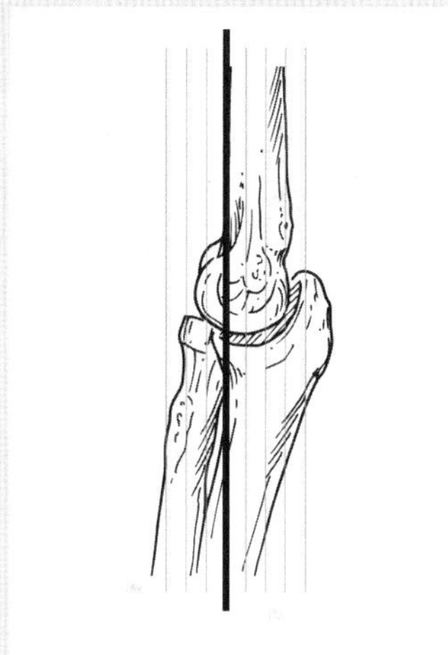

7. 팔꿈치의 기본 근육뼈대계(근골격계) 진단 초음파 프로토콜

- **MUSUS**는 가장 중요한 검사기법으로 고려되고, 전통적 방사선 영상과 결합되어 수행된다.
- 팔꿈치의 MUSUS 검사를 보장하는 **임상 증상**은 통증, 부종, 관절 불안정, 또는 종양의 존재 등이다. **외상성 팔꿈치**에 대한 US 소견의 분석은 손상 기전과 방사선 검사 결과와 관련되어 이루어져야 한다.
- 팔꿈치의 **MUSUS를 위한 주요 적응증**은 다음과 같다:
  - 위팔두갈래근 힘줄과 위팔세갈래근 힘줄의 열상, 힘줄염 및 석회화가 있는지를 확인한다.
  - 밖굽이 스트레스나 안굽이 스트레스를 이용하여 곁인대 열상이 부분 두께 열상인지 아니면 완전 두께 열상인지를 정의한다.
  - 윤활주머니 비후나 체액을 위해 팔꿈치머리 윤활주머니와 위팔두갈래근노 윤활주머니를 평가한다.
  - 뼈연골 이상(특히 작은머리)을 위해 관절연골을 평가한다.
  - 팔꿈치머리, 갈고리돌기 및 고리함몰에서 자주 발생하는 유리체를 평가한다.
  - 윤활염과 삼출액의 복합 체액을 구분한다.
  - 자신경, 정중신경, 노신경 등의 포획을 평가한다.
  - 팔꿈치를 굽힘하면서 자신경과 위팔세갈래근의 안쪽갈래 탈구를 동적으로 평가한다.
- 팔꿈치 **MUSUS 검사**는 4가지 구획으로 구성된다.

평가될 구조물			
앞쪽 구획	**안쪽 구획**	**가쪽 구획**	**뒤쪽 구획**
위팔근	자쪽곁인대	노쪽곁인대	위팔세갈래근
위팔두갈래근	온굽힘근 힘줄	온폄근 힘줄	뒤쪽 함몰
정중신경	자신경	노신경	팔꿈치머리돌기
앞쪽 함몰		노뼈머리	팔꿈치머리 윤활주머니

- **팔꿈치의 부분 MSUS 검사**에 대해 알고 싶으면, **표 3.7**을 참고하기 바란다.

표 3.7 팔꿈치의 MUSUS 검사

앞쪽 팔꿈치 (세로면)

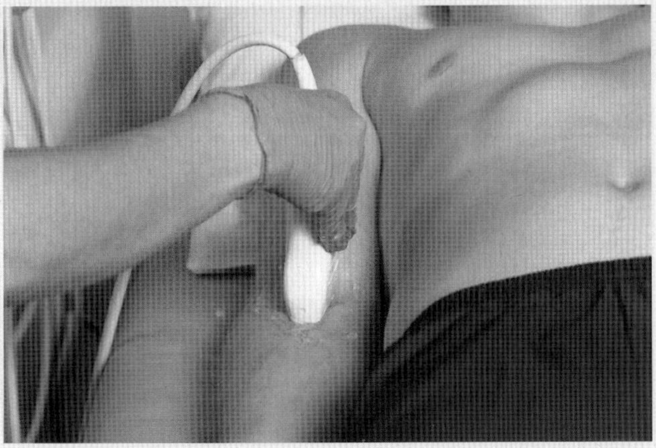
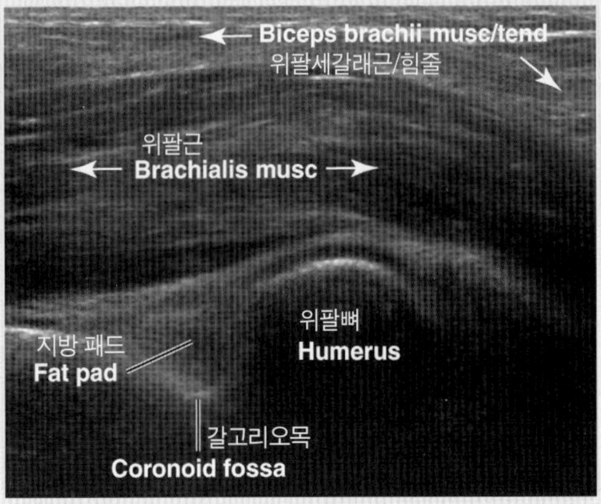

환자: 누운 자세에서 팔꿈치를 펴하고 손바닥을 위쪽으로 향하게 한다.
위치: 팔꿈치 앞쪽
변환기: 팔꿈치 오목 위에 세로로 배치한다.
관찰: 먼쪽 위팔두갈래근과 힘줄, 그리고 위팔근은 팔꿉관절을 가로지르는 긴 띠처럼 보인다.

안쪽 팔꿈치 (세로면)

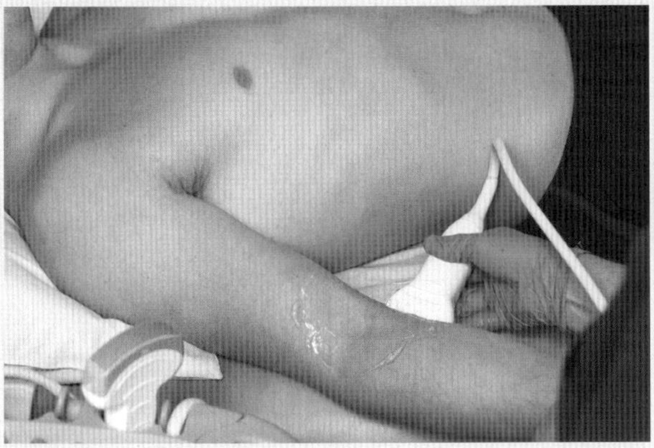
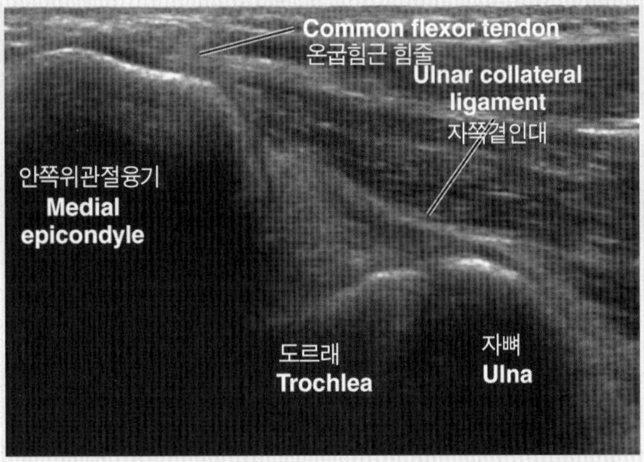

환자: 변환기가 안쪽관절에 도달할 수 있도록 환자는 누운 자세에서 팔을 벌림하고, 팔꿈치를 편한 채, 손바닥을 위쪽으로 향한다.
위치: 팔꿈치 안쪽
변환기: 팔꿉관절의 안쪽에 세로로 배치한다.
관찰: 자쪽곁인대는 온굽힘근 힘줄의 깊숙한 곳에 위치한다. 자쪽곁인대와 온굽힘근 힘줄은 안쪽위관절융기에 부착되어 있다.

표 3.7 팔꿈치의 MUSUS 검사

가쪽 팔꿈치 (세로면)

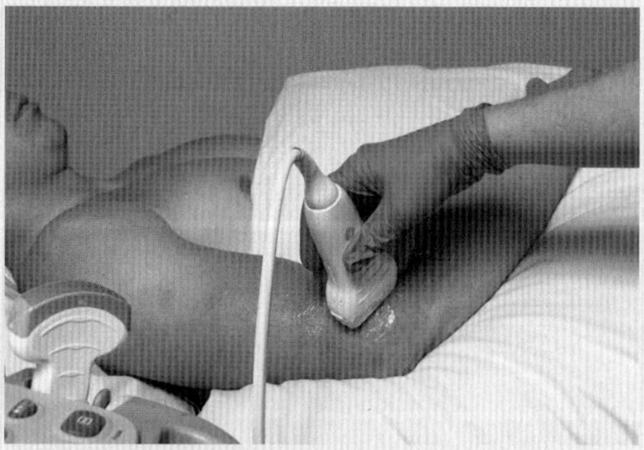

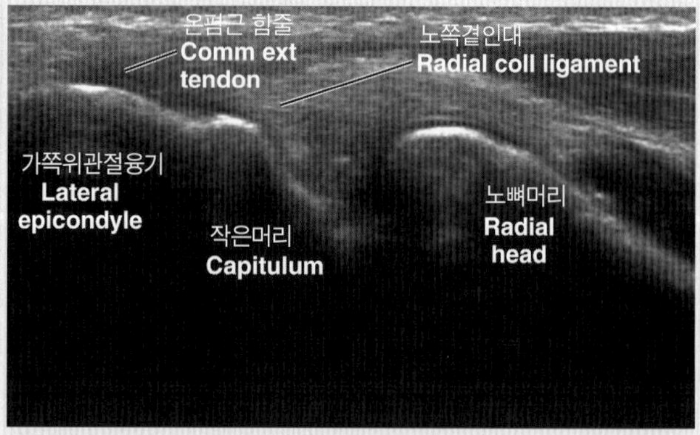

환자: 변환기가 가쪽관절에 접근될 수 있도록 환자는 누운 자세에서 팔꿈치를 굽힘하고, 안쪽돌림한다.
위치: 팔꿈치 가쪽
변환기: 팔꿉관절의 가쪽에 배치한다.
관찰: 가쪽곁인대는 온폄근 힘줄의 깊숙한 곳에 위치한다. 가쪽곁인대와 온폄근은 가쪽위관절융기에 부착되어 있다.

뒤쪽 팔꿈치 (세로면)

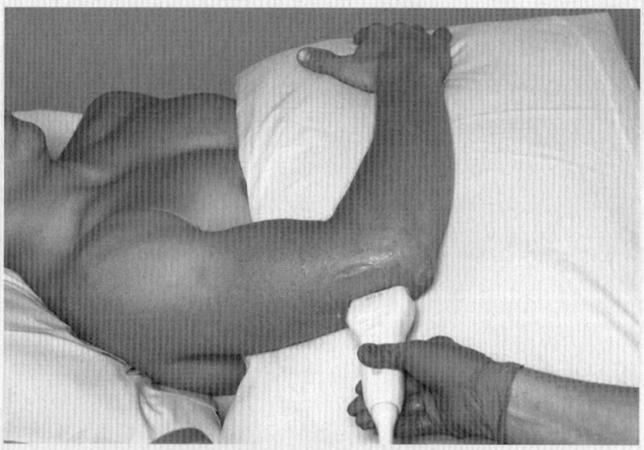

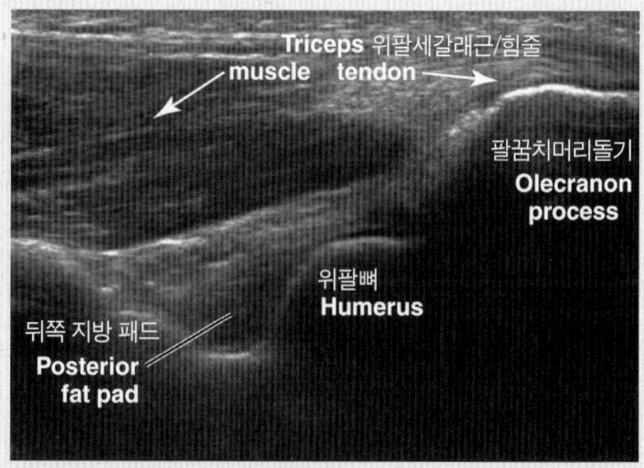

환자: 변환기가 뒤쪽관절에 접근될 수 있도록 환자는 누운 자세에서 팔꿈치를 굽힘하고, 안쪽돌림한다.
위치: 팔꿈치 뒤쪽
변환기: 위팔세갈래근과 세로로 배치한다.
관찰: 위팔세갈래근은 힘줄을 통해 팔꿈치머리돌기에 부착하고 있다.

8. 무엇처럼 보이는가? 병리 그림

병리 | **임상 정보** | **치료**

골절-탈구(Monteggia 골절)

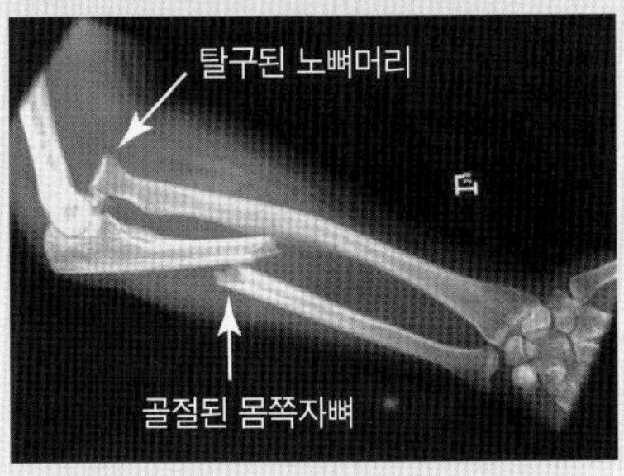

Monteggia 골절: 자뼈의 몸쪽 1/3 지점의 골절로서, 노뼈머리 탈구가 동반되어 있다.

설명: Monteggia 골절은 자뼈의 몸쪽 1/3 지점에서 일어나는 골절로서, 종종 노뼈머리의 탈구가 함께 일어난다.

손상 기전: 아래팔을 과하게 엎침한 채로 팔을 뻗어 지면을 짚었을 때

영상: 방사선 영상으로도 충분히 진단할 수 있다. 만약 아래팔과 팔꿈치만 방사선 촬영을 한다면, 노뼈머리의 탈구를 확인하지 못할 수도 있다. 아래팔 골절은 관련된 손상에 대한 팔꿈치과 팔꿈치의 평가에 필수적이다.

보존적 치료: 선천적으로 안정한 골절 환자 때문에, 대부분의 아동에게 정복술과 석고 고정을 적용한다. 장기간 고정이 이루어지면, 아동은 가동범위를 소실하게 되고, 약간의 부정정렬로 인해 기형이 발생할 수 있다.

수술: 대부분의 성인은 완전한 뒤침-엎침의 가동성을 회복하고 먼쪽노자관절에서의 외상성 관절증을 예방하기 위해 수술적 고정을 필요로 한다. 자뼈몸통을 고정하기 위해, 반관형태의 사이드 플랫과 나사를 이용한다.

병리 | **임상 정보** | **치료**

팔꿈치 탈구

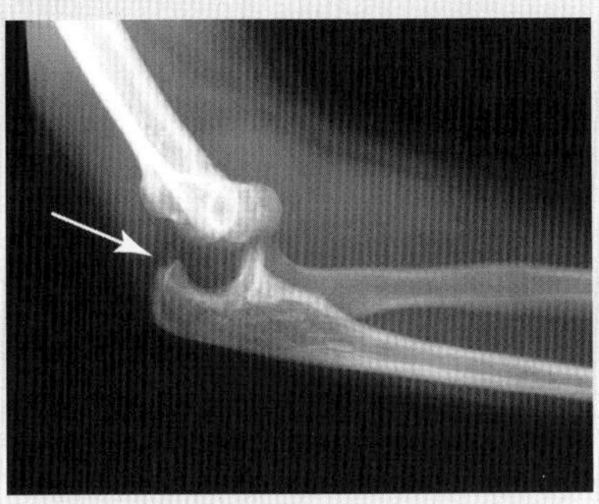

가쪽 방사선 영상은 위팔뼈몸통에 대한 노뼈와 자뼈의 뒤쪽 변위(화살표)를 보여주고 있다.

설명: 팔꿈치 탈구의 90%는 자뼈와 노뼈가 뒤쪽이나 뒤가쪽 방향으로 탈구된다.

손상 기전: 팔꿈치를 폄한 상태로 지면을 짚었을 때

영상: AP 방사선 영상과 가쪽 영상으로 충분히 진단할 수 있다. 아래팔과 팔꿈치의 손상 가능성은 그들 부위의 방사선 영상으로 확인될 수 있다.

보존적 치료: 대부분의 탈구 경우, 폐쇄성 정복이 마취상태 아래에서 수행되고, 그 다음 팔꿈치를 90도로 굽힘하고 긴팔 부목을 적용한다.

수술: 탈구만 발생했을 때는 수술을 거의 하지 않지만, 골절과 관절 불안정이 함께 발생하면 수술이 필요하다. 수술은 갈고리돌기/노뼈머리의 골절을 정복하고, 또 필요하다면 곁인대를 정복해야 한다.

병리	임상 정보	치료
위관절융기염 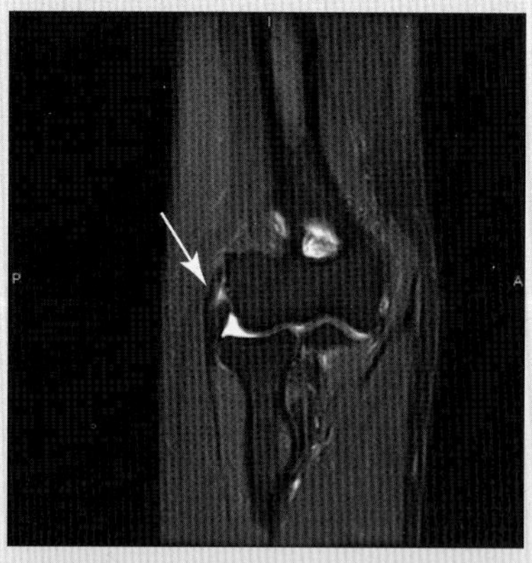 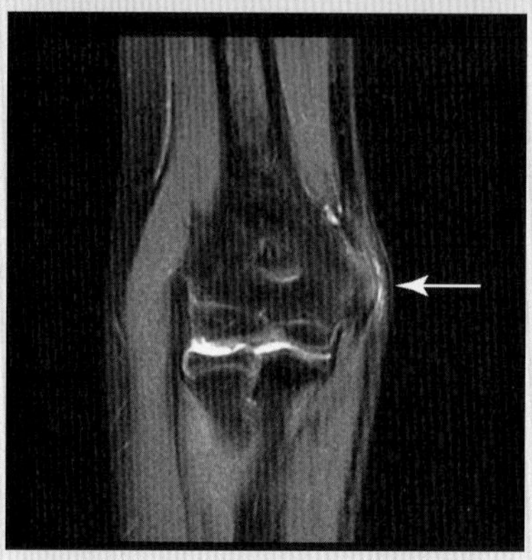 T2 가중 이마면 MRI는 위관절융기염을 보여주고 있다: (a) 가쪽위관절융기염은 가쪽곁인대(화살표)를 가지고 있는 온폄근 힘줄의 닿는곳에서 밝게 보인다. (b) 안쪽위관절융기염은 연부조직(화살표)의 피부밑 부종이 있는 온굽힘근 힘줄의 닿는곳에서 밝게 보인다.	**설명:** 과사용 손상은 힘줄염에 의한 급성 단계이다. 만성적인 힘줄병리는 힘줄의 치유를 방해하는 반복적 스트레스 때문에 발생한다. **손상 기전:** 안쪽위관절융기염은 온굽힘근 힘줄 부착점에서 작용하는 온굽힘근의 반복적 사용에 의해 발생된다. 가쪽위관절융기염은 온폄근 힘줄 부착점에서 작용하는 온폄근의 반복적 사용에 의해 발생된다. **영상:** 방사선은 관련된 질환을 배제한다. MRI나 MUSUS는 특별한 조직 염증과 힘줄 퇴행을 보여준다.	**보존적 치료:** 근육과 유연성의 불균형을 치료하는 물리치료와, 염증을 조절하는 모달리티와 비스테로이드 약물, 그리고 Cyriax 기법, 부목 등을 포함한 많은 치료가 적용될 수 있다. **수술:** 힘줄병리를 위해, 조직박리, 힘줄이완, 위관절융기의 고주파를 이용한 미세힘줄절개술 등을 포함한 많은 전통적인 개방성 수술, 관절경 수술, 그리고 경피수술이 적용될 수 있다. 비수술적 중재이든 또는 수술적 중재이든 간에 단일 중재가 가장 효율적인 것으로 밝혀지지 않았다.

병리	임상 정보	치료

작은머리의 박리뼈연골염(OCD)

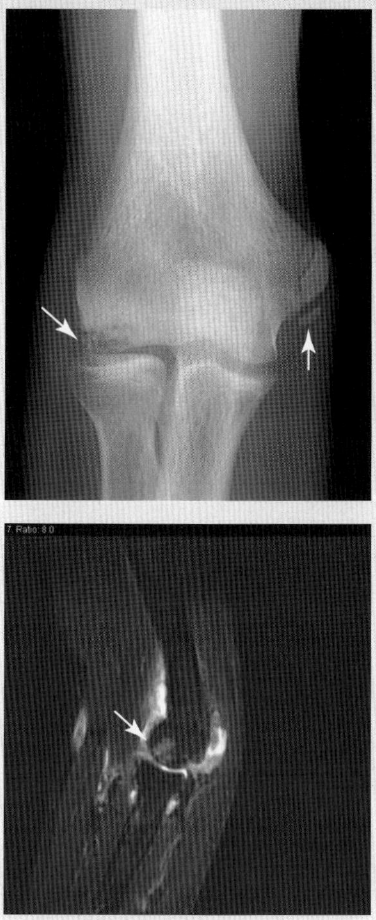

작은머리의 OCD. (a) AP 방사선 영상은 불규칙성 골화(큰 화살표)를 가진 방사선투과성 병변으로 결손을 보인다. 관절내 유리체가 관절의 안쪽 부위로 이주되어 있다(작은 화살표). 안쪽위관절융기에 성장판이 열려 있는 10대 청소년의 영상이다. (b) T2 가중 시상면 MRI는 밝은 신호(화살표)의 국소 영역으로서 OCD를 보여준다.

설명: 관절면의 손상; 관절면으로부터 연골과 연골밑뼈가 분리되는 것. 성장판이 열려 있는 청소년 운동선수에게서 많이 발생한다.
징후와 증상: 무딘 통증, 관절 부종 및 잠김현상

손상 기전: 던지기 스포츠나 팔로 체중을 지지하는 체조에서, 반복적 밖굽이 압박이 관절의 안쪽면에 가해져서 발생한다.

영상: MRI로 병변의 안정성과 혈관성을 확인할 수 있다. 진단 초기에 US로 작은머리가 납작해진 것을 확인할 수 있다.

보존적 치료: 특히 젊은 환자가 격렬한 운동을 하지 않고 휴식을 취하면, 박리뼈연골염이 자발적으로 회복될 수 있다.

수술: 중재는 병변의 크기와 위치, 환자의 연령과 증상의 정도에 따라 달라진다. 관절내의 유리체를 제거하거나, 뼈나 연골의 박리 부위를 제거하기 위해 관절경 수술이 적용될 수 있다.

병리	임상 정보	치료

자쪽곁인대 열상

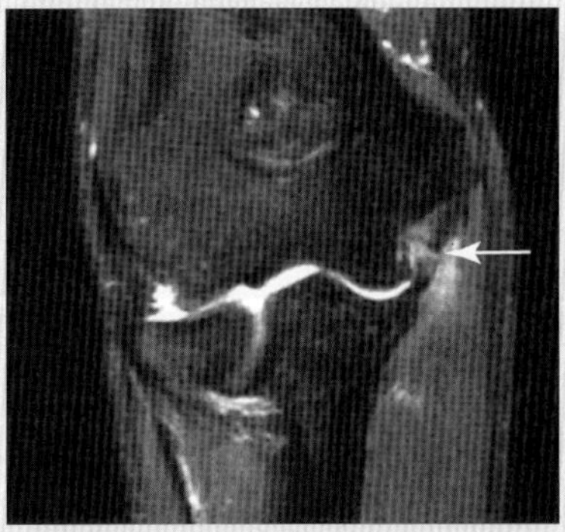

T2 가중 이마면 MRI는 인대의 중간지점 열상(화살표)을 보여주고 있다.

설명: 자쪽곁인대의 부분 열상이나 완전 열상은 던지기 선수에게서 자주 발생한다.

손상 기전: 오버헤드 던지기는 반복적인 밖굽이 스트레스를 일으키고, 이것이 자쪽곁인대의 장력 강도를 초과하면 미세한 급성 파열이 초래될 수 있다. 이것은 팔꿈치 탈구와 같은, 급성 이벤트에 의해서도 발생한다.

영상: MRI, MR 조영술, US로 손상을 확인할 수 있다.

보존적 치료: 휴식을 포함한 3–6개월의 보존적 치료, 비스테로이드 약물, 그리고 가동범위와 모달리티의 물리치료가 적용될 수 있다.

수술: 인대가 직접 수복되지 않지만, 긴손바닥 힘줄의 자가이식으로 재구축된다. 위팔뼈의 안쪽위관절융기와 자뼈거치면 안의 터널를 통해 이식이 당겨진다. 자신경 전이술도 수술동안 적용될 수 있다.

병리	임상 정보	치료

자신경 아탈구와 스냅핑 위팔세갈래근

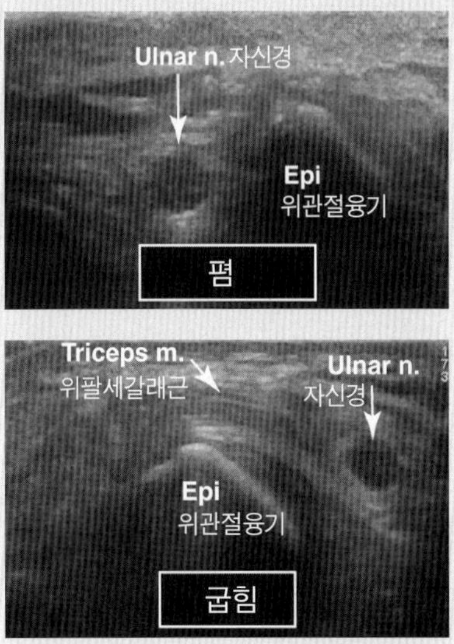

(a) 자신경의 정상 위치가 가로면에서 안쪽위관절융기의 뒤쪽에서 보인다.
(b) 자신경과 위팔세갈래근의 안쪽갈래는 안쪽위관절융기 위의 앞쪽으로 탈구된다.

설명: 이것은 팔꿈치를 굽힘할 때 안쪽위관절융기 위에 위팔세갈래근 안쪽갈래와 자신경이 탈구되는 동적 문제이다. 팔꿈치를 폄하면 탈구된 구조물들이 정상적으로 정복된다가 확인되었다.

손상 기전: 선천적 요소, 발달적 요소, 외상후 근육 이상, 골성 이상 등과 같은 다양한 요소가 확인되었다.

영상: US를 통한 동적 검사로 잘 확인될 수 있다. 정적 아탈구를 확인하기 위해, 팔꿈치 굽힘과 팔꿈치 폄을 한 채, MRI를 적용할 수 있다.

보존적 치료: 급성 염증을 치료하기 위해 휴식이 필요하다. 그러나 지속적인 통증성 스냅핑과 습관성 자신경 아탈구는 손 기능에 영향을 줄 수 있는 견인성 또는 마찰성 신경염을 초래할 수 있고, 이것은 수술적 중재를 필요로 한다.

수술: 자신경이 앞쪽으로 전이되고, 안쪽위관절융기 위로 다시 자신경이 아탈구되는 것을 방지하기 위해 근막 슬링을 구축한다. 필요하다면, 근육이상(예, 위팔세갈래근 힘줄)을 절제하거나, 길을 재설정하거나 이완한다.

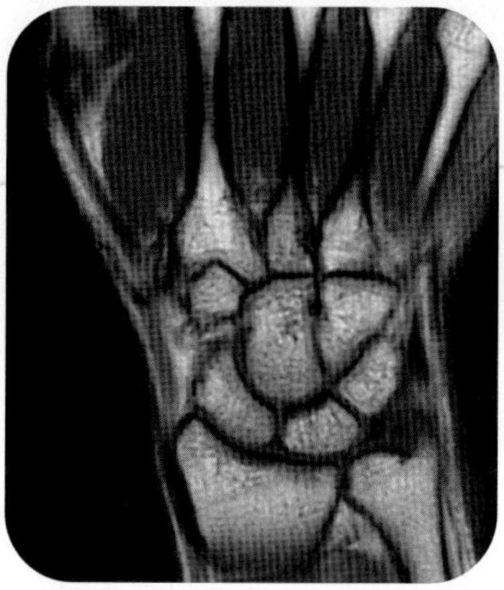

CHAPTER

4

손과 손목의 진단영상학

- 소개: 손과 손목의 팩트
- 해부학 복습
- 영상 가이드라인: ACR 적절성 기준
- 손과 손목의 일반 방사선 평가
- 손목의 기본 MRI 프로토콜
- 손목의 기본 CT 프로토콜
- 손목의 기본 MSUS 프로토콜
- 무엇처럼 보이는가? 병리 그림

1. 소개: 손과 손목의 팩트

❑ 외상성 손상

- **낙상:** 손목의 가장 흔한 손상 기전은 팔을 뻗고 넘어지는 것.
  - 아동의 경우, 먼쪽노뼈가 가장 자주 발생하는 부위이다.
  - 성인의 경우, 먼쪽노뼈가 가장 자주 발생하는 부위이고, 그 다음 손배뼈와 반달뼈에서 골절이 많이 발생한다.
- **직업 관련** – 직업과 관련된 손 골절의 절반 이상이 먼쪽마디뼈에서 일어난다.

❑ 운동 손상

- **세모섬유연골복합체**(TFCC)의 열상이 체조, 장대높이뛰기, 복싱, 하키, 라켓/배트 스포츠 등과 같은 스포츠 활동으로 폄된 손목 자세에서 자주 발생된다. 열상은 낙상, 먼쪽노뼈골절, 파워–드릴 손상 등으로부터 발생한다(손목이 강하게 비틀린다).

❑ 압박성 신경병리

- **손목굴 증후군:** 손목굴의 압박 증가로 인해 정중신경이 압박된다.
  - **자뼈굴 증후군**은 Guyon 터널에서 자신경이 압박되는 것으로서, 대개 성장(예, 지방종, 흉터조직)에 의해 유발된다.
  - **Wartenberg 증후군**은 드문 질환이며, 먼쪽 아래팔에서 노신경 감각분지가 압박되어 일어나는 증상이며, 수술후 손상이나 외적 압박(손목시계나 핸드커프)으로 발생된다. 이것은 De Quervain의 힘줄윤활염과 관련된다.

❑ 연부조직 질환

- **De Quervain의 힘줄윤활염**은 긴엄지벌림근과 짧은엄지폄근의 힘줄말이집의 염증으로서, 엄지바닥의 통증을 일으킨다.

❑ 영상 선택

- **방사선 영상**은 손이나 손목의 모든 문제를 조사하는 초기 방법이다. 방사선 영상은 다양한 관절성피진과 같은 비외상성 질환 뿐만 아니라, 골절이나 탈구 등 문제를 확인할 수 있다.
- CT는 엄지 탈구, 먼쪽노뼈골절, 갈고리뼈혹 골절, 또는 뼈괴사에 의한 손목 붕괴의 탈구 등과 같은 복합골절을 적절하게 확인할 수 있다.
- MRI는 손배뼈와 반달뼈의 골절과 같은, 방사선 영상으로 잘 확인될 수 없는 골절, 반달뼈의 뼈괴사, 세모섬유연골복합체(TFCC)와 손목사이인대 열상을 확인하기 위해 선택되어 왔다.
- **근육뼈대 초음파**(MSUS)는 손목 지방종, 힘줄윤활염, 힘줄 파열, TFCC 열상 등을 포함한 손목의 많은 연부조직 질환을 평가하기 위해 이용된다. MSUS는 손목굴 증후군을 확인하는데 이용되기도 하고, 또 손목의 중재절차를 가이드하기 위해 이용되기도 한다.

❑ 이용될 수 있는 가이드라인

- ACR **적절성 기준: 급성 손과 손목 통증**의 12개 영역과 **만성 손목 통증**의 10개 영역을 연구해 왔다.
- **진단 영상 경로는 의심되는 손배뼈골절**의 평가를 위해 설정되었던 임상 결정 나무로 구성되어 있다.

2. 해부학 복습

축성면

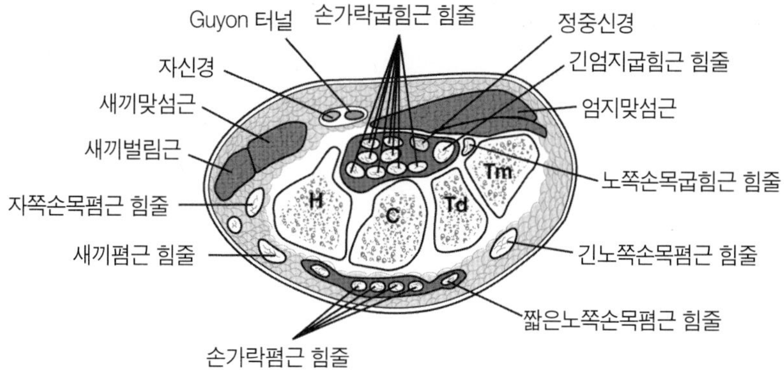

노쪽면

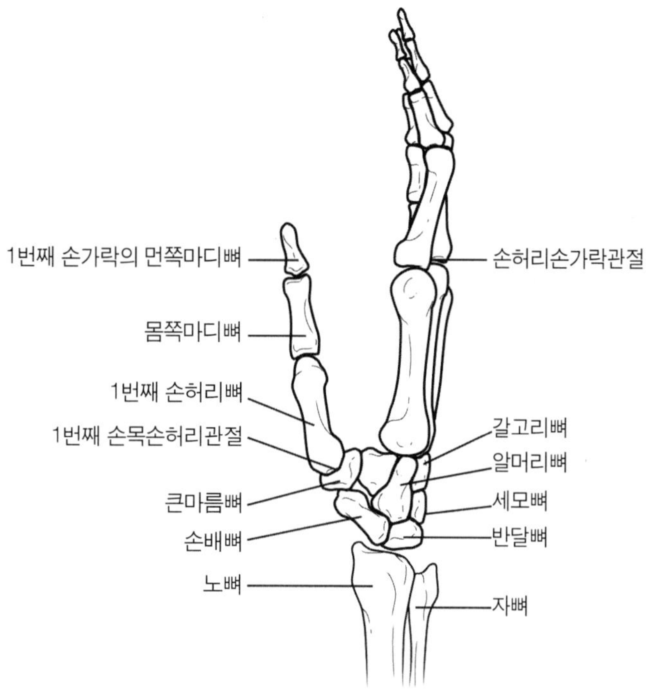

등쪽면

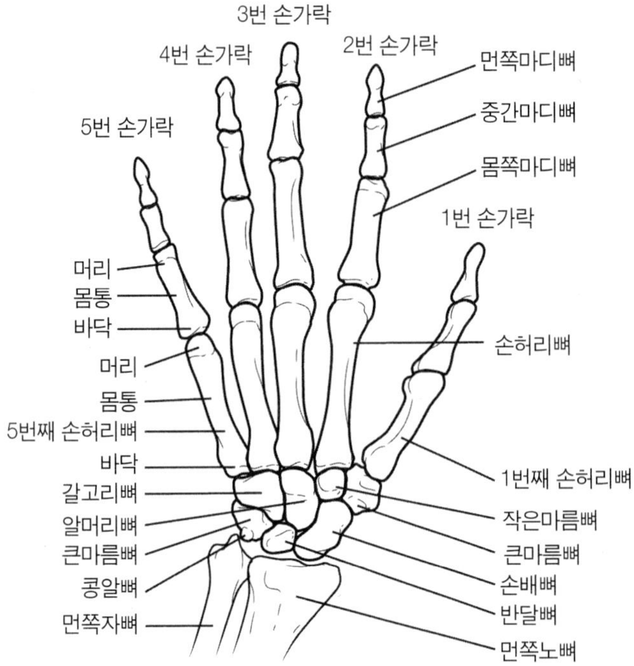
3번 손가락
4번 손가락
2번 손가락
먼쪽마디뼈
5번 손가락
중간마디뼈
몸쪽마디뼈
1번 손가락
머리
몸통
바닥
손허리뼈
머리
몸통
5번째 손허리뼈
바닥
1번째 손허리뼈
갈고리뼈
작은마름뼈
알머리뼈
큰마름뼈
큰마름뼈
손배뼈
콩알뼈
반달뼈
먼쪽자뼈
먼쪽노뼈

3. 영상 가이드라인: ACR 적절성 기준

- **적절성 기준**은 특정 임상 질환에 대한 의뢰를 위해 임상가들이 적절한 영상 모달리티를 선택할 수 있도록 돕기 위해, 전문가 집단에 의해 개발된 근거중심 가이드라인이다. ACR은 **급성 손과 손목 외상과 만성 손목 외상**에 대한 기준을 발표했다.
  - **급성 손과 손목 외상을 위한 ACR 적절성 기준**을 알고 싶으면, **표 4.1**을 참고한다.
  - **만성 손목 외상을 위한 ACR 적절성 기준**을 알고 싶으면, **표 4.2**를 참고한다.
  - **진단 영상 경로**는 다양한 임상 시나리오에 대한 결정을 돕기 위해 Western Australia's Department of Health에 의해 설정된 근거중심의 가이드라인이다. 임상 결정 나무 흐름 챠트에서 나타나듯이, 목적은 ACR 기준과 동일하다.
  - **의심되는 손배뼈골절에 대한 진단 영상 경로를 알고 싶으면, 표 4.3을 참고한다.**

표 4.1 급성 손과 손목 통증을 위한 ACR 적절성 기준

급성 손과 손목 통증의 임상 변수	대개 적절하다	적절할 수도 있다	대개 적절하지 않다 (약어 버전, 웹사이트 참고).
1. 손목 외상. 첫 검사.	• 손목 X선 촬영: 적어도, 뒤앞 촬영, 측면 촬영, 절반 엎침된 사선 촬영을 포함한다.	———	• 조영제를 사용하지 않은 손목 MRI • 손목 Tc-99mm 뼈 스캔 • 조영제를 사용하지 않은 손목 CT
2. **급성 먼쪽노뼈골절**을 의심한다. 방사선 영상은 정상으로 나타난다. 다음 절차.	• 10-14일 안에 석고고정과 반복 • 조영제를 사용하지 않은 손목 MRI (골절의 즉각적인 확인이나 배제가 요구된다면)	• 조영제를 사용하지 않은 CT (만약 방사선 영상이 부정적이라면)	• 손목 Tc-99mm 뼈 스캔 • 손목 진단 초음파
3. **관절내 복합 먼쪽노뼈골절이 방사선 영상에서 나타난다.** 수술 계획	• 조영제를 사용하지 않은 CT	———	• 조영제를 사용하지 않은 손목 MRI • 손목 Tc-99mm 뼈 스캔
4. 급성 **손배뼈골절을 의심한다.** 첫 검사.	• 손목 방사선 영상	———	• 조영제를 사용하지 않은 손목 CT • 조영제를 사용하지 않은 손목 MRI • 손목 Tc-99mm 뼈 스캔
5. **급성 손배뼈골절**을 의심한다. 방사선 영상은 **정상**이다. 다음 절차.	• 10-14일 안에 석고고정과 반복 • 조영제를 사용하지 않은 손목 MRI	• 조영제를 사용하지 않은 CT	• 손목 Tc-99mm 뼈 스캔 • 손목 진단 초음파

표 4.1 급성 손과 손목 통증을 위한 ACR 적절성 기준

급성 손과 손목 통증의 임상 변수	대개 적절하다	적절할 수도 있다	대개 적절하지 않다 (약어 버전, 웹사이트 참고).
6. **보이지 않은 손배뼈 골절**을 의심한다. 석고 고정 10-14일 후의 **초기와 반복 방사선 영상**. 손배뼈골절을 지속적으로 의심한다. 다음 절차	• 조영제를 사용하지 않은 손목 MRI • 조영제를 사용하지 않은 손목 CT (만약 MRI이 부정적이라면)	• 손목 Tc-99mm 뼈 스캔 (만약 MRI나 CT를 수행할 수 없다면)	• 손목 진단 초음파
7. **먼쪽노자관절의 아탈구**를 의심한다.	• 손목 방사선 • 조영제를 사용하지 않은 양쪽 손목 CT (엎침과 뒤침)	————	• 조영제를 사용하지 않은 손목 MRI • 손목 진단 초음파 • 손목 Tc-99mm 뼈 스캔
8. **갈고리뼈혹 골절**을 의심한다. 초기 방사선 영상은 **정상**이다.	• 손목 방사선 영상 (절반 뒤침 자세와 손목굴 촬영) • 조영제를 사용하지 않은 손목 CT (만약 부가적인 투사가 부정적이라면)	————	• 손목 Tc-99mm 뼈 스캔 • 조영제를 사용하지 않은 손목 MRI • 손목 진단 초음파
9. **손허리뼈 골절**이나 **탈구**를 의심한다.	• 손 방사선 영상 • 조영제를 사용하지 않은 손 CT (만약 부가적인 투사가 부정적이라면)	————	• 조영제를 사용하지 않은 손 MRI • 손 Tc-99mm 뼈 스캔 • 손 진단 초음파
10. **손가락 골절**이나 **탈구**를 의심한다.	• 손/손가락 방사선 영상 (PA 촬영, 가쪽 촬영, 가쪽돌림된 사선 촬영)	————	• 조영제를 사용하지 않은 손/손가락 CT • 조영제를 사용하지 않은 손/손가락 MRI
11. **엄지 골절**이나 **탈구**를 의심한다.	• 엄지 방사선 영상 (PA 촬영, 가쪽 촬영, 돌림된 사선 촬영)	• 조영제를 사용하지 않은 엄지 CT (수술 계획을 위해 이용될 수 있음) • 조영제를 사용하지 않은 엄지 MRI	• 엄지 진단 초음파 • 엄지 Tc-99mm 뼈 스캔
12. 게임키퍼 손상을 의심한다 (엄지 MCP **손허리손가락 관절의 곁인대 손상**)	• 엄지 방사선 영상 (PA 촬영, 가쪽 촬영) • 조영제를 사용하지 않은 엄지 MRI (만약 골절이 방사선 영상으로 확인되지 않으면) • 엄지 진단 초음파 (전문가가 있다면) • 엄지 방사선 영상 (밖굽이 스트레스와 반대쪽과의 비교)	————	• 엄지 MR 관절조영술 • 엄지 방사선 영상 • 조영제를 사용하지 않은 엄지 CT • 엄지 Tc-99mm 뼈 스캔

본 표는 약어 정보를 포함하고 있다. 완전한 기록 안에 "대개 적절하지 않다" 검사가 존재한다. ACR 적절한 기준의 완전한 버전을 알고 싶으면, 독자들이 ACR 웹사이트를 방문하길 바란다. 출처: 미국방사선의학회(ACR).

표 4.2 **만성 손목 통증**을 위한 ACR 적절성 기준

만성 손목 통증의 임상 변수	대개 적절하다	적절할 수도 있다	대개 적절하지 않다 (약어 버전, 웹사이트 참고).
1. **만성 손목 통증** (이전 손상의 유무와 관계없이). **최상의 초기 검사**	● X 선 영상	———	● 조영제를 사용하지 않은 MRI ● 조영제를 사용하지 않은 CT ● US
2. 일반 방사선 영상은 정상이고 비특이적이다. **지속적인 증상**. 다음 기법.	● 조영제를 사용하지 않은 MRI (대부분의 시간, 더 많은 영상이 필요하지 않을 것이다. 만약 진단 영상을 사용한다면, 이것이 선택될 것이다)	● MR 관절조영술	● 조영제를 사용하지 않은 MRI 또는 조영제를 사용한 MRI ● 조영제를 사용하지 않은 CT 또는 조영제를 사용한 CT ● CT 조영술
3. 일반 방사선 영상은 정상이고 비특이적이다. **염증성 관절염을 의심**한다. 다음 기법.	● 조영제를 사용하지 않은 MRI 또는 조영제를 사용한 MRI (진단을 위해 더 많은 영상이 필요하지 않을 것이다. 그러나 이것은 질환을 단계화하고 치료를 가이드 하기 위해 종종 사용된다). ● 조영제를 사용하지 않은 MRI	● US (전문가가 있다면)	● 조영제를 사용하지 않은 CT 또는 조영제를 사용한 CT ● MR 관절조영술 ● CT 관절조영술 ● Tc-99mm 뼈 스캔
4. 방사선 영상은 정상이고 비특이적인 관절염이다. **감염을 배제**한다. 다음 기법.	● 흡인 (필요하다면 영상 가이드를 사용한다)	———	● 조영제를 사용하지 않은 CT 또는 조영제를 사용한 CT ● 조영제를 사용하지 않은 MRI 또는 조영제를 사용한 MRI ● US
5. **자쪽 통증;** 방사선 영상은 **정상적**이고 비특이적이다. 다음 기법.	● 조영제를 사용하지 않은 MRI ● MRI 관절조영술	● CT 관절조영술 ● 조영제를 사용하지 않은 MRI 또는 조영제를 사용한 MRI	● 방사선 조영술 ● 조영제를 사용하지 않은 CT 또는 조영제를 사용한 CT ● 진단 초음파
6. **노쪽 통증;** 방사선 영상은 정상적이고 비특이적이다. 다음 기법.	● 조영제를 사용하지 않은 MRI	● MR 관절조영술(손배반달인대열상이 주된 고려사항이라면, MR 관절조영술이 조영제를 사용하지 않은 MRI 보다 더 민감하다) ● CT 관절조영술 ● 조영제를 사용하지 않은 MRI 또는 조영제를 사용한 MRI	● 방사선 조영술 ● 조영제를 사용하지 않은 CT 또는 조영제를 사용한 CT ● Tc-99mm 뼈 스캔

표 4.2 만성 손목 통증을 위한 ACR 적절성 기준

만성 손목 통증의 임상 변수	대개 적절하다	적절할 수도 있다	대개 적절하지 않다 (약어 버전, 웹사이트 참고).
7. 방사선 영상은 정상이고, 비특이적이다. **Kienbock 질환** (반달뼈의 무혈관성 괴사)을 의심한다.	● 조영제를 사용하지 않은 MRI	● 조영제를 사용하지 않은 CT	● 조영제를 사용하지 않은 MRI 또는 조영제를 사용한 MRI ● 조영제를 사용하지 않은 CT 또는 조영제를 사용한 CT ● Tc-99mm 뼈 스캔
8. 방사선 영상으로 Kienbock **질환**이 확인된다. 다음 기법.	————	● 조영제를 사용하지 않은 CT (붕괴정도와 관련 골절을 평가하는데 요구될 때만) ● 조영제를 사용하지 않은 MRI	● 조영제를 사용하지 않은 MRI 또는 조영제를 사용한 MRI ● 조영제를 사용하지 않은 CT 또는 조영제를 사용한 CT ● Tc-99mm 뼈 스캔
9. **덩어리가 촉진되거나, 보이지 않는 지방종이 의심**된다. 방사선 영상으로 정상이고 비특이적이다. 다음 기법.	● 조영제를 사용하지 않은 MRI ● 조영제를 사용하지 않은 MRI 또는 조영제를 사용한 MRI ● US (MRI와 US가 초기 검사의 대체로 사용될 수 있다)	————	● MR 관절조영술 ● CT 관절조영술 ● 조영제를 사용하지 않은 CT 또는 조영제를 사용한 CT
10. 3주 이상의 통증. **보이지 않는 골절이나 스트레스 골절을 의심**한다. 방사선으로는 진단을 내릴 수 없다. 다음 기법.	● 조영제를 사용하지 않은 MRI ● 조영제를 사용하지 않은 CT (만약 갈고리뼈혹골절이 의심되면, CT를 선택할 수 있다).		● 조영제를 사용하지 않은 MRI 또는 조영제를 사용한 MRI ● 조영제를 사용하지 않은 CT 또는 조영제를 사용한 CT ● Tc-99mm 뼈 스캔
11. 방사선 영상은 **오래된 손배뼈골절**을 보여준다. 불유합, 부정유합, 뼈괴사, 외상후 뼈관절염 등을 평가한다. 다음 기법.	● 조영제를 사용하지 않은 MRI ● 조영제를 사용하지 않은 CT (MRI와 CT가 대체 검사로 사용될 수 있다. 오직 하나의 검사만이 수행되어야 한다).	● 조영제를 사용하지 않은 MRI 또는 조영제를 사용한 MRI	● MR 관절조영술 ● CT 관절조영술 ● 조영제를 사용한 CT ● Tc-99mm 뼈 스캔
12. **손목굴 증후군을 의심**한다.	● 방사선 영상	————	● US ● 조영제를 사용하지 않은 MRI 또는 조영제를 사용한 MRI ● 조영제를 사용하지 않은 CT 또는 조영제를 사용한 CT

본 표는 약어 정보를 포함하고 있다. 완전한 기록 안에 "대개 적절하지 않다" 검사가 존재한다. ACR 적절한 기준의 완전한 버전을 알고 싶으면, 독자들이 ACR 웹사이트를 방문하길 바란다. 출처: 미국방사선의학회(ACR).

표 4.3 의심되는 손배뼈골절의 진단 영상 경로

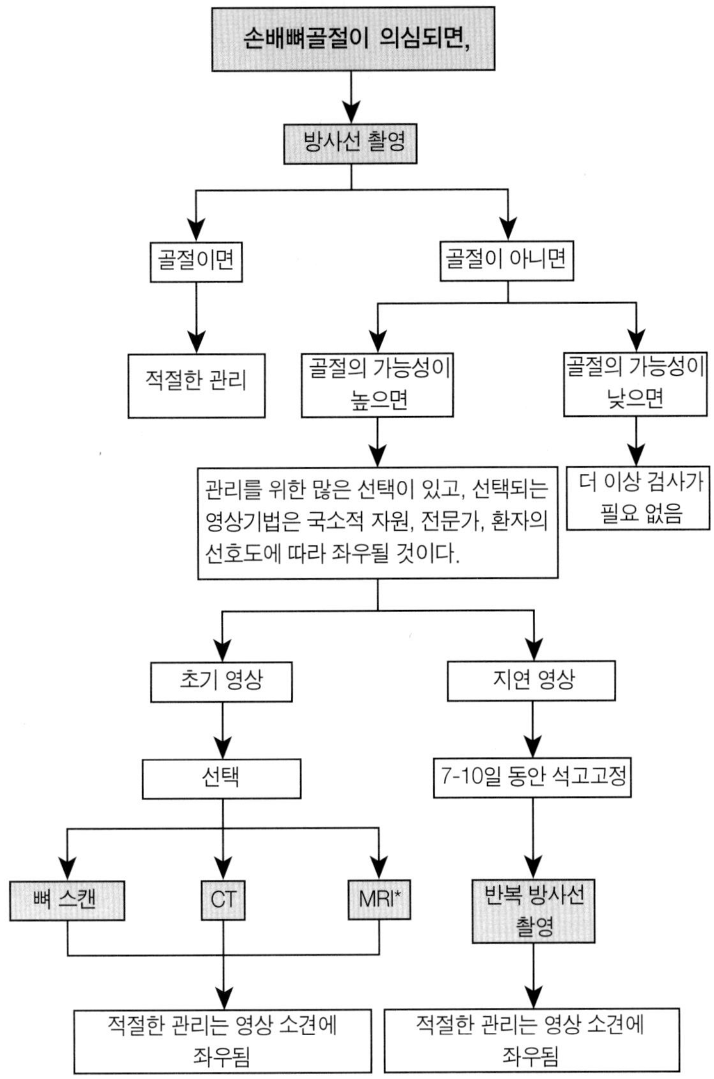

* USA 의 관리기준은 MRI 이다.

출처: Department of Health Western Australia
가장 최근에 업데이트된 내용을 보려면, http://www.imagingpathways.health.wa.gov.au를 방문하기 바란다.

4. 손과 손목의 일반 방사선 평가

- **손과 손목의 일반 방사선 검사에 대한 주요 목표는 해부학적 비정상이나 질병 과정을 확인하거나 배제하는 것이다.** 방사선 영상이 진단 과정에서 항상 최고로 선택된다.
- 손과 손목은 **분리되어** 방사선 촬영되고 있다. 그 이유는 X 선의 초점이 다르기 때문이다.
- 각 검사를 할 때, 손바닥을 아래쪽으로 하여 테이블 위에 올려놓고 시작한다. X 선 빔이 뒤쪽에서 앞쪽으로 들어가기 때문에, PA 투사라고 한다(다른 관절들은 일반적으로 AP 투사 방법을 이용한다).
- 아래의 3가지 투사방법이 손과 손목의 일반 방사선 검사에 이용될 수 있다:
  - **뒤앞(PA) 투사**
  - **가쪽 투사**
  - **사선 투사**
- 개별 손목뼈의 평가를 위해, 많은 선택적 투사 방법이 존재한다. 아래에 2가지 방법을 제시하고 있다:
  - 손을 자쪽치우침한 이후의 PA 손목 촬영 – 이것은 엄지쪽 손목뼈 주위의 관절공간을 넓히는 방법이고, 손배뼈의 부가적 평가를 허용한다.
  - 손목굴 촬영면 – 이것은 갈고리뼈혹을 평가하는 것이다.

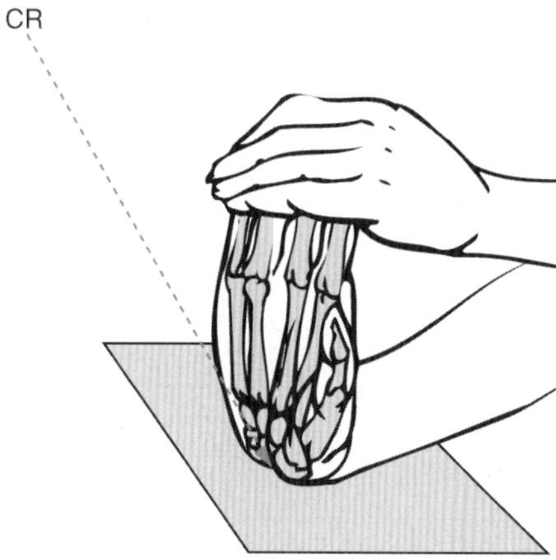

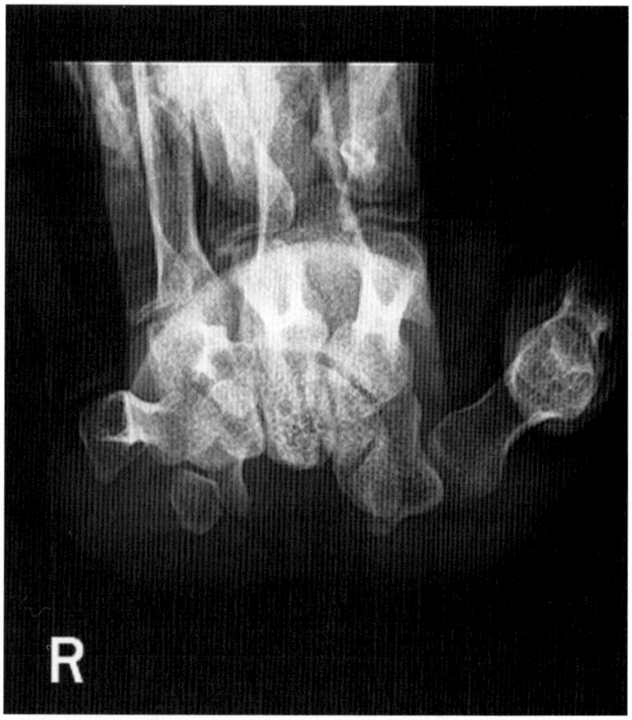

손목굴 촬영을 위한 환자 자세와 영상

- 기본 방사선 평가는 ABCS로 이루어진다(ABCS를 상세히 알고 싶으면, **표 1.1**을 참고하기 바란다).
- **손의 일반 방사선 투사**에 대한 요약을 자세히 알고 싶으면, **표 4.4**를 참고하기 바란다.
- **손목의 일반 방사선 투사**에 대한 요약을 자세히 알고 싶으면, **표 4.5**를 참고하기 바란다.

표 4.4 손의 일반 방사선 투사의 요약

뒤앞 (PA) 촬영

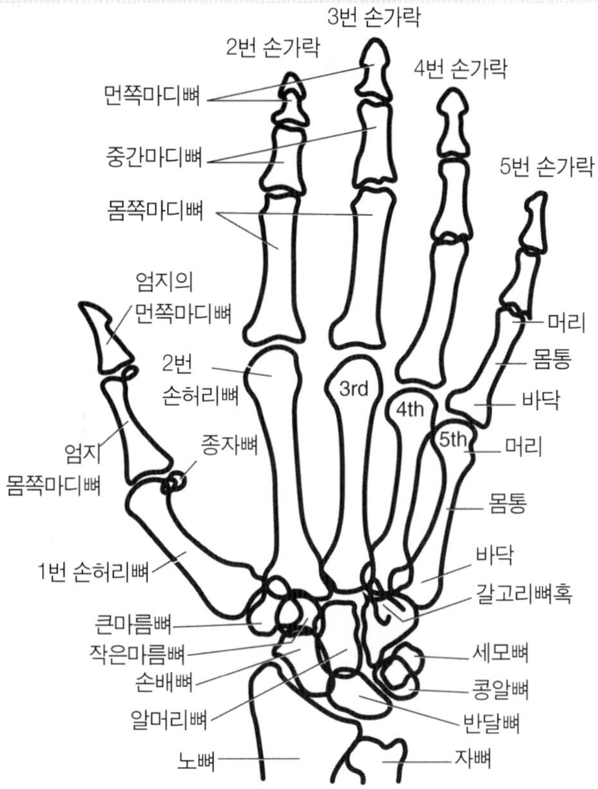

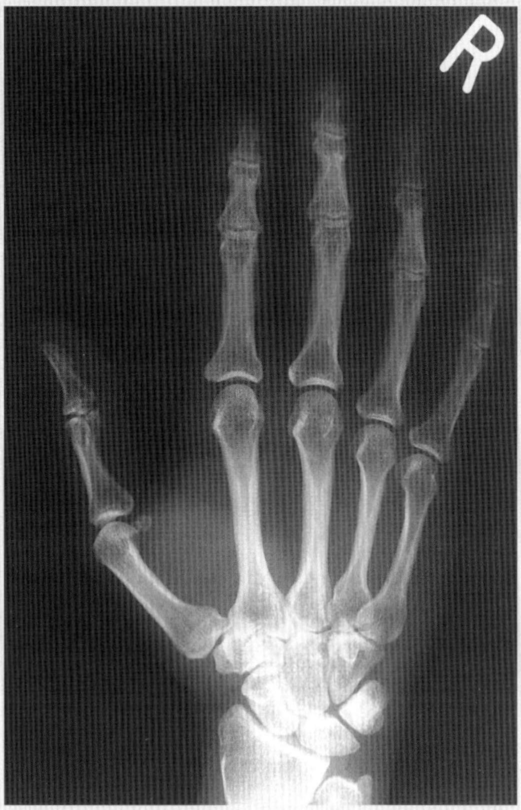

- 손, 손목, 먼쪽 아래뼈가 보인다.
- PA 투사는 엄지의 사선면을 초래한다.
- 2번 손허리뼈의 긴축은 노뼈의 긴축과 일직선을 이룬다.
- 종자뼈는 엄지와 5번 손가락의 손허리손가락관절과 엄지의 마디사이관절에서 일반적으로 나타난다.

표 4.4 손의 일반 방사선 투사의 요약

가쪽 촬영

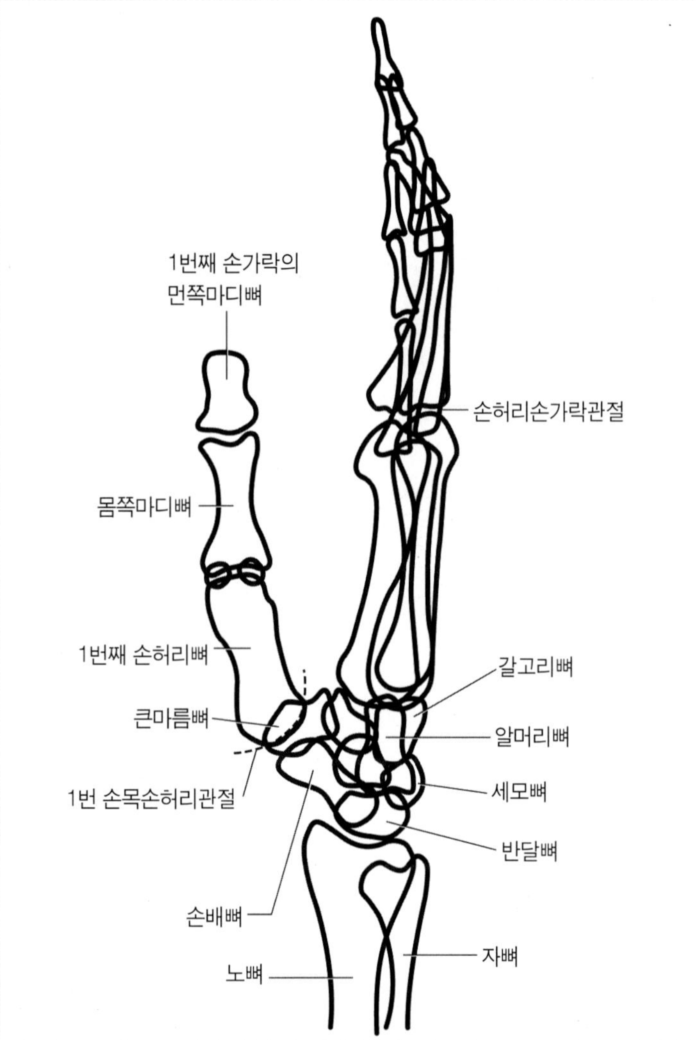

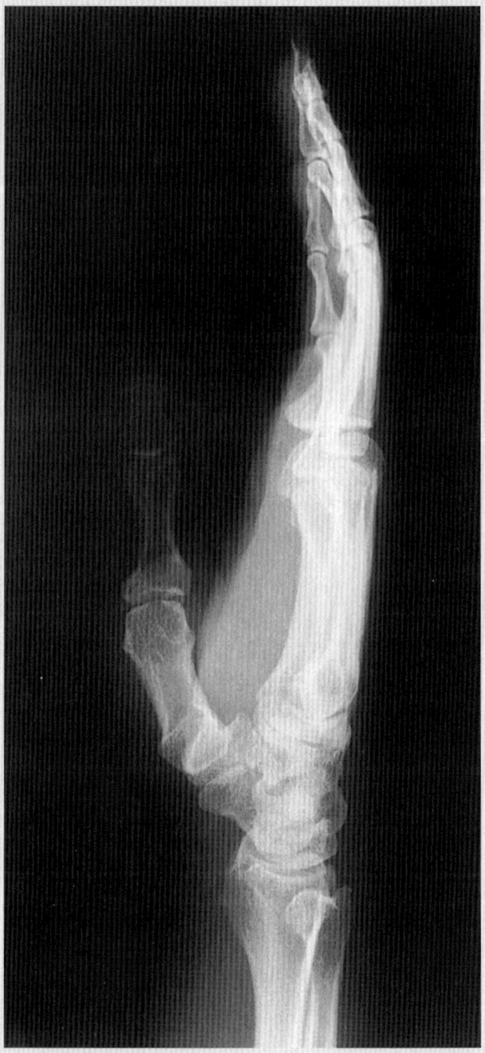

- 모든 손허리뼈와 손가락뼈가 서로 중첩되어 나타난다. 그러나 이런 가쪽 영상은 골절이나 탈구 때문에 변위를 보인다.
- 엄지는 진짜 PA 위치에 있다.
- 노뼈의 긴축과 3번째 손허리뼈의 긴축은 정상적으로 일직선을 이루어야 한다.

표 4.4 손의 일반 방사선 투사의 요약

사선 촬영

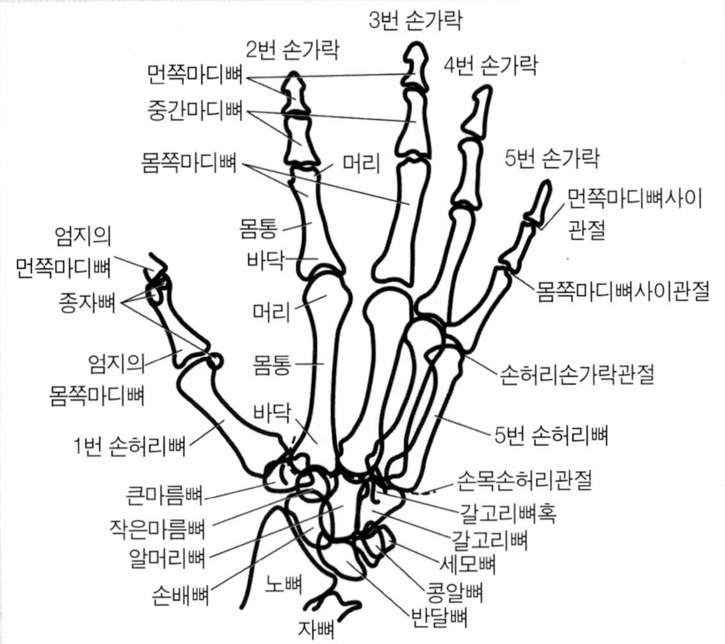

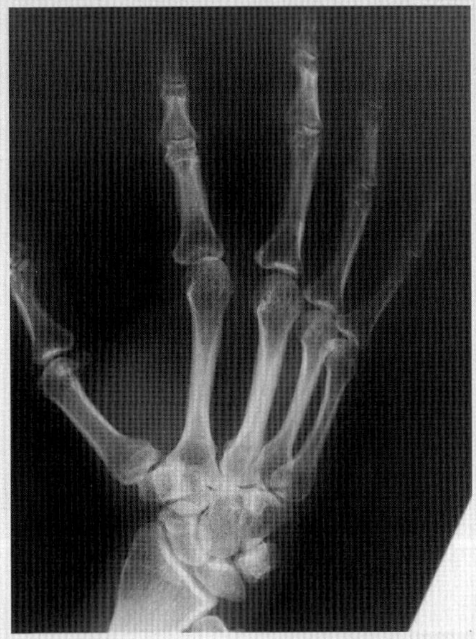

- 손은 PA로부터 45도 돌림되어 있다.
- 손허리뼈와 손가락은 중첩되지 않았다. 이런 돌림 촬영은 평가될 다른 곁질뼈를 보여준다.

표 4.5 손목의 일반 방사선 투사의 요약

뒤앞 (PA) 촬영

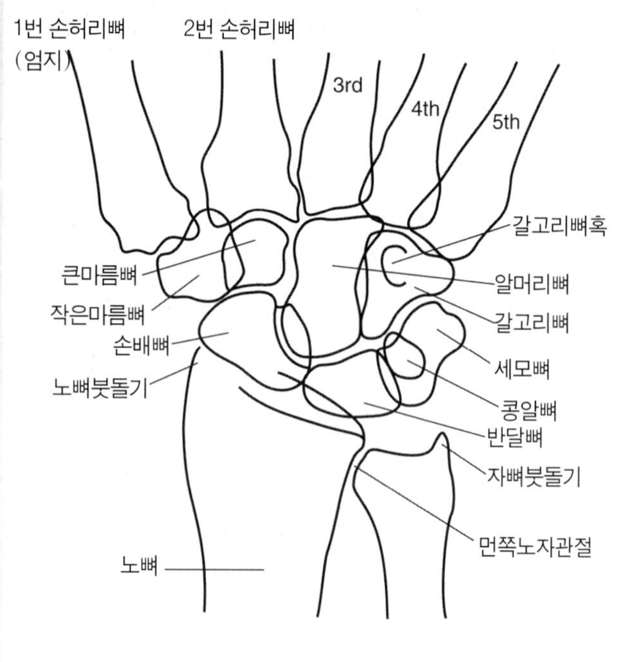

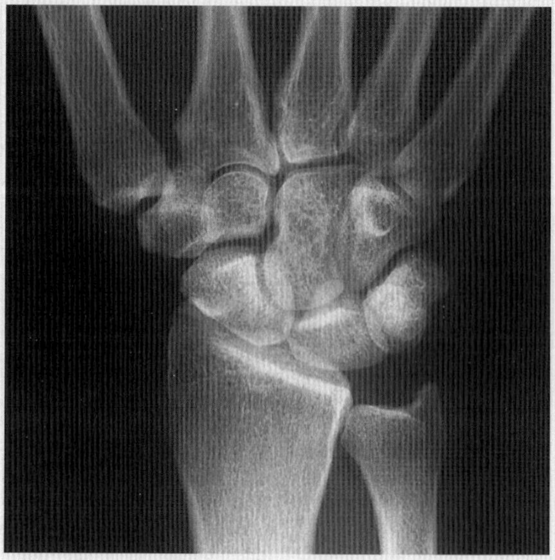

- 3개의 활처럼 생긴 곡선은 정상적인 손목뼈의 관계를 보여준다.

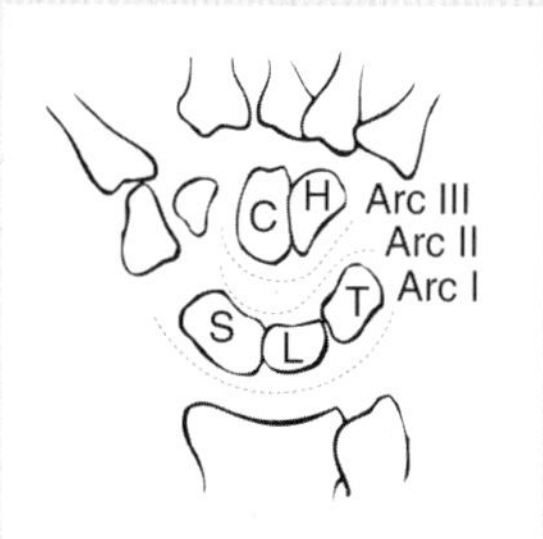

- 곡선 Ⅰ은 몸쪽관절면인 손배뼈–반달뼈–세모뼈가 이루는 활모양이다.
- 곡선 Ⅱ은 먼쪽관절면인 손배뼈–반달뼈–세모뼈가 이루는 활모양이다.
- 곡선 Ⅲ은 몸쪽관절면인 알머리뼈–갈고리뼈가 이루는 활모양이다.

표 4.5 손목의 일반 방사선 투사의 요약

가쪽 촬영

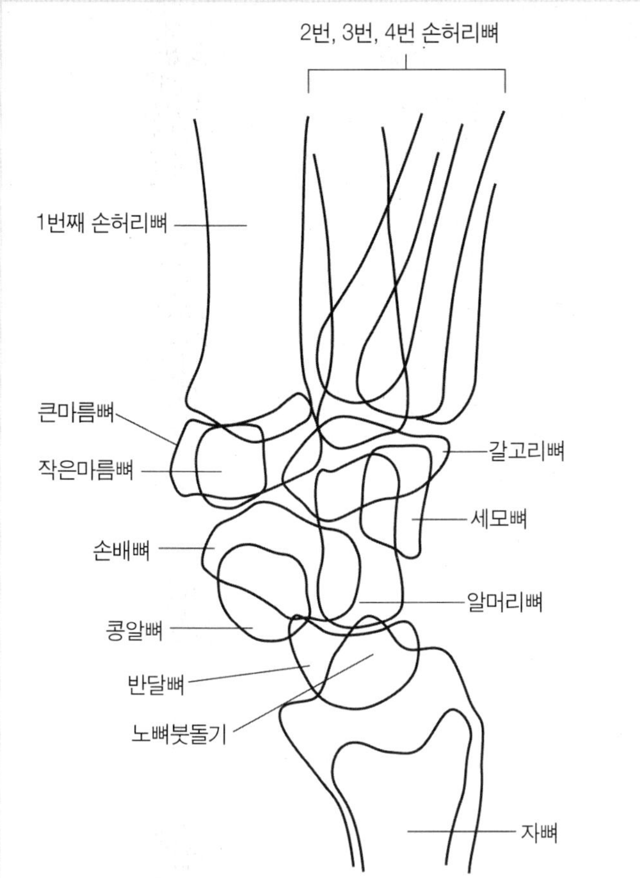

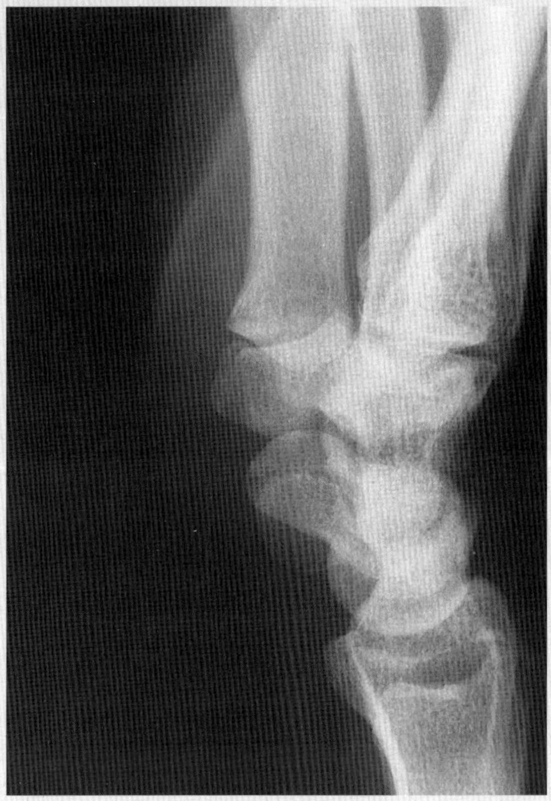

노뼈, 알머리뼈, 반달뼈의 긴축은 일직선(a)이나 평행하게 배열(b)되어야 한다. 반달뼈의 바닥쪽(c)이나 등쪽(d)은 손목사이분절의 불안정을 보여준다.

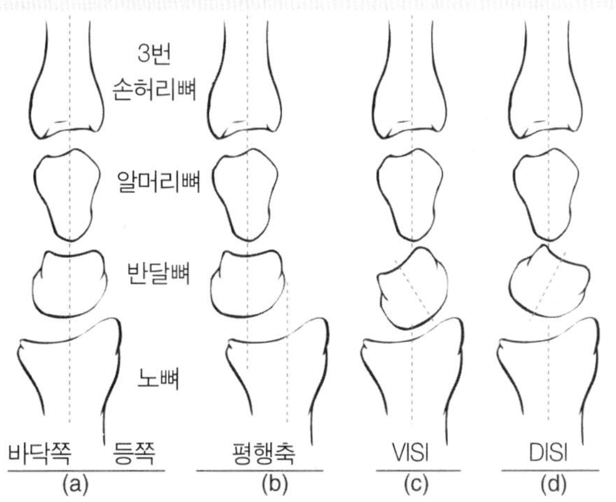

표 4.5 손목의 일반 방사선 투사의 요약

사선 촬영

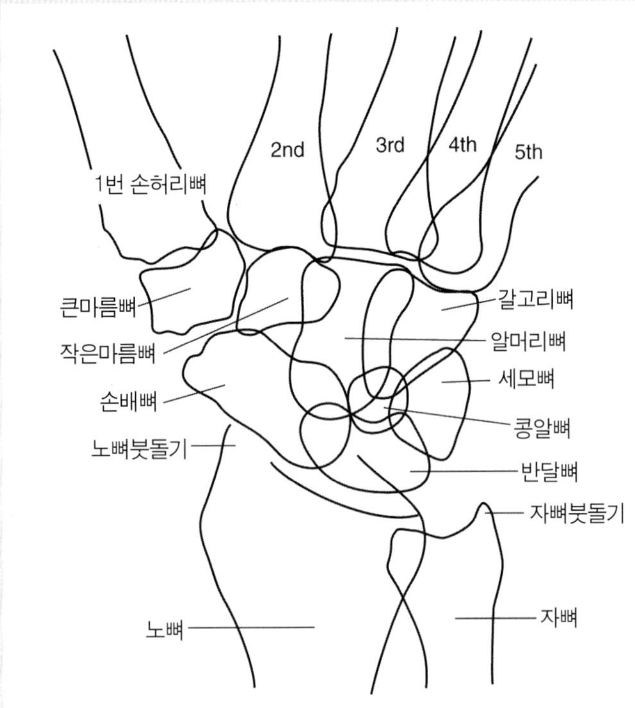

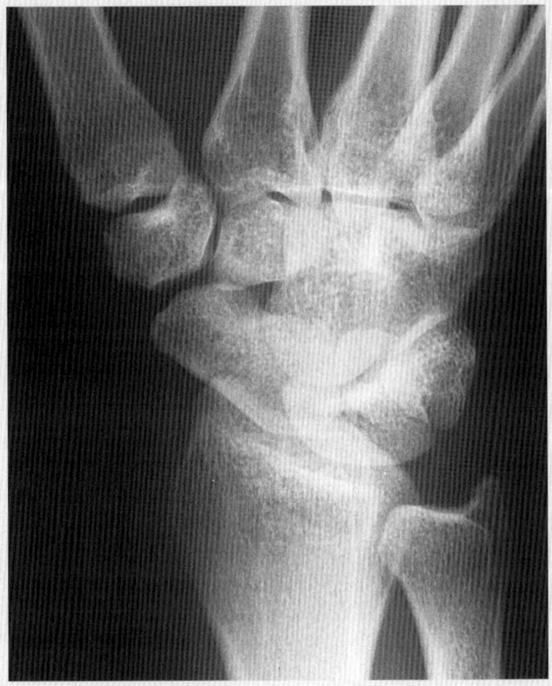

- 가장 잘 보이는 구조물은 손배뼈이고, 큰마름뼈와 관절을 이루는 부위이다. 이들 관절은 뼈관절염에서 뚜렷하게 보이고, 엄지의 기능을 악화시킨다.

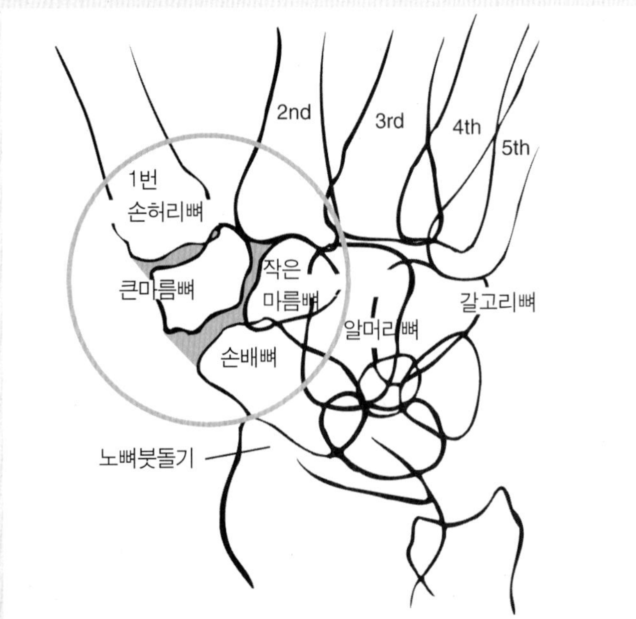

5. 손목의 기본 MRI 프로토콜

- 손과 손목 MRI의 평가는 다음과 같은 **적응증**을 포함한다:
  - TFCC 열상이나 퇴행
  - 손배반달인대와 반달세모뼈사이인대의 열상
  - 외재성 등쪽과 바닥쪽 손목인대의 이상
  - 자손목충돌증후군
  - 방사선 영상에서 정상적으로 나타나는 먼쪽노뼈, 손배뼈, 기타 손목뼈의 골절
  - 먼쪽노뼈골절과 관련된 연부조직 손상
  - 손배뼈골절의 합병증: 변위, 불유합, 부정유합 및 뼈괴사
  - 손목뼈의 괴사
  - 결절종
  - 말초신경에 영향을 주는 비정상: 일차 손목굴 증후군, 이차 손목굴증후군, 재발성 손목굴증후군; Guyon굴 증후군; 포획; 혈종; 신경말이집 종양.
  - 굽힘근과 폄근의 힘줄 질환; 부분 열상 또는 완전 열상, 힘줄염, 힘줄병리, 힘줄윤활염.
  - 뼈연골성 이상과 관절연골 이상
- 손목을 위한 MRI 프로토콜에는 **해부학적 시퀀스와 체액-민감 시퀀스**가 포함된다. 이런 프로토콜은 이마면 시퀀스를 더하고 시상면 시퀀스를 삭제했다. 이것은 손목 병리를 평가하는 가장 효율적인 방법의 과거 경험에 기초한다.
  - 아래 표에서, 해부학적 시퀀스와 체액-민감 시퀀스가 쌍을 이루고 있다. 영상을 읽은 방법은 이들 시퀀스와 슬라이스를 연결하는 것이고, 해부학을 확인한 후 비정상적으로 밝은 신호를 찾는다.

기본면	해부학적 시퀀스	체액-민감 시퀀스
축성면	양성자 밀도 (PD)	T2 FS
시상면	T1	
이마면	T1	T2 가중 (T2 IR)
이마면		경사 에코 지방-억제

- MR **관절조영술**은 TFCC, 손배반달인대, 반달세모인대 등의 열상을 주로 평가하는데 이용되어 왔다. 향상된 자기장의 강도와 코일 디자인의 진전으로 인한 작은 구조물의 해상도 향상은 미래의 손목 관절조영술에 대한 요구도를 감소시킬 것으로 예상된다.
- ABCDS를 이용하여 영상을 평가한다.
  - **A** = Alignment(정렬)/Anatomy(해부학): MRI는 방사선적으로 잘 확인되지 않는 골절을 찾는데 매우 효율적이다. 손배뼈는 가장 많이 골절되는 손목뼈이다.
  - **B** = Bone signal(뼈 신호): 골수 부종, 스트레스 골절, 뼈연골성 손상을 평가한다. 뼈괴사가 가장 잘 일어나는 2 지점은 손배뼈의 몸쪽 끝단과 반달뼈이다. T1 가중과 T2 가중의 낮은 밝기의 신호는 괴사를 의미한다.
  - **C** = Cartilage(연골): TFCC의 구조물은 이마면에서 가장 잘 보인다. 먼쪽자뼈와 반달뼈의 만성 접촉 때문에 자반달충돌이 일어나고, 이들 뼈와 TFCC에 퇴행성 변화를 초래한다.

- **D** = eDema(부종): 이것은 "손상의 발자국"이다. 부종은 뼈와 연부조직을 포함한 모든 조직 손상의 염증 결과이다. 해부학적 시퀀스에서는 부종이 중간 정도의 밝기로 나타나지만, 체액-민감 시퀀스에서는 밝은 밝기로 나타난다.
- **S** = Soft tissues(연부조직): 손목의 연부조직은 작고, 복잡하고 무수히 많다.

아래의 몇몇은 일반화된 것이다.

- **인대**
  - 외재성 인대는 노뼈와 자뼈를 손목뼈에 연결하고 있고, 또 손목뼈를 손허리뼈에 연결하고 있다. 내재성 인대는 개별 손목들을 연결하는 인대이다. 인대는 사선으로 말단에서 정중선 쪽으로, 그리고 몸쪽에서 먼쪽으로 연결되어 있다. 바닥쪽 인대는 손목의 주요 고정장치로 작용한다. 등쪽 인대는 안정성이 다소 떨어진다.
  - 인대는 모든 MR 시퀀스에서 낮은 밝기로 나타난다. 그들은 띠처럼 보일 것이다. 뼈사이인대는 짧고 두껍다.
- **힘줄**
  - 손목을 가로지르는 손바닥쪽에 있는 굽힘근 힘줄
  - 손목을 가로지르는 등쪽에 있는 폄근 힘줄
  - "매직 앵글 이펙트"는 주요 자기장과 55° 방향을 이룬 힘줄에서 일어나고, T1 가중 영상이나 양성자 밀도(PD) 시퀀스에서 기대되는 낮은 신호 강도보다 중간 정도의 신호 강도를 보인다.
  - 힘줄말이집은 특별한 관 형태의 윤활주머니로서, 작은 혈관과 적은 체액량을 함유하는 작은 공간을 가지고 있다. 이런 공간은 염증이 있을 때 체액으로 채워질 것이고, T2 가중 영상에서는 밝은 신호 강도를 보일 것이다.
- **신경구조물**
  - 정중신경, 자신경, 노신경이 축성면 영상에서 가장 잘 보인다. 신경 신호 강도는 일반적으로 중간 정도이며, 모든 시퀀스에서 근육과 동등한 강도를 띤다.
- **근육**
  - 손목에서 시작하는 근육으로는 엄지두덩 근육과 새끼두덩 근육이 있는데, 엄지두덩 근육은 엄지를 굽힘과 벌림하고, 새끼두덩 근육은 새끼손가락을 굽힘과 벌림한다.
  - 근육은 모든 시퀀스에서 중간정도의 신호 강도를 보인다.
- 손목의 **MRI나 CT의 기본면**을 이해하려면, **표 4.6**을 참고하기 바란다.
- 손목의 **기본 MRI 관절 프로토콜**을 알고 싶으면, **표 4.7**을 참고하기 바란다.

표 4.6 손목의 MRI 또는 CT를 위한 기본면

축성면	축성면은 먼쪽 노뼈와 자뼈의 몸통에서 몸쪽 손허리뼈로 뻗어 있다. 스캐닝 면은 노뼈의 긴축과 수직을 이룬다. 기준선은 슬라이스이다.
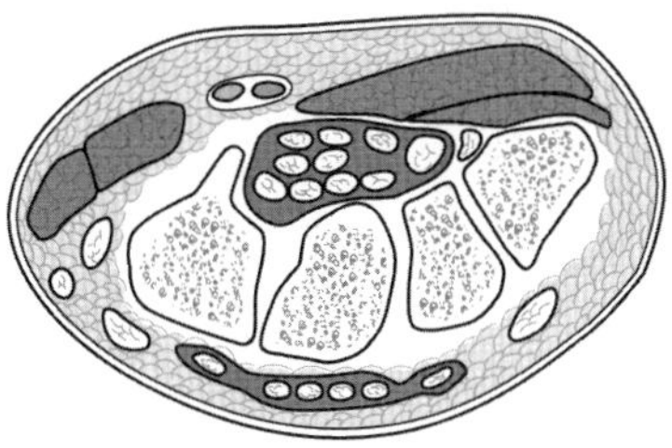	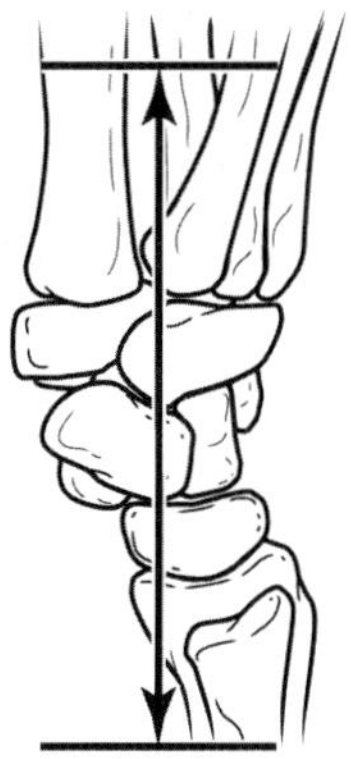 FOV 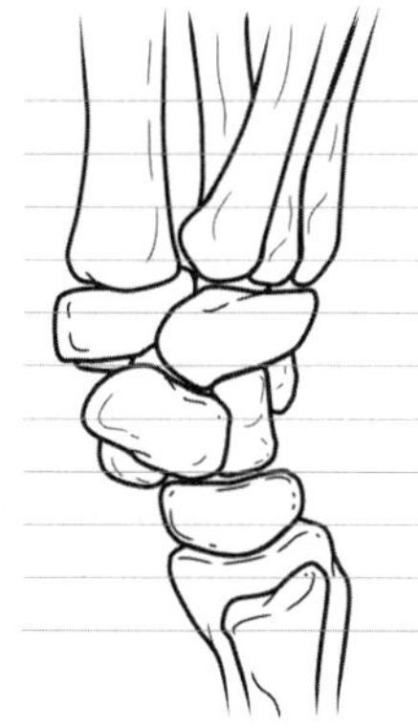 영상 슬라이스
시상면	시상면은 손목의 가장 노쪽에서 가장 자쪽으로 뻗어 있다. 스캐닝 면은 노뼈의 긴축과 평행을 이룬다. 기준선은 슬라이스이다.
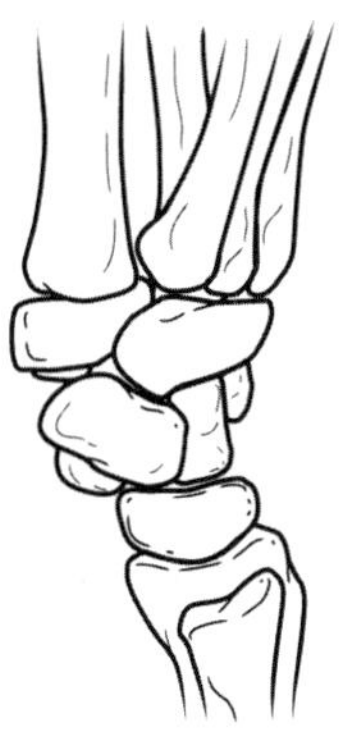	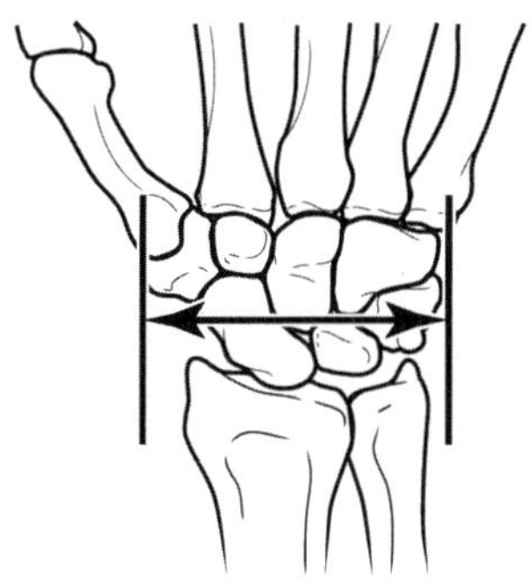 FOV 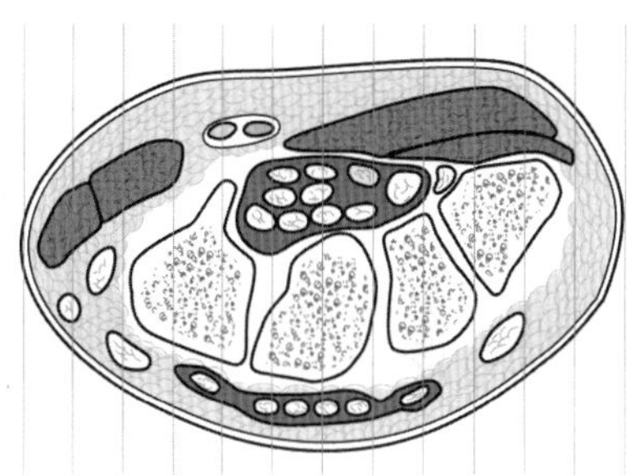 영상 슬라이스
이마면	이마면은 손목의 가장 바닥쪽에서 가장 등쪽으로 뻗어 있다. 스캐닝 면은 노뼈붓돌기과 자뼈붓돌기 사이를 잇는 선과 평행을 이룬다. 기준선은 슬라이스이다.
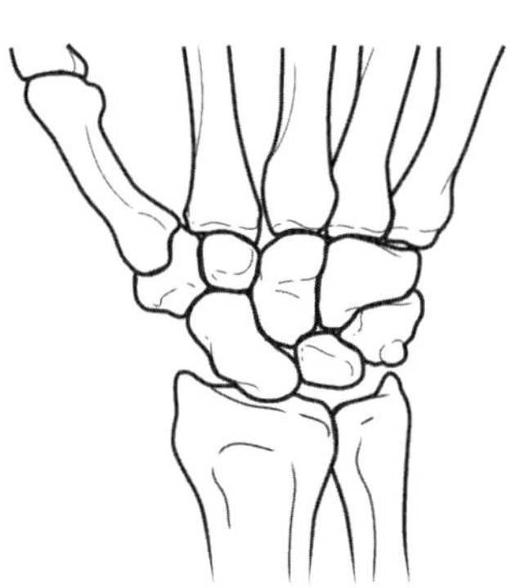	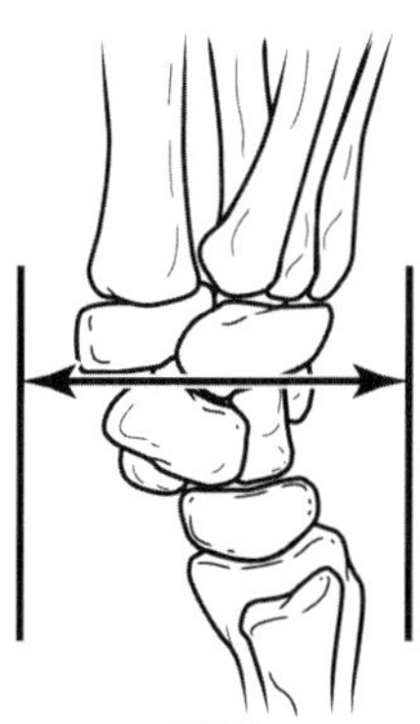 FOV 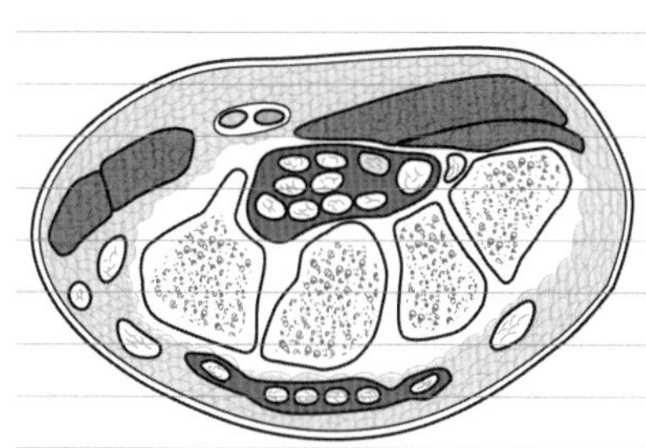 영상 슬라이스

표 4.7 손목의 MRI 프로토콜

PD	축성면	T2 FS
해부학을 확인하는 시퀀스	비정상 체액을 감지하는 시퀀스	
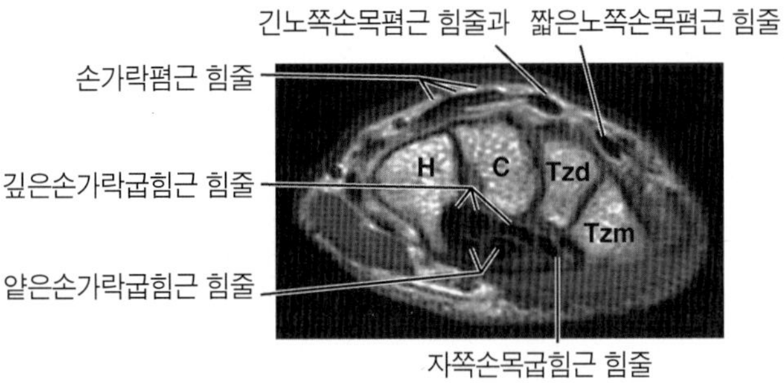	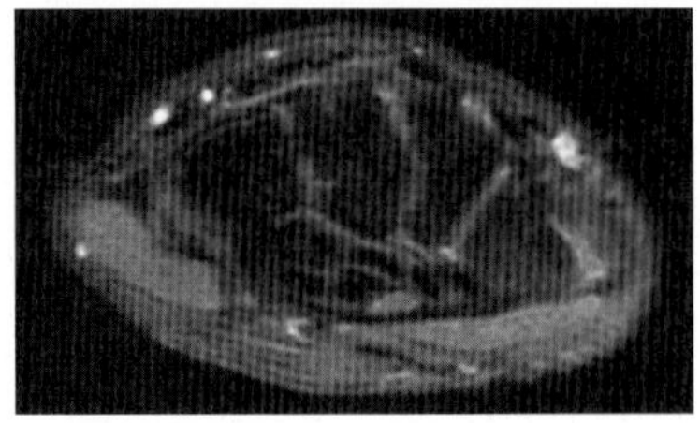	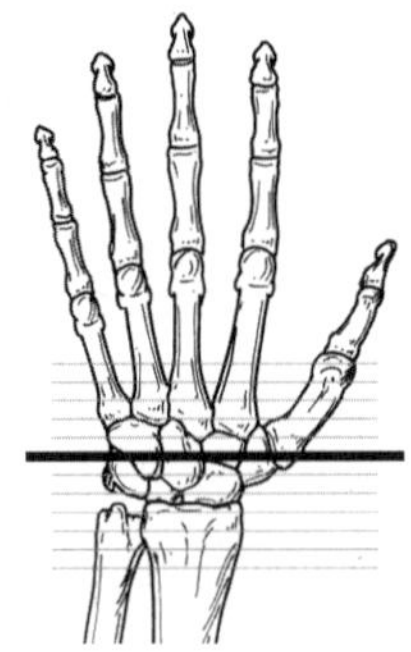

관찰하는 구조물

- 신경혈관구조물: 정중신경, 자신경 및 노신경
- 먼쪽노자관절
- 가로면에 있는 힘줄들
- 콩알세모관절
- 손목굴(굽힘근지지띠 포함)

표 4.7 손목의 MRI 프로토콜

시상면
T1

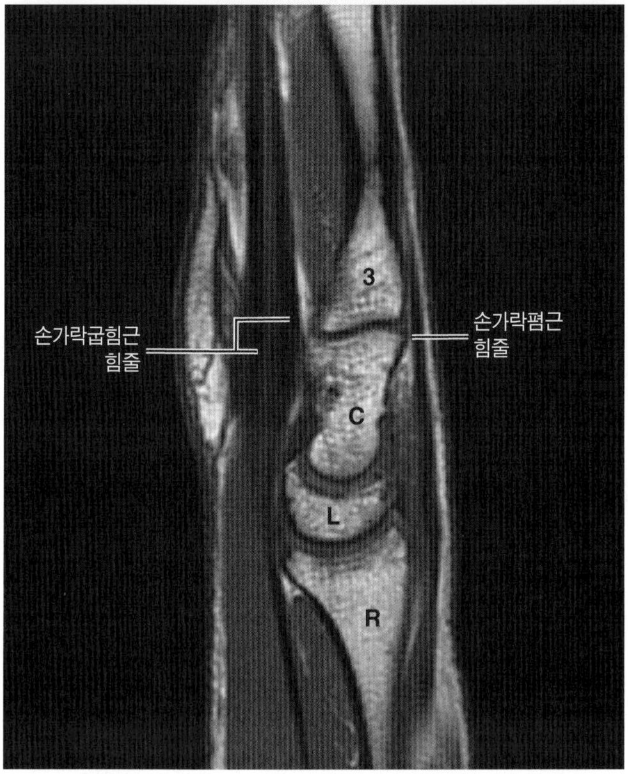

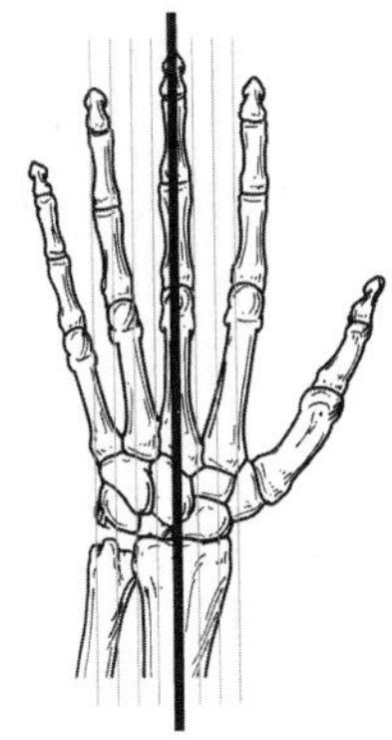

관찰하는 구조물

- 골성 인대
- 가로면에 있는 인대들
- 긴축에 있는 힘줄등
- 콩알세모관절
- 시상 T1은 힘줄, 골수, 그리고 골성 구조물 사이의 관계 등을 평가한다.

표 4.7 손목의 MRI 프로토콜

T1	이마면	T2 IR
해부학을 확인하는 시퀀스		비정상 체액을 감지하는 시퀀스

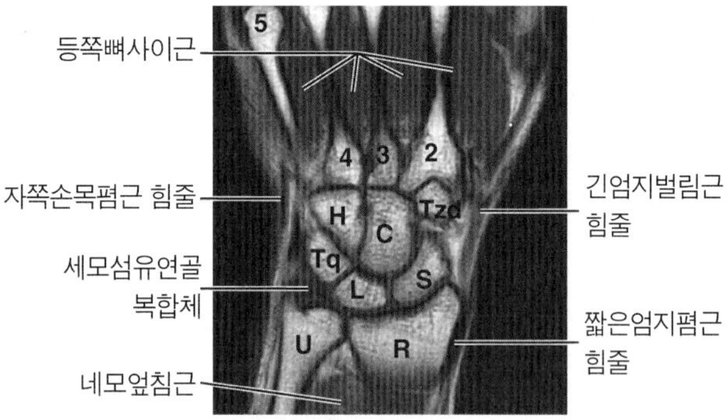

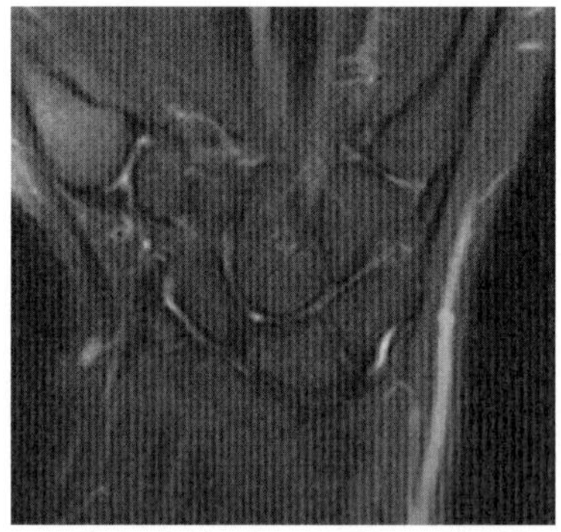

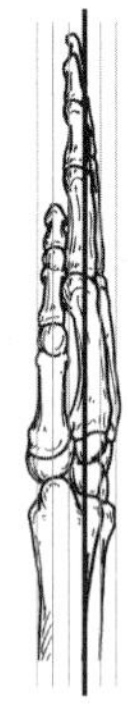

관찰하는 구조물

- 외재성 인대와 내재성 인대
- 세모섬유연골 복합체
- 골성 구조물과 손목인대
- 손배반달관절
- 역전 회복(inversion recovery)은 눈으로 확인되지 않는 손배뼈골절에서 나타날 수 있는 병리성 체액을 의미한다.

경사 에코 지방 – 억제

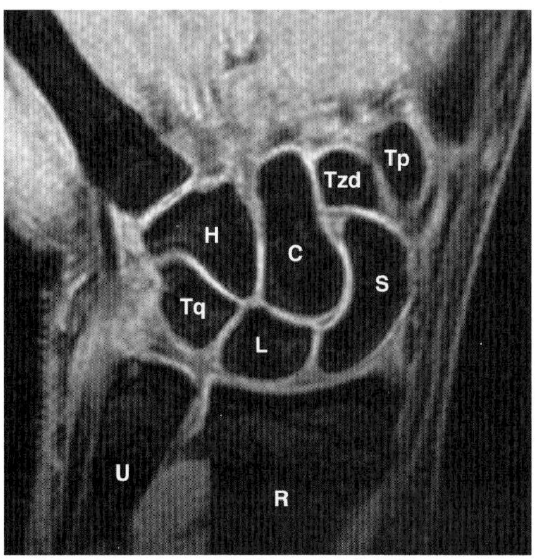

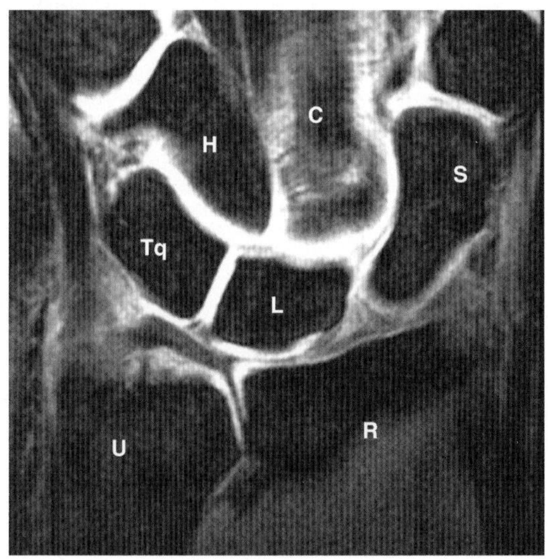

관찰하는 구조물

- 부가적 시퀀스
- 경사 지방 억제 시퀀스는 손목의 작은 구조물과 연골을 영상하는데 적합한 매우 얇은 두께를 가능하게 만들었다.
- 마이크로–서페이스 코일(micro–surface coil)의 사용은 손배반달인대와 세모섬유연골 복합체의 평가를 위한 얇은 슬라이스를 가능하게 만들었다.

6. 손목의 기본 CT 프로토콜

- CT는 대부분의 근육뼈대계 질환을 평가할 때 이용될 수 있는 영상 장치로서, 주로 **뼈와 관절의 구조적 정보와 공간적 정보**를 제공한다.
- 손목 CT의 **주요 적응증**은 다음과 같다.
  - 심한 외상
  - 먼쪽노뼈골절이나 손목뼈골절의 변위 평가
  - 뼈연골성 병변의 평가(MRI를 이용할 수 없거나 금기증이라면)
  - 주로 MRI에 의해 평가되는 질환들(만약 MRI가 금기증이라면). MR 조영술이 금기증일 때, 이것은 CT 조영술을 위한 관절내 조영제의 사용을 포함한다.
- CT는 **전통적인 방사선 영상과 비슷한 영상 원리**로 이루어진다. 신체 조직은 X 선을 흡수하여 영상에 **회색 음영**으로 표시된다. 방사선 영상과 CT의 회색 음영은 4가지로 구성된다:
  1. 공기 = 검은색
  2. 지방 = 검은 회색
  3. 물(연부조직) = 회색
  4. 뼈 = 흰 회색
- **관찰**: 각 기본면에서 **ABCS**의 비정상을 체크한다.
  - **A = Alignment(정렬)**: 노뼈, 자뼈 및 손목뼈 사이의 적절한 관절 관계가 있는 정상적인 해부학 정렬이 있는가? 골절의 편위, 탈구 또는 뼈 파괴가 있는가? 축성면 슬라이스에서, 먼쪽 노자관절, 몸쪽열과 먼쪽열의 정렬을 확인한다. 시상면 슬라이스에서, 노뼈와 손목뼈의 정렬, 그리고 손과 손목의 가쪽 방사선 영상에서 기술된 손목뼈사이각도를 확인한다. 이마면 슬라이스에서, 자뼈변이, 노뼈관절면의 자뼈경사, 몸쪽 손목열과 먼쪽 손목열의 3가지 활모양 곡선을 확인한다.
  - **B = Bone density(뼈 밀도)**: 겉질뼈가 가장자리와 몸통에 잘 발달되어 있는지? 뼈잔기둥이 잘 조직되어 있는가? 골성 낭포, 겉질 비후, 경화증 또는 파손 부위가 있는지? 질환이나 감염을 나타내는 뼈 파손을 평가한다. 손목에서 뼈 괴사가 가장 많이 일어나는 2개의 부위는 손배뼈의 몸쪽 끝단과 반달뼈이다.
  - **C = Cartilage spaces(연골 공간)**: 연골의 퇴행이 노손목관절이나 손목사이관절에서 일어나는 충돌의 결과로 일어나는가? 연골 퇴행은 노뼈경사의 소실, 노뼈 바닥쪽 경사의 소실, 긴 자뼈에 대해 짧아진 노뼈 등과 같은 변화된 관절 위치를 초래하는 골절 치유의 나중 효과 뿐만 아니라 급성 외상 때문에 일어날 수 있다. 노손배관절의 뼈관절염, 자손목 충돌증후군, 또는 갈고리반달 충돌증후군과 같은 다양한 패턴이 나타날 수 있다.
  - **S = Soft tissues(연부조직)**: 낭포나 종양이 있는가? 손목이나 손의 가장 흔한 연부조직 종양은 지방종이고, 이것은 섬유벽이 잘 발달된 종양으로서 두꺼운 점성 물질을 함유하고 있다. 결절종은 윤활조직에서 유래되어, 관절주머니, 힘줄, 말이집 또는 인대에 부착되어 있다.
- **손목의 CT 프로토콜**을 알고 싶으면, **표 4.8**을 참고하기 바란다.

표 4.8 손목의 CT 프로토콜

다시 설정	관찰

축성면

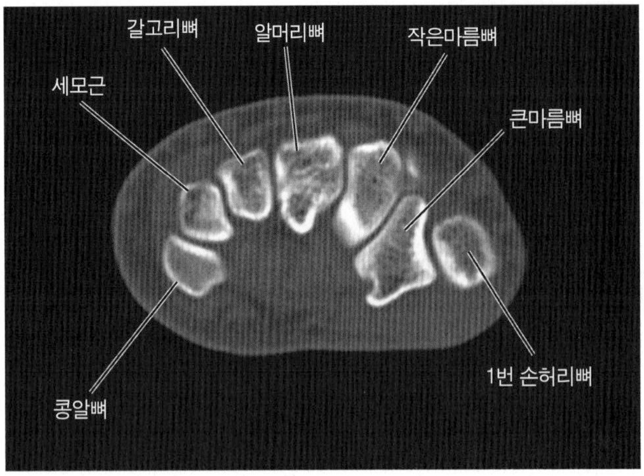

축성면

- 손목굴 안의 정중신경을 어떤 구조물이 압박하는가?
- Guyon 굴 안의 자신경을 어떤 구조물이 압박하는가?

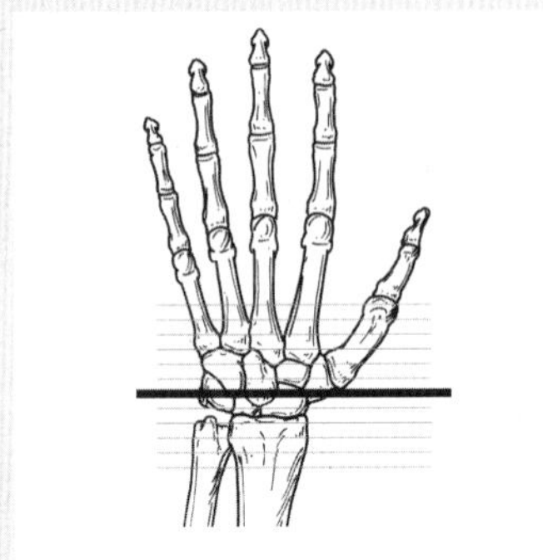

시상면

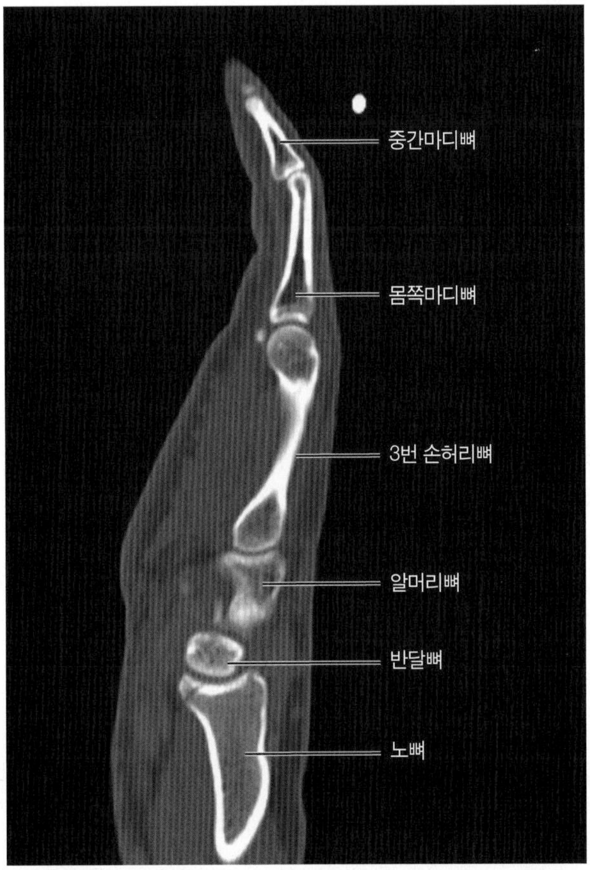

시상면

- 노뼈의 긴축과 반달뼈, 알머리뼈 및 3번 손허리뼈의 관계를 확인한다. 즉, 제대로 잘 정렬되어 있는가?
- 손허리뼈목과 몸통의 각도가 15° 임을 확인한다.
- 반달뼈의 위치를 확인한다. 만약 그것이 15° 이상 손바닥쪽으로 돌림되어 있다면, 바닥쪽 삽입 분절 불안정(VISI)을 의미한다. 만약 10° 이상 등쪽으로 폄되어 있다면, 등쪽 삽입 분절 불안정(DISI)을 의미한다. 이들 평가를 위해, 손목을 중립위로 배치해야 한다.
- 골절이 등쪽 방향으로 변위되었는지 아니면 바닥쪽 방향으로 변위되었는지를 확인한다.

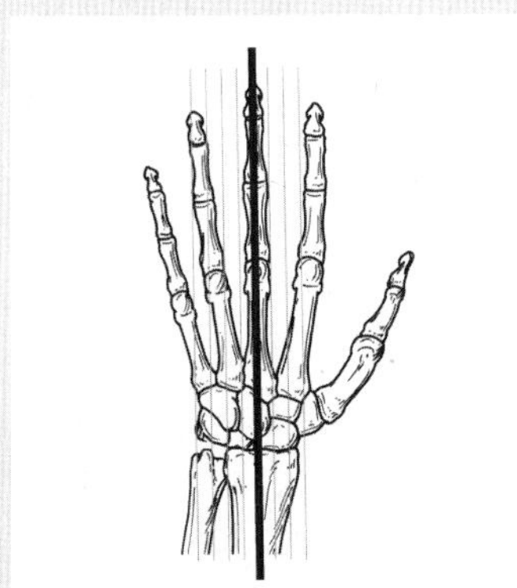

표 4.8 손목의 CT 프로토콜

다시 설정	관찰
이마면	이마면

다시 설정

이마면

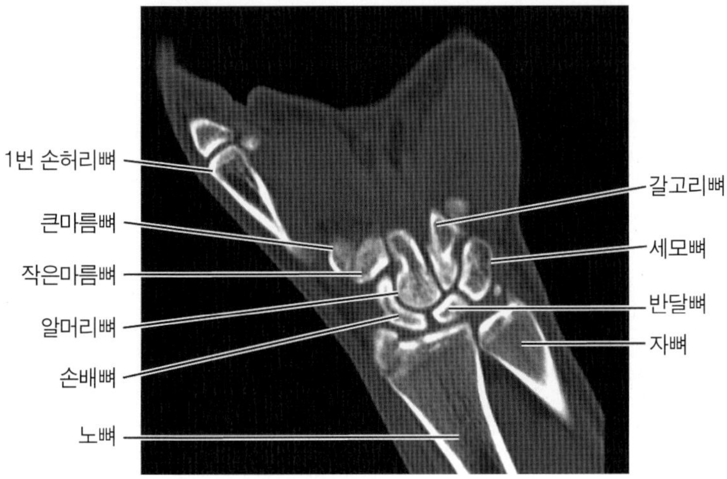

관찰

이마면

- 반달뼈와 관절을 이루는 지점에서 노뼈와 자뼈의 길이 관계를 확인한다. 양성 자뼈변이(자뼈가 노뼈보다 먼쪽으로 더 나와 있는 경우)는 세모섬유연골 복합체의 열상과 자손목 충돌증후군과 관련된다. 음성 자뼈변이(자뼈끝단이 노뼈끝단보다 더 몸쪽에 위치하는 경우)는 반달뼈의 뼈괴사와 관련된다.
- 앞뒤 방사선 영상에서 보여지는 이들 3개의 선을 통해 손목뼈 관계를 확인한다.
- 노뼈붓돌기의 골절이 영상에서 나타나 있다.

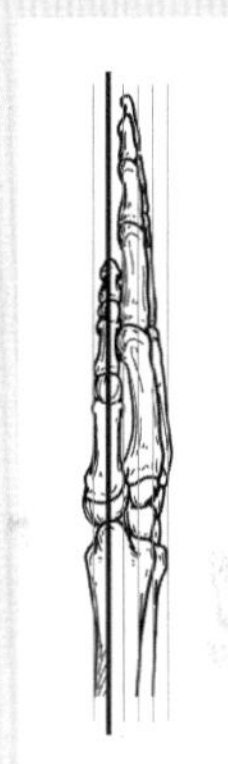

7. 손목의 기본 근육뼈대계(근골격계) 진단 초음파 프로토콜

- MSUS는 가장 중요한 검사기법으로, 전통적 방사선 영상과 결합되어 수행된다.
- 손목의 MSUS 검사를 보장하는 **임상 증상**은 통증, 부종, 관절 불안정, 또는 종양의 존재 등이다. **외상성 손목**에 대한 US 소견의 분석은 손상 기전과 방사선 검사 결과와 관련되어 이루어져야 한다.
- **손목의 MSUS를 위한 주요 적응증**은 다음과 같다:
  - 힘줄윤활염, 힘줄염, 힘줄 열상 등과 같은 **힘줄 이상**을 정의한다(De Quervain 힘줄윤활염, 도르래 손상, 방아쇠손가락).
  - 정중신경(손목굴), 자신경(Guyon 굴), 노신경(먼쪽 아래뼈)의 **압박성 신경병리**를 정의한다.
  - **곁인대 열상**(예 게임키퍼 엄지, 스키어 엄지)을 정의하고, 동적 밖굽이 스트레스나 안굽이 스트레스를 이용하여 부분 열상과 완전 열상의 차이점을 구분한다.
  - 결절종이나 종양처럼 **연부조직 종양을 구분**한다.
  - **세모섬유연골 복합체** 열상이나 퇴행성 변화를 정의한다.
- 완전 손목 MSUS **검사**는 바닥쪽 구획과 등쪽 구획으로 구성된다. 변환기를 종적과 횡적으로 배치하여 구조물을 찾고 평가한다.

평가될 구조물		
바닥쪽 구획 1 (손목 중심)	**바닥쪽 구획 2 (엄지쪽)**	**바닥쪽 구획 3 (자쪽)**
정중신경 굽힘근 힘줄 바닥쪽 함몰	손배뼈 노쪽손목굽힘근 바닥쪽 결절종	자신경과 자동맥
등쪽 구획 1 (손목 중심)	**등쪽 구획 2 (엄지쪽)**	**등쪽 구획 3 (자쪽)**
폄근 힘줄 등쪽 함몰	손배반달인대 등쪽 결절종	세모섬유연골 복합체(TFCC)

- **손목의 부분** MSUS **검사**에 대해 알고 싶으면, **표 4.9**를 참고하기 바란다.

표 4.9 손목의 MSUS 검사

바닥쪽 손목 (가로면)

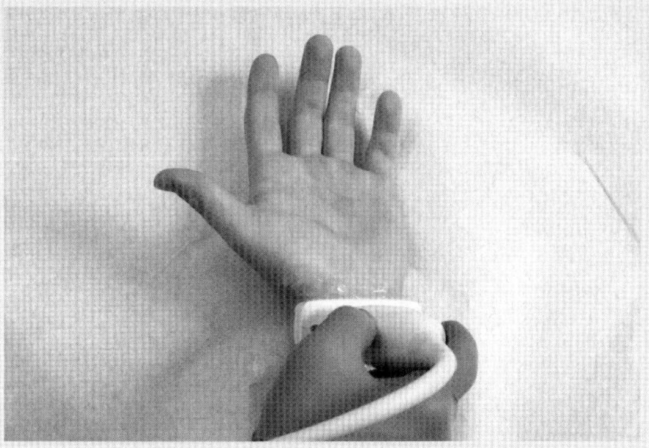

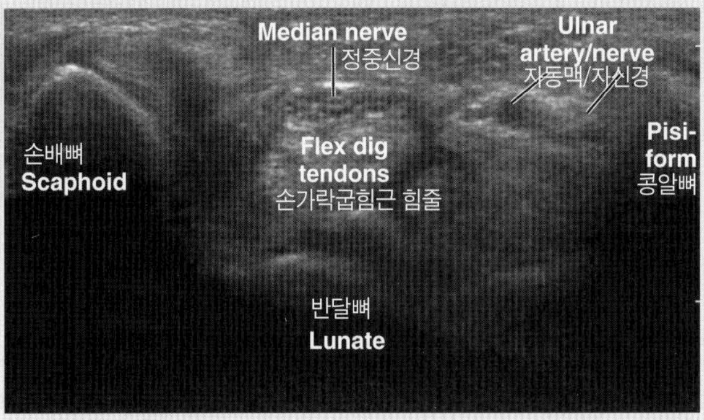

환자: 앉은 자세에서 손바닥을 위쪽으로 향하게 하고 손을 테이블 위에 올려놓는다.
위치: 손목 앞쪽면
변환기: 손목굴 바로 몸쪽인 손목 주름을 가로질러 가로로 배치한다.
관찰: 정중신경과 굽힘근 힘줄이 손배뼈, 반달뼈와 콩알뼈에 의해 형성되는 바닥쪽 함몰 부위에서 관찰된다. 자동맥과 자신경은 Guyon 굴 안에 있는 콩알뼈 바로 노쪽에서 관찰된다.

자쪽 손목 (세로면)

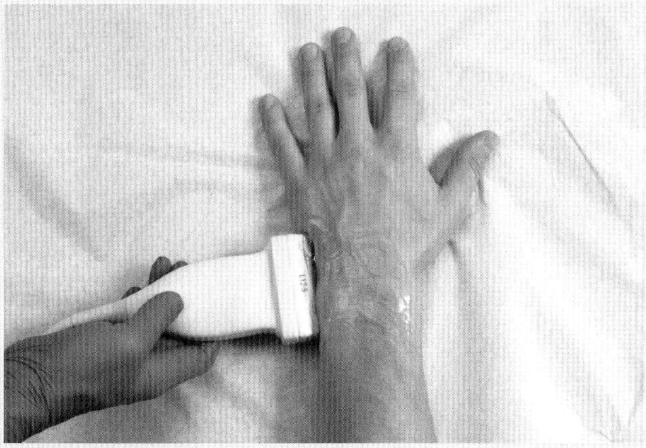

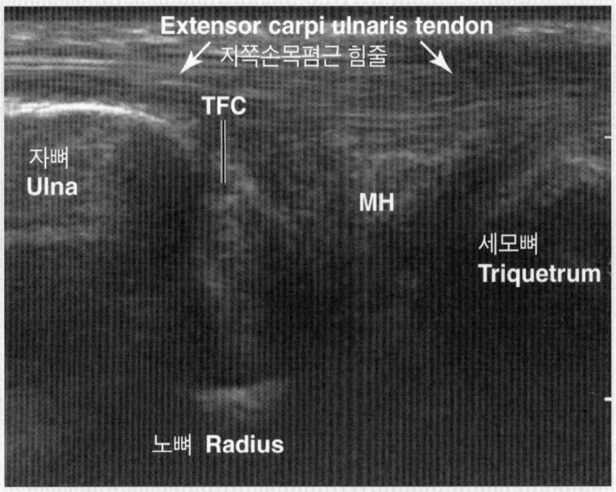

환자: 앉은 자세에서 손바닥을 아래쪽으로 향하게 하고 손을 테이블 위에 올려놓는다.
위치: 손목의 자쪽면
변환기: 자뼈붓돌기 바로 먼쪽에 이마면 상으로 세로로 배치한다.
관찰: 세모섬유연골 복합체(TFCC)는 가로면으로 배열되고 있고, 변환기로부터 멀리 떨어져 영상으로 나타난다. MH는 자쪽손목폄근 힘줄의 이웃 부위에서 삼각형 모양으로 보이고, 세모뼈와 붙어 있다.

표 4.9 손목의 MSUS 검사

등쪽 손목 (가로면)

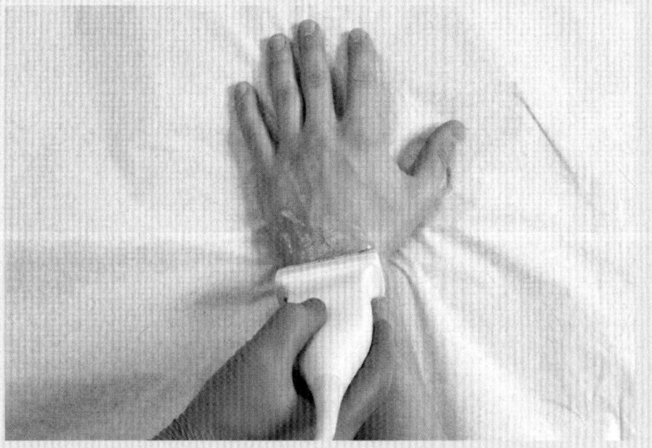

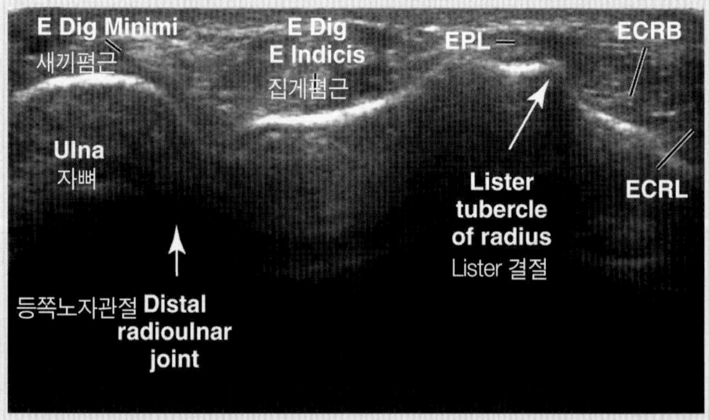

환자: 앉은 자세에서 손바닥을 아래쪽으로 향하게 하고 손을 테이블 위에 올려놓는다.
위치: 손목 등쪽면
변환기: 등쪽 손목 힘줄의 기준점으로 작용하는 Lister 결절을 촉진한다. 손목 등쪽면에 변환기를 배치한다.
관찰: Lister 결절의 자쪽에 있는 힘줄은 긴엄지폄근(EPL)이다. 여러 개의 힘줄이 자쪽으로 배열되어 있다: 손가락폄근 힘줄, 집게폄근 힘줄, 새끼폄근 힘줄 등. Lister 결절의 노쪽으로, 짧은노쪽손목폄근(ECRB)과 긴노쪽손목폄근(ECRL)의 힘줄이 위치한다.

8. 무엇처럼 보이는가? 병리 그림

병리	임상 정보	치료
손가락골절 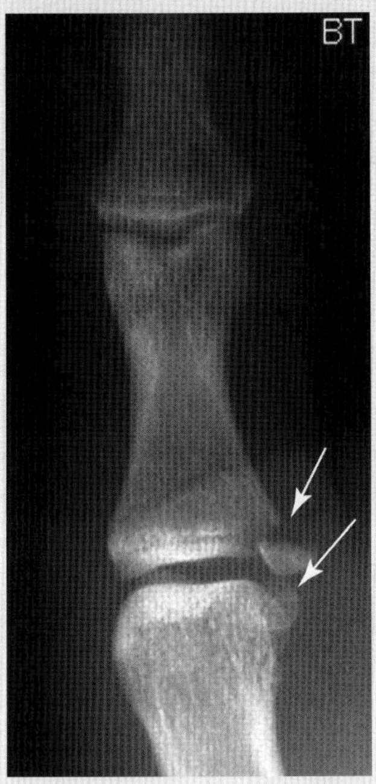 손가락의 Coned-down PA 방사선 영상. 관절내 골절이 위쪽 화살표에서 나타나고, 외상으로 인한 곁인대의 박리골절처럼 보인다. 이런 골절의 불규칙한 가장자리와 종자뼈(아래쪽 화살표에 있는)의 부드러운 가장자리 사이의 차이점을 확인한다.	**설명:** 중간마디뼈몸통과 몸쪽마디뼈몸통의 골절은 안정골절, 불안정골절, 관절내골절로 분류될 수 있다. 뼈는 가쪽곁인대의 부착점에서 골절된다. **손상 기전:** 손 골절의 50% 이상이 직업과 관련된다. 견인성 스트레스가 관절을 안정화시키는 장력강도보다 더 클 때 박리결절이 일어난다. **영상:** 방사선 영상으로 충분히 진단을 내릴 수 있다. 본 예는 손가락 촬영을 위한 "coned–down" 촬영이다.	**보존적 치료:** 대부분의 손가락 골절은 정복과 고정만으로도 충분히 치유될 수 있다. 안정골절인 경우에는 3–4주의 고정이 필요하고, 불안정골절의 경우에는 4–6주의 고정이 필요하다. 그리고 박리골절인 경우에는 6–8주의 고정이 필요하다. **수술:** 불안정골절은 해부학적 정렬을 만족스럽게 할 수 없기 때문에, 경피 핀 수술로 치료되거나, 골편의 숫자와 크기에 따라, 와이어에 의한 개방성 정복 내적고정, 긴장 밴드 기법, 나사기법, 또는 플랫–나사 기법이 이용될 수 있다.

병리	임상 정보	치료
손허리뼈골절 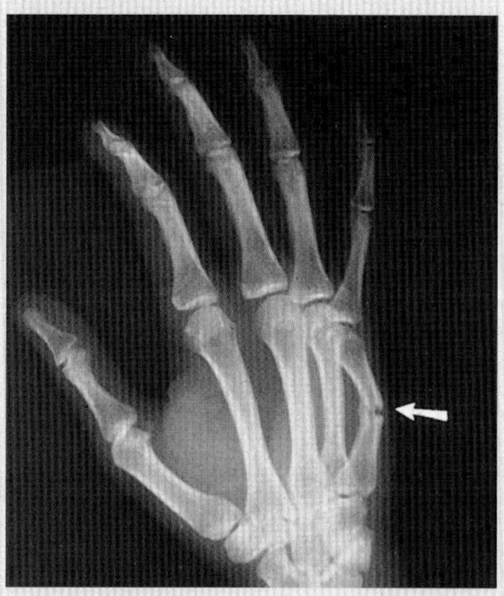 손의 사선 촬영은 골절지점의 등쪽 각을 가진 5번 손허리뼈 중간몸통골절(화살표)을 보여주고 있다.	**설명:** 손허리뼈골절은 머리, 목, 몸통 또는 바닥 등의 골절처럼 위치에 의해 분류된다. **손상 기전:** 손가락에 가해지는 축성 하중, 직접적인 외상, 비틀림의 힘이 골절을 일으킨다. 목의 골절이 가장 흔한 손허리뼈골절이고, 대개 주먹으로 단단한 벽을 때렸을 때 발생한다. **영상:** 방사선 영상으로 충분히 진단을 내릴 수 있다.	**보존적 치료:** 가장 흔한 손허리뼈골절의 경우, 마취상태에서 폐쇄성 정복을 하고, 그 다음 손목 폄과 손허리손가락관절 굽힘 자세로 아래팔 부목을 이용하여 손목과 손을 고정시킨다. 4번과 5번 손허리뼈골절의 경우에는 ulnar gutter splint을 이용한다. **수술:** 만약 돌림성 변형이 있거나 한계를 초과하는 각도가 감소될 수 없다면, 경피 핀고정이 가장 흔하게 적용된다. 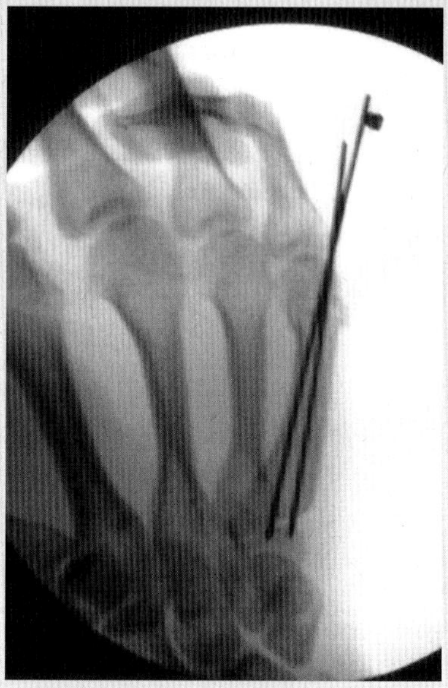 5번 손허리뼈골절의 경피 핀 고정을 보여주는 형과투시영상

병리	임상 정보	치료
엄지 손허리뼈골절: 게임키퍼 엄지와 Bennett 골절 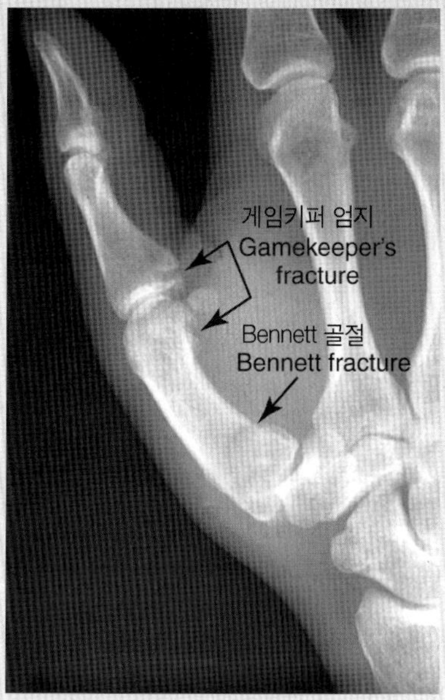 엄지의 PA 영상. 2개의 비정상이 나타난다: 1번 손허리뼈바닥의 급성 골절-탈구(Bennett 골절)와 MCP 관절의 자쪽곁인대의 오래된 박리골절.	**설명:** 1번 손허리뼈골절은 다른 손허리뼈골절과는 크게 다르다. 대부분은 손허리뼈바닥에서 골절이 일어나고, 관절내 골절과 관절외 골절로 나누어진다. Bennett 골절은 엄지바닥의 관절내 골절-탈구이다. 게임키퍼 엄지는 손허리손가락관절에서 흔하게 일어나는 손상이며, 박굽이스트레스가 자쪽곁인대를 파열시킨다. 그리고 부착점의 박리골절을 일으킬 수도 있다. **손상 기전:** 축성 하중이나 직접적인 외상 **영상:** 엄지바닥의 골절과 탈구는 표준 방사선 투사로 잘 확인되지 않는 경우가 많기 때문에, 부가적으로 사선 촬영, 형광투시기법 또는 CT이 필요하기도 하다.	**보존적 치료:** 비전위된 골절의 경우에는, 4-6주 동안 엄지 스피카 고정을 적용한다. 전위의 가능성을 체크하기 위해 방사선 평가를 일정 간격으로 반복 수행한다. **수술:** 정복될 수 없는 골절의 경우에는, 정렬을 회복하고 좋은 기능적 결과를 얻기 위해, 경피 핀 고정술이나 개방성 정복 내적 고정술을 적용할 수 있다.

병리	임상 정보	치료
손배뼈골절 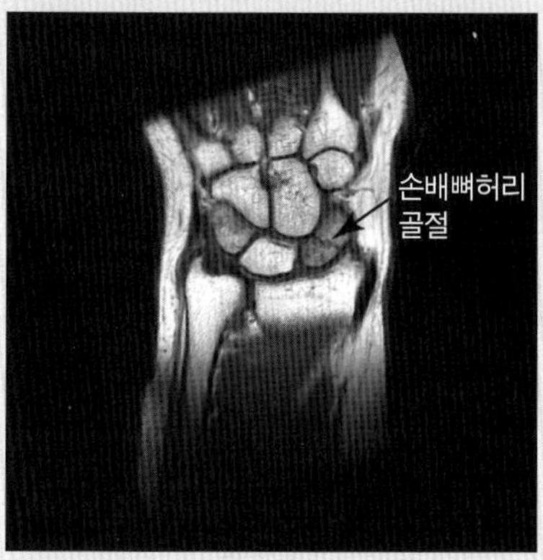 손목의 T1 가중 이마면 MRI. 골절은 손배뼈허리를 가로지르는 낮은 신호 강도의 선으로 나타난다.	**설명:** 손배뼈골절은 모든 손목뼈골절의 60%에 해당한다. 대부분의 골절은 손배뼈허리에서 일어난다. 혈관이 먼쪽 끝단으로 들어가기 때문에 골절 시 심각한 문제가 발생할 수 있다. 이런 골절 시 몸쪽끝단에 무혈성 괴사가 일어날 수 있다. **손상 기전:** 팔을 뻗어 넘어질 때 많이 발생하는데, 그 이유는 손배뼈가 손목의 과도한 등쪽굽힘을 차단하는 역할을 하고, 또 알머리뼈와 엄지의 축을 통해 압박 힘을 수용하기 때문이다. **영상:** 만약 초기 방사선 영상으로 진단하기 어렵고 골절의 위험이 높다고 생각되면, 10-14일 동안 고정하고 다시 한 번 더 방사선 촬영을 한다. 만약 확실한 진단을 내리려면, MRI를 선택할 수 있다. 그리고 MRI를 선택할 수 없다면, CT를 선택할 수 있다.	**보존적 치료:** 안정하고 비전위된 골절의 경우에는 긴 엄지 스피카로 6-8주간 고정한다. 그리고 치유의 방사선 근거를 통해, 짧은 엄지 스피카로 6-12주 동안 고정한다. **수술:** 불안정하고 전위된 골절의 경우에는, 경피 핀 고정술, 압박성 나사 고정술, 개방성 정복 내적 고정술을 적용할 수 있다. 장기간 석고 고정을 할 수 없는 안정골절 환자의 경우에는 수술을 적용할 수 있다. 어떤 수술의사들은 뼈 이식을 할 때, 무혈성 괴사 부위를 절제할 때, 그리고 뼈이식으로 손배뼈의 재혈관화를 할 때, 몸쪽끝단 골절의 1차 고정을 권장한다.

병리 | **임상 정보** | **치료**

반달뼈의 뼈괴사: Kienbock 질환

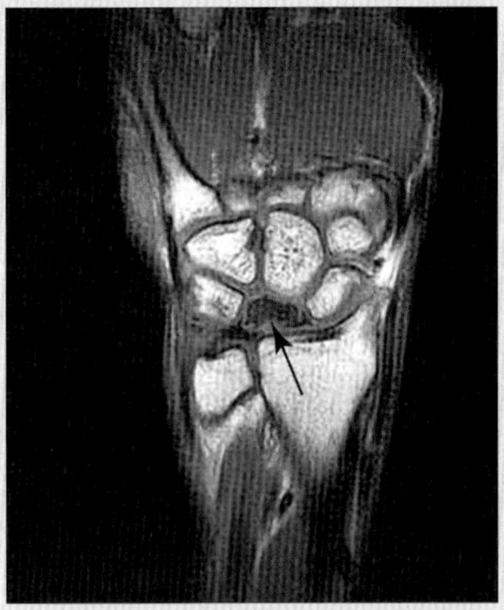

Kienbock 질환으로 알려진 반달뼈 무혈성 괴사가 T1 가중 이마면 MRI에서 나타나고 있다. 뼈괴사 부위는 낮은 신호 강도로 나타난다.

설명: Kienbock 질환은 대개 40-50대 남성 환자의 우성 손목에 영향을 준다. 뼈 괴사는 반달뼈의 붕괴와 이웃한 손목뼈의 아탈구를 초래한다.

원인: Kienbock 질환의 원인은 명확하지 않지만, 혈액공급과 생체역학적 문제를 가진 반달뼈가 반복적인 미세손상을 가졌을 때 일어나는 것 같다. 음성 자뼈변이와 감소된 노뼈경사가 Kienbock 질환와 관련이 있다.

영상: 방사선 영상이 질환을 진단할 수 없을 때는, MRI가 초기 단계의 뼈 괴사와 관련이 있는 골수 변화를 잘 확인할 수 있다.

보존적 치료: 적절한 고정 치료와 항염증제 약물치료가 재혈관화를 촉진하고 질병의 진행을 차단한다.

수술: 수술적 기법은 질병의 단계와 자뼈변이의 유형에 따라 달라진다. 좋은 결과를 보이는 다음과 같은 많은 수술기법이 문헌적으로 소개되어 있다: 노뼈 단축 절제술(가장 흔한 방법), 근막 임플란트를 이용한 반달뼈 절제술, 손목사이융합술, 재혈관술 및 반달뼈 코어 감압술 등.

병리 | **임상 정보** | **치료**

TFCC 열상

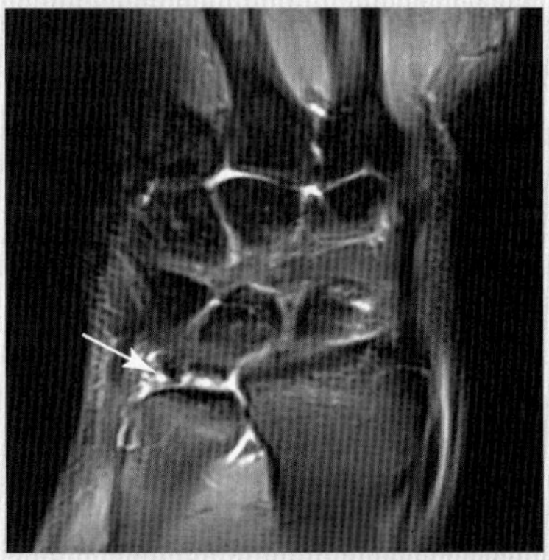

T2 가중 이마면 MRI은 TFCC의 삼각형 모양의 소실을 보여주고 있다. 중간지점의 열상과 비정상적으로 얇은 체액의 선이 TFCC의 노뼈 가장자리와 먼쪽노뼈의 가장자리 사이에서 나타나고 있다.

설명: TFCC는 먼쪽노자관절의 주요 고정장치로 작용한다. TFCC는 단독으로 찢어질 수도 있고, 다른 손상과 함께 일어날 수도 있고, 또는 시간의 경과로 퇴행성 변화를 보일 수도 있다.

손상 기전: 열상은 팔을 뻗어 넘어질 때와 같은 급성 외상으로 일어날 수 있고, 체조와 같이 팔로 체중부하를 할 때 가해지는 자쪽의 반복적인 하중으로도 일어날 수 있다.

징후와 증상: 주먹을 쥐거나, 자쪽치우침하거나, 아래팔을 엎침할 때, 자쪽에서 통증이 발생한다. 임상 검사와 통증유발검사를 할 때 증상이 나타난다.

영상: MRI와 MR 조영술이 적합한 선택이다.

보존적 치료: 급성 열상과 퇴행성 열상의 초기 치료는 8-12주간의 고정과 비스테로이드 약물치료이다.

수술: 수술적 기법은 먼쪽노자관절의 불안정과 침범된 구조물에 따라 달라진다. 관절경 박리술, 먼쪽노뼈의 등자쪽면 구멍을 통한 TFCC 봉합술, TFCC의 중심 부위 2/3 미만 절제술, 0.062 인치 K-와이어를 이용한 핀 고정술, 그리고 자뼈 단축 절제술 등이 적용될 수 있다.

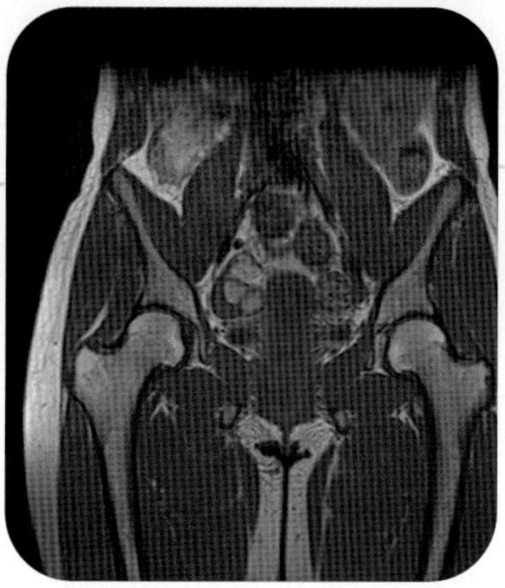

CHAPTER

5

엉덩관절의 진단영상학

- 소개: 엉덩관절 팩트
- 해부학 복습
- 영상 가이드라인: ACR 적절성 기준, 진단 영상 경로
- 일반 방사선 평가
- 엉덩관절의 기본 MRI 프로토콜
- 엉덩관절의 기본 CT 프로토콜
- 엉덩관절의 기본 MSUS 프로토콜
- 무엇처럼 보이는가? 병리 그림

1. 소개: 엉덩관절 팩트

❑ 병리

- 신생아
  - **엉덩관절의 발달성 이형성증(DDH)**은 엉덩관절이 불안정한 경우이고 탈구가 일어난다. 100명 중 1명이 엉덩관절 아탈구를 가지고 있고, 1000명 중 1명이 엉덩관절 탈구를 가진다. 일반적으로 왼쪽 엉덩관절이 더 많이 침범되는데, 그 이유는 태아의 엉덩관절 자세 때문이다. 즉, 산모의 척추 때문에 왼쪽 엉덩관절이 모음되기 때문이다.
- **아동** – 엉덩관절 통증은 허벅지나 무릎의 연관통으로서도 종종 발생한다.
  - **일과성 윤활막염**은 상기도 감염 후 종종 발생하는 엉덩관절의 염증성 반응이다.
  - **Legg-Calve-Pethes**은 넙다리뼈머리의 무혈관성 괴사이다. 여아 보다 남아에서 더 많이 발생한다.
  - **아동성 류마티스 관절염**은 만성 또는 자기억제성으로 일어날 수 있는 질환의 한 종류이다. 많이 발생하는 연령대는 7-12세이다. 남아보다 여아에서 더 많이 발병된다.

- **패혈성 관절염, 패혈성 윤활주머니염, 골수염** 등이 관절, 윤활주머니 또는 뼈의 감염을 나타내는 용어이다.

- 10대 청소년
  - **대퇴골두골단분리증**(넙다리뼈머리끝분리증)은 넙다리뼈머리의 뒤안쪽 전위증으로서 성장판(넙다리뼈머리-목 이음부)의 약증으로 초래된다. 이 질환은 성장이 폭발적으로 일어나는 사춘기의 남아에게서 가장 많이 발생한다.
  - **스냅핑 엉덩관절 증후군**은 힘줄이 뼈 위에서 비정상적으로 활주하는 현상으로서 염발음이 발생한다. 가장 흔한 원인은 엉덩정강띠가 큰뼈돌기 위에서 움직이는 경우이다. 엉덩두덩융기 위를 움직이는 엉덩허리근 힘줄과 넙다리뼈머리 위를 활주하는 넙다리곧은근 힘줄도 스냅핑 엉덩관절 증후군근을 일으킬 수 있다.
  - **넙다리절구 충돌증후군**은 넙다리뼈목이 절구에 부딪혀서 일어난다. 반복 움직임과 큰 가동범위의 엉덩관절 굽힘을 하는 운동선수에게서 통증이 더욱 악화된다. 절구 **가장자리**의 열상이 이 질환과 깊은 관련성이 있다.

- 성인
  - **뼈관절염**은 가장 흔한 관절질환이고, 노인 장애의 주요 원인이다. 미국에서는 매년 30만명 이상이 엉덩관절 완전 관절성형술을 받고 있다.
  - **골다공증:** 골다공증의 가장 흔한 합병증은 골절이다. **엉덩관절 골절**의 90%는 **낙상** 때문에 발생한다. 골다공증은 여성 노인에게 가장 많이 발생하는데, 그 이유는 여성이 남성 보다 수명이 길고 뼈밀도가 낮기 때문이다. 엉덩관절 골절 후 1년 이내 사망률이 크게 증가하고 있다.

❑ 영상 선택

- **방사선 영상**은 다양한 관절성피진과 같은 비외상성 질환 뿐만 아니라, 엉덩관절의 골절과 탈구를 잘 보여주고 있다.
- CT는 복합골절을 잘 확인할 수 있고, 특히 절구 골절을 감별하거나 골절 파편의 위치를 확인하는데 매우 용이하다.
- MRI는 절구 가장자리와 관절연골의 손상을 평가하는데 가장 좋은 방법일 뿐만 아니라, 넙다리절구 충돌증후군을 평가하고 넙다리뼈머리의 무혈관성 괴사를 평가하는데 용이하다.
- **근육뼈대 초음파**(**MSUS**)는 신생아의 DDH를 감지하는데 이용된다. 검사 동안 환자의 능동운동으로 스냅핑 엉덩관절 증후군의 원인을 식별할 수 있다. MSUS는 흡인 절차를 가이드하거나 삼출물의 특성을 결정하는데 도움을 줄 수 있다.

❑ 이용될 수 있는 가이드라인

- **ACR 적절성 기준: 만성 엉덩관절 통증**의 8가지 영역, **무혈관성 괴사**의 5가지 영역, 그리고 **스트레스 골절**의 9가지 영역을 연구해 왔다.
- **진단 영상 경로: 비외상성 엉덩관절 통증, 엉덩관절 골절, 무혈관성 괴사, 스트레스 골절** 등의 평가를 위한 임상 결정 가이드의 경로를 설정해 왔다.

2. 해부학 복습

축성면(위에서 바라본)

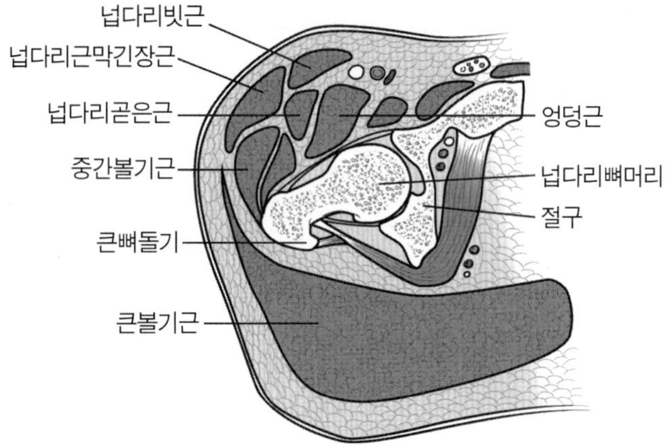

시상면

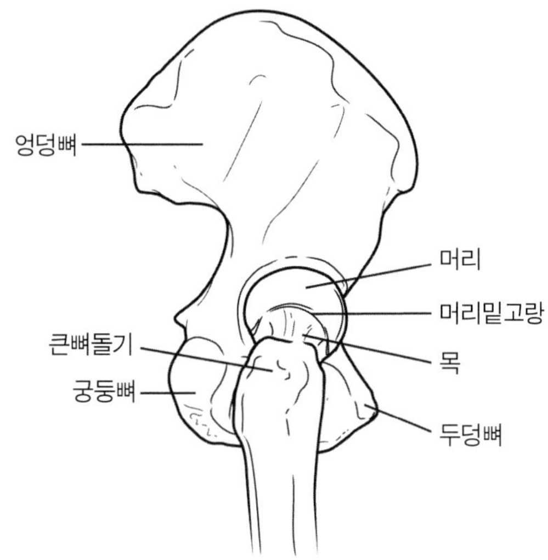

관상면

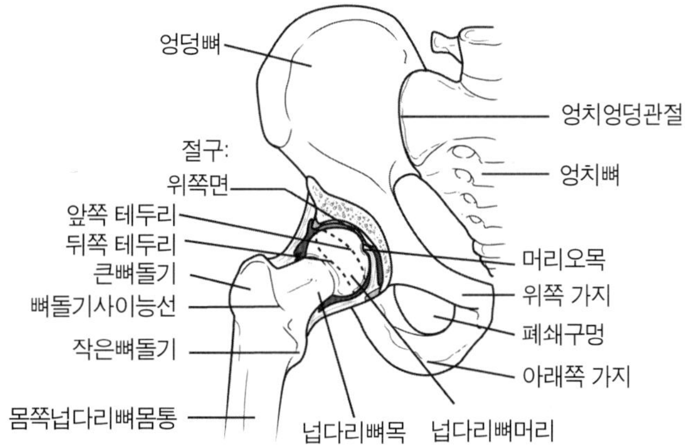

3. 영상 가이드라인: ACR 적절성 기준, 진단 영상 경로

- **적절성 기준**은 특정 임상 질환에 대한 의뢰를 위해 임상가들이 적절한 영상 모달리티를 선택할 수 있도록, 전문가 집단에 의해 개발된 근거중심 가이드라인이다. ACR은 **만성 엉덩관절 통증과 무혈관성 괴사**에 대한 기준을 발표했다.
  - **만성 엉덩관절 통증을 위한 ACR 적절성 기준**을 알고 싶으면, **표 5.1**을 참고한다.
  - **엉덩관절 무혈관성 괴사를 위한 ACR 적절성 기준**을 알고 싶으면, **표 5.2**를 참고한다.

표 5.1 만성 엉덩관절 통증을 위한 ACR 적절성 기준

만성 엉덩관절 통증의 임상 변수	대개 적절하다	적절할 수도 있다	대개 적절하지 않다 (약어 버전, 웹사이트 참고).
1. 만성 엉덩관절 통증을 위한 **초기 평가.** 첫 검사	● 골반의 X 선 영상 ● 엉덩관절의 X 선 영상 (침범된 엉덩관절의 AP 촬영과 가쪽 촬영)		● 조영제를 사용하지 않은 MRI ● US ● 조영제를 사용하지 않은 CT ● Tc-99m 뼈 스캔
2. **방사선 영상은 음성이고, 애매하며, 비진단적이다. 골성 이상**이나 **주위 연부조직 이상**을 의심한다 (유골골성을 배제한다).	● 조영제를 사용하지 않은 MRI	● 조영제를 사용하지 않은 MRI이나 조영제를 사용한 MRI (만약 조영제를 사용하지 않은 검사를 요구한다면)	● MRI 관절조영술 ● US ● 조영제를 사용하지 않은 CT ● 방사선 조영술 (마취제/코티코스테로이드) ● Tc-99m 뼈 스캔
3. **방사선 영상은 음성이고, 애매하며, 비진단적이다. 뼈 괴사를 의심한다. 엉덩관절이 비증상적이지만, 알려진 소인 때문에 뼈 괴사가 의심된다.**	● 조영제를 사용하지 않은 MRI나 조영제를 사용한 MRI (조영제는 연골밑 골절과 뼈 괴사를 구분하는 것과 같은 특정 임상 상황에 도움이 될 것이다)	● Tc-99m 뼈 스캔	● 조영제를 사용하지 않은 CT ● CT 관절조영술 ● MRI 관절조영술 ● 방사선 조영술 (마취제/코티코스테로이드)
4. **방사선 영상은 음성이고, 애매하며, 비진단적이다. 유골골종을 의심한다.**	● 조영제를 사용하지 않은 CT ● 조영제를 사용하지 않은 MRI나 조영제를 사용한 MRI		● Tc-99m 뼈 스캔 ● CT 또는 MRI 관절조영술
5. **방사선 영상은 음성이고, 애매하며, 비진단적이다. 테두리 열상 또는 넙다리절구 충돌증후군을 의심한다.**	● MR 관절조영술 ● CT 관절조영술	● 조영제를 사용하지 않은 MRI 또는 조영제를 사용한 MRI	● 조영제를 사용하지 않은 CT ● US ● Tc-99m 뼈 스캔

표 5.1 만성 엉덩관절 통증을 위한 ACR 적절성 기준

만성 엉덩관절 통증의 임상 변수	대개 적절하다	적절할 수도 있다	대개 적절하지 않다 (약어 버전, 웹사이트 참고).
6. **방사선 영상은 음성이고, 애매하며, 비진단적이고,** 약간 뼈관절염이 나타난다. **연관통**이 의심되지만, 증상의 원인으로 엉덩관절을 배제한다.	● 방사선 조영술 (마취제/코티코스테로이드)	● 조영제를 사용하지 않은 MRI	● 조영제를 사용하지 않은 CT ● CT 또는 MRI 관절조영술 ● Tc-99m 뼈 스캔
7. **방사선 영상은 양성이고, 비특정 관절염을 보인다. 감염은 고려사항이 아니다.**	———	● 조영제를 사용하지 않은 MRI 또는 조영제를 사용한 MRI (과정이 단일 관절이거나 비전형적일 때)	● 조영제를 사용하지 않은 CT ● CT 또는 MRI 관절조영술 ● 방사선 조영술 (마취제/코티코스테로이드)
8. **방사선 영상은 양성이고, 융모결절윤활막염이나 뼈연골종증이 나타난다.**	● 조영제를 사용하지 않은 MRI	● CT 관절조영술 (MRI가 금기증이거나 이용할 수 없을 때)	● 조영제를 사용하지 않은 MRI 또는 조영제를 사용한 MRI ● MR 관절조영술 ● 조영제를 사용하지 않은 CT ● Tc-99m 뼈 스캔 ● 진단 초음파

본 표는 약어 정보를 포함하고 있다. 완전한 기록 안에 "대개 적절하지 않다" 검사가 존재한다. ACR 적절한 기준의 완전한 버전을 알고 싶으면, 독자들이 ACR 웹사이트를 방문하길 바란다. 출처: 미국방사선의학회(ACR).

표 5.2 엉덩관절의 무혈관성 괴사 (뼈 괴사)를 위한 ACR 적절성 기준

엉덩관절의 무혈관성 괴사의 임상 변수	대개 적절하다	적절할 수도 있다	대개 적절하지 않다 (약어 버전, 웹사이트 참고).
1. **초기 검사:** 무혈관성 괴사가 임상적으로 의심스러울 때	● 골반의 X 선 영상 ● 엉덩관절의 X 선 영상		● 조영제를 사용하지 않은 CT ● SPECT를 이용한 Tc-99m 뼈 스캔 ● 조영제를 사용하지 않은 MRI 또는 조영제를 사용한 MRI
2. **넙다리뼈머리가 붕괴된 무혈관성 괴사가 통증성 엉덩관절의 방사선 촬영에서 나타난다.** 이시점에서는 수술을 고려하지 않는다.	———	● 조영제를 사용하지 않은 MRI (반대쪽 엉덩관절에서 눈에 보이지 않는 AVN에 대한 지식이 필요하다면 유용할 수 있을 것이다)	● SPECT를 이용한 Tc-99m 뼈 스캔 (MRI를 이용할 수 없다면 유용할 수 있을 것이다) ● 조영제를 사용하지 않은 CT
3. **넙다리뼈머리가 붕괴된 무혈관성 괴사가 통증성 엉덩관절의 방사선 촬영에서 나타난다.** 수술을 고려한다.	———	● 조영제를 사용하지 않은 MRI (반대쪽 엉덩관절에서 눈에 보이지 않는 AVN에 대한 지식이 필요하다면 유용할 수 있을 것이다. 또는 각 엉덩관절에 대한 수술 계획이 손상되었다면)	● SPECT를 이용한 Tc-99m 뼈 스캔 (MRI를 이용할 수 없다면 유용할 수 있을 것이다) ● 조영제를 사용하지 않은 CT (뼈절제술을 계획한다면 유용할 수 있을 것이다)

표 5.2 엉덩관절의 무혈관성 괴사 (뼈 괴사)를 위한 ACR 적절성 기준

엉덩관절의 무혈관성 괴사의 임상 변수	대개 적절하다	적절할 수도 있다	대개 적절하지 않다 (약어 버전, 웹사이트 참고).
4. 방사선 촬영에서 얼룩 반점을 가진 넙다리뼈머리가 나타나고, **통증성 엉덩관절에서 무혈관성 괴사를 밝혀내지 못한다.** 더 많은 평가가 필요하다.	● 조영제를 사용하지 않은 MRI	● SPECT를 이용한 Tc-99m 뼈 스캔 (MRI를 이용할 수 없거나 금기증이라면) ● 조영제를 사용하지 않은 CT (MRI를 이용할 수 없거나 금기증이라면)	———
5. **무혈관성 괴사**가 임상적으로 **의심**되지만, **방사선 촬영은 정상**처럼 보인다. 더 많은 평가가 필요하다.	● 조영제를 사용하지 않은 MRI	● SPECT를 이용한 Tc-99m 뼈 스캔 (MRI를 이용할 수 없거나 금기증이라면) ● 조영제를 사용하지 않은 CT (MRI를 이용할 수 없거나 금기증이라면)	———

본 표는 약어 정보를 포함하고 있다. 완전한 기록 안에 "대개 적절하지 않다" 검사가 존재한다. ACR 적절한 기준의 완전한 버전을 알고 싶으면, 독자들이 ACR 웹사이트를 방문하길 바란다. 출처: 미국방사선의학회(ACR).

본 장에 포함된 것은 스트레스 골절의 평가에 대한 적절한 기준이다. **스트레스 골절에는 2 종류가 있다: 피로 골절과 불충분 골절**이다. 피로 골절은 정상 뼈에 비정상 스트레스가 가해져서 생긴 골절이고, 불충분 골절은 비정상 뼈에 정상 스트레스가 가해져서 생긴 골절이다. 피로 골절은 운동 활동과 종종 관련되고, 다리와 발에서 흔하게 일어난다. 불충분 골절은 골다공증과 관련되고, 척추뼈, 엉치뼈, 두덩뼈가지 및 넙다리뼈목에서 흔하게 발생한다.

- **엉치뼈를 포함하고 척추뼈를 포함하지 않은 스트레스 골절(피로/불충분)에 대한 ACR 적절성 기준**을 알고 싶으면, **표 5.3**을 참고한다.

- **진단 영상 경로**는 다양한 임상 시나리오를 위한 임상 결정을 돕기 위해, Western Australia Department of Health에 의해 개발된 근거중심 가이드라인이다. 경로의 내용은 ACR 기준과 일치한다. 결정 나무 흐름 챠트에서 나타나듯이, 목적은 위의 ACR 기준과 동일하다. 4가지 경로를 제공한다.
  - **비외상성 엉덩관절 통증에 대한 진단 영상 경로**는 **표 5.4**에 그려져 있다.
  - **엉덩관절 골절이 의심될 때의 진단 영상 경로**는 **표 5.5**에 그려져 있다.
  - **엉덩관절 무혈관성 괴사에 대한 진단 영상 경로**는 **표 5.6**에 그려져 있다.
  - **스트레스 골절이 의심될 때의 진단 영상 경로**는 **표 5.7**에 그려져 있다.

표 5.3 스트레스 골절 (엉치뼈를 포함하고, 척추뼈를 포함하지 않은)을 위한 ACR 적절성 기준

스트레스 골절(엉치뼈를 포함하고, 척추뼈를 포함하지 않은)의 임상 변수	대개 적절하다	적절할 수도 있다	대개 적절하지 않다 (약어 버전, 웹사이트 참고).
1. **스트레스 골절을 의심**한다. 첫 영상 모달리티	● 방사선 촬영을 한다. 방사선 영상은 다른 영상을 고려하기 전에 첫 단계로 요구된다.	————	● 조영제를 사용하지 않은 MRI aoi ● 조영제를 사용하지 않은 CT aoi ● SPECT를 이용한 전신 Tc-99m 뼈 스캔
2. 진단을 알고자 하는 환자(엉덩관절이나 엉치뼈가 아닌)의 **스트레스 골절을 의심한다. 방사선 촬영은 정상**이다.	● 10-14일 안에 방사선 촬영을 반복한다. ● 조영제를 사용하지 않은 MRI aoi (만약 반복된 방사선 촬영이 음식이거나 환자가 기다릴 수 없다면)	————	● 조영제를 사용하지 않은 MRI aoi 또는 조영제를 사용한 MRI aoi ● SPECT를 이용한 전신 Tc-99m 뼈 스캔 ● 조영제를 사용하지 않은 CT aoi 또는 조영제를 사용한 CT aoi
3. **스트레스 골절** (엉덩관절이나 엉치뼈가 아닌)을 의심한다. **방사선 촬영은 정상이다. 뼈 스캔은 양성**이고 비특이적이다.	● 조영제를 사용하지 않은 MRI ● 10-14일 안에 골반 방사선 촬영을 반복한다 (확인하거나 합병증을 의심한다).	● 조영제를 사용하지 않은 CT aoi (만약 MRI가 금기라면)	● 조영제를 사용하지 않은 MRI aoi 또는 조영제를 사용한 MRI aoi ● 조영제를 사용하지 않은 CT aoi 또는 조영제를 사용한 CT aoi
4. 정상 환자의 **스트레스 골절을 의심**한다. **방사선 촬영은 정상**이다.	————	————	● 조영제를 사용하지 않은 MRI aoi (만약 통증이 지속되면, 진단을 재검사하고 연부조직 손상을 찾기 위해 MRI를 고려한다).
5. **긴뼈의 변질과 불충분 골절**의 임상적 차이. **방사선 촬영은 정상이고, 뼈 스캔은 비특이적이다.**	● 조영제를 사용하지 않은 MRI	● 조영제를 사용하지 않은 MRI aoi 또는 조영제를 사용한 MRI aoi ● 조영제를 사용하지 않은 CT aoi	● 조영제를 사용하지 않은 CT aoi 또는 조영제를 사용한 CT aoi ● 10-14일 안에 aoi 방사선 촬영을 반복한다.
6. **엉치뼈의 변질과 불충분 골절**의 임상적 차이. **방사선 촬영은 정상이고, 뼈 스캔은 비특이적이다.**	● 조영제를 사용하지 않은 엉치뼈 CT-첫 선택; 골절 진단을 위해 선택될 수 있다.	● 조영제를 사용하지 않은 엉치뼈 MRI; 통증에 대한 다른 원인을 보일 수 있다.	● 조영제를 사용하지 않은 엉치뼈 CT 또는 조영제를 사용한 엉치뼈 CT ● 조영제를 사용하지 않은 엉치뼈 MRI 또는 조영제를 사용한 엉치뼈 MRI ● 10-14일 안에 엉치뼈 방사선 촬영을 반복한다.

표 5.3 스트레스 골절 (엉치뼈를 포함하고, 척추뼈를 포함하지 않은)을 위한 ACR 적절성 기준

스트레스 골절(엉치뼈를 포함하고, 척추뼈를 포함하지 않은)의 임상 변수	대개 적절하다	적절할 수도 있다	대개 적절하지 않다 (약어 버전, 웹사이트 참고).
7. 엉치뼈/골반에서 불충분 골절을 의심한다. 방사선 촬영은 정상이고, 뼈 스캔은 골절 부위를 선형 패턴으로 나타낸다.	———	● 조영제를 사용하지 않은 골반 MRI ● 조영제를 사용하지 않은 골반 CT	● 조영제를 사용하지 않은 골반 CT 또는 조영제를 사용한 골반 CT ● 조영제를 사용하지 않은 골반 MRI 또는 조영제를 사용한 골반 MRI ● 10–14일 안에 골반 방사선 촬영을 반복한다.
8. 골다공증 환자나 장기간 코티코스테로이드 치료를 받은 환자에게서 불충분 골절을 의심한다. 방사선 영상은 정상이다.	이들 3개 중의 하나를 수행해야 한다: ● 10–14일 안에 방사선 촬영을 반복한다. ● 조영제를 사용하지 않은 MRI aoi 또는 조영제를 사용한 MRI aoi (진단이 촉박하면) ● SPECT를 이용한 전신 Tc–99m 뼈 스캔 (만약 진단이 촉박되면, **뼈 스캔은 가짜 음성일 수 있다**)	———	● 조영제를 사용하지 않은 MRI aoi 또는 조영제를 사용한 MRI aoi ● 조영제를 사용하지 않은 CT aoi 또는 조영제를 사용한 CT aoi
9. 골다공증 환자나 장기간 코티코스테로이드 치료를 받은 환자에게서 불충분 골절을 의심한다. 48시간 이내의 방사선과 뼈 스캔은 정상이다.	● 조영제를 사용하지 않은 MRI (만약 진단이 촉박하지 않는다면, 방사선 촬영을 반복한다; 그렇지 않으면 MRI나 **뼈 스캔이 가짜 음성일 수 있다**)	● 10–14일 안에 방사선 촬영을 반복한다. **엉치뼈 병변에는 적합하지 않다.** ● 조영제를 사용하지 않은 CT aoi	● 조영제를 사용하지 않은 MRI aoi 또는 조영제를 사용한 MRI aoi ● 조영제를 사용하지 않은 CT aoi 또는 조영제를 사용한 CT aoi

본 표는 약어 정보를 포함하고 있다. 완전한 기록 안에 "대개 적절하지 않다" 검사가 존재한다. ACR 적절한 기준의 완전한 버전을 알고 싶으면, 독자들이 ACR 웹사이트를 방문하길 바란다. 출처: 미국방사선의학회(ACR).

표 5.4 비외상성 엉덩관절 통증에 대한 진단 영상 경로

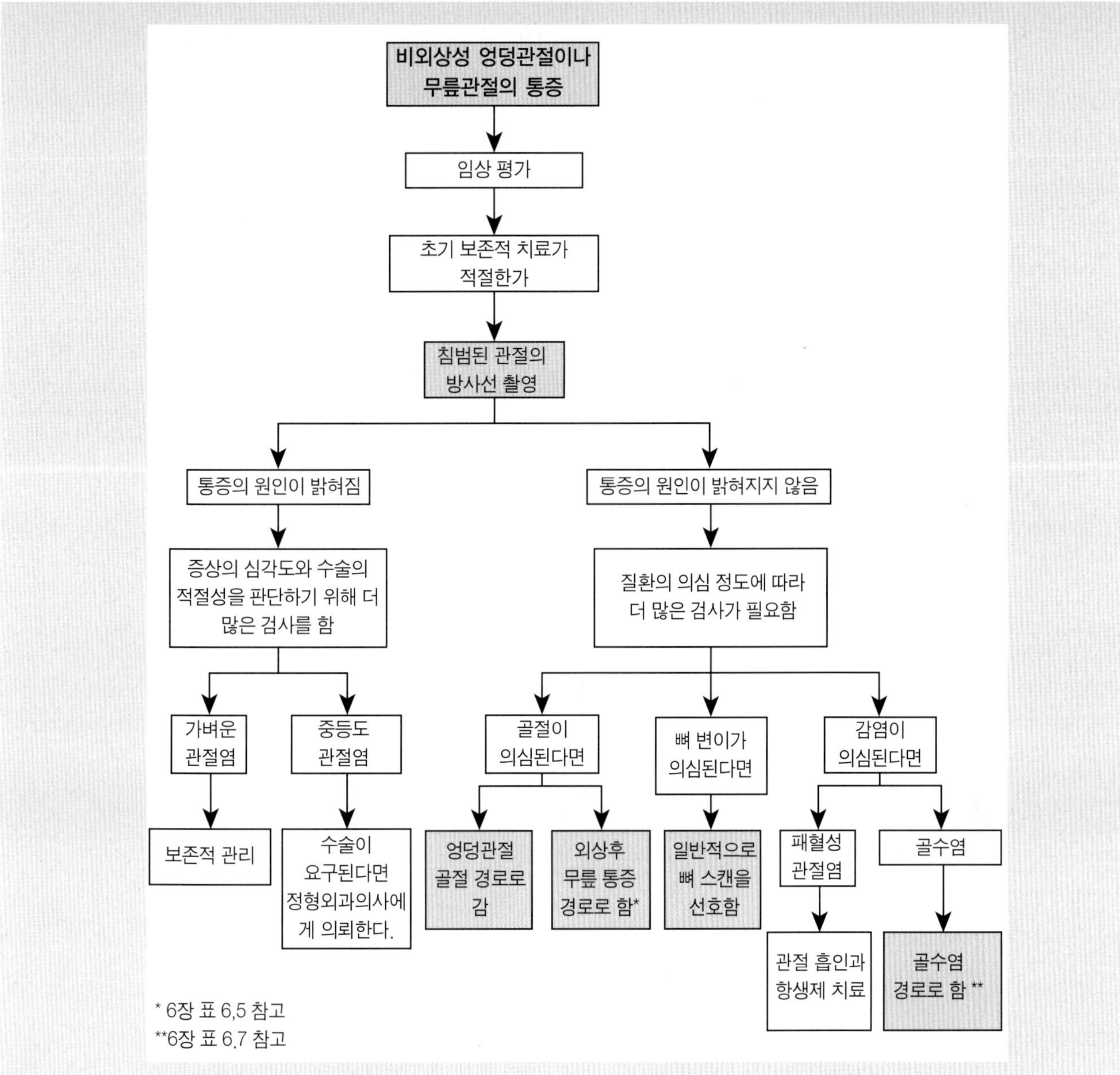

출처: Department of Health Western Australia
업데이트된 최근 내용을 알고 싶으면, http://www.imagingpathways.health.wa.gov.au를 방문하기 바란다.

표 5.5 엉덩관절 골절 의심에 대한 진단 영상 경로

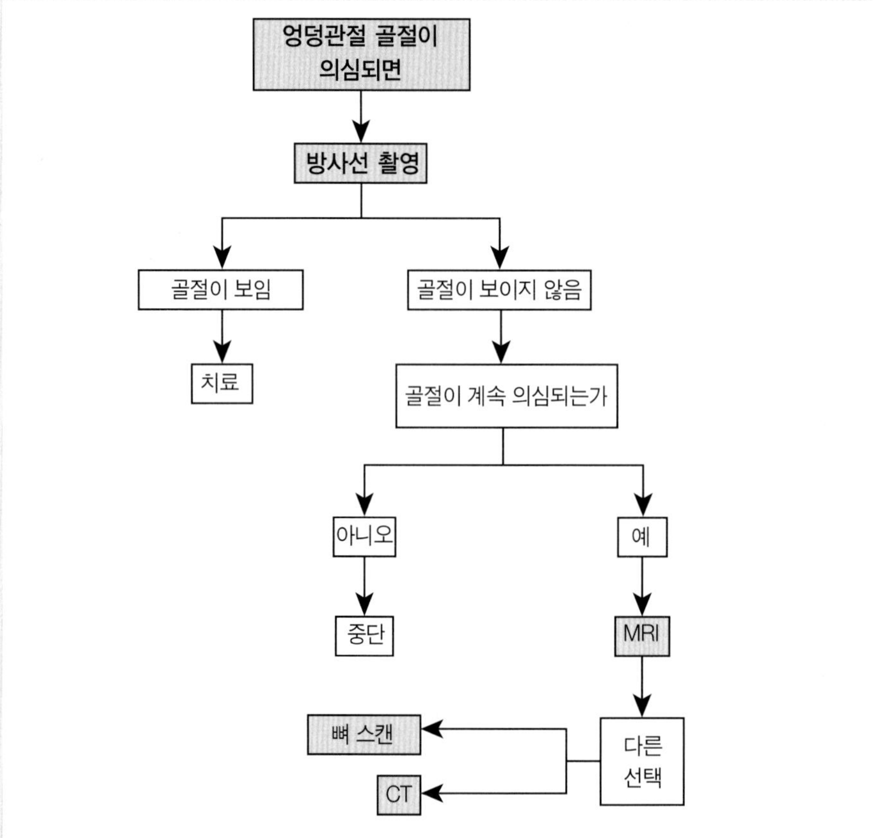

출처: Department of Health Western Australia
업데이트된 최근 내용을 알고 싶으면, http://www.imagingpathways.health.wa.gov.au를 방문하기 바란다.

표 5.6 엉덩관절의 무혈관성 괴사에 대한 진단 영상 경로

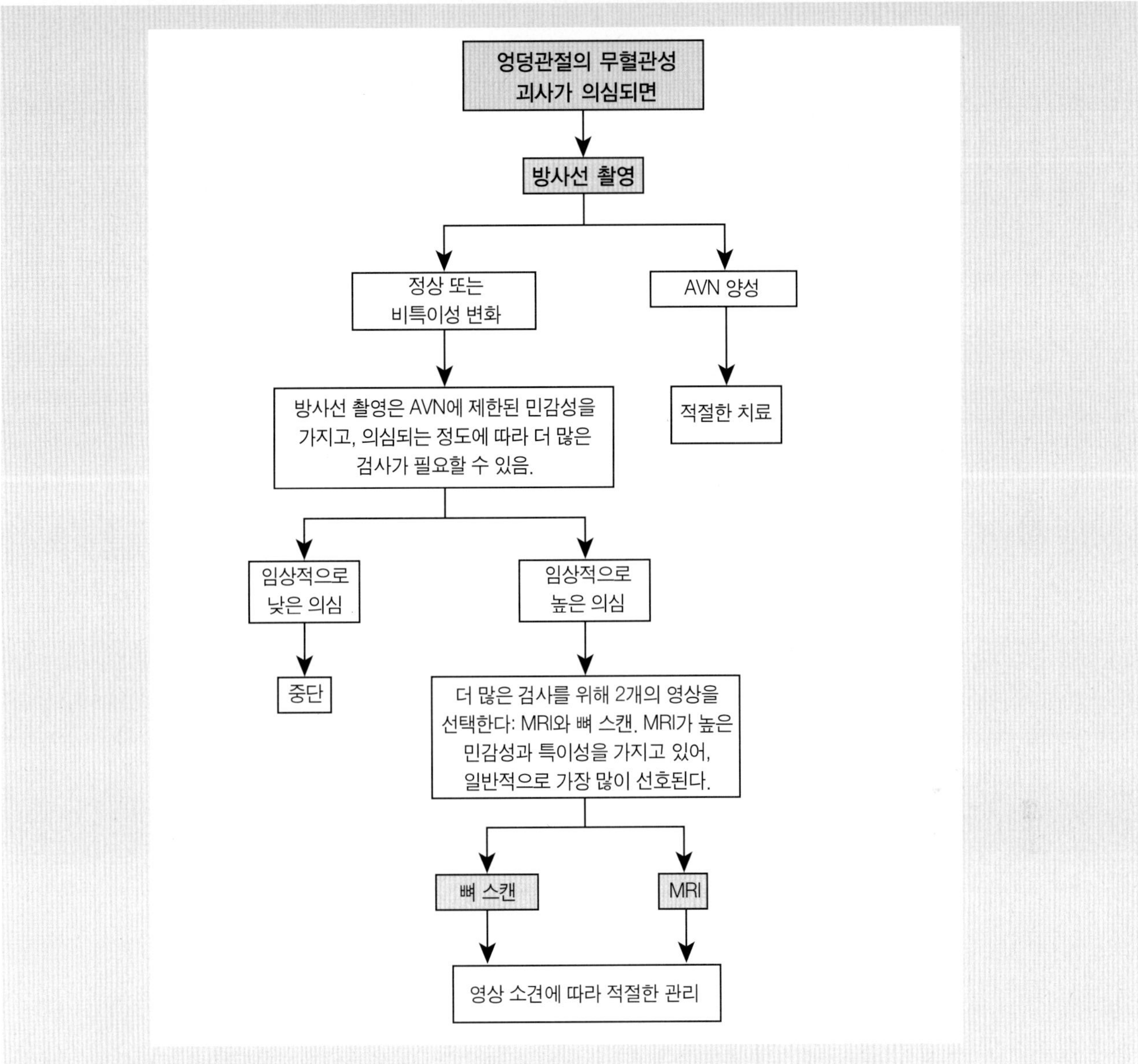

출처: Department of Health Western Australia
업데이트된 최근 내용을 알고 싶으면, http://www.imagingpathways.health.wa.gov.au를 방문하기 바란다.

표 5.7 스트레스 골절 의심에 대한 진단 영상 경로

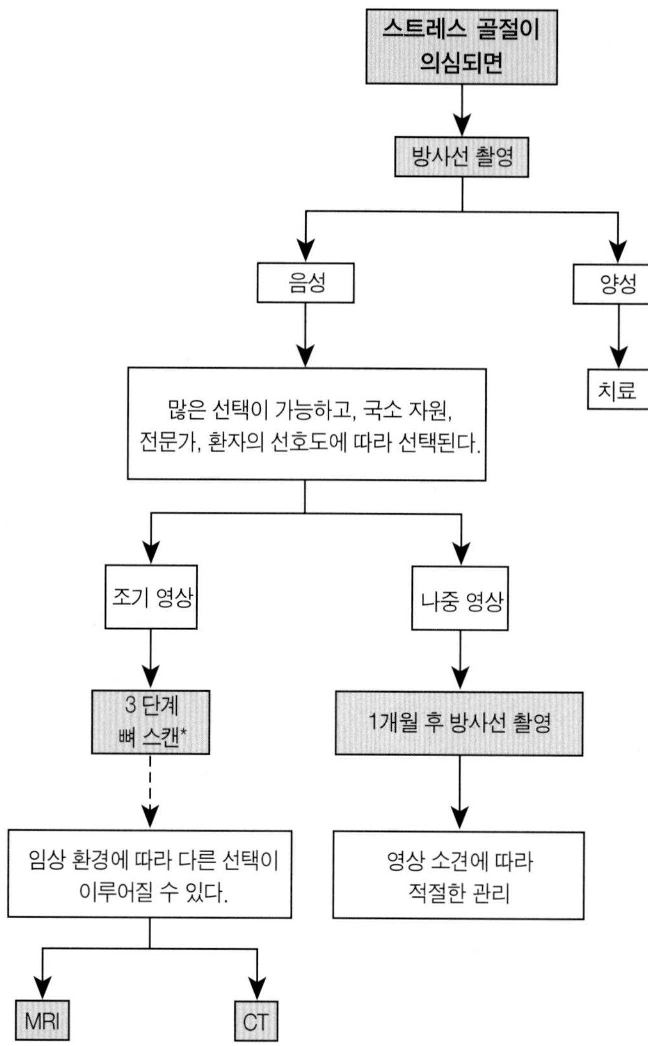

* 주: 미국에서는 뼈 스캔 대신 MRI가 이용될 수 있다.

출처: Department of Health Western Australia
업데이트된 최근 내용을 알고 싶으면, http://www.imagingpathways.health.wa.gov.au를 방문하기 바란다.

4. 엉덩관절의 일반 방사선 평가

- **골반이나 엉덩관절의 일반 방사선 검사에 대한 주요 목표는 해부학적 비정상이나 질병 과정을 확인하거나 배제하는 것이다.** 방사선 검사가 진단을 위해 거의 항상 수행되는 **첫 번째 영상 기법이다.**
- **골반**의 기본 방사선 평가는 **앞뒤(AP) 촬영이다.** AP 촬영은 **양쪽 엉덩관절**의 기본 AP 평가를 포함한다. 이것은 좌 · 우 양쪽을 비교하는 장점을 갖거나, 외상을 찾아내거나 또는 편측 엉덩관절 방사선 촬영에 대한 필요성을 확인하는 것이다.
- 편측 **엉덩관절 방사선 검사는 엉덩관절**이나 **몸쪽 넙다리뼈**가 관심이 있을 때 의뢰된다. 중심 광선은 넙다리뼈목의 중심을 통과한다. 이것은 왜곡을 최소화하고, 몸쪽 넙다리뼈, 절구 및 관절강의 방사선 디테일을 증가시킨다.
- 아래의 2가지 투사방법이 엉덩관절의 일반 방사선 검사에 이용될 수 있다:
  - **AP 촬영**
  - **가쪽 개구리 다리 촬영**
- 일반 방사선 평가는 ABCS로 이루어진다(ABCS를 상세히 알고 싶으면, 표 1.1을 참고하기 바란다).
  - **A = Alignment(정렬)**
  - **B = Bone density(뼈 밀도)**
  - **C = Cartilage spaces(연골 공간)**
  - **S = Soft tissues(연부조직)**

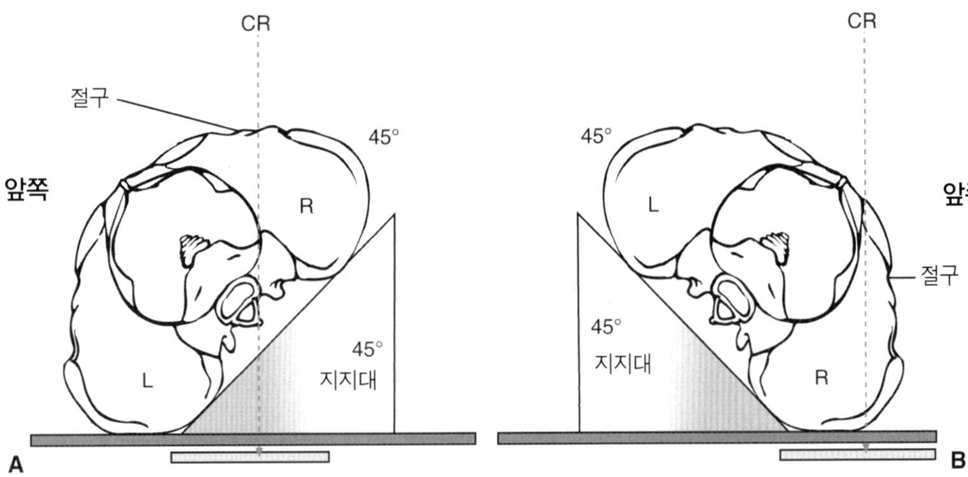

- 골반과 엉덩관절의 **외상**은 낮은 에너지 손상과 높은 에너지 손상으로 구분될 수 있다.
  - **낮은 에너지 손상**(박리골절, 개별 뼈 골절)은 일반 방사선 촬영으로 적절하게 평가되거나, 또는 다양한 촬영 선택을 요구할 것이다. 가장 일반적인 촬영은 골반의 앞뒤 사선 촬영(Judet).
  - **높은 에너지 손상**(골반 골절과 생명을 위협하는 내장기 손상이 동반된다)은 가슴우리-복부-골반(TAP) 영상을 얻기 위한 고속 CT로 평가된다. TAP 주요 장점은 심각한 외상을 당한 환자에게 적합하다.
- **골반과 엉덩관절의 일반 방사선 투사**에 대한 요약을 알고 싶으면, **표 5.8**을 참고하기 바란다.

표 5.8 엉덩관절의 일반 방사선 투사

AP 골반 투사

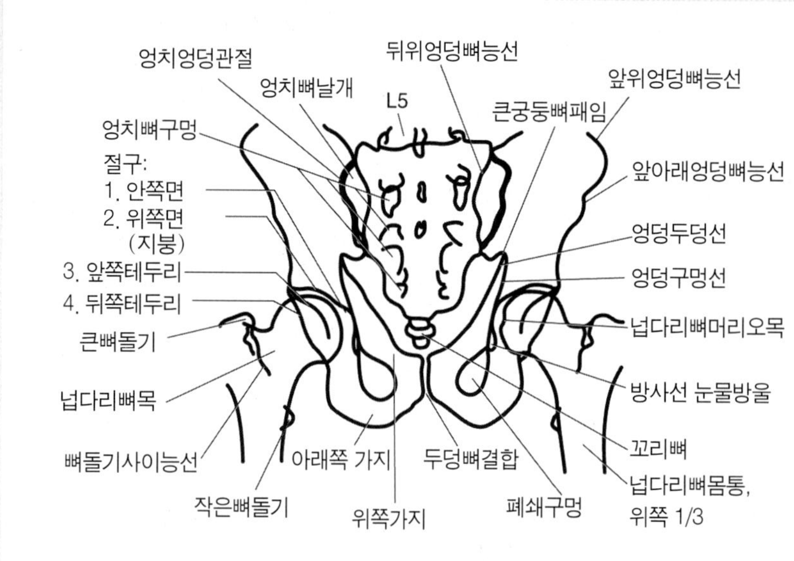

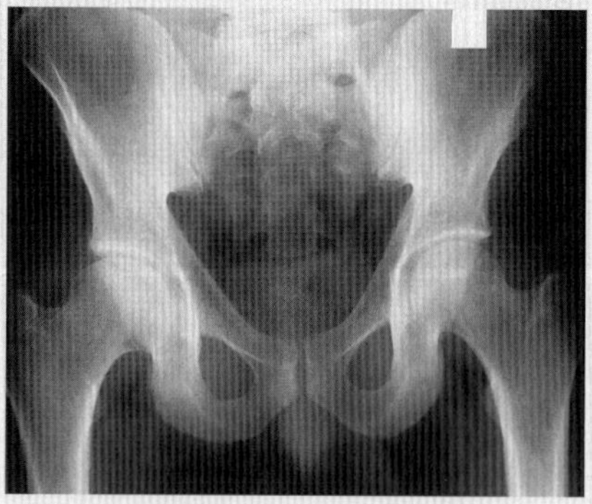

- 대칭성은 엉덩뼈날개와 폐쇄구멍의 동등한 크기에 의해 결정된다. 비대칭은 환자의 부적절한 자세나 볼기뼈의 돌림을 의미한다.
- 엉치엉덩관절의 관절면이 중첩되어 나타나고 2개의 방사선 투과선처럼 보인다.
- 엉덩관절은 절구 모양을 띤다.
- 절구의 표식점에는 절구 지붕, 앞쪽테두리, 뒤쪽 테두리, 엉덩두덩선 및 엉덩궁둥선, 방사선 눈물방울 등이 있다.

표 5.8 엉덩관절의 일반 방사선 투사

AP 엉덩관절 투사

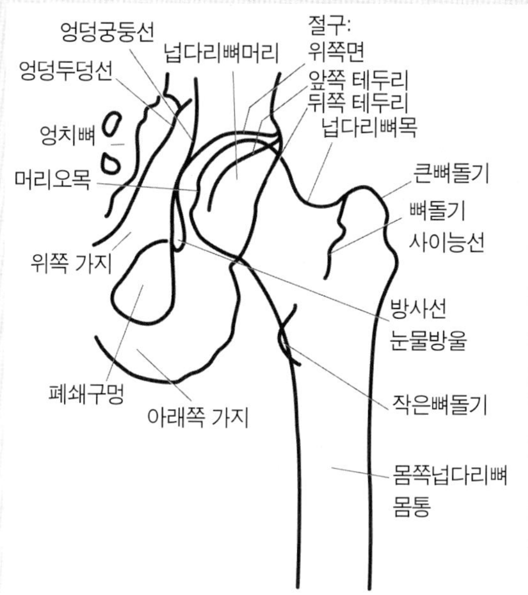

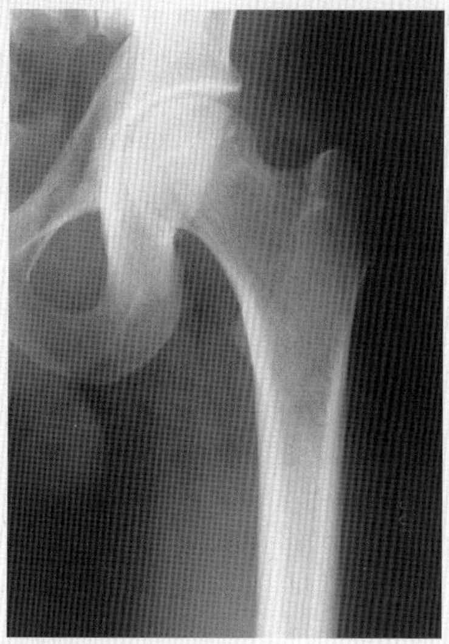

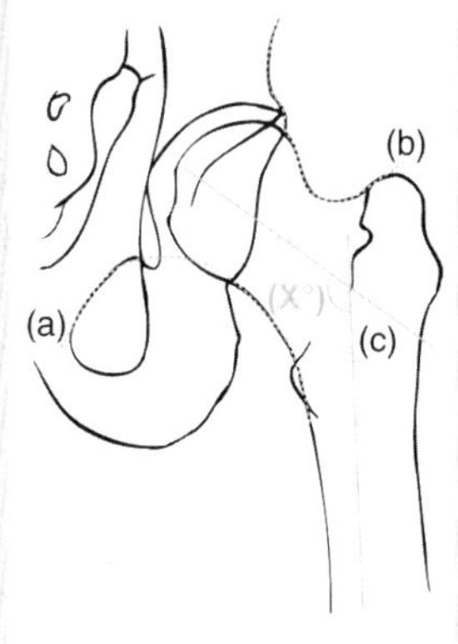

- 엉덩관절은 병리로 인해 뼈 파괴가 일어나지 않는 한 절구 형태를 띤다.
- 넙다리뼈몸통의 겉질 가장자리는 두껍고 방사선밀도가 높다.
- (a) Shenton의 엉덩관절 선, (b) 엉덩넙다리 선, (c) 넙다리뼈목 각도(평균 130°)에 의해 정상 공간 관계가 나타난다. Shenton의 엉덩관절 선은 위쪽 폐쇄구멍에서 넙다리뼈목의 안쪽면을 잇는 선이고, 엉덩넙다리 선은 넙다리뼈목을 따라 뻗어 있는 엉덩뼈 가쪽면의 곡선이다.

표 5.8 엉덩관절의 일반 방사선 투사

가쪽 개구리 다리 투사

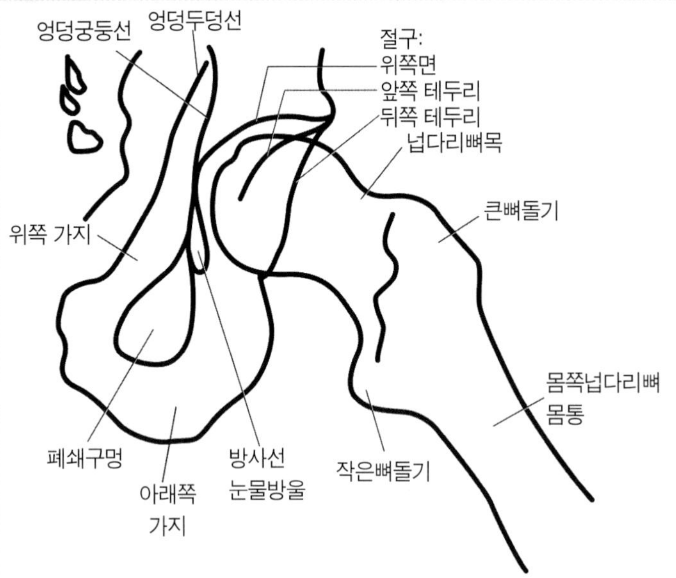

엉덩관절은 굽힘, 가쪽돌림, 벌림 자세를 취하고 있다. 넙다리뼈는 AP 투사로부터 90° 돌림되어 있다.

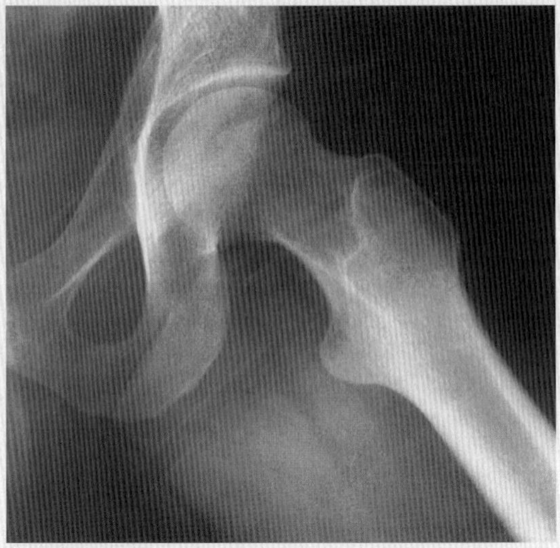

작은뼈돌기가 잘 보인다; 큰뼈돌기는 넙다리뼈목 뒤에 중첩되어 있다.

5. 엉덩관절의 기본 MRI 프로토콜

- 골반이나 엉덩관절 MRI의 평가는 다음과 같은 **적응증**을 포함한다:
  - 넙다리뼈머리의 괴사
  - 골수 이상
  - 방사선상으로는 안 보이는 골절
  - 아동기의 엉덩관절 질환과 성인기의 그들 후유증
  - 넙다리절구 충돌증후군
  - 절구 가장자리 열상
  - 근육힘줄성 질환과 관련된 윤활주머니염
  - 운동선수의 사타구니 통증
  - 뼈연골성 이상
  - 엉치신경얼기 이상
- **MRI 프로토콜**은 MRI 절차 동안 수행된 **시퀀스의 혼합**을 의미한다. 시퀀스의 혼합은 **신체 분절과 의심되는 병리**에 따라 달라진다. MRI의 시간-소비 특성의 견지에서 볼 때, 각 기본면에 대한 많은 수의 시퀀스를 고용할 필요가 없다. 그 대신, 엉덩관절에 대한 MRI 시퀀스는 엉덩관절의 **해부학과 병리**에 근거된 **기본면과 시퀀스의 혼합**을 포함한다.
- 근육뼈대계 MRI의 기본 견해는 2가지이다.
  - **해부학을 정의**한다.
  - **비정상 체액을 감지**한다. 비정상 체액이나 부종은 **병리의 징후**이다.
- 엉덩관절을 위한 MRI 프로토콜에는 T1, 경사에코(GRE), 양성자 밀도(PD)와 같은 **해부학적 시퀀스**와 STIR과 T2FS와 같은 **체액-민감 시퀀스**가 포함된다(비록 그들 사이에 중첩이 있지만).
  - 아래 표에서, **해부학적 시퀀스와 체액-민감 시퀀스**가 쌍을 이루고 있다. 영상을 읽은 방법은 이들 시퀀스와 슬라이스를 연결하는 것이고, 해부학을 확인한 후 비정상적으로 밝은 신호를 찾는다.

기본면	해부학적 시퀀스	체액-민감 시퀀스
축성면	T1	T2 IR
시상면	T1	T2 FS
이마면	T1	T2 FS

- 부가적인 평가로는 MR 관절조영술이 있는데, 이것은 MRI를 촬영하기 전에 조영제를 엉덩관절 안에 주입시키는 방법이다. 이것은 절구 가장자리의 열상을 확인하는데 자주 이용된다.
- **엉덩관절의 MRI와 CT의 기본면**을 알고 싶으면, **표 5.9**를 참고하기 바란다.
- **엉덩관절의 기본 MRI 프로토콜**을 알고 싶으면, **표 5.10**을 참고하기 바란다.
- **엉덩관절의 MR 관절조영상**을 알고 싶으면, **표 5.11**을 참고하기 바란다.

표 5.9 골반과 엉덩관절의 MRI 또는 CT를 위한 기본면

축성면	축성면은 엉덩뼈능선에서 작은뼈돌기로 뻗어 있다. 기준선은 슬라이스이다.
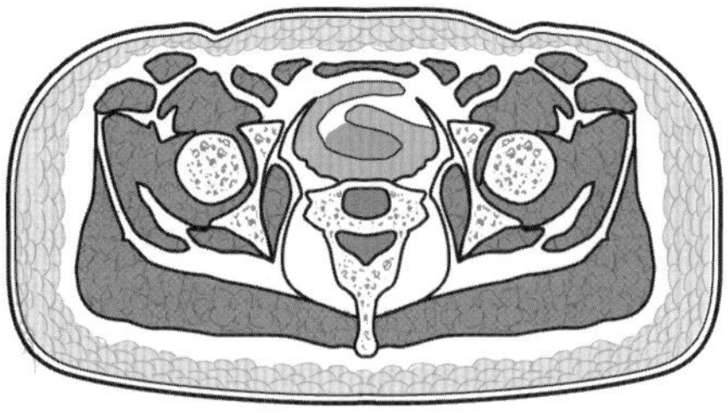	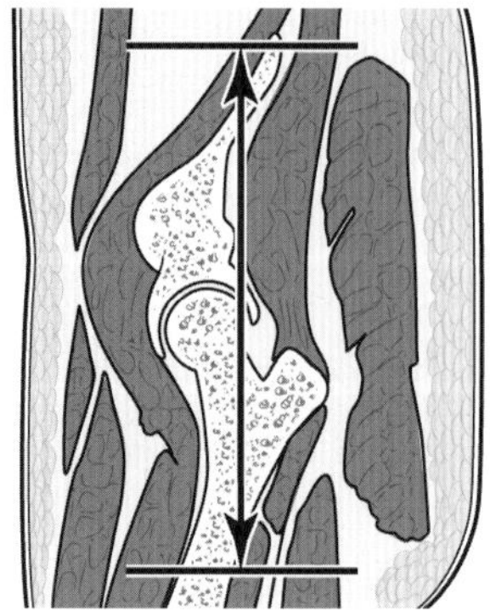 FOV 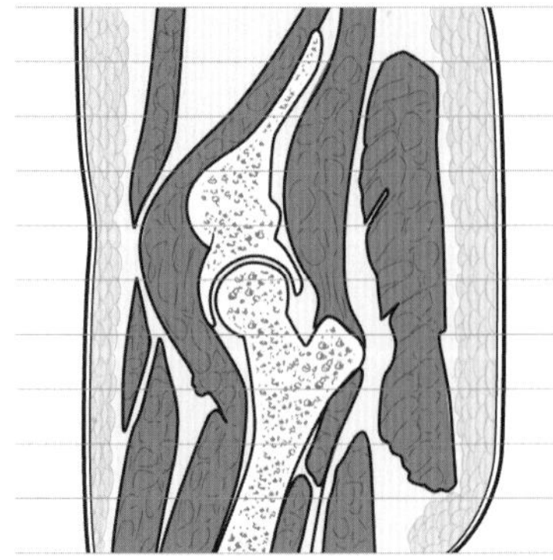 영상 슬라이스
시상면	시상면은 큰뼈돌기에서 반대쪽 큰뼈돌기로 뻗어 있다. 기준선은 슬라이스이다.
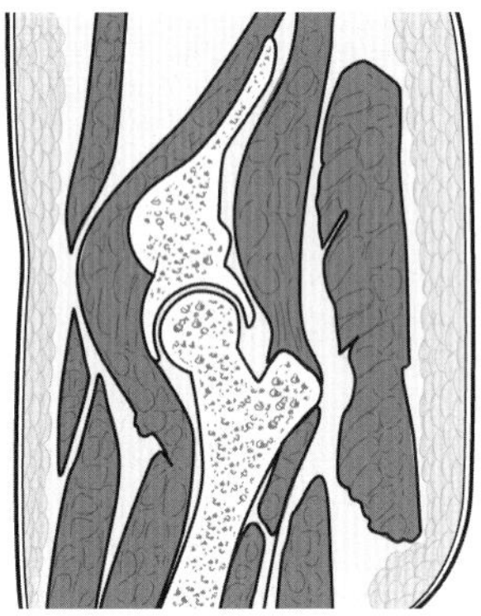	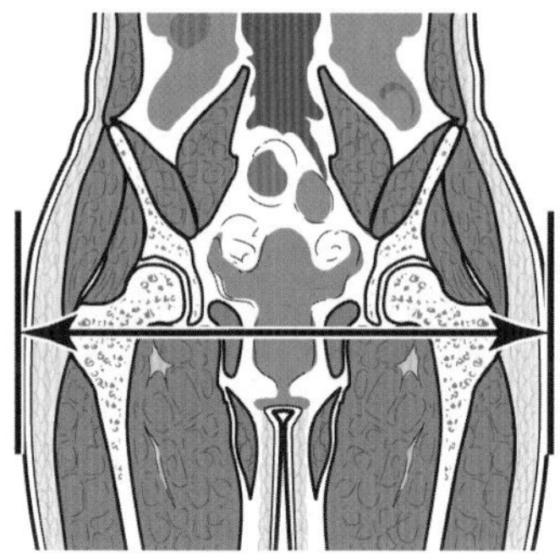 FOV 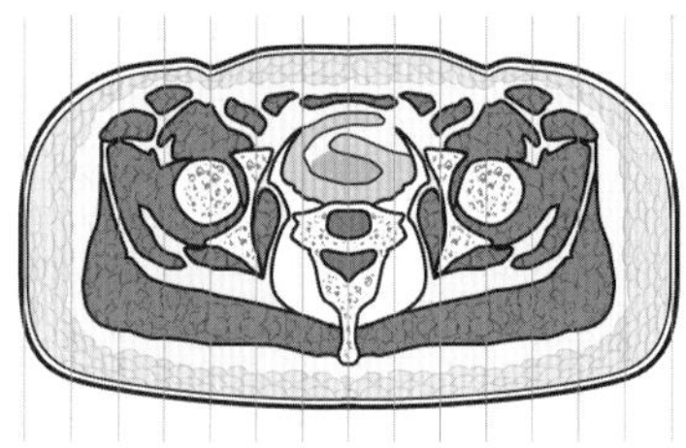 영상 슬라이스
이마면	이마면은 두덩뼈결합에서 엉치뼈로 뻗어 있다. 기준선은 슬라이스이다.
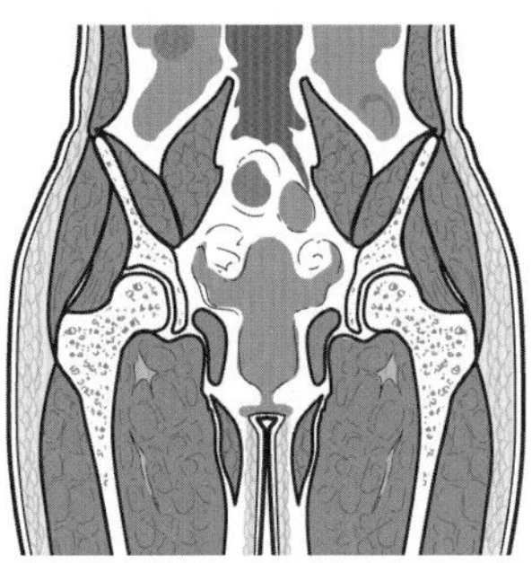	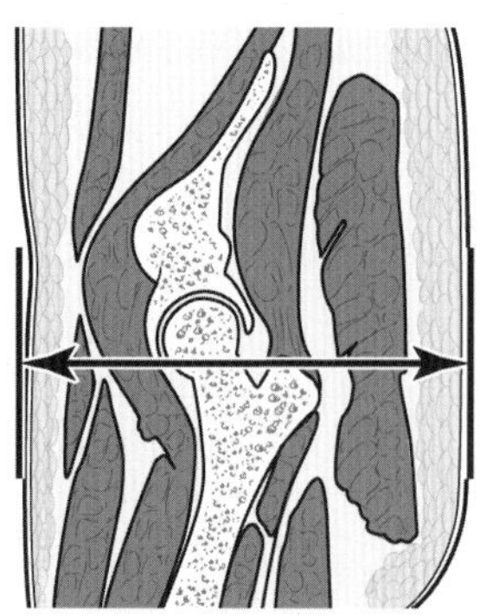 FOV 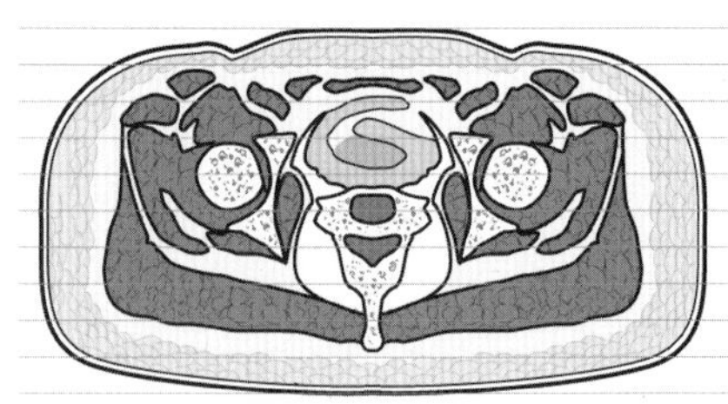 영상 슬라이스

표 5.10 엉덩관절의 MRI 프로토콜

T1	축성면	T2 IR
해부학을 확인하는 시퀀스		비정상 체액을 감지하는 시퀀스

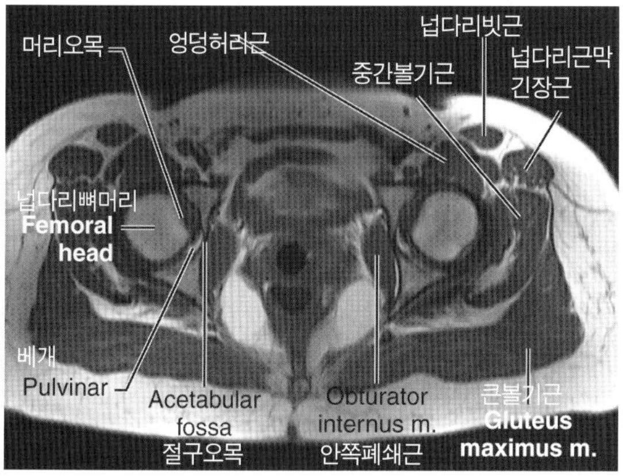

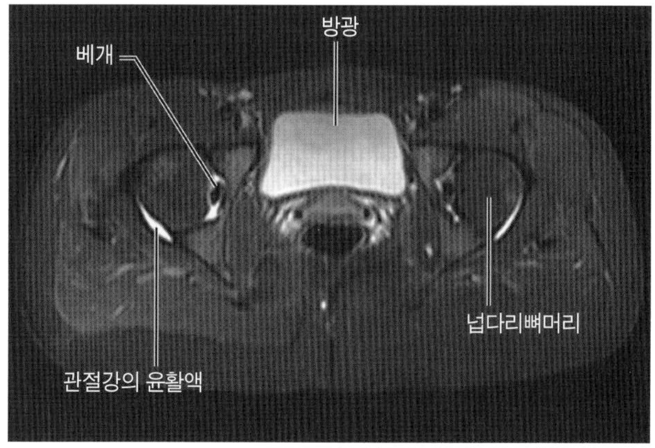

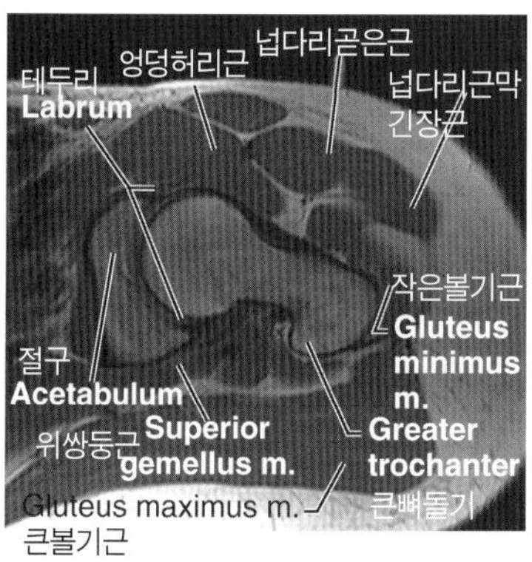

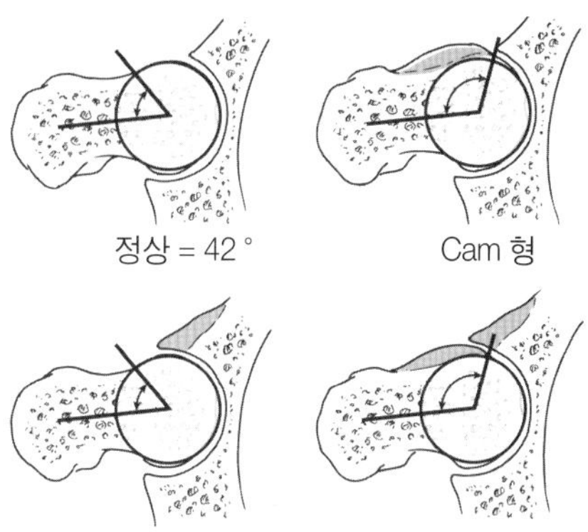

정상 = 42° Cam 형

Pincer 형 혼합형

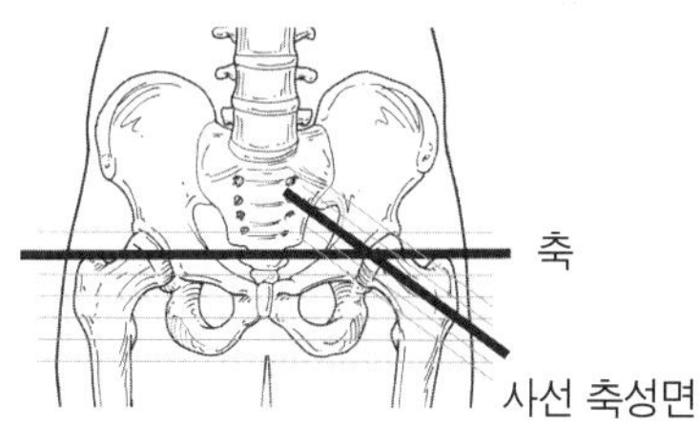

관찰하는 구조물

- 절구
- 테두리
- 베개(Pulvinar)
- 넙다리뼈머리와 넙다리뼈목
- 큰뼈돌기와 작은뼈돌기
- 엉치뼈
- 엉덩뼈
- 엉치엉덩관절
- 두덩뼈결합
- 넙다리뼈머리-넙다리뼈목 사이의 알파각은 사선 축성면 방향에서 평가된다. 넙다리절구 충돌증후군의 Cam 형, Pincer 형, 혼합형이 평가될 수 있다.

표 5.10 엉덩관절의 MRI 프로토콜

T1	시상면	T2 FS
해부학을 확인하는 시퀀스	비정상 체액을 감지하는 시퀀스	

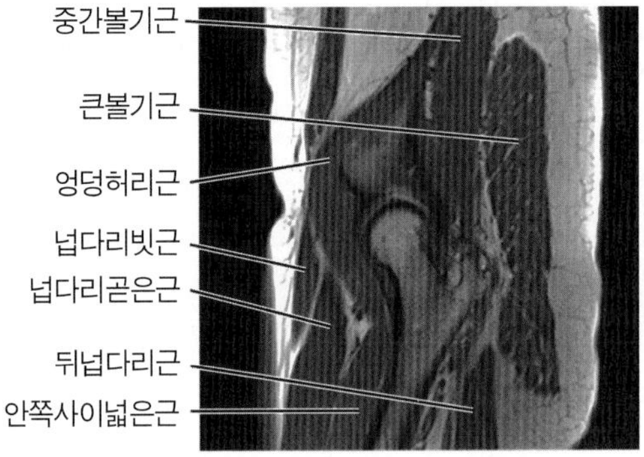

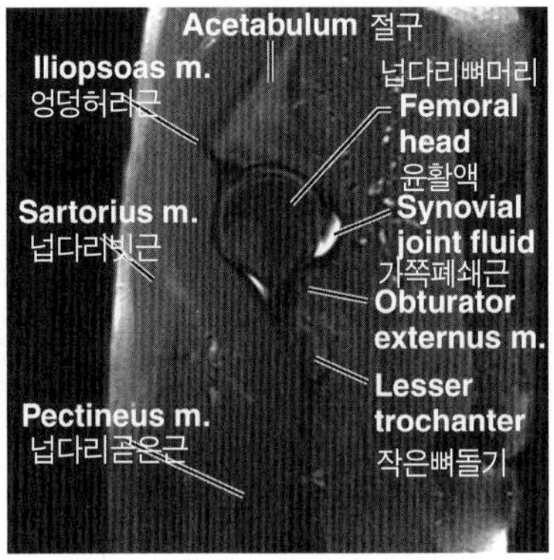

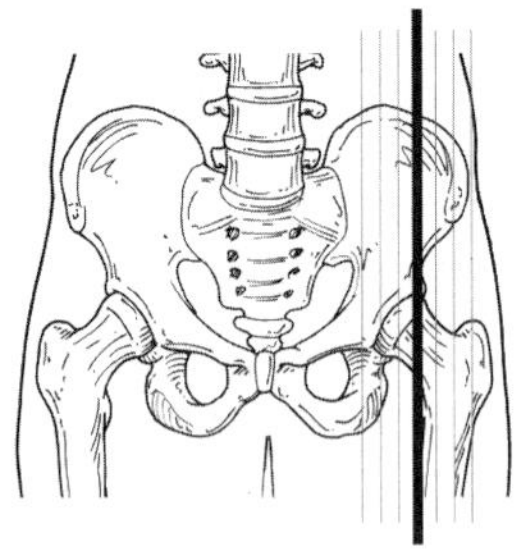

관찰하는 구조물

- 넙다리뼈머리의 구면도
- 절구와 연골의 위쪽면
- 앞쪽 근육
  - 엉덩허리근
  - 넙다리빗근
  - 넙다리곧은근
  - 안쪽넓은근
- 뒤쪽 근육
  - 볼기근
  - 뒤넙다리근

표 5.10 엉덩관절의 MRI 프로토콜

T1	이마면	T2 FS
해부학을 확인하는 시퀀스		비정상 체액을 감지하는 시퀀스

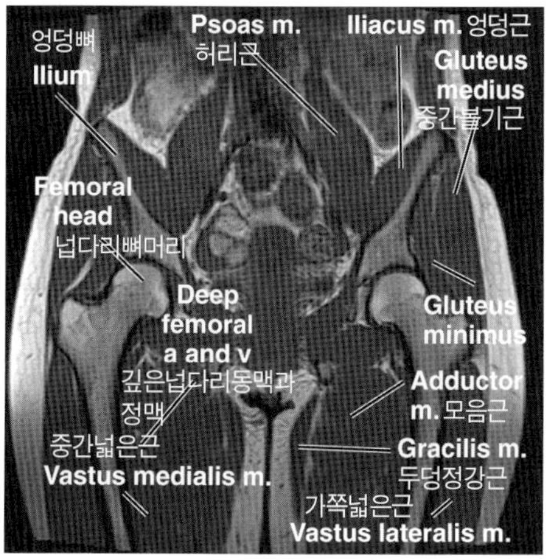

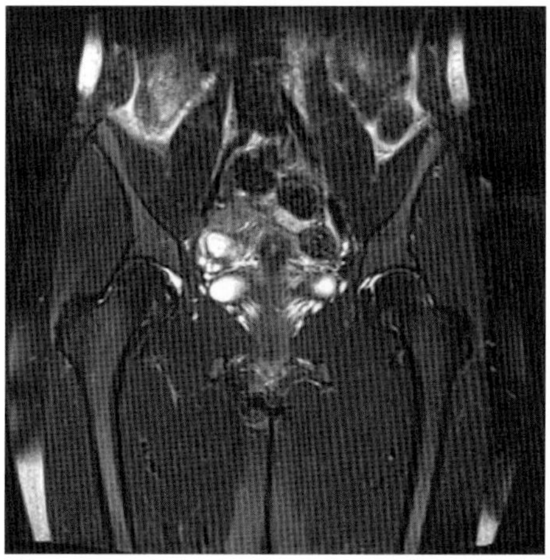

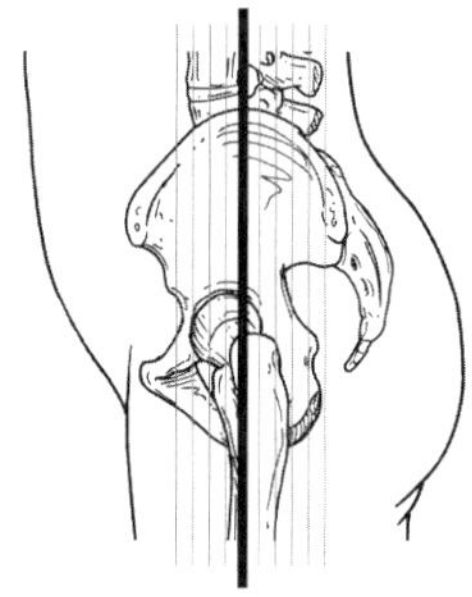

- 골성 구조물
  - 엉덩관절
  - 몸쪽넙다리뼈
  - 엉치엉덩관절
  - 엉덩뼈
- 근육
  - 볼기근
  - 벌림근
  - 모음근

표 5.11 엉덩관절 MR 관절조영상

축성면

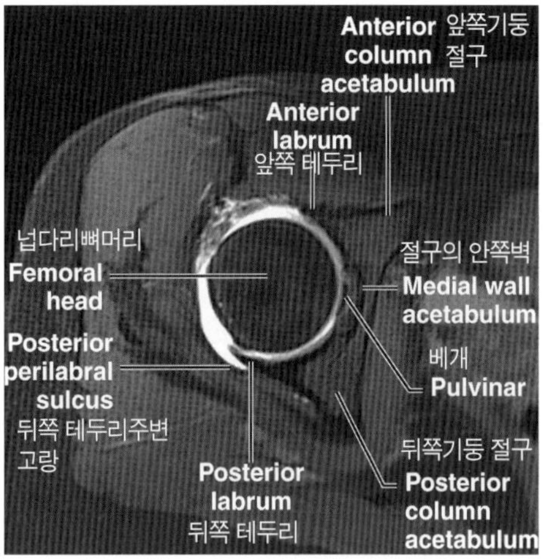

시상면

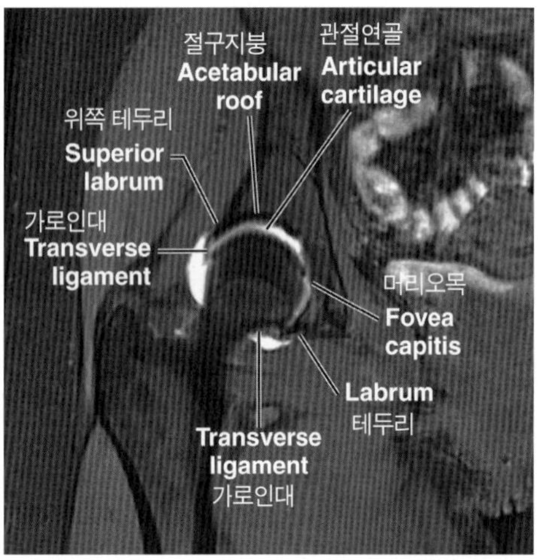

이마면

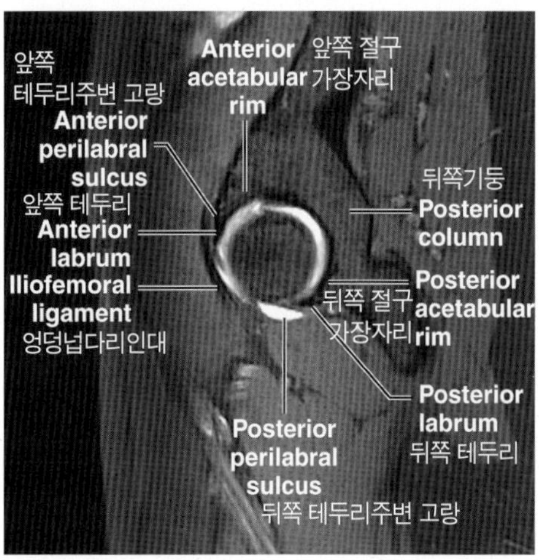

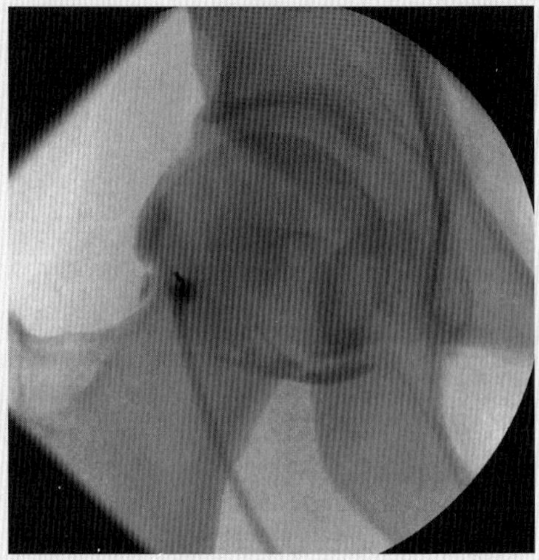

형광투시 바늘 가이드는 MRI를 하기 전에 희석된 가돌리늄액의 주입을 위해 이용된다.

- 엉덩관절의 MR 관절조영상은 절구 테두리 열상을 확인하기 위해 많이 이용된다.
- 평가한다.

조영제는 높은 신호로 나타난다. 연골 안으로 들어간 조영제의 비정상적인 팽창이나 테두리의 결손이 보인다.

6. 엉덩관절의 기본 CT 프로토콜

- CT는 대부분의 근육뼈대계 질환을 평가할 때 이용될 수 있는 영상 장치로서, 주로 **뼈와 관절의 구조적 정보와 공간적 정보**를 제공한다.
- 엉덩관절 CT**의 주요 적응증**은 다음과 같다.
  - 심한 외상을 평가한다.
  - 골절 파편의 정렬과 전위를 평가한다.
  - 관절 속의 유리체를 확인한다
  - 방사선 영상으로 확인하기 어려운 절구나 엉치뼈의 골절을 평가한다.
  - 아동의 선천성 엉덩관절 탈구와 성인의 관절성형술에 있어서, 뼈의 정렬이나 정확한 기형학적 수치를 평가한다
  - MRI가 금기증이라면 MRI로 확인할 수 있는 질환을 평가한다. MR 관절조영술이 금기증이라면, CT 관절조영술을 위해 관절내 조영제를 사용한다.
- CT는 **전통적인 방사선 영상과 비슷한 영상 원리**로 이루어진다. 신체 조직은 X 선을 흡수하여 영상에 회색 음영으로 표시된다. 방사선 영상과 CT의 **회색 음영**은 4가지로 구성된다:
  1. 공기 = 검은색
  2. 지방 = 검은 회색
  3. 물(연부조직) = 회색
  4. 뼈 = 흰 회색
  - 부가적으로, **조영제**는 일반적으로 **흰색** 음영을 더 밝게 만든다.
- **관찰:** 각 기본면에서 **ABCS**의 비정상을 체크한다.
  - **A** = Alignment(정렬): 뼈나 관절의 기형학이나, 골절, 탈구 또는 뼈 파손의 편위를 의미한다.
  - **B** = Bone density(뼈 밀도): 방사선과 비슷하게, 넙다리뼈머리와 목의 가장자리, 엉덩뼈, 궁둥뼈 및 두덩뼈에서 보여지듯이, 겉질뼈가 가장 치밀하다.
  - **C** = Cartilage spaces(연골 공간): 넙다리뼈머리(중앙의 머리오목 부위를 제외하고)는 연골로 덮여 있고, 위쪽 부분이 가장 두껍게 덮여 있다. 절구는 말굽모양의 연골로 덮여 있다. 즉, 중앙 부위와 아래쪽 부위에는 연골이 없다. 테두리는 절구의 가장자리에 붙어 있다. 이들 구조물은 조영제를 사용하지 않고는 CT로 확인되지 않는다. 관절강 안에서 떠돌아 다니는 유리체나 파편 조각물을 확인한다.
  - **S** = Soft tissues(연부조직): 관절주머니는 절구 가장자리에 붙어 있다. 앞쪽은 뼈돌기사이선에 붙어 있고, 뒤쪽은 뼈돌기사이능선에 붙어 있다. 만약 삼출물이 많으면, CT로 관절주머니를 확인할 수 있다. 임상적으로 2개의 윤활주머니가 중요하다. 첫째, **엉덩허리 윤활주머니**는 관절의 앞쪽에 위치하고, 성인의 15-20%는 관절주머니와 연결되어 있다. 관절성형술, 관절염, 외상, 과사용, 골수염, 신생물 등과 같이, 관절 삼출을 일으키는 질병이나 문제로 엉덩허리 윤활주머니가 팽창된다. 둘째, **뼈돌기 윤활주머니**는 큰뼈돌기와 중간볼기근 사이에 위치한다. 이 부위의 염증은 가쪽 엉덩이와 가쪽 허벅지의 통증 뿐만 아니라, 연관통으로 무릎 통증도 일으킨다.
- **엉덩관절의** CT **프로토콜**을 알고 싶으면, **표 5.12**를 참고하기 바란다.

표 5.12 엉덩관절의 CT 프로토콜

재설정	확인해야 할 구조물
축성면 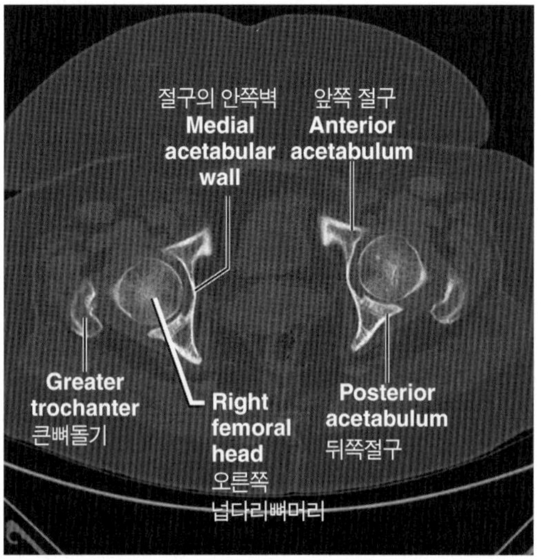 	• 절구 오목 안의 넙다리뼈머리 • 절구의 안쪽벽 • 절구의 앞쪽 가장자리와 뒤쪽 가장자리 • 엉치뼈 • 두덩뼈가지 • 큰뼈돌기와 작은뼈돌기 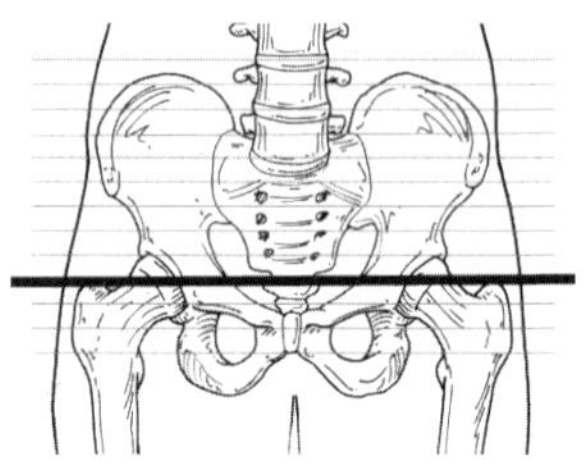
시상면 재설정 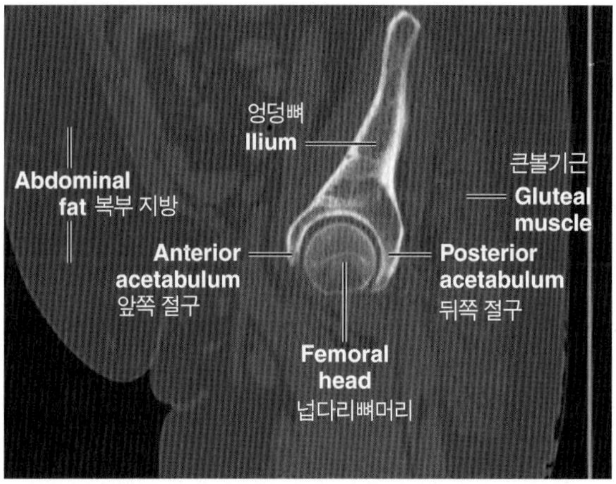 	• 절구의 앞쪽 경사 • 절구 지붕 • 엉덩관절 앞에 있는 엉덩허리근 • 엉치엉덩관절 • 두덩뼈결합 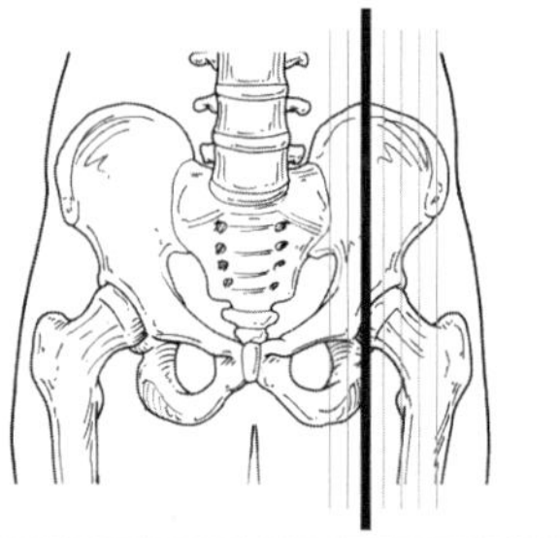

표 5.12 엉덩관절의 CT 프로토콜

재설정	확인해야 할 구조물
이마면 재설정 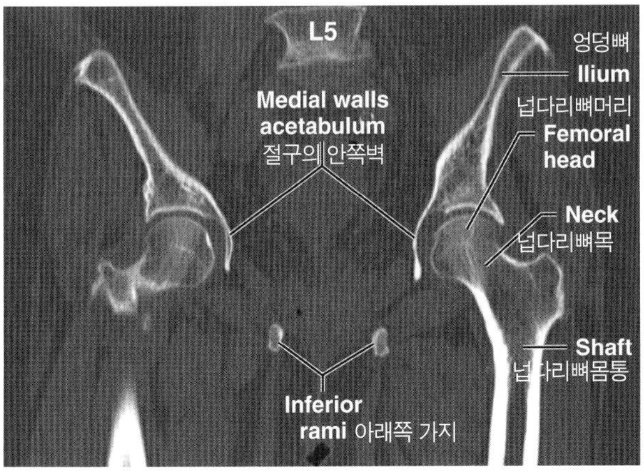 	• 양쪽 엉덩관절을 비교한다. • 넙다리뼈머리, 목 및 몸통 • 큰뼈돌기와 작은뼈돌기 • 엉치뼈, 엉덩뼈, 엉치엉덩관절 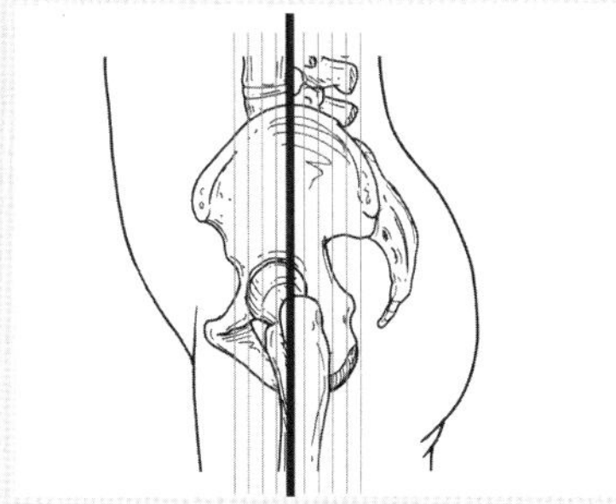
CT 관절조영술 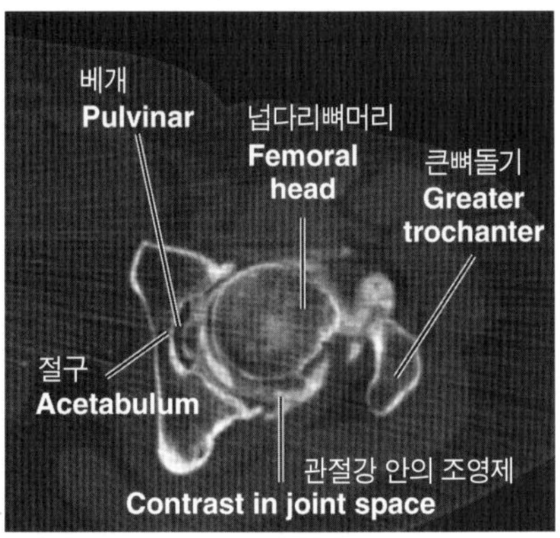 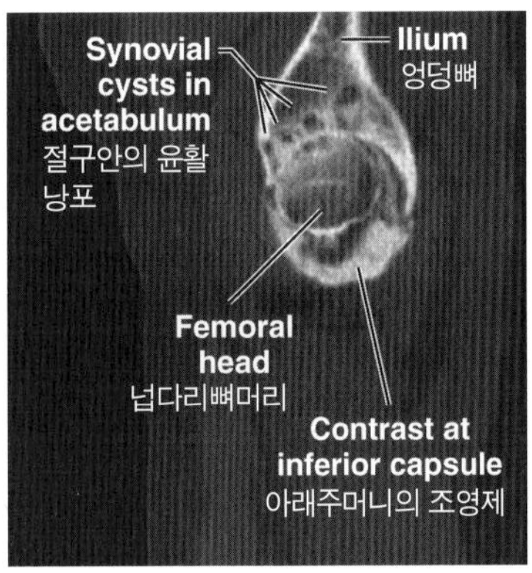 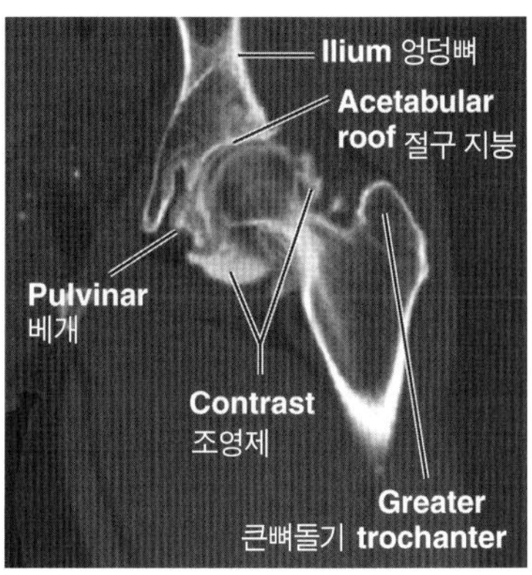 	• CT **관절조영술**은 MRI 관절조영술이 금기증이거나 사용될 수 있을 때 수행된다. 관절연골과 절구 테두리의 평가에 좋다. • 관절주머니의 주름 안에 조영제(형광투시 영상에는 검은색으로 나타나고, CT에서는 흰색으로 나타난다)가 있는지를 확인한다. 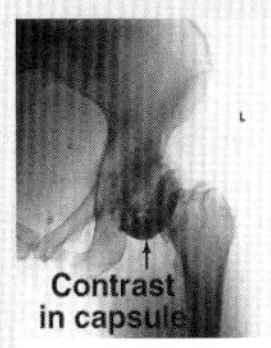

7. 엉덩관절의 기본 근육뼈대계(근골격계) 진단 초음파 프로토콜

- MSUS는 가장 먼저 고려해야 할 검사법으로, 전통적 방사선 영상과 함께 이용될 수 있다.
- 엉덩관절의 MSUS 검사를 해야 하는 **임상 증상**은 통증, 부종, 또는 덩어리의 존재 등이다. **외상성 엉덩관절**에 대한 US 소견의 분석은 손상 기전과 방사선 검사 결과와 관련되어 이루어져야 한다.
- 엉덩관절의 **MSUS를 위한 주요 적응증**은 다음과 같다:
  - 연부조직 손상을 감지한다.
  - 관절주머니, 윤활막 및 윤활주머니를 볼 수 있다.
  - 인대, 근육 및 힘줄의 열상을 확인한다.
  - 연부조직 종양을 평가한다.
    - 종양의 낭포성을 확인한다.
    - 관절내 교란(derangement)을 일으키는 관절내 종양을 감지한다.
    - 관절경으로 확인할 수 없는 관절주변 종양을 평가한다.
  - 관절내 유리체를 확인한다.
  - 삼출을 감별한다.
    - 수술후 합병증, 혈종, 농, 장액종, 종양 재발 등을 감지한다.
  - 관절, 주관절 주변 영역 또는 낭포성 종양 등의 흡인 바늘을 가이드한다
  - 선천성 또는 발달성 이상을 평가한다.
- 기억해야 할 사항
  - MSUS는 작동자의 전문성에 따른 실시간 영상이다.
  - 작동자는 안정 자세에서 볼 수 없는 병변을 확인하기 위해 MSUS 검사 동안 저항수축, 수동신장, 촉진 등과 같은 신체검진 기법을 적용할 수 있다.
  - 스캐닝 면의 명명법: MSUS 영상은 검사하고 있는 구조물에 제한된다. 음파영상은 해부학 구조물을 종이나 횡으로 나타낼 수 있다. 이것은 변환기의 긴축을 구조물과 평행하게 또는 수직으로 정렬시킴으로서 이루어질 수 있다.
- **성인 엉덩관절에 대한 MSUS 검사**를 알고 싶으면, **표 5.13**을 참고하기 바란다.

표 5.13 성인 엉덩관절의 MSUS 검사

앞쪽 엉덩관절: 세로면 영상

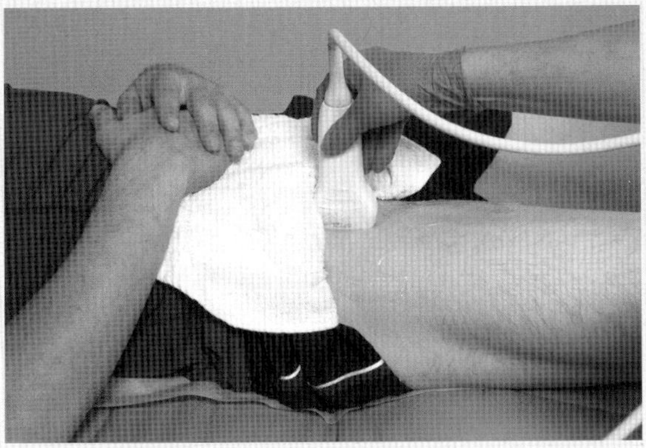

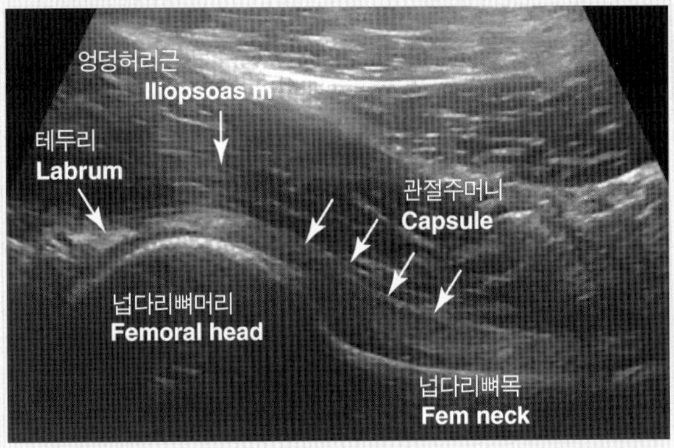

환자: 누운 자세
위치: 앞쪽 엉덩관절
변환기: 엉덩관절의 사선 시상면를 제공하기 위해, 넙다리뼈목의 긴축과 나란하게 배치한다.
관찰: 넙다리뼈머리, 넙다리뼈목, 관절 삼출, 윤활막, 테두리, 엉덩허리근 힘줄과 윤활주머니, 넙다리혈관 및 넙다리빗근과 넙다리근곧은근 등을 관찰한다. 엉덩허리근 힘줄과 관련된 스냅핑 엉덩관절 증후군을 검사하기 위해 엉덩관절을 굽힘/폄으로 움직일 수 있다.

앞쪽 엉덩관절: 가로면 영상

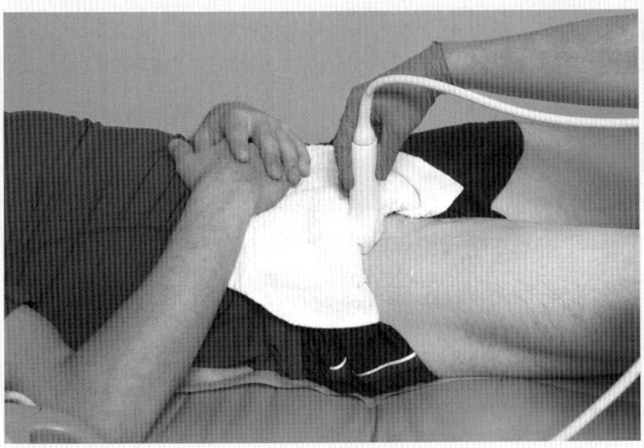

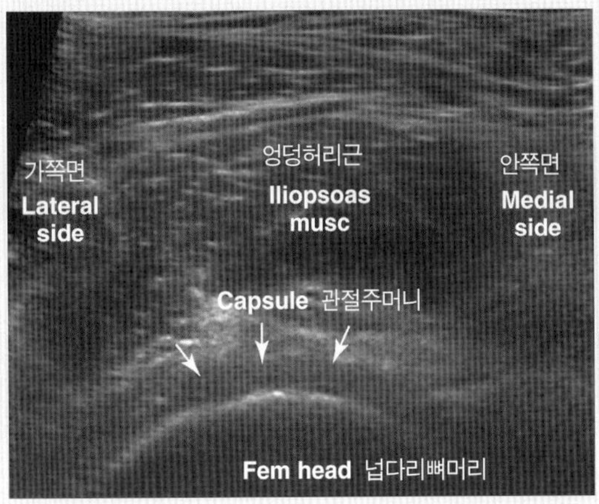

환자: 누운 자세
위치: 앞쪽 엉덩관절
변환기: 관절의 사선 축성면 영상을 제공하기 위해, 넙다리뼈목과 수직되게 배치한다.
관찰: 이것은 엉덩허리 윤활주머니를 평가하는데 적절한 방법이다.

표 5.13 성인 엉덩관절의 MSUS 검사

가쪽 엉덩관절: 세로면 영상

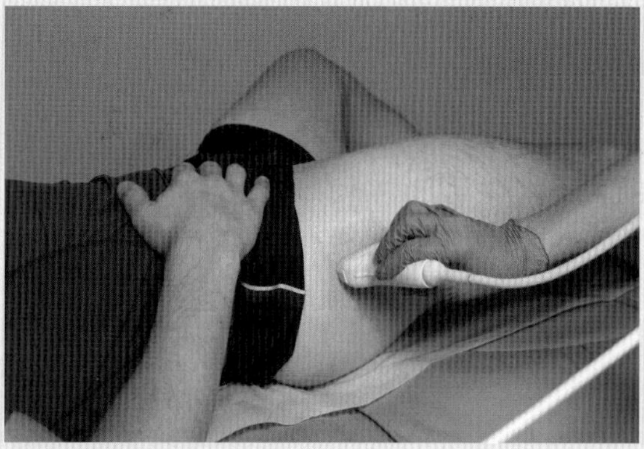

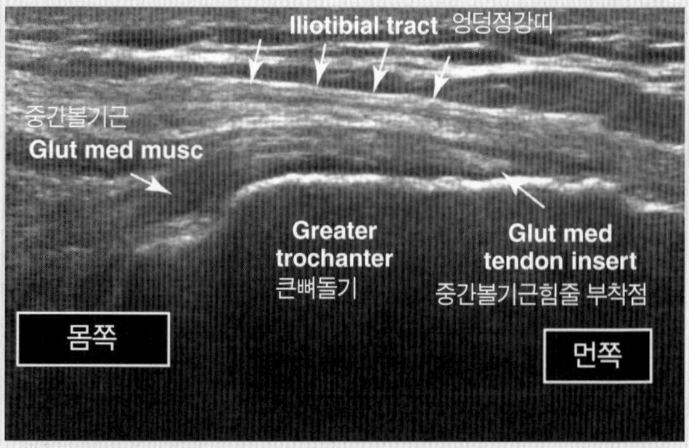

환자: 누운 자세
위치: 큰뼈돌기 영역
변환기: 넙다리뼈몸통과 평행해지도록 큰뼈돌기 위에 배치한다: 해부학의 이마면 영상을 제공한다.
관찰: 작은볼기근과 중간볼기근의 힘줄, 엉덩정강띠, 뼈돌기 윤활주머니 등을 포함한, 연부조직이 큰뼈돌기 위에 중첩되어 보여진다.

가쪽 엉덩관절: 가로면 영상

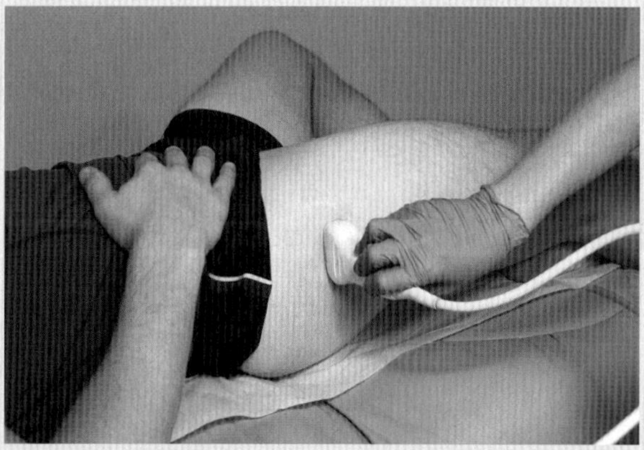

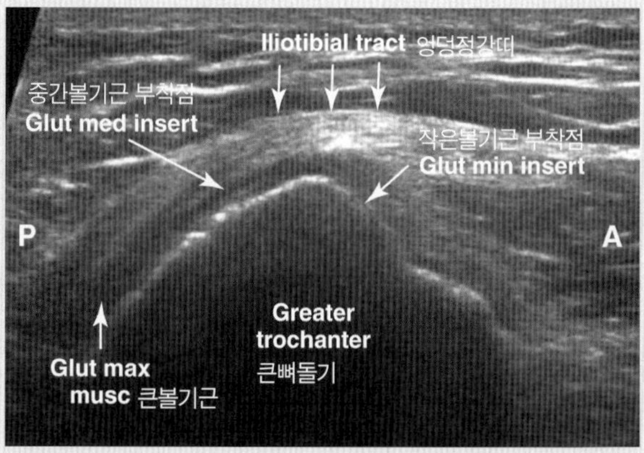

환자: 누운 자세
위치: 큰뼈돌기 영역
변환기: 넙다리뼈몸통과 수직되도록 큰뼈돌기 위에 배치한다.
관찰: 큰볼기근, 작은볼기근과 중간볼기근의 힘줄 부착점, 엉덩정강띠, 뼈돌기 윤활주머니 등을 포함한, 연부조직이 큰뼈돌기 위에 중첩되어 보여진다. 엉덩정강띠가 큰뼈돌기 위에서 움직이는 스냅핑 엉덩관절을 평가하기 위해 동적 기법이 수행될 수 있다.

8. 무엇처럼 보이는가? 병리 그림

표 5.14 병리 그림

병리	임상 정보	치료
Legg-Clave- Perthes 질환 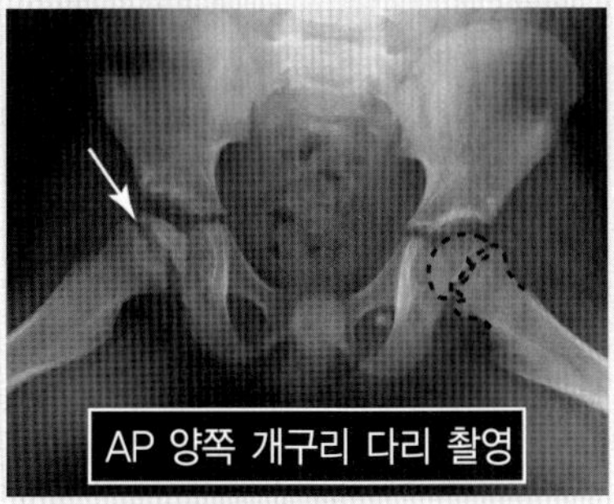 Legg-Clave- Perthes 질환. 7세 소년의 양쪽 개구리 다리 영상은 정상의 왼쪽 엉덩관절과 괴사되어 납작해진 오른쪽 넙다리뼈머리(화살표)와 성장판(점선)를 보여주고 있다.	**설명:** 넙다리뼈머리의 허혈성 괴사. 평균 6세의 여아보다 남아에서 더 많이 보인다. **징후와 증상:** 가장 초기의 임상 증상은 윤활막염이나 엉덩관절의 염증 반응이다. 통증은 무딘 통증이고 비특이적이다. 종종 통증이 없는데 절음걸이를 한다. 만약 증상이 양쪽에서 발생한다면, 오리걸음을 하게 된다. **원인:** 문헌상으로는 특발성 무혈관성 괴사, 미세한 외상, 윤활막염, 감염 또는 대사성 뼈 질환으로 발생할 수 있다. **영상:** MRI는 초기 진단에 가장 민감한 장비이다. 넙다리뼈머리의 연골밑뼈가 붕괴되기 전까지는 방사선 영상에서 정상으로 나타난다.	**보존적 치료:** 빨리 확인된 젊은 환자는 예후가 매우 좋은 편이다. 이것은 혈액공급 때문이고, 넙다리뼈머리의 변형이 일어날 기회를 감소시킨다. 재혈관화와 리모델링은 넙다리뼈머리의 재형성을 돕는 부목, 적절한 운동, 장기간의 체중부하 금지 등에 의해 대개 성공적으로 일어난다.

병리	임상 정보	치료
넙다리뼈머리끝분리증 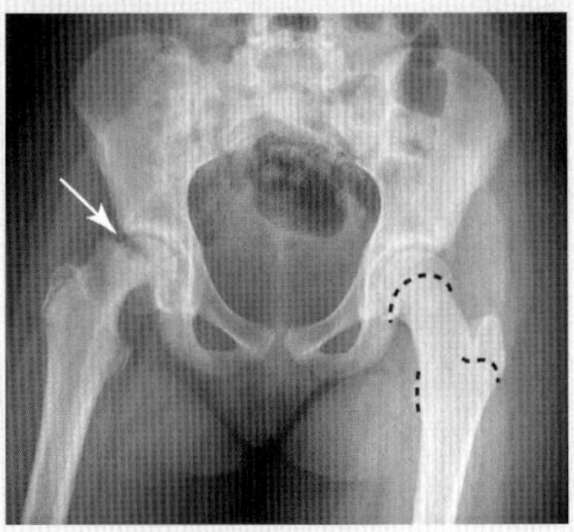 13세 소녀의 오른쪽 엉덩관절 넙다리뼈머리끝분리증. 화살표는 성장판을 가르킨다. 뼈끝단이 뒤안쪽으로 미끄러져 있다. 왼쪽 엉덩관절은 정상이고, 점선은 정상 성장판을 보여주고 있다.	**설명:** 넙다리뼈머리끝분리증은 몸쪽 넙다리뼈끝단이 뒤안쪽으로 전위된다. 이 질환은 청소년기의 엉덩관절에서 가장 흔하게 발생하는 질환이다. 환자의 20%는 초기에 양쪽으로 발생하고, 20-40%는 18개월 이내에 양쪽으로 진행한다. **징후와 증상:** 엉덩관절과 무릎관절에서 애매한 통증이 발생하고, 가동범위 제한(특히 안쪽돌림), 통증성 보행, 다리길이 차이 등을 보인다. 질병은 잠행성으로 진행하고, 성장기와 사춘기때에 주로 발생한다. **원인:** 이론적으로 성장판을 약화시키는 성장과 성호르몬 사이의 불균형과 관련된다. 다른 원인으로는 성장판의 수직 방향, 몸쪽넙다리뼈의 뒷방향경사, 그리고 활동 등이다. **영상:** 가쪽 개구리 다리 영상은 뼈끝의 변위를 가장 잘 보여준다.	**보존적 치료:** 보존적 치료로는 좋은 결과를 얻지 못한다. **수술:** 가장 흔한 방법은 한 개의 나사로 고정하는 것이다. 미국에서는 비침범된 엉덩관절의 핀 고정이 논란되고 있지만, 유럽에서는 많이 사용되고 있다. 핀 고정의 예후는 모든 기능에 매우 좋다. 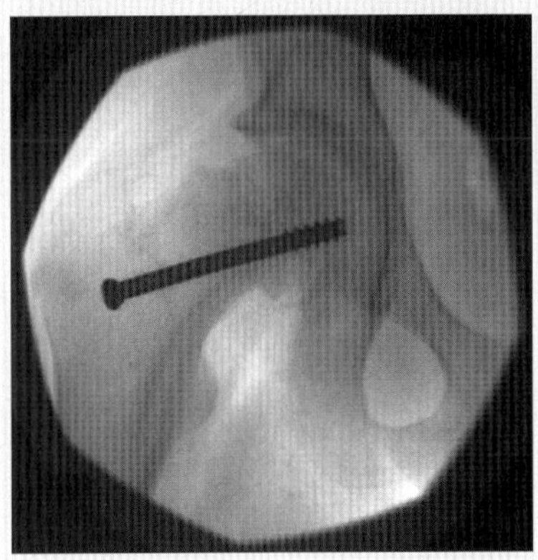 형광투시 영상이 넙다리뼈머리끝분리증을 고정하는 나사의 배치를 보여주고 있다.

표 5.14 병리 그림

병리	임상 정보	치료

넙다리뼈목 스트레스 골절

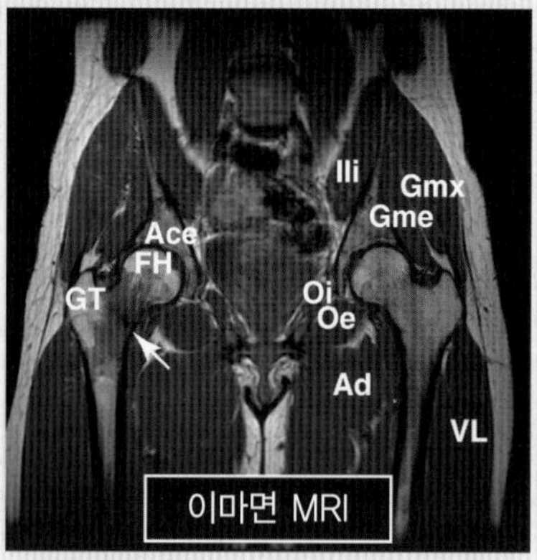

20세 여성 달리기 선수의 넙다리뼈목의 스트레스 골절. T1 가중 MRI는 중간 신호의 부종에 의해 둘러 싸여 있는 낮은 신호의 골절선을 보여주고 있다.

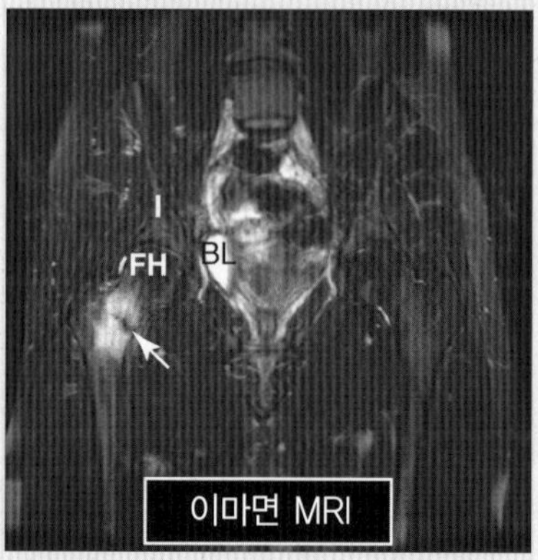

이마면 T2 영상은 넙다리뼈목 골절을 보여주고 있다. 낮은 신호를 가진 선형의 띠가 높은 신호의 골수 부종에 의해 둘러싸여 있다.

설명: 스트레스 골절(불충분 골절)은 대개 넙다리뼈목의 신장된 쪽(위쪽면)보다 압박된 쪽(아래쪽면)에서 발생한다.

징후와 증상: 체중부하 활동과 관련된 허리, 엉덩관절 및 사타구니의 통증은 점진적으로 나빠진다. 수동 가쪽돌림과 안쪽돌림 시 통증은 스트레스 골절을 의심할 수 있는 중요한 징후이다.

손상기전: 피로성 스트레스 골절은 정상 뼈에 가해지는 체중부하 활동의 기간, 빈도 및 강도 때문에 달리기 선수나 훈련병에게서 많이 나타난다. 불충분성 스트레스 골절은 약화된 뼈에 정상적인 힘이 가해지기 때문에 골다공증 환자나 여성 철인 3종 경기선수에게서 많이 발생한다(잘못된 식사, 월경 장애, 미성숙한 골다공증).

영상:

- 초기 방사선 영상은 종종 음성으로 나타난다. 만약 골절이 의심되면, 방사선 촬영이 2주 후 반복될 때까지, 보호된 체중부하로 촬영한다.
- MRI가 가장 좋은 방법이고, 만약 진단이 필요하거나 방사선 영상이 음성이라면, MRI를 선택한다.

보존적 치료: 압박쪽 골절을 목발을 이용한 비체중부하로 관리하고, 임상 반응에 따라 4-6주에 걸쳐 부분 체중부하부터 시작하여 점진적으로 완전 체중부하로 이동한다.

수술: 신장쪽 골절은 대개 예방차원의 수술적 고정으로 치료한다. 만약 압박쪽 골절이 전위되었다면, 수술로 고정을 해야 할 것이다. 대개 형광투시 기법 아래에서 2개 이상의 나사로 고정한다. 연령이 많고 비활동적인 환자의 경우에는, 절반관절성형술이 무혈관성 괴사의 합병증을 예방하기 위해 이용될 수 있다.

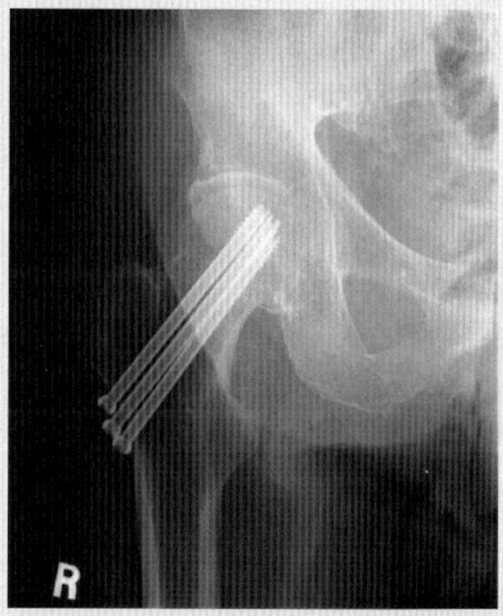

AP 방사선 영상은 넙다리뼈목골절을 고정시키는 다축 나사못의 배치를 보여주고 있다.

표 5.14 병리 그림

병리	임상 정보	치료
엉덩관절의 뼈관절염 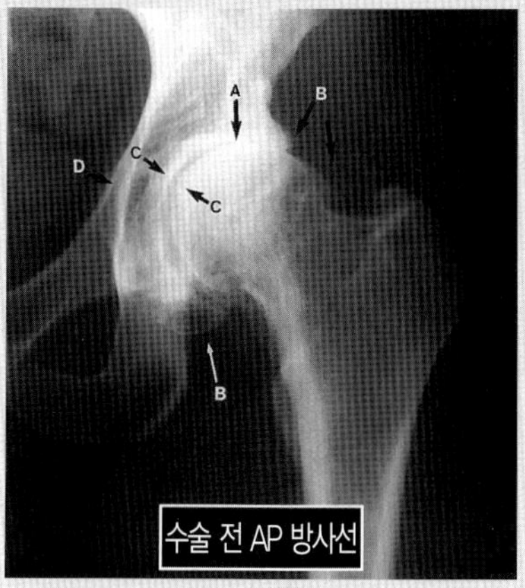 엉덩관절의 AP 방사선 영상은 퇴행성 관절질환의 징후를 보여주고 있다: (a) 넙다리뼈머리의 위쪽 변위에 따른 비대칭성 관절강 공간, (b) 가장자리 뼈증식, (c) 관절의 양쪽에 있는 연골밑뼈의 경화증, (d) 넙다리뼈머리의 위안쪽으로 이동한 절구의 돌출과 골다공성 골반.	**설명:** 뼈관절염은 가장 흔한 관절염으로, 관절연골의 퇴행이며, 방사선적으로 55세 이상의 사람에게서 흔하게 나타난다. **징후와 증상:** 관절 일치성 소실 때문에, 점진적인 통증, 관절 기능 소실, 보행 이상 등이 나타나고, 체중부하시 통증이 증가된다. **원인:** 명확한 원인 없이 일어나거나, 외상이나 병리적 질환의 소인으로 일어날 수도 있다. **영상:** 방사선 특징은 다음과 같다: ● 관절강의 축소 ● 연골밑뼈의 경화 ● 관절 가장자리의 뼈증식	**보존적 치료:** 물리치료는 통증을 감소시키고, 근력과 유연성을 향상시키고, 활동의 수정을 가르친다. 그리고 비스테로이드 약물은 염증을 감소시키는데 도움을 준다. **수술:** 절반관절성형술이 퇴행성 넙다리뼈머리를 대체한다. 완전관절성형술은 절구의 대체를 포함한다. 엉덩관절 재표면화는 관절성형술의 수정 기법으로서, 좋은 뼈밀도를 가진 젊은 환자에게 주로 적용된다. 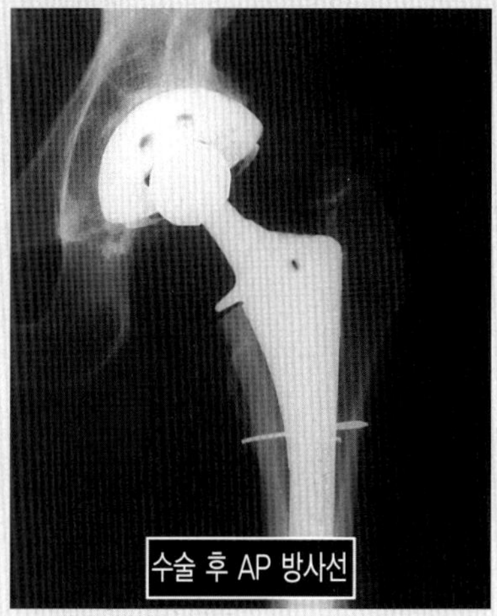 수술후 방사선 영상은 완전 관절성형술을 보여주고 있다. 절구와 넙다리뼈 모두가 인공 임플란트로 대체되었다.

표 5.14 병리 그림

병리	임상 정보	치료
넙다리뼈머리의 무혈관성 괴사 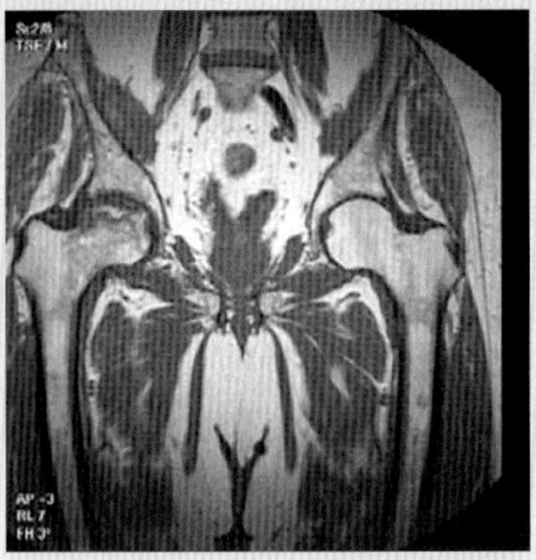 이마면 T1 가중 MRI에 나타나는 무혈관성 뼈괴사(AVN). 넙다리뼈머리가 납작해지고, 괴사된 뼈에서 낮은 신호가 나타나고, 넙다리뼈머리와 목에서 중간 정도의 신호를 가진 부종이 보인다.	**설명:** AVN은 넙다리뼈머리로 가는 혈액 공급 차단으로서, 결국에는 뼈가 괴사된다. **징후와 증상:** 통증은 엉덩관절과 허벅지에서 나타나는 둔하고 비특이적이다. 가동범위의 제한이 있고, 점진적으로 통증성 보행을 하게 된다. **원인:** 이것은 다음과 같이 3개로 분류 된다: (1) 외적 혈관압박을 초래하는 질환, (2) 혈관벽을 비후시켜 혈액공급을 차단하는 질환, (3) 혈전성 색전 과정 때문에, 혈액 차단을 하는 질환(당뇨병) 등. **영상:** MRI는 초기 진단에 매우 좋다. 방사선 영상에서 넙다리뼈머리의 연골밑뼈가 붕괴되기 전까지는 정상으로 나타난다.	**보존적 치료:** 성인의 예후는 매우 가변적이다. **수술:** 대개 성인은 수술을 필요로 한다. 재혈관화와 건강한 뼈이식을 하기 위해 구멍을 뚫는다. 체중부하 표면을 제공하거나 관절성형술을 하기 위해, 안굽이 비틀림 뼈절개술을 실시한다.

병리	임상 정보	치료
테두리 열상을 가진 넙다리절구 충돌증후군 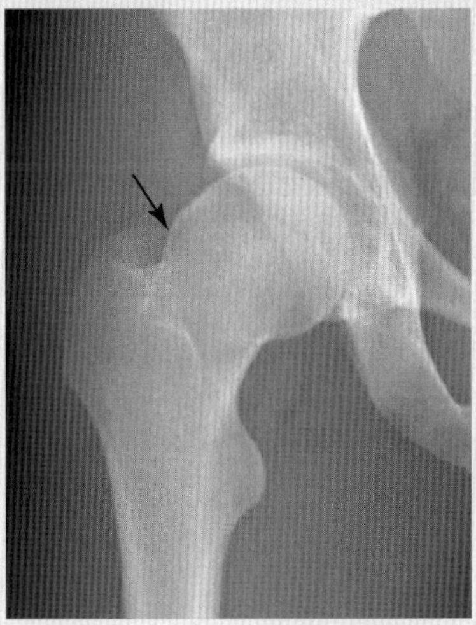 AP 방사선 영상은 엉덩관절을 굽힘할 때 절구에 부딪히게 되는 넙다리뼈목의 골성 혹을 보여주고 있다. 이것은 넙다리절구 충돌증후군을 일으킨다.	**설명:** 넙다리뼈목이 절구에 부딪히기 때문에, 넙다리절구 충돌증후군은 역학적 병리이다. 변환된 관절운동형상학 때문에 절구 테두리가 쉽게 열상된다. **징후와 증상:** 스냅핑, 염발음, 가동범위 제한, 통증 유발검사 등이 굽힘이나 폄의 가동범위 끝지점에서 통증을 일으킨다. 엉덩관절의 잠김은 테두리 열상과 관련된다. **원인:** 이것은 정상 뼈 해부학을 변형시키는 잠재적 소인과 관련된다(발달적 이형성증, 무혈관성 괴사, 절구 뒷방향경사, 변화된 넙다리뼈머리-목 이음부). Cam 형과 Pincer 형이 충돌증후군의 2가지 형태이다. **영상:** ● 골반과 엉덩관절의 방사선 영상은 골성 정렬과 절구 형태를 평가한다. ● MR 관절조영술은 테두리 열상을 볼 수 있는 좋은 선택이다.	**보존적 치료:** 물리치료는 통증을 감소 시키고, 근력과 유연성을 향상시키고, 활동의 수정을 가르친다. 그리고 비스테로이드 약물은 염증을 감소시키는데 도움을 준다. **수술:** 수술의 목표는 넙다리뼈가 절구 안에서 부딪히지 않도록 회복시키는 것이다. 이것은 넙다리뼈머리-목 이음부나 절구 가장자리에 있는 뼈 절제를 통한 관절경 수술로 이루어진다. 테두리 열상이 복수될 수 있다. 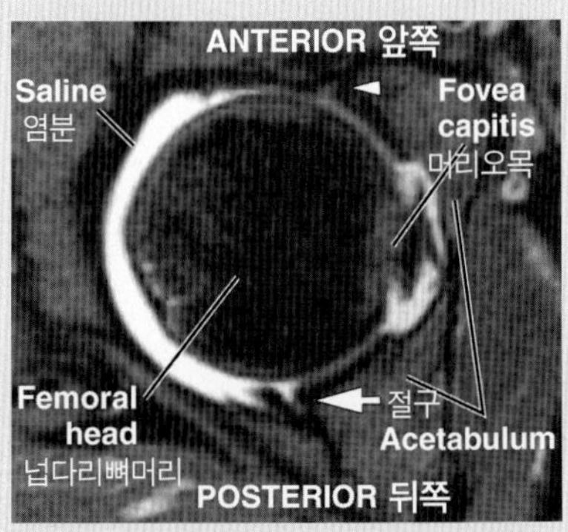 테두리 열상(화살표)이 축성 MR 관절조영술에서 나타나고, 앞쪽 테두리 (화살표머리)는 정상적으로 삼각형을 띤다. 이런 손상은 넙다리절구 충돌증후군과 관련된다.

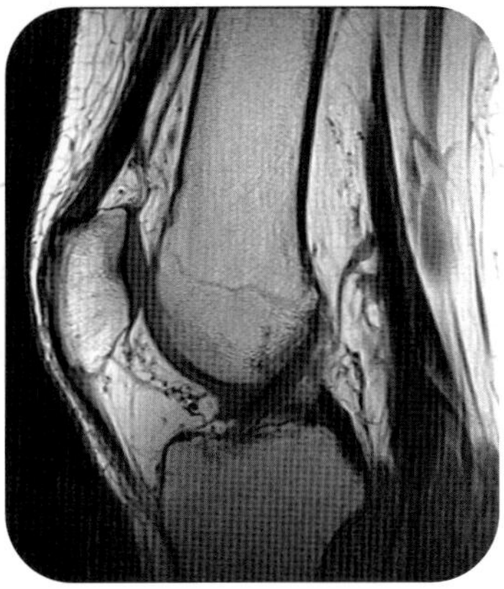

CHAPTER 6

무릎의 진단영상학

- 소개: 무릎 팩트
- 해부학 복습
- 영상 가이드라인: ACR 적절성 기준, 임상결정 규칙, 진단 영상 경로
- 무릎의 일반 방사선 평가
- 무릎의 기본 MRI 프로토콜
- 무릎의 기본 CT 프로토콜
- 무릎의 기본 MSUS 프로토콜
- 무엇처럼 보이는가? 병리 그림

1. 소개: 무릎 팩트

❑ 병리

- **무릎이 왜 자주 손상되는가?** 무릎의 관절운동형상학은 커다란 안정성과 가동성을 허용한다. 무릎관절은 인체에서 가장 큰 2개의 뼈에 의해 이루어지는 관절이고, 무릎의 역학적 문제는 다양한 스포츠 손상, 외상 및 퇴행성 병리로부터 발생할 수 있다.
- **스포츠 손상/외상.** 미국에서는 매년 130만명 이상이 무릎통증으로 응급실을 방문하고, 120만명 이상이 병원에서 진료를 받는다.
- **뼈관절염**(OA)은 가장 흔한 관절질환이고, 노인 장애의 가장 큰 원인이다. 미국에서는 매년 150만명 이상이 무릎관절 완전성형술을 받는다.
- **신생물** – 아동의 경우, 신생물은 먼쪽넙다리뼈와 몸쪽정강뼈에 대한 편애를 가진다. 악성 골종의 증가는 청소년기때의 성장과 일치하고, 모든 청소년기 암의 11%에 해당한다. 가장 흔한 것은 골육종(56%)과 Ewing의 육종(34%)이다.

❑ 영상 선택

- **방사선 영상**은 다양한 관절성피진과 같은 비외상성 질환 뿐만 아니라, 무릎의 골절과 탈구를 잘 보여준다.
- CT는 정강뼈고평부 골절 함몰, 관절 손상 및 파편화와 같은 복합골절을 잘 보여준다.
- MRI는 인대, 반달판, 관절연골, 그리고 뼈연골성 골절과 박리 뼈연골 등의 손상을 평가하는데 가장 좋은 방법이다.
- 급성 무릎 통증의 평가를 포함하는 근육뼈대 **초음파**(MSUS)는 일반적으로 폄근장치, 관절 삼출 또는 오금 낭포 등의 평가에 제한된다.
- 신생물을 평가할 때, **방사선**은 다음 기법으로서 어떤 것을 선택할 지를 결정하는데 도움을 준다. **뼈 스캔**은 병변의 분포와 활동을 보여준다. MRI는 병변의 골성내 범위와 골성외 범위를 평가한다.

❑ 이용될 수 있는 가이드라인

- **임상결정 규칙:** 무릎 외상에 대한 Ottawa Knee Rule과 Pittsburgh Rule은 근거중심 가이드라인으로서, 응급실에서의 불필요한 무릎 방사선 촬영을 최소화하고자 하는 것이다.
- **ACR 적절성 기준:** 근거중심 기준은 특정 환자에게 의뢰될 수 있는 가장 적절한 영상 기법을 확인하는 것이다. 외상성 무릎 통증의 6가지 영역과 비외상성 무릎 통증의 11가지 영역이 연구되어 왔다.
- **진단 영상 경로:** (1)**비외상성 무릎통증**, (2)**외상후 무릎통증**, (3)**골수염의 평가**를 위한 임상 결정 가이드의 경로를 설정해 왔다.

2. 해부학 복습

축성면

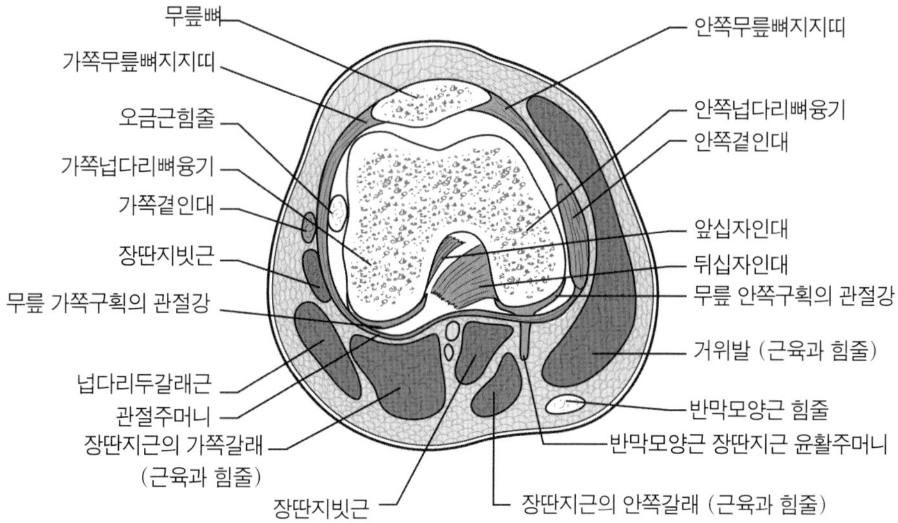

시상면

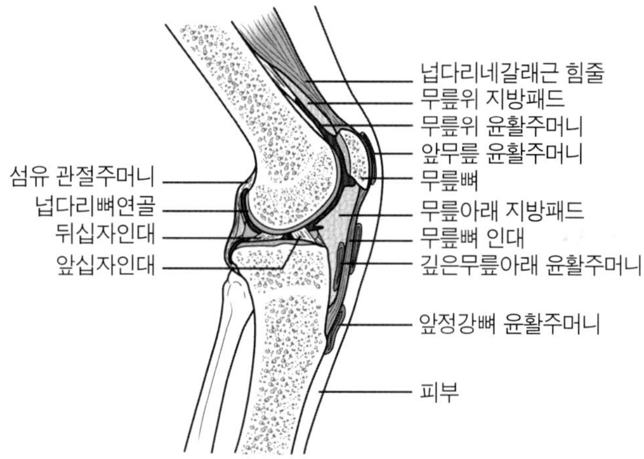

관상면

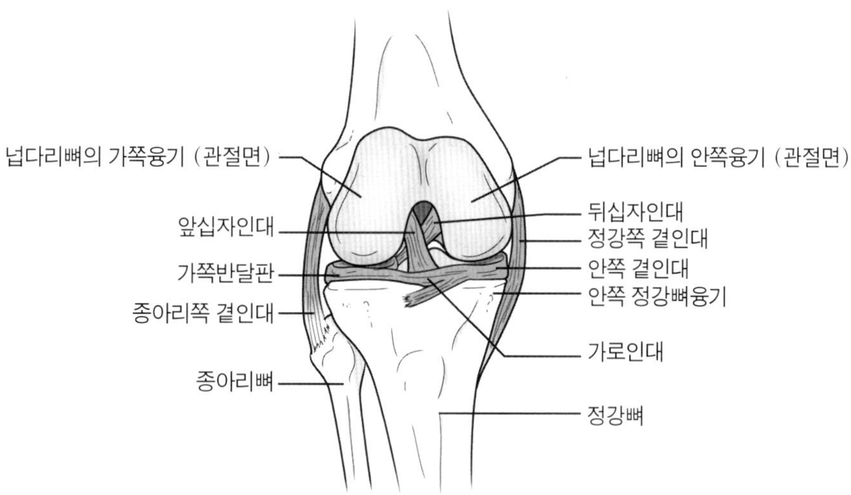

3. 영상 가이드라인: ACR 적절성 기준, 임상 결정 규칙, 진단 영상 경로

- **적절성 기준**은 특정 임상 질환에 대한 의뢰를 위해 임상가들이 적절한 영상 모달리티를 선택할 수 있도록 돕기 위해, 전문가 집단에 의해 개발된 근거중심 가이드라인이다. ACR은 **급성 무릎통증과 비외상성 무릎통증**에 대한 기준을 발표했다.
  - **급성 무릎 외상을 위한 ACR 적절성 기준**을 알고 싶으면, **표 6.1**을 참고한다.
  - **비외상성 무릎통증을 위한 ACR 적절성 기준**을 알고 싶으면, **표 6.2**를 참고한다.

표 6.1 급성 무릎 외상을 위한 ACR 적절성 기준

급성 무릎 외상의 임상 변수	대개 적절하다	적절할 수도 있다	대개 적절하지 않다 (약어 버전, 웹사이트 참고).
1. 모든 연령의 환자(유아 제외); 낙상이나 비틀림 손상; 국소 압통 부위가 없고, 삼출이 없고, **걸을 수 있다**. 첫 검사.	———	———	● X 선 영상 ● 조영제를 사용하지 않은 MRI
2. 모든 연령의 환자(유아 제외); 낙상이나 비틀림 손상; 다음 중 1개 이상을 가진다; 국소 압통 부위가 없고, 삼출이 없고, **체중부하를 할 수 없다. 첫 검사.**	● X 선 영상	● 조영제를 사용하지 않은 MRI	● US ● 조영제를 사용하지 않은 CT
3. 모든 연령의 환자 (유아 제외); 낙상이나 비틀림 손상; **방사선 상으로 골절이나 Segond* 골절이 보이지 않는다.** 다음 중 1개 이상을 가진다; 국소 압통 부위가 없고, 삼출이 없고, **체중부하를 할 수 없다. 다음 검사.**	● 조영제를 사용하지 않은 MRI	● 조영제를 사용하지 않은 CT	● US ● 조영제를 사용하지 않은 MRI나 조영제를 사용한 MRI ● 조영제를 사용하지 않은 MRA나 조영제를 사용한 MRA ● 조영제를 사용하지 않은 CT나 조영제를 사용한 CT
4. 모든 연령의 환자(유아 제외); 낙상이나 정강뼈 고평부골절을 가진 **비틀림 손상**; 다음 중 1개 이상을 가진다; 국소 압통 부위가 없고, 삼출이 없고, 체중부하를 할 수 없다. **다음 검사.**	● 조영제를 사용하지 않은 CT ● 조영제를 사용하지 않은 MRI	———	● US ● 조영제를 사용하지 않은 MRI나 조영제를 사용한 MRI ● 조영제를 사용하지 않은 MRA나 조영제를 사용한 MRA ● 조영제를 사용하지 않은 CT나 조영제를 사용한 CT

표 6.1 **급성 무릎 외상**을 위한 ACR 적절성 기준

급성 무릎 외상의 임상 변수	대개 적절하다	적절할 수도 있다	대개 적절하지 않다 (약어 버전, 웹사이트 참고).
5. **모든 연령의 환자 (유아 제외)**; 2일전 무릎 손상, 기전은 알려지지 않았음. **국소 압통 부위가 없고, 삼출이 없고, 걸을 수 있다.** 첫 검사.	● X 선 영상	● 조영제를 사용하지 않은 MRI	● US ● 조영제를 사용하지 않은 CT
6. **모든 연령의 환자 (유아 제외)**; 자동차 사고로 인한 무릎 외상. **무릎 뒤쪽 탈구가 의심됨.** 첫 검사.	● X 선 영상 ● 조영제를 사용하지 않은 MRI ● 조영제를 사용하지 않은 MRI나 조영제를 사용한 MRI ● 다리의 동맥조영술 ● 조영액을 사용한 다리의 CTA	————	● 조영제를 사용하지 않은 MRA ● US ● 조영제를 사용하지 않은 CT나 조영제를 사용한 CT ● 조영제를 사용하지 않은 MRI나 조영제를 사용한 MRI

* Gerdy 결절에 있는 엉덩정강띠 부착점에서의 가쪽 정강뼈융기의 Segond 골절-박리골절; 종종 ACL 손상과 관련된다.
본 표는 약어 정보를 포함하고 있다. 완전한 기록 안에 "대개 적절하지 않다" 검사가 존재한다. ACR 적절한 기준의 완전한 버전을 알고 싶으면, 독자들이 ACR 웹사이트를 방문하길 바란다. 출처: 미국방사선의학회(ACR).
MRA = magnetic resonance angiography
CTA = computed tomogrphic angiography
SPECT = single photon emission computed tomogrphy

표 6.2 **비외상성 무릎 통증**을 위한 ACR 적절성 기준

비외상성 무릎 통증의 임상 변수	대개 적절하다	적절할 수도 있다	대개 적절하지 않다 (약어 버전, 웹사이트 참고).
1-3. **아동/청소년/성인: 최소 초기 검사**	● X 선 영상	————	————
4-6. **아동/청소년/성인:** 초기 방사선 검사로는 **진단을 내릴 수 없다** (정상 소견이나 관절 삼출이 나타난다).	● 조영제를 사용하지 않은 MRI	————	————
7. **아동/청소년:** 초기 방사선 검사는 **뼈연골 손상**을 보인다(골절/박리뼈연골염이나 유리체)	● 조영제를 사용하지 않은 MRI	● MR 관절조영술 ● MR 관절조영술을 사용할 수 없다면, CT 관절조영술	————
8. **성인:** 무릎넙다리 증후군 (앞쪽 무릎). 초기 방사선 검사는 **퇴행성 관절질환이나 연골석회화증**을 보인다.	————	————	————

표 6.2 비외상성 무릎 통증을 위한 ACR 적절성 기준

비외상성 무릎 통증의 임상 변수	대개 적절하다	적절할 수도 있다	대개 적절하지 않다 (약어 버전, 웹사이트 참고).
9. **성인:** 종양이 없고 비국소성 통증. 초기 방사선 검사는 **염증성, 결정성, 퇴행성 관절질환**을 보인다.	———	———	———
10. **성인:** 종양이 없고 비국소성 통증. 초기 방사선 검사는 **무혈관성 괴사**를 보인다.	• 조영제를 사용하지 않은 MRI	———	———
11. **성인:** 종양이 없고 비국소성 통증. 초기 방사선 검사는 **내적 교란** (예, Segond 골절, 깊은 가쪽 넙다리뼈패임 징후)의 증거를 보인다.	• 조영제를 사용하지 않은 MRI	• MR 관절조영술 • MR 관절조영술을 사용할 수 없다면, CT 관절조영술	———

본 표는 약어 정보를 포함하고 있다. 완전한 기록 안에 "대개 적절하지 않다" 검사가 존재한다. ACR 적절한 기준의 완전한 버전을 알고 싶으면, 독자들이 ACR 웹사이트를 방문하길 바란다. 출처: 미국방사선의학회(ACR).

- CDRs는 외상 이후의 환자를 평가할 때 영상이 필요한지를 임상가가 결정하는데 도움을 주기 위해 개발되었다.

이들 가이드의 개발은 무릎 외상 후 방사선의 빈번한 사용에 의해 촉진되었다. 방사선 촬영은 환자의 85%에게 의뢰되었지만, 이들 환자의 6–12%만이 골절을 가진 것으로 밝혀졌다. 이들 CDRs의 정확한 적용은 불필요한 방사선 검사를 줄일 것이다.

- Ottawa **무릎 규칙**에 대해 알고 싶으면, **표 6.3**을 참고한다.
- **무릎 외상에 대한** Pittsburgh **결정 규칙**에 대해 알고 싶으면, **표 6.4**를 참고한다.

표 6.3 Ottawa 무릎 규칙

다음과 같은 특성*을 가진 환자를 위해 무릎 외상 후에는 전통적인 방사선 촬영을 의뢰해야 한다.
• 55세 이상 • 종아리뼈머리의 압통 • 무릎뼈 단독 압통 • 무릎을 90° 로 굽힘하고 걸을 수 없다. • 응급실에서나 손상 직후에 체중부하를 하고 4 발짝을 걸을 수 없다.

* 이 규칙은 18세 미만의 사람에게 적용해서는 안 된다.
출처: Stell I, Greenberg G, Wells G. Derivation of a decision rule for the use of radiography in acute knee injuries. Ann Emerg Med. 1995:405–13.

표 6.4 무릎 외상에 대한 Pittsburgh 결정 규칙

다음과 같은 특성을 가진 환자를 위해 전통적인 방사선 촬영을 의뢰해야 한다.
외상이나 낙상 손상의 기전, 그리고 • 12세 미만과 50세 이상 • 응급실에서 체중부하를 하고 4 발짝을 걸을 수 없다.

출처: Bauer SJ, Hollander JE, Fuchs SH, Thode HC Jr. A clinical decision rule in the evaluation of acute knee injuries. J Emerg Med. 1995;13:611–5.

- **진단 영상 경로**는 다양한 임상 시나리오를 위한 임상 결정을 돕기 위해, Western Australia Department of Health에 의해 개발된 근거중심 가이드라인이다. 경로의 내용은 ACR 기준과 일치한다. 결정 트리 흐름 챠트에서 나타나듯이, 목적은 위의 ACR 기준과 동일하다. 3가지 경로를 제공한다.
  - **외상후 무릎 통증 통증에 대한 진단 영상 경로**는 **표 6.5**에 그려져 있다.
  - **비외상성 무릎 통증에 대한 진단 영상 경로**는 **표 6.6**에 그려져 있다.
  - **골수염이 의심될 때의 진단 영상 경로**는 **표 6.7**에 그려져 있다.

표 6.5 외상후 무릎통증에 대한 진단 영상 경로

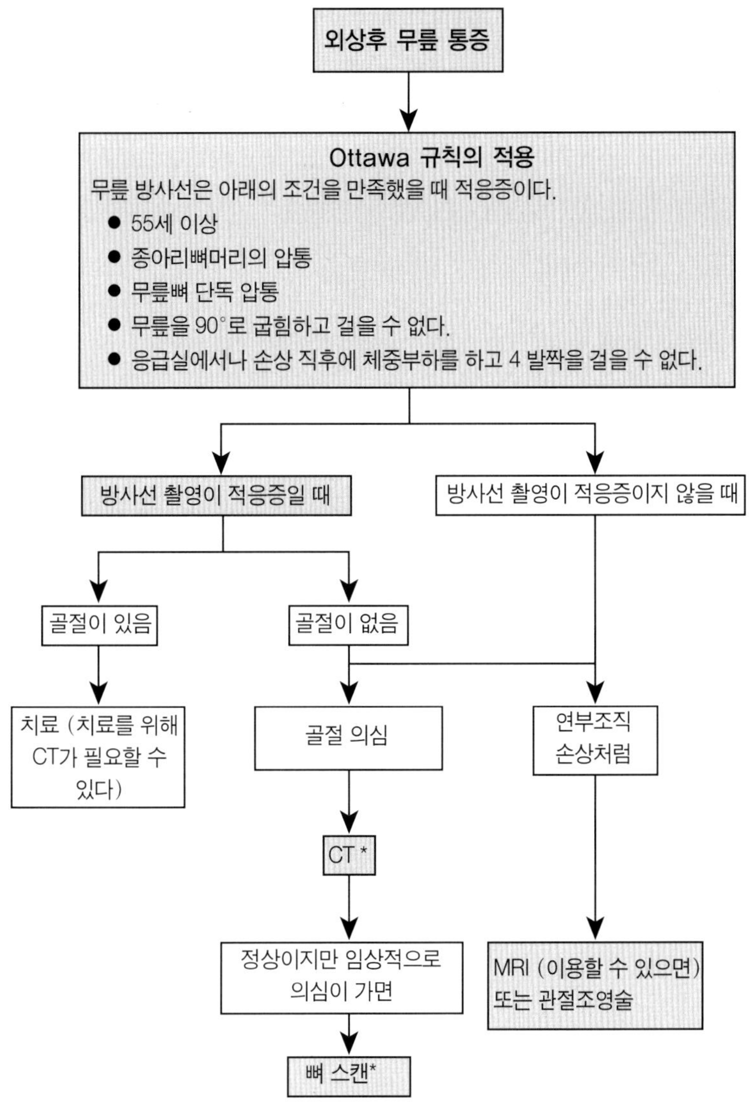

* 보이지 않는 골절이 의심될 때 미국에서의 표준 관리는 MRI이다.

출처: Department of Health Western Australia
업데이트된 최근 내용을 알고 싶으면, http://www.imagingpathways.health.wa.gov.au를 방문하기 바란다.

표 6.6 비외상성 무릎관절 통증에 대한 진단 영상 경로

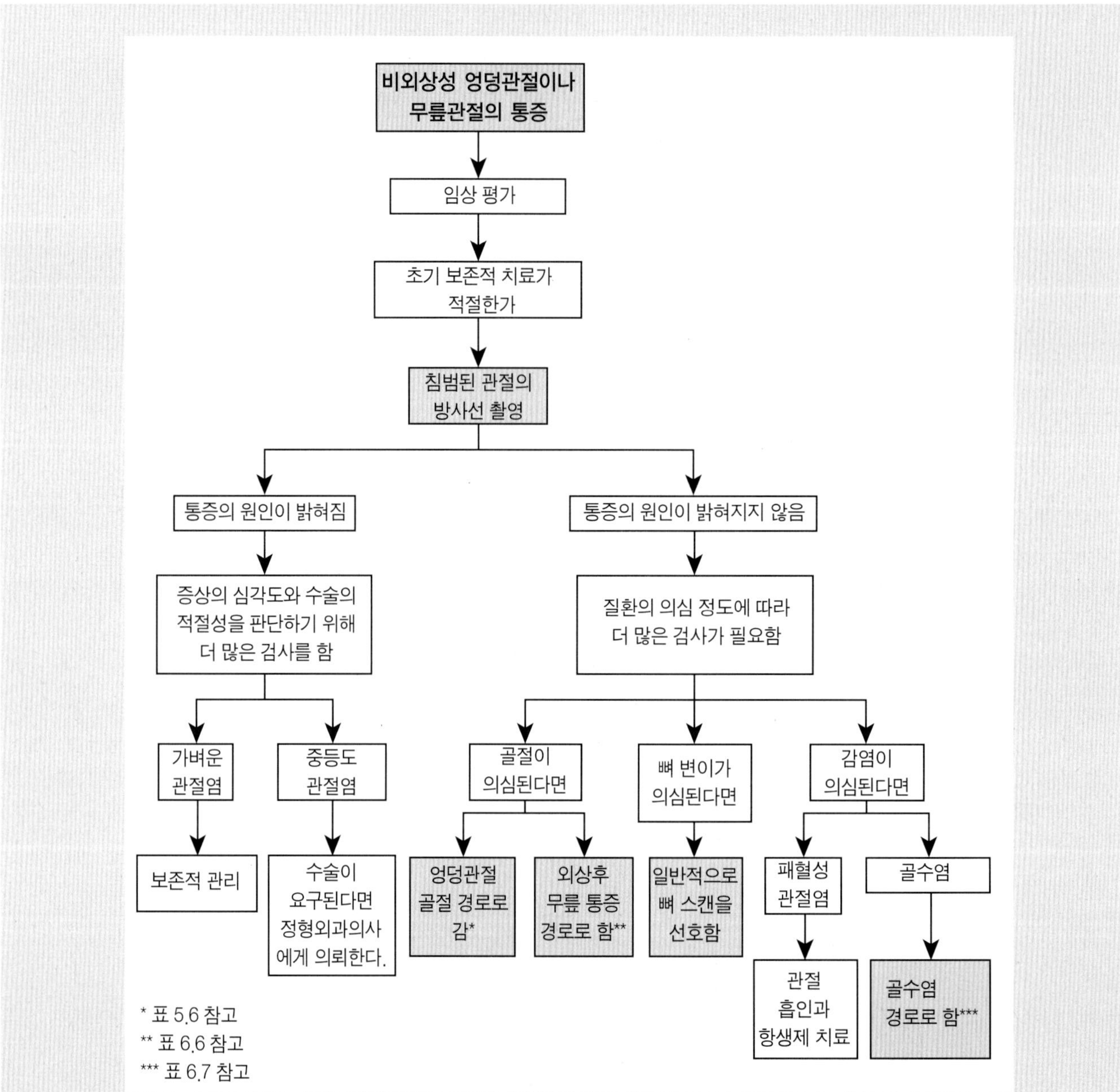

출처: Department of Health Western Australia
업데이트된 최근 내용을 알고 싶으면, http://www.imagingpathways.health.wa.gov.au를 방문하기 바란다.

표 6.7 골수염에 대한 진단 영상 경로

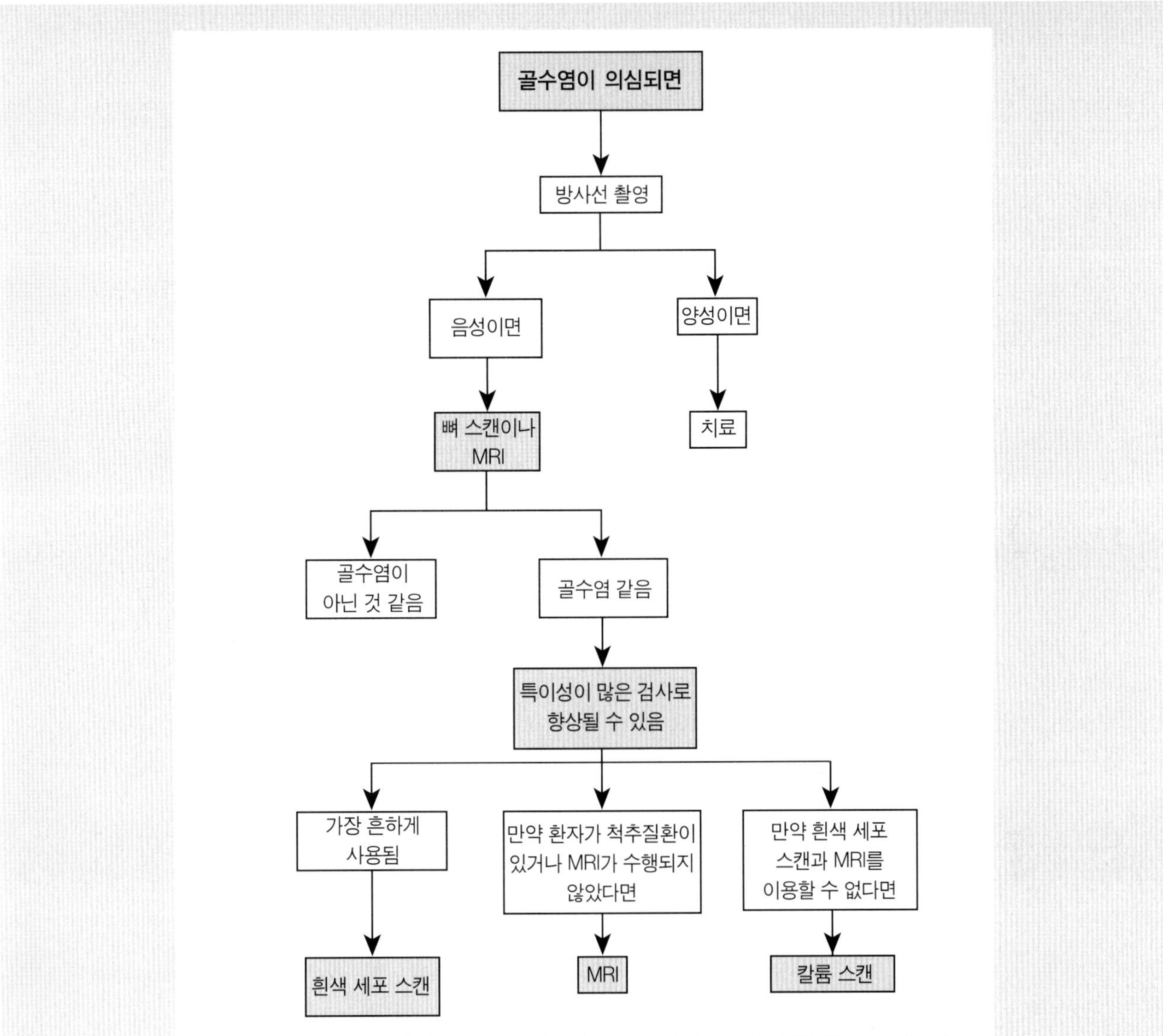

출처: Department of Health Western Australia
업데이트된 최근 내용을 알고 싶으면, http://www.imagingpathways.health.wa.gov.au를 방문하기 바란다.

4. 무릎의 일반 방사선 평가

- **무릎의 일반 방사선 검사에 대한 주요 목표는 해부학적 비정상이나 질병 과정을 확인하거나 배제하는 것이다.** 방사선 검사가 진단을 위해 거의 항상 수행되는 **첫 번째 영상 기법**이다.
- 무릎의 표준 방사선 평가는 **비체중부하 자세**에서 이루어진다.
- **체중부하 자세 촬영은 특별한 경우에 요구된다.** 체중부하 자세 촬영의 장점은 관절을 기능적 자세로 만들어주는 기회를 갖는 것이다. 환자의 통증은 대개 체중부하 자세를 취할 때 더 악화된다. 그래서 관절에 작용하는 체중, 중력 및 지면반발력 등의 효과는 임상가나 수술의사의 평가에 있어 중요하다.
- 아래의 4가지 투사방법이 무릎의 일반 방사선 검사에 이용될 수 있다:
  - AP 촬영
  - 가쪽 촬영
  - 융기사이오목 촬영(터널 촬영)
  - 탄젠트 무릎넙다리 촬영(일출 촬영)
- 일반 방사선 평가는 ABCS로 이루어진다 (ABCS를 상세히 알고 싶으면, 표 1.1을 참고하기 바란다).
  - A = Alignment (정렬)
  - B = Bone density (뼈 밀도)
  - C = Cartilage spaces (연골 공간)
  - S = Soft tissues (연부조직)
- 무릎의 일반 방사선 투사에 대한 내용을 알고 싶으면, 표 6.8을 참고하기 바란다.

표 6.8 무릎의 일반 방사선 투사

AP 투사

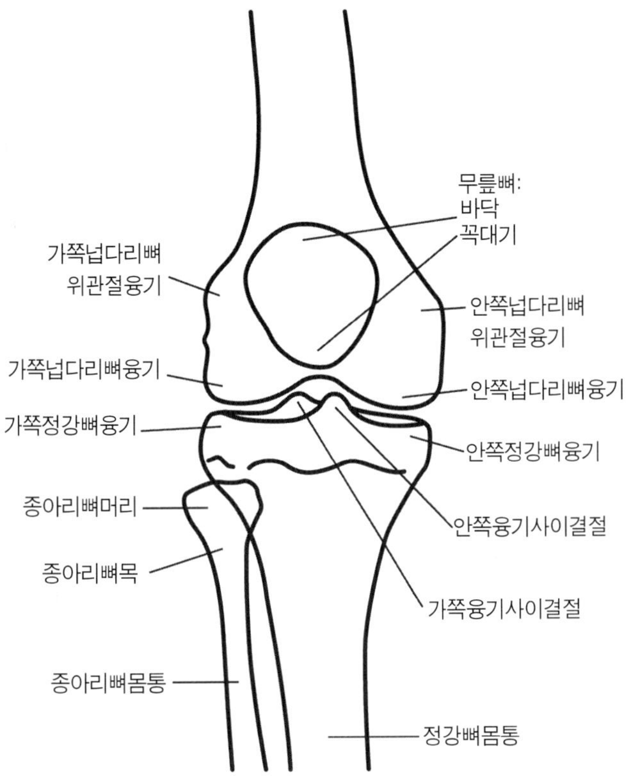

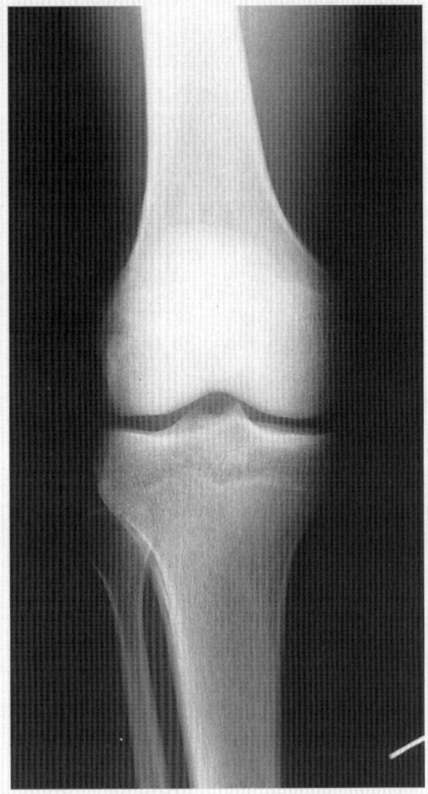

- 무릎뼈는 먼쪽넙다리뼈와 중첩된다.
- 안쪽넙다리정강관절강과 가쪽넙다리정강관절강은 동일하다.
- 넙다리뼈와 정강뼈의 긴축은 약간 밖굽이되어 있다.
- 종아리뼈머리의 안쪽 절반이 정강뼈 뒤에 숨어 있다.

표 6.8 무릎의 일반 방사선 투사

가쪽 투사

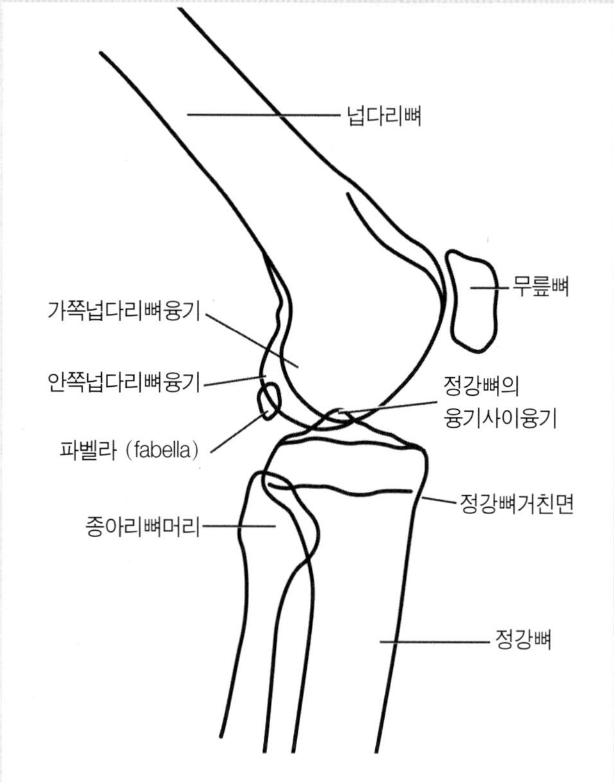

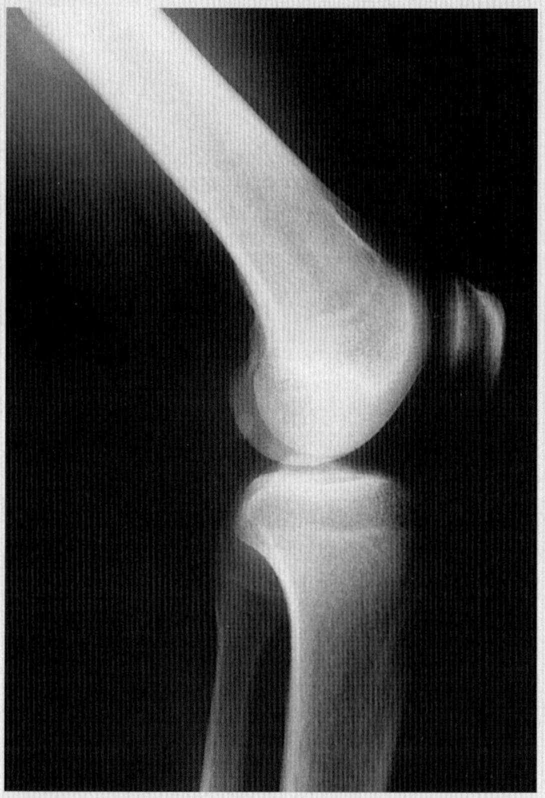

- 무릎뼈와 넙다리뼈의 관계
- 긴뼈의 앞쪽 겉질 가장자리와 뒤쪽 겉질 가장자리는 정상으로 보인다.
- 넙다리네갈래근과 무릎힘줄의 정상 길이
- 삼출물에 대한 무릎뼈위 공간의 평가

표 6.8 무릎의 일반 방사선 투사

융기사이오목 투사

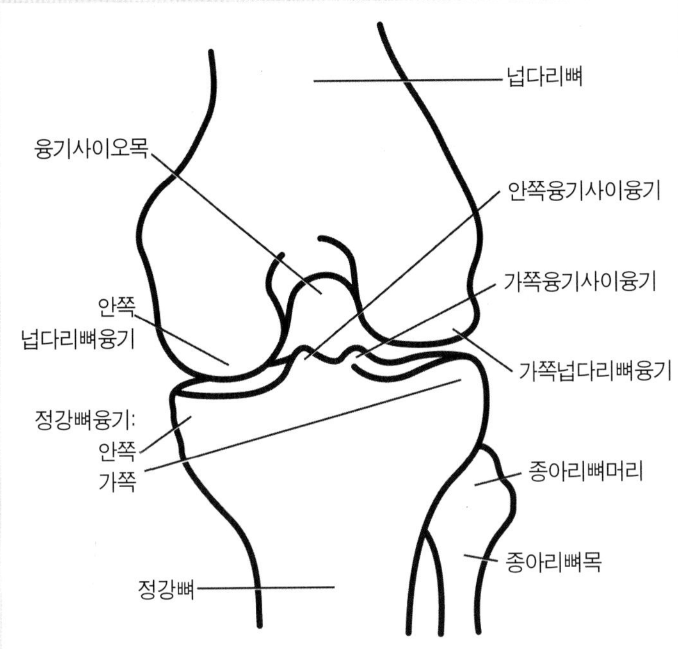

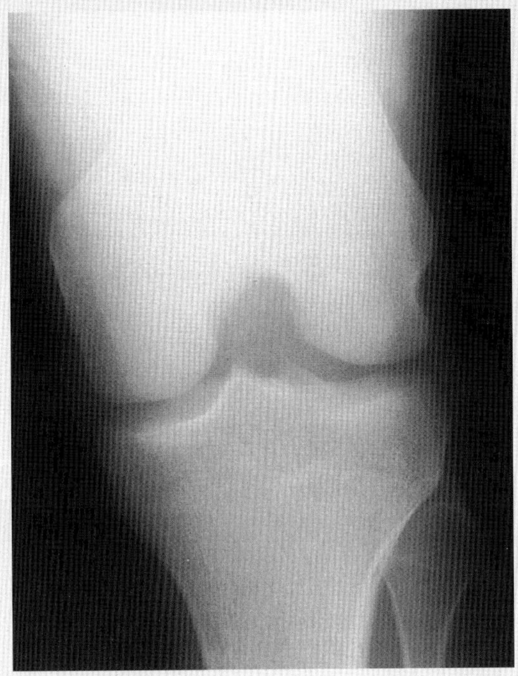

- 부드럽고 터널 형태의 융기사이오목의 관절면
- 안쪽융기사이융기와 가쪽융기사이융기에서 뼈증식이 보인다.

표 6.8 무릎의 일반 방사선 투사

탄젠트 무릎넙다리 투사

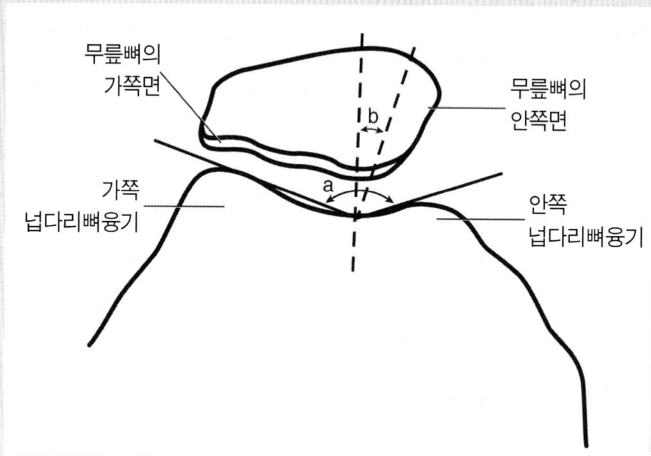

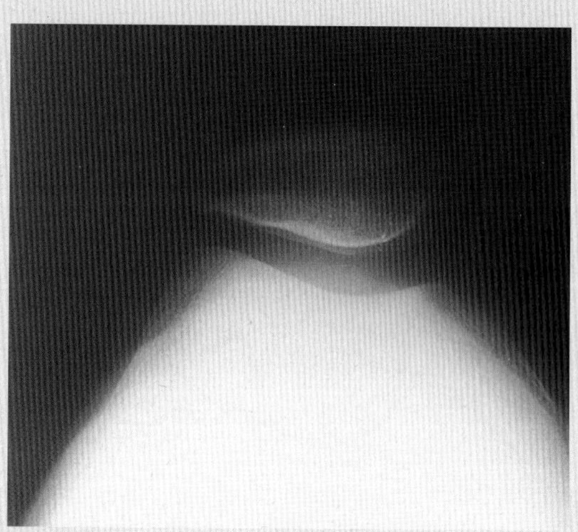

- 무릎뼈의 관절면은 부드럽고 넙다리뼈고랑과 일치한다.
- 고랑각도(a)와 일치각도(b)는 무릎넙다리관절의 형태를 결정하는데 도움을 준다(환자는 누운 자세를 취하고, 무릎을 45° 로 굽힌한다).

5. 무릎의 기본 MRI 프로토콜

- **무릎MRI의 주요 적응증은 관절연골, 인대, 힘줄 및 반달판**을 포함한 내적 구조물의 평가이다.
- **MRI 프로토콜**은 MRI 절차 동안 수행된 **시퀀스의 혼합**을 의미한다. 절대 표준 프로토콜은 존재하지 않는다. 시퀀스의 혼합은 **신체 분절과 의심되는 병리**에 따라 달라진다. MRI의 시간-소비 특성의 견지에서 볼 때, 각 기본면에 대한 많은 수의 시퀀스를 고용할 필요가 없다. 그 대신, 무릎에 대한 MRI 시퀀스는 무릎의 **해부학과 병리에 근거된 기본면과 시퀀스의 혼합을 포함**한다.
- 근육뼈대계 MRI의 기본 견해는 2가지이다.
  - **해부학을 정의**한다.
  - **비정상 체액을 감지**한다. 비정상 체액이나 부종은 **병리의 징후**이다.
- 무릎을 위한 MRI 프로토콜에는 T1, 경사에코(GRE), 양성자 밀도(PD)와 같은 **해부학적 시퀀스**와 STIR과 T2FS와 같은 **체액-민감 시퀀스**가 포함된다(비록 그들 사이에 중첩이 있지만).
  - 아래 표에서, 해부학적 시퀀스와 체액-민감 시퀀스가 쌍을 이루고 있다. 영상을 읽은 방법은 이들 시퀀스와 슬라이스를 연결하는 것이고, 해부학을 확인한 후 비정상적으로 밝은 신호를 찾는다.

기본면	해부학적 시퀀스	체액-민감 시퀀스
축성면	PD	T2 FS
시상면	T1	STIR
이마면	PD	STIR

- 부가적인 평가로는 MR **관절조영술**이 있는데, 이것은 MRI를 촬영하기 전에 조영제를 무릎안에 주입시키는 방법이다. 주요 목적은 부분 반달판절제술 이후에 재발하는 반달판 열상을 확인하는 것이다.
- **무릎의 MRI와 CT의 기본면**을 알고 싶으면, **표 6.9**를 참고하기 바란다.
- **무릎의 기본 MRI 프로토콜**을 알고 싶으면, **표 6.10**을 참고하기 바란다.
- **무릎의 MR 관절조영상**을 알고 싶으면, **표 6.11**을 참고하기 바란다.

표 6.9 무릎의 MRI 또는 CT를 위한 기본면

축성면	축성면은 먼쪽넙다리뼈에서 몸쪽정강뼈로 뻗어 있다. 기준선은 슬라이스이다.
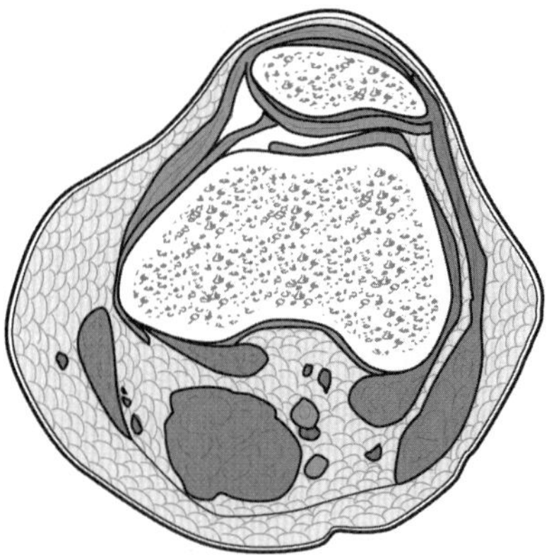	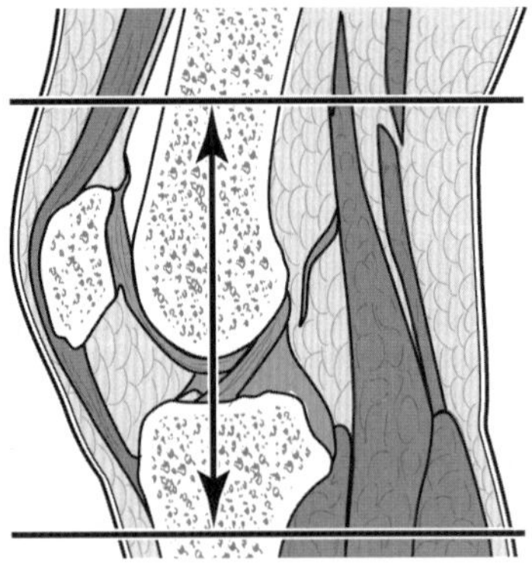 FOV 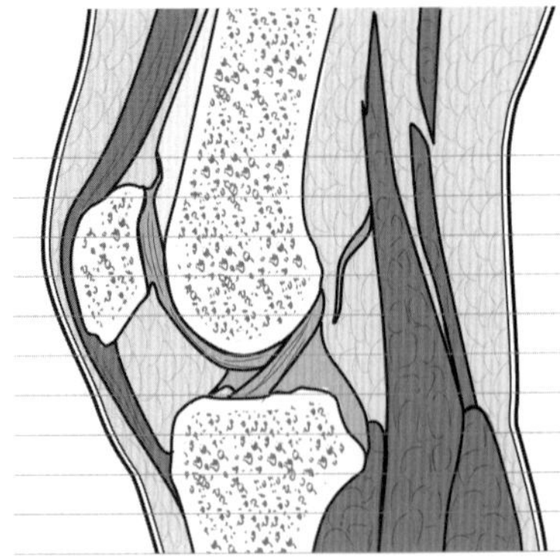 영상 슬라이스
시상면	시상면은 안쪽넙다리뼈융기에서 가쪽넙다리뼈융기로 뻗어 있다. 기준선은 슬라이스이다.
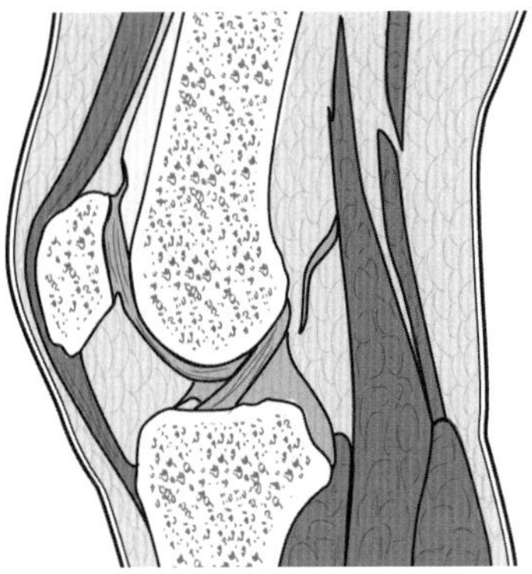	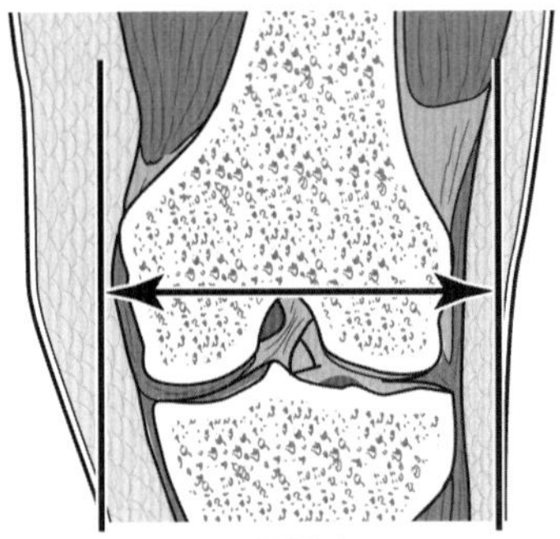 FOV 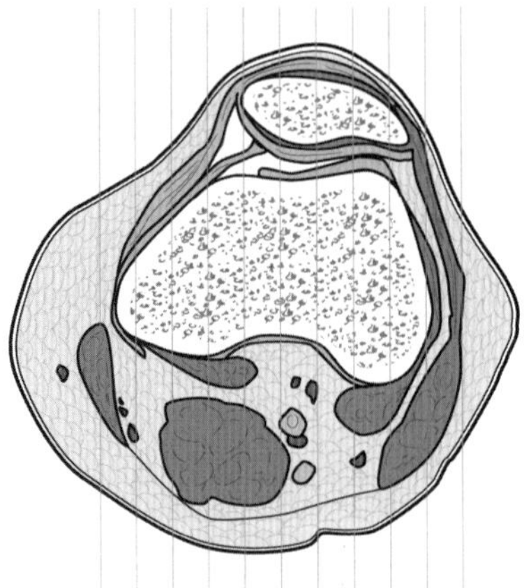 영상 슬라이스
이마면	이마면은 앞쪽무릎뼈에서 오금공간으로 뻗어 있다. 기준선은 슬라이스이다.
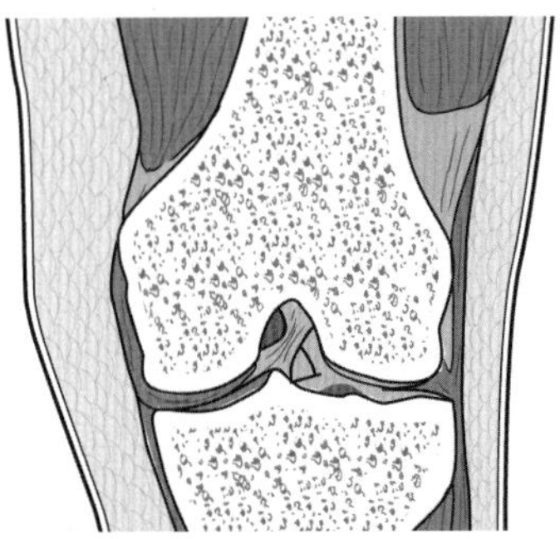	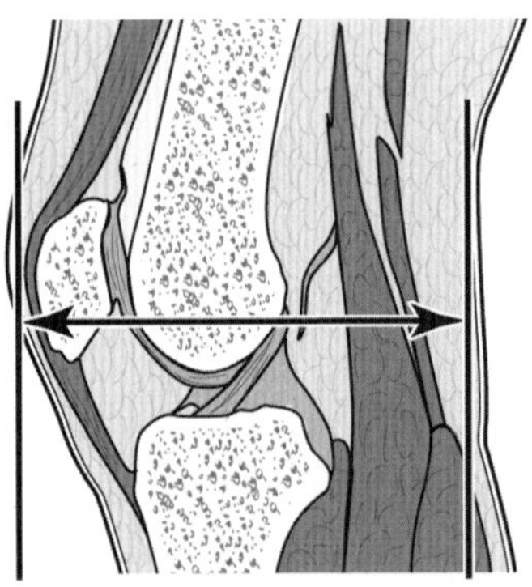 FOV 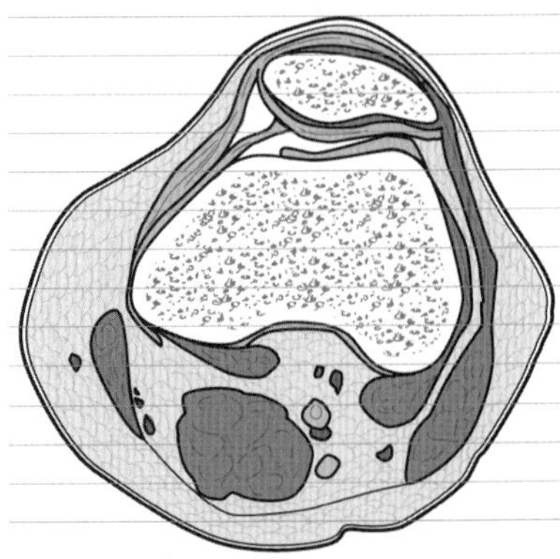 영상 슬라이스

표 6.10 무릎의 MRI 프로토콜

<table>
<tr><td>PD</td><td>축성면</td><td>T2 FS</td></tr>
<tr><td>해부학을 확인하는 시퀀스</td><td colspan="2">비정상 체액을 감지하는 시퀀스</td></tr>
<tr><td colspan="3">
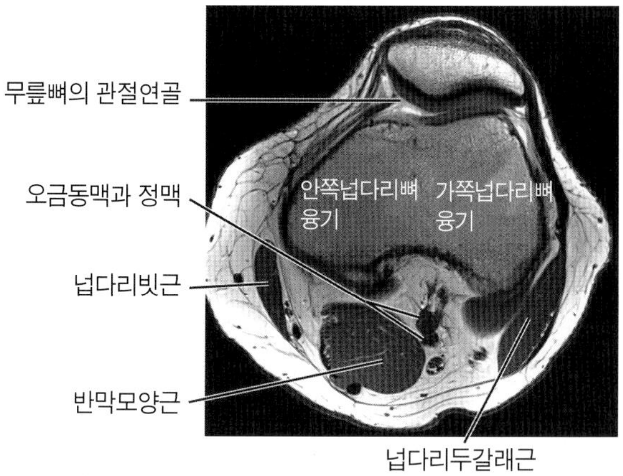

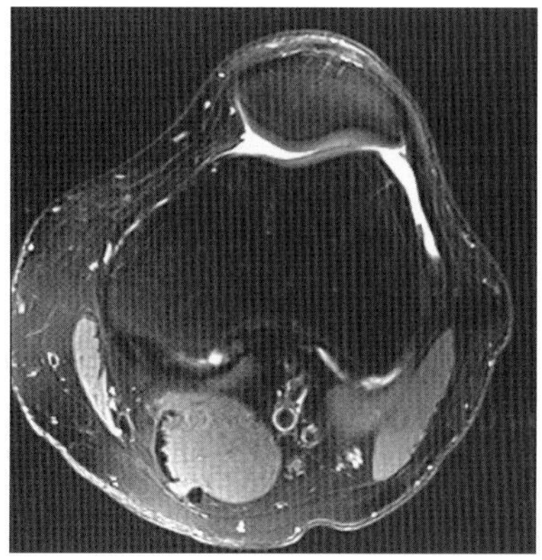
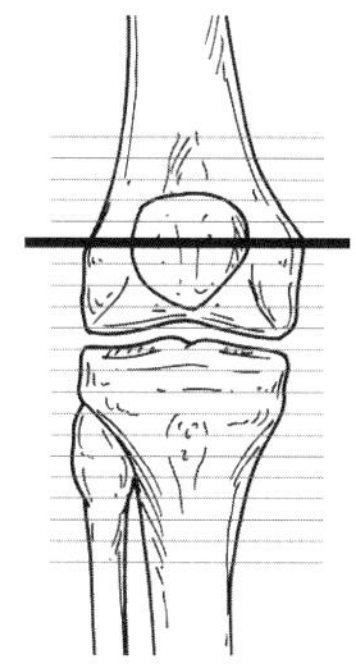
</td></tr>
<tr><td colspan="3">

관찰하는 구조물

- 관절연골
- 안쪽무릎넙다리인대
- 무릎뼈지지띠
- ACL/PCL
- 관절 삼출
- Baker 낭포
- 오금근/힘줄
- 거위발 근육/힘줄
- 근육의 크기
- 신경혈관다발

</td></tr>
</table>

표 6.10 무릎의 MRI 프로토콜

T1	시상면	STIR
해부학을 확인하는 시퀀스		비정상 체액을 감지하는 시퀀스

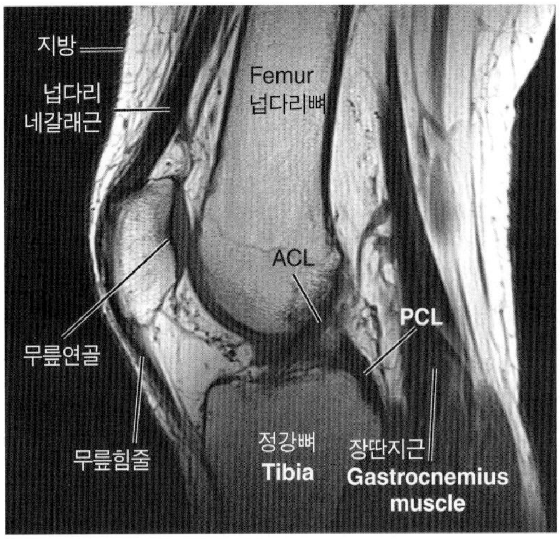

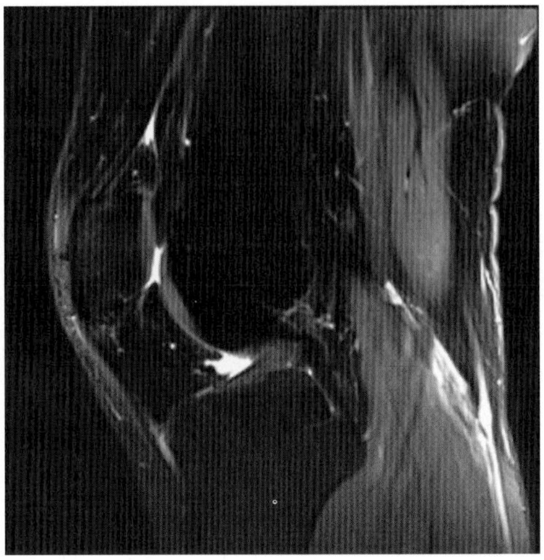

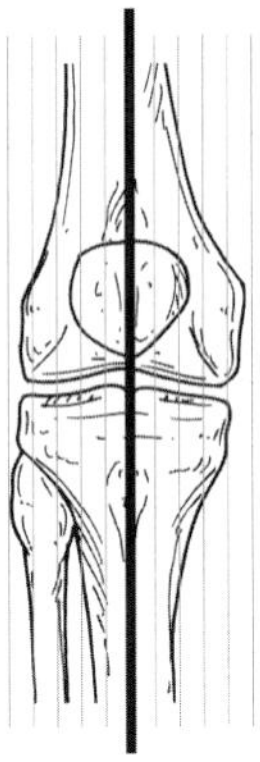

관찰하는 구조물

- 반달판
- ACL
- PCL
- 폄근장치
- Hoffa 지방 패드
- 관절연골
- 골수

표 6.10 무릎의 MRI 프로토콜

<table>
<tr><th>PD</th><th>이마면</th><th>STIR</th></tr>
<tr><td colspan="2">해부학을 확인하는 시퀀스</td><td>비정상 체액을 감지하는 시퀀스</td></tr>
<tr><td colspan="2">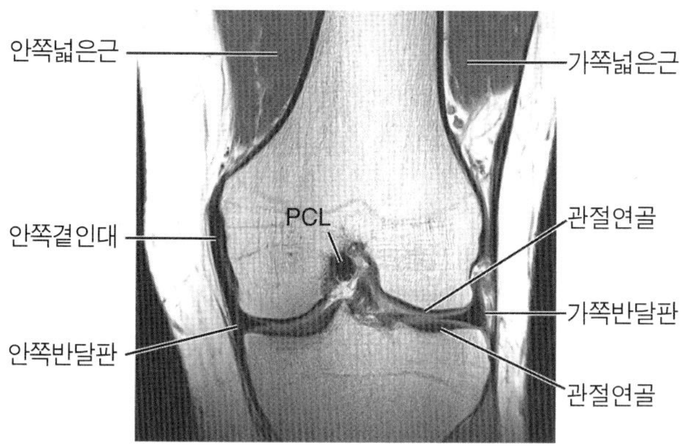
</td><td>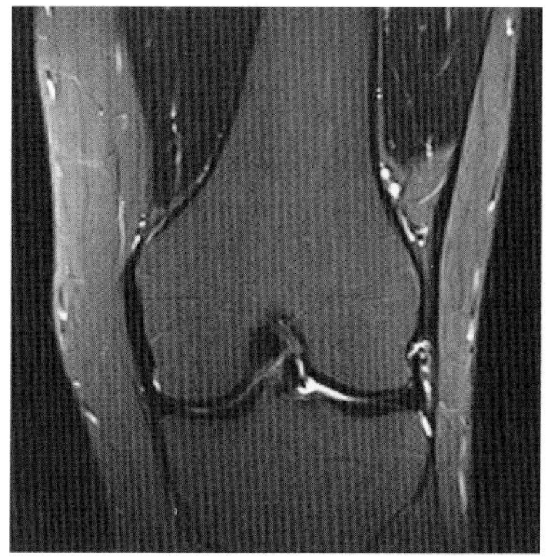 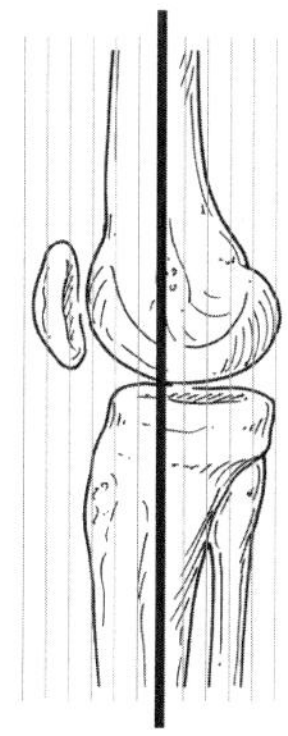</td></tr>
<tr><td colspan="3">관찰하는 구조물
● 곁인대
● 반달판
● 관절연골
● 뼈 타박
● ACL/PCL
● 오금근 힘줄
● 신경혈관다발</td></tr>
</table>

표 6.11 무릎의 MR 관절조영상

형광투시 바늘 가이드

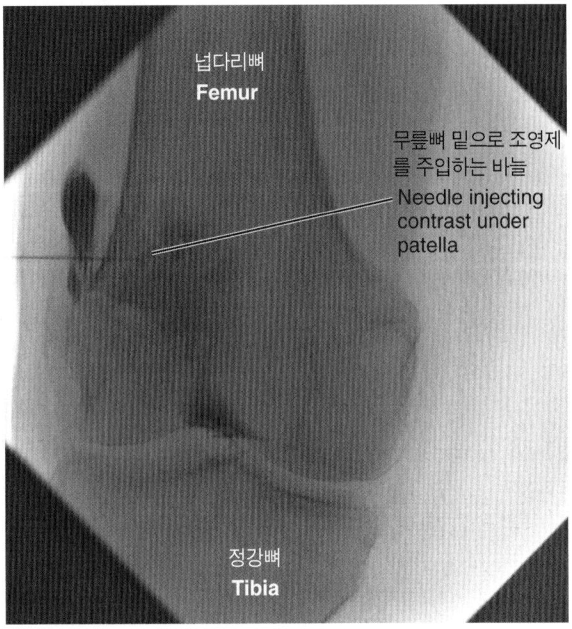

관절조영술 시퀀스 이후의 T1FS: 축성면

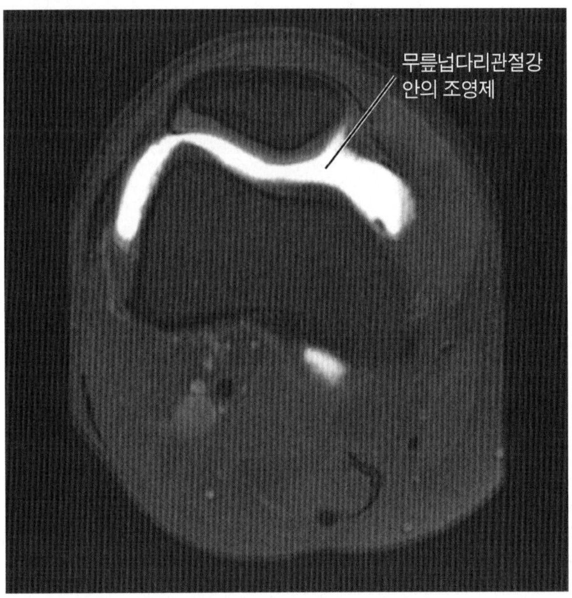

확인해야 할 것

- 수술후 반달판 열상/열상 재발
- 유리체
- 연골연화증
- 무릎뼈의 뼈연골성 골절

절차

1. 무릎뼈 위에 형광투시관을 배치한다(경험 많은 임상가는 형광투시 가이드를 사용하지 않고 절차를 수행할 수 있다).
2. 피부를 준비하고, 드래핑하고, 소독하고, 마취한다.
3. 무릎뼈가 잘 움직일 수 있도록 환자에게 넙다리네갈래근을 이완하도록 주문한다.
4. 무릎뼈를 가쪽으로 이동시킨 후, 25G 바늘을 가쪽에서 무릎뼈 밑으로 $1\frac{1}{2}$인치 정도 주사한다. 바늘은 무릎뼈의 중앙 연골로 들어가야 한다.
5. 희석된 가돌리늄 용액 40cc(염분 10cc, Omnipaque 300 10cc, 1% 리도카인 10cc, 가돌리늄 0.1cc)의 표준 조영제를 주입한다.
6. 바늘을 제거한다. 무릎뼈위 윤활주머니 안의 조영제가 관절강 안으로 들어갈 수 있도록 관절을 압박붕대로 감는다.
7. 조영제의 흐름을 촉진하여 반달판 열상 부위 안으로 조영제가 들어갈 수 있도록 환자에게 MR 스캐너 위에서 걷도록 주문한다.

평가

조영제는 밝은 신호로 나타난다.
연골 손상이나 반달판 열상 안에 들어가 있는 조영제의 비정상 팽창을 확인한다.

표 6.11 무릎의 MR 관절조영상

시상면

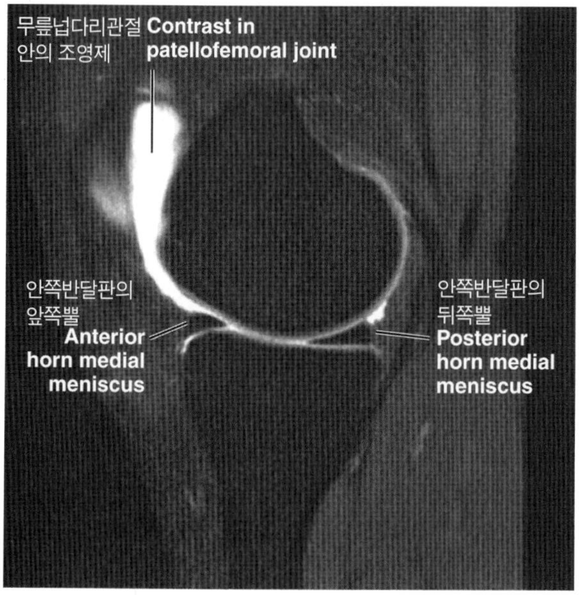

이마면

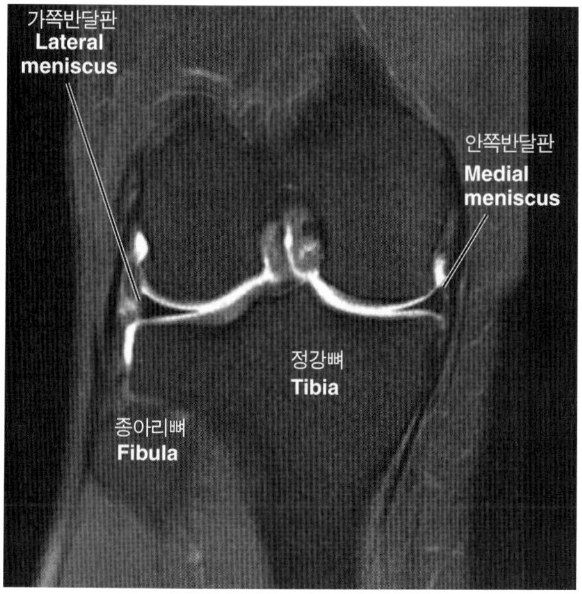

6. 무릎의 기본 CT 프로토콜

- CT는 대부분의 근육뼈대계 질환을 평가할 때 이용될 수 있는 영상 장치로서, **주로 뼈와 관절의 구조적 정보와 공간적 정보를 제공**한다.
- 무릎 CT의 **주요 적응증**은 다음과 같다.
  - 심한 외상을 평가한다.
  - 골절 파편의 정렬과 전위를 평가한다.
  - 관절 속의 유리체를 확인한다.
  - 정강뼈고평부 함몰골절을 평가한다.
  - MRI가 금기증이라면, MRI로 확인할 수 있는 질환을 평가한다. MR 관절조영술이 금기증이라면, CT 관절조영술을 위해 관절내 조영제를 사용한다.
- CT는 **전통적인 방사선 영상과 비슷한 영상 원리로 이루어진다.** 신체 조직은 X 선을 흡수하여 영상에 회색 음영으로 표시된다. 방사선 영상과 CT의 **회색 음영**은 4가지로 구성된다:
  1. **공기 = 검은색**
  2. **지방 = 검은 회색**
  3. **물(연부조직) = 회색**
  4. **뼈 = 흰 회색**
  - 부가적으로, **조영제**는 일반적으로 **흰색** 음영을 더 밝게 만든다.
- **관찰**: 각 기본면에서 ABCS의 비정상을 체크한다.
  - **A** = Alignment(정렬): 해부학적으로 적절한 관절 관계를 확인한다.
  - **B** = Bone density(뼈 밀도): 겉질뼈가 가장자리와 몸통에 한정되어 있는가? 뼈잔기둥이 잘 조직되어 있는가?
  - **C** = Cartilage spaces(연골 공간): 연골밑뼈에 손상이 있는가? 관절강 안에 유리체나 자유 파편이 있는가?
  - **S** = Soft tissues(연부조직): 무릎뼈위 윤활주머니, 무릎뼈아래 윤활주머니, 오금 윤활주머니에 삼출액이 들어 있는가?
- 무릎의 CT **프로토콜**을 알고 싶으면, **표 6.12**를 참고하기 바란다.

표 6.12 무릎의 CT 프로토콜

축성면 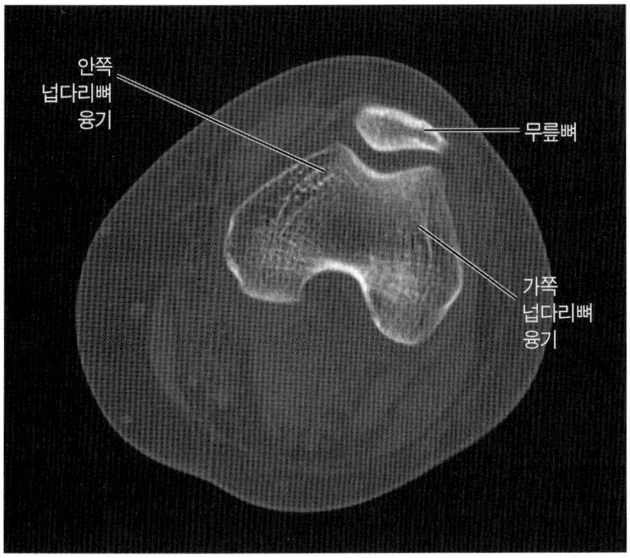	• **무릎넙다리관절** • 고랑 안에서 무릎뼈의 모양을 체크한다. • 뼈연골 결손을 살펴본다. • **정강뼈 고평부** • 함몰골절이나 분리 골절이 있는지를 체크한다. • 가쪽면의 Segond 박리골절은 ACL 열상과 관련된다. • **정강뼈거친면** • 비후나 파편이 Osgood-Schlatter 견인 골단염으로 인해 일어날 수 있다. 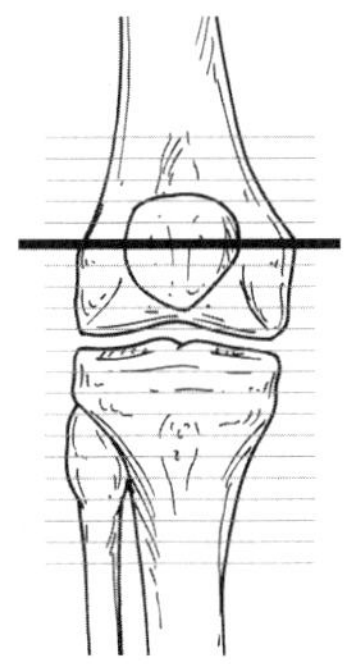
시상면 재설정 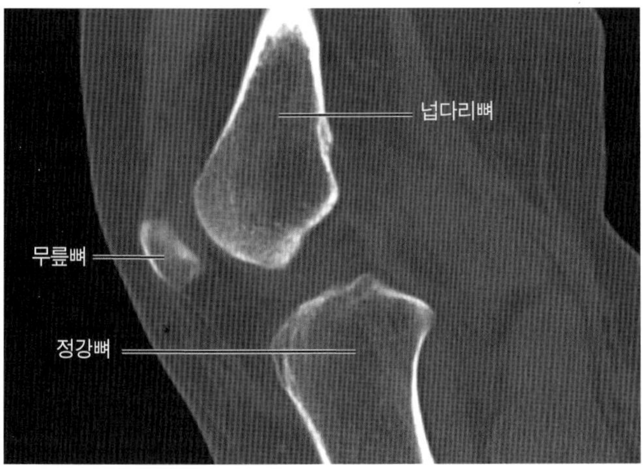	다음을 체크한다: • **무릎뼈의 위치** • 높은 위치는 무릎인대의 찢어짐을 의미한다; 낮은 위치는 넙다리네갈래근 힘줄의 열상을 의미한다. • Sinding-Larsen-Johansson 질환에서처럼, 골편화와 골화가 아래쪽 무릎뼈와 무릎힘줄에서 일어날 수 있다. 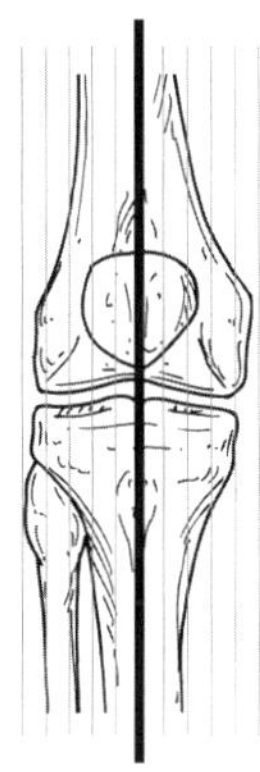

표 6.12 무릎의 CT 프로토콜

이마면 재설정

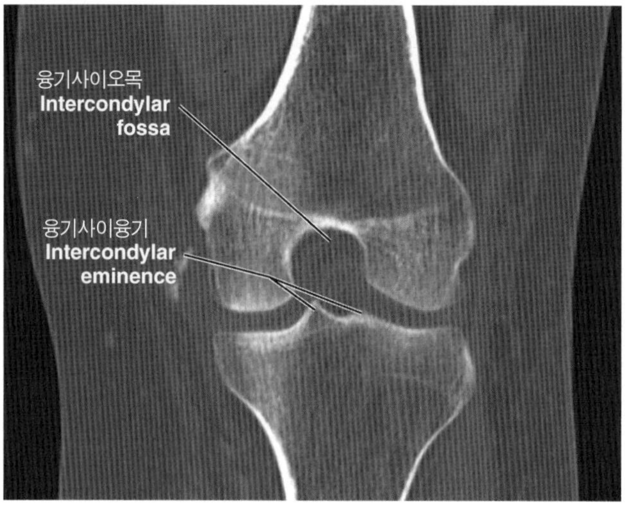

다음을 체크한다:

- **넙다리뼈융기:** 융기사이 분리골절이나 융기분리골절이 일어날 수 있다.
- **융기사이패임:** 뼈연골성 병변이 방사선투과 결손이나 반응성 경화 패치처럼 보일 수 있고, 안쪽 넙달뼈융기에서 가장 흔하게 나타난다.
- **융기사이융기:** 아동기나 청소년기에 박리골절이 ACL 부착점에서 일어날 수 있다.
- **가쪽정강뼈 고평부:** Segond 골절이나 가쪽관절주머니 징후는 가쪽 정강뼈 고평부에서 ACL 열상과 관련되어 곡선 형태의 골절을 가진다.

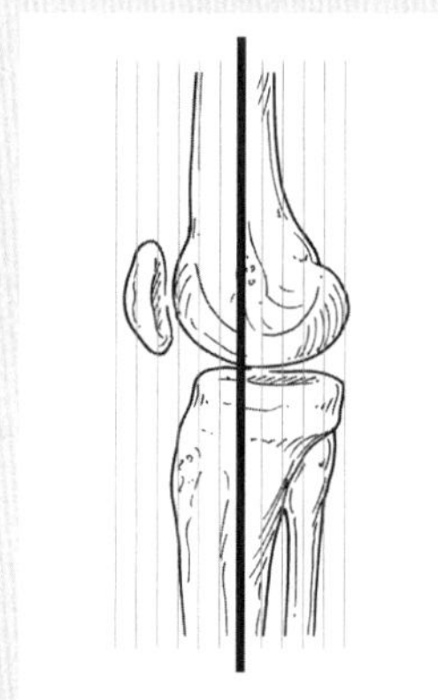

3D 재설정

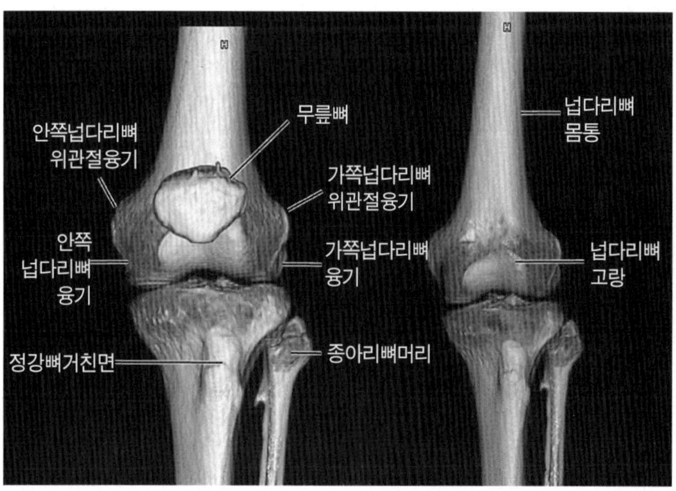

- 3D 모델의 2차원 영상이 제한됨을 기억해야 한다. 3D 모델은 360° 회전되도록 만들어져 있다.
- 다양한 표현이 이루어질 수 있다: 즉, 모든 뼈를 포함시켜 표현하거나, 골절되지 않은 뼈를 제거하고 표현하기도 한다. 왼쪽에서, 넙다리뼈고랑을 검사하는 모델 때문에 무릎뼈가 제거되었다.

7. 무릎의 기본 근육뼈대계(근골격계) 진단 초음파 프로토콜

- MSUS는 가장 먼저 고려해야 할 검사법으로, 전통적 방사선 영상과 함께 이용될 수 있다.
- 무릎의 MSUS 검사를 해야 하는 **임상 증상**은 통증, 부종, 또는 덩어리의 존재 등이다. 외상성 무릎에 대한 US 소견의 분석은 손상 기전과 방사선 검사 결과와 관련되어 이루어져야 한다.
- 무릎의 MSUS를 **위한 주요 적응증**은 다음과 같다:
  - 연부조직 손상을 감지한다.
  - 관절주머니, 윤활막 및 윤활주머니를 확인한다.
  - 인대, 근육 및 힘줄의 열상을 확인한다.
  - 연부조직 종양을 평가한다.
    - 종양의 낭포성(Baker 종양)을 확인한다.
    - 관절내 교란(derangement)을 일으키는 관절내 종양을 감지한다.
    - 관절경으로 확인할 수 없는 관절주변 종양을 평가한다.
  - 윤활막 비후의 정도를 평가한다.
    - 추벽 병변을 감지한다.
  - 관절내 유리체를 확인한다.
  - 삼출을 감별한다.
    - 수술후 합병증, 혈종, 농, 장액종, 종양 재발 등을 감지한다.
  - 관절, 주관절 주변 영역 또는 낭포성 종양 등의 흡인 바늘을 가이드한다

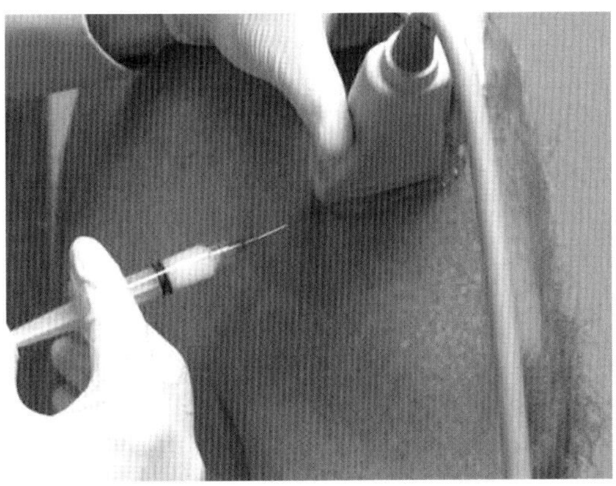

- **기억해야 할 사항**
  - 무릎의 US 검사는 4개 사분원으로 분리된다. 모든 사분원이나 사분원 중의 하나는 특별한 골절에 초점을 맞추어 검사한다.
  - 작동자는 안정 자세에서 볼 수 없는 병변을 확인하기 위해 MSUS 검사 동안 저항수축, 수동 신장, 촉진 등과 같은 신체검진 기법을 적용할 수 있다.
  - 스캐닝 면의 명명법: MSUS 영상은 검사하고 있는 구조물에 제한된다. 음파영상은 해부학 구조물을 종이나 횡으로 나타낼 수 있다. 이것은 변환기의 긴축을 구조물과 평행하게 또는 수직으로 정렬시킴으로서 이루어질 수 있다.
- **무릎에 대한** MSUS **검사**를 알고 싶으면, **표** 6.13을 참고하기 바란다.

표 6.13 성인 무릎의 MSUS 검사

앞쪽 무릎: 세로면 영상

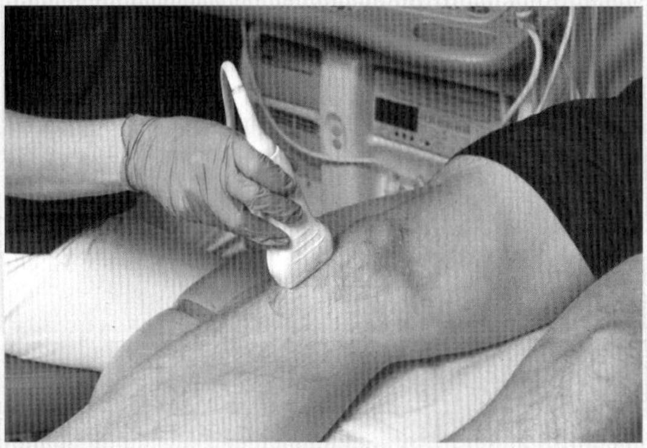

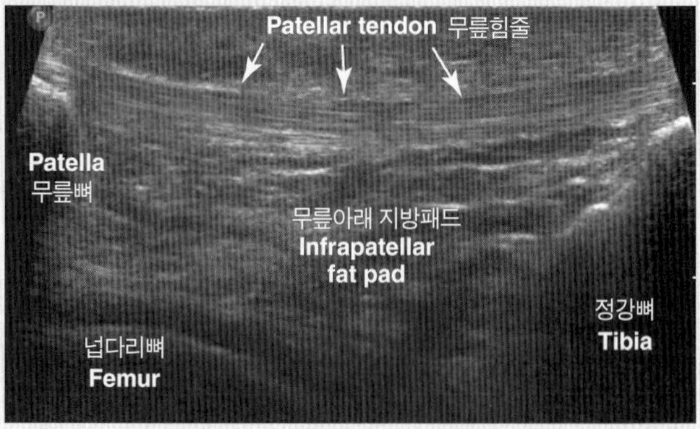

환자: 누운 자세
위치: 무릎의 몸쪽과 먼쪽
변환기: 넙다리네갈래근과 무릎뼈와 평행하게 배치한다.
관찰: 넙다리네갈래근과 무릎힘줄, 무릎지지띠, 무릎위 함몰, 앞무릎과 무릎아래 윤활주머니, 넙다리뼈융기 위의 연골

안쪽 무릎: 세로면 영상

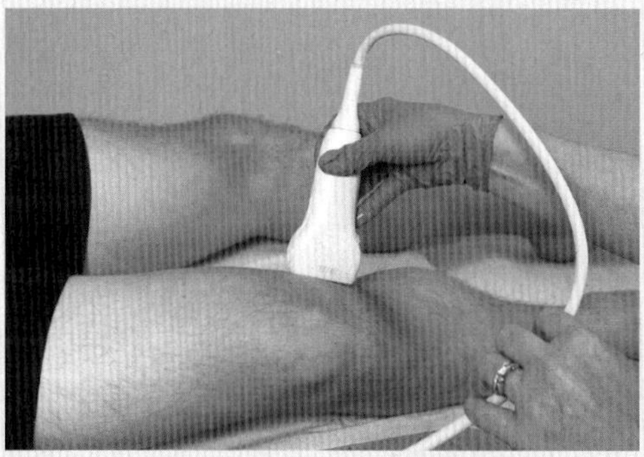

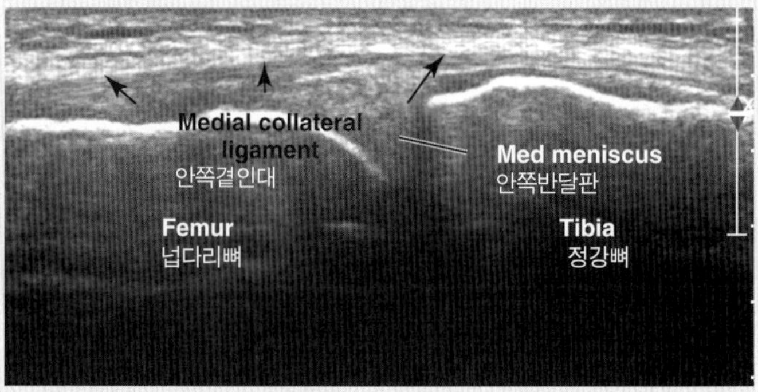

환자: 누운 자세
위치: 관절의 안쪽면
변환기: 안쪽곁인대와 평행하게 배치한다.
관찰: 안쪽관절강, 곁인대, 안쪽반달판, 거위발 힘줄과 윤활주머니, 안쪽무릎지지띠

표 6.13 성인 무릎의 MSUS 검사

가쪽 무릎: 세로면 영상

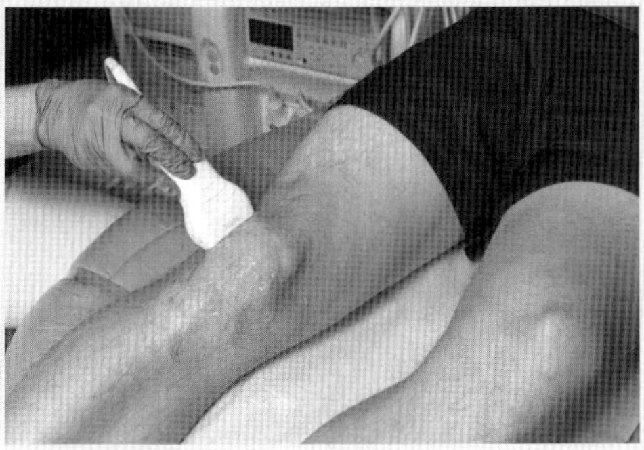

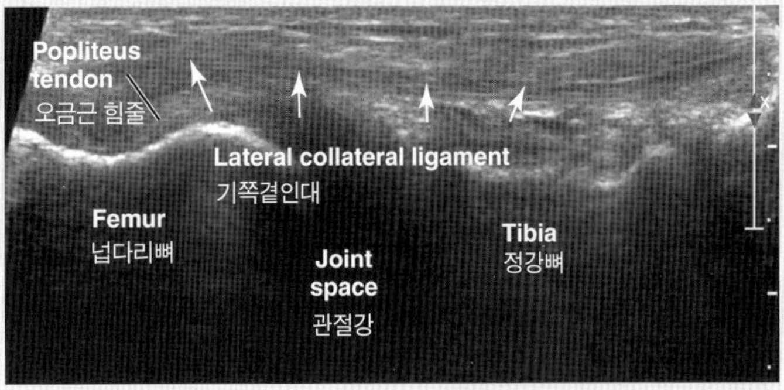

환자: 누운 자세
위치: 무릎의 가쪽면
변환기: 가쪽곁인대와 평행하게 배치한다.
관찰: 뒤쪽에서 앞쪽으로 관찰하고, 오금근 힘줄, 넙다리두갈래근 힘줄, 가쪽곁인대, 엉덩정강띠

뒤쪽 무릎: 가로면 영상

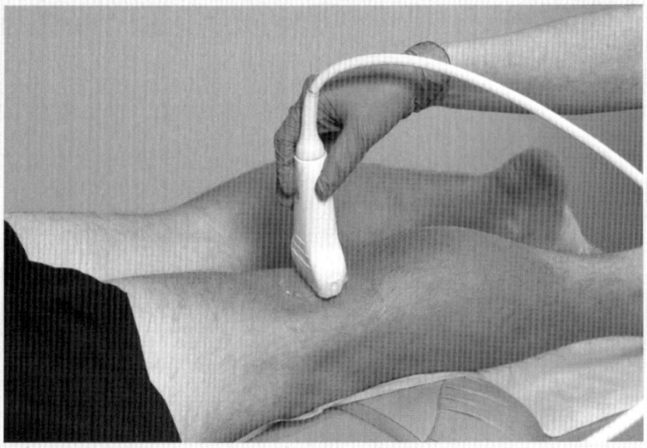

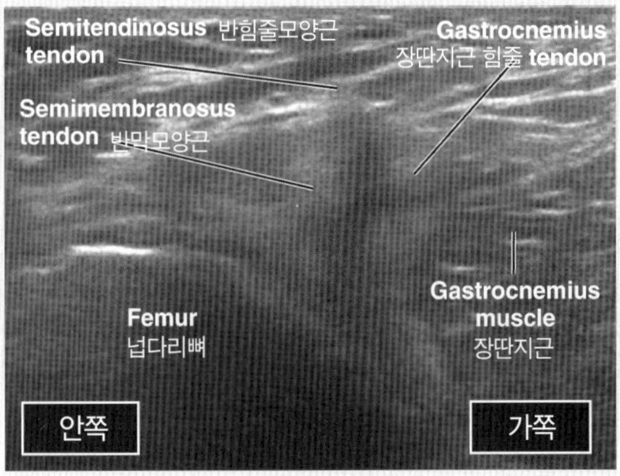

환자: 엎드린 자세
위치: 뒤쪽 관절강
변환기: 관절강과 평행하게 배치한다.
관찰: 오금오목. 오금 낭포(Baker 낭포)가 장딴지근 안쪽갈래와 반막모양근 힘줄 사이의 콤마형태 폄에 의해 확인된다. 양쪽 반달판의 뒤쪽뿔과 PCL를 관찰한다.

8. 무엇처럼 보이는가? 병리 그림

표 6.14 병리 그림

병리	임상 정보	치료

넙다리뼈골절

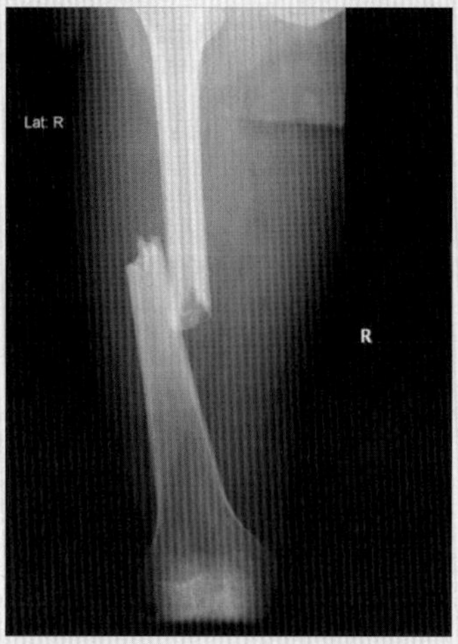

넙다리뼈몸통에서 발생한 전위성 골절의 AP 촬영

설명: 외상성 골절은 중간몸통, 관절융기위, 관절융기 또는 융기사이에서 일어난다.

징후와 증상: 통증, 부종, 체중부하 불가능

손상 기전: 자동차 추돌사고, 보행중 자동차 사고, 높은 곳에서의 추락 등의 높은 에너지 골절. 노인의 경우는 평지 낙상에 의해서도 일어날 수 있다.

영상: 방사선 영상으로 진단이 가능하다. 골편의 위치를 확인하려면, CT가 필요하다.

수술: 작은 절개를 하고, 엉덩관절이나 무릎관절에서 골수내 못을 삽입한다. 이것은 뼈의 양쪽 끝단에서 뼈에 적용한다. 치유시간은 4-6개월 걸린다.

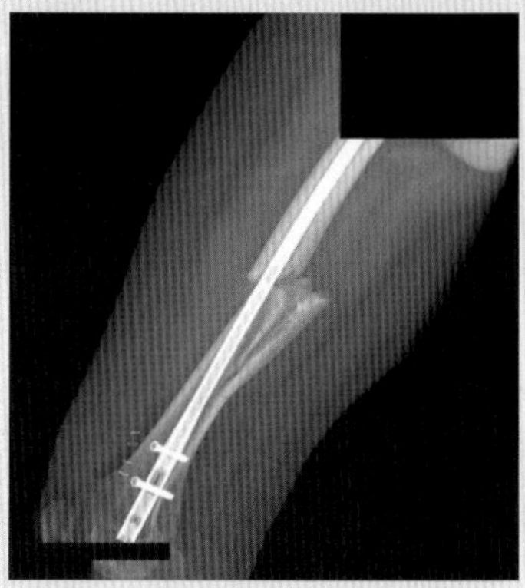

넙다리뼈골절을 고정하고 있는 골수내 못의 가쪽 방사선 영상

병리	임상 정보	치료

정강뼈 고평부 골절

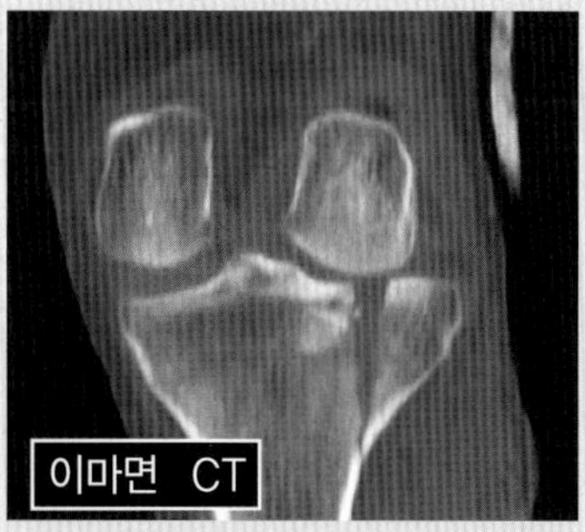

이마면 CT는 정강뼈 고평부의 수직 분리 골절을 보인다.

설명: 이것은 외상성 골절로서, 관절면 까지 골절이 일어날 수 있거나, 관절의 안정성과 기능에 악영향을 주는 관절 함몰을 보인다.

징후와 증상: 통증, 부종, 체중부하나 무릎 굽힘의 불가능, 또는 무릎관절 삼출.

손상 기전: 축성 하중이 결합된 밖굽이 힘이나 안굽이 힘. 골다공증이 있는 경우에는 낮은 에너지의 힘에 의해서도 골절이 일어날 수 있고, 전형적인 함몰골절이 일어날 수 있다. 종종 자동차 사고의 결과로 높은 에너지 골절이 일어날 수 있고, 이 연령대의 가장 흔한 골절 패턴은 분리성 골절이다.

영상:
- 방사선 영상으로 진단을 내릴 수 있다. 지방혈관절증이 지방과 윤활액이 혼합된 혈액처럼 보일 것이고, 밀도 때문에 층을 이루고 있다(FBI 징후 = 지방-혈액-계면).
- 3D CT가 수술 계획에 도움을 줄 것이다.
- MRI는 골수 부종을 통해 보이지 않는 골절을 한정시킬 것이다.

보존적 관리: 전위가 적은 경우에는 경첩 부목, 가동범위 제한, 비체중부하로 치료될 수 있다.

수술: 전위된 골절은 나사와 플랫에 의한 고정을 필요로 할 것이다. 함몰 골절은 기능 회복을 위해 정강뼈 고평부의 높이를 다시 회복시킬 수 있는 이식을 필요로 할 것이다. 가동범위운동은 수술 후 6주에서 시작할 수 있고, 체중부하는 12주 후에 시작할 수 있을 것이다.

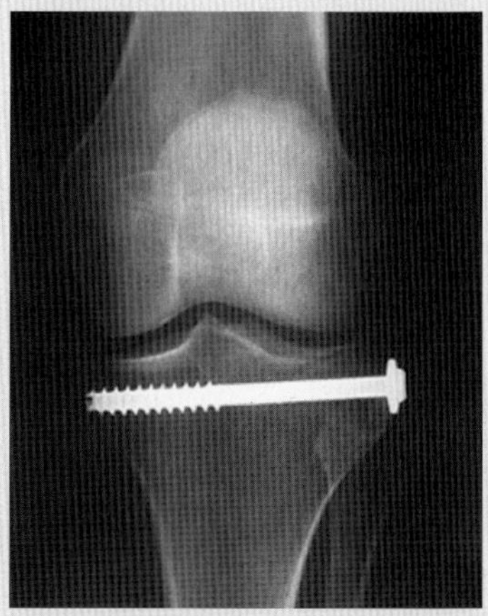

정강뼈 고평부 골절의 나사 고정을 보여 주고 있는 AP 영상

표 6.14 병리 그림

병리 | **임상 정보** | **치료**

박리뼈연골염(OCD)

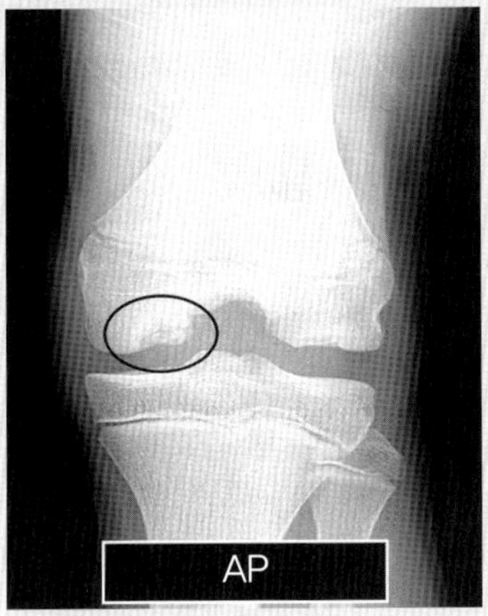

국소 뼈 괴사(원)를 보이는 16세 소년의 AP 방사선

시상면 MRI

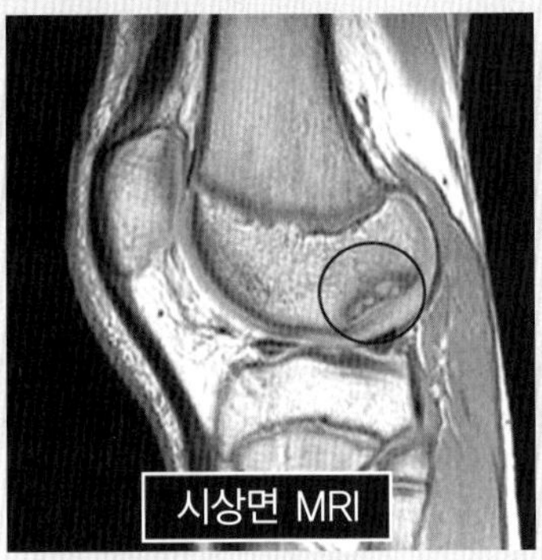

동일 환자가 OCD를 가지고 있음을 보여주는 시상면 MRI

설명: 안쪽넙다리뼈융기에 위치하는 괴사의 국소 병변으로서, 안정 또는 불안정 병변의 골편을 가지고 있다.

징후와 증상: 활동에 의해 둔한 무릎 통증과 만성 관절 삼출의 악화가 다시 일어난다. 이 질환은 일반적으로 청소년(남자) 운동 선수에게서 많이 발생한다.

원인: 외상, 허혈, 비정상 골화 중심, 유전적 소인 또는 이들 요소의 혼합 등을 포함한 여러 요소가 원인이 된다. OCD는 무릎관절 유리체의 원인이 된다.

영상:

- 방사선은 넙다리뼈융기로부터 분리된 연골밑뼈 위에 있는 반달 모양의 방사선 투과성을 잘 보여주고 있다. 가장 많은 경우에는, 병변이 안쪽넙다리뼈융기의 두가쪽면에 위치한다.
- MRI가 병변의 혈관화와 병변의 느슨한 정도를 결정할 수 있다.

치료: 환자의 연령과 병변의 안정성에 좌우됨

보존적 관리: 젊은 환자(뼈가 성숙되기 전)는 3–6개월 동안 보호된 체중부하 활동과 스포츠 활동의 중단으로 치유될 수 있다. 환자가 젊을수록, 예후는 더 좋다.

수술: 선택은 병변의 크기와 안정성에 좌우된다. 이것은 재혈관화를 돕는 결손의 드릴링, 골편을 고정하는 핀 고정, 유리체의 제거, 골편 안정화를 위한 나사 고정 등을 포함한다.

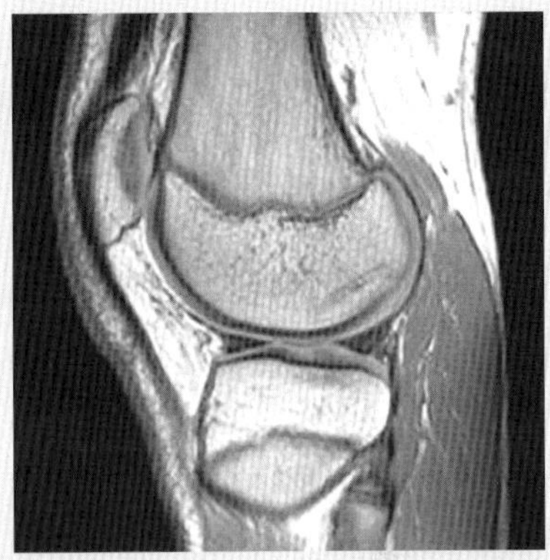

보존적 관리 후 1년된 동일 환자의 시상면 MRI. 치유가 완전하게 이루어졌다.

표 6.14 병리 그림

병리	임상 정보	치료

앞십자인대 열상

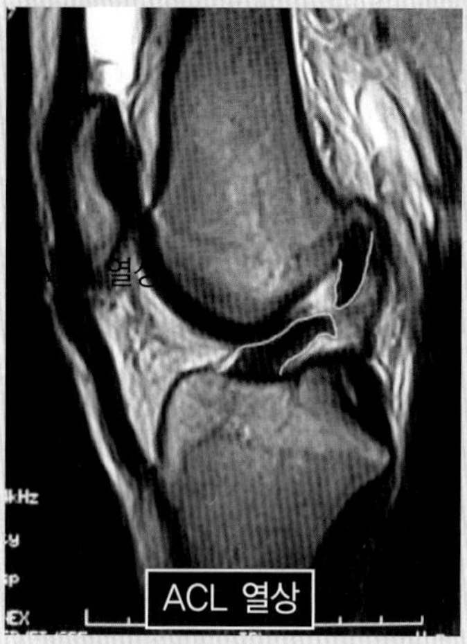

ACL의 선형 연속성이 파괴된 것을 보여주는 시상면 MRI

설명: 부분 ACL 열상은 드물다: 대부분의 ACL 열상은 완전 열상이다. 모든 ACL 손상의 절반은 관절연골의 손상이나 다른 인대 손상과 함께 일어난다.

징후와 증상: 운동선수는 감소할 때 염발음을 듣게 되고, 무릎에서 힘이 빠지는 느낌이라고 표현한다. 앞서랍 검사, Lachman 검사, 축이동 기법 등과 같은, 양성 인대 스트레스 검사는 무릎관절의 불안정을 보인다.

손상 기전: ACL 열상 기전은 무수히 많고, 밖굽이, 돌림 및 젖힘 등의 손상과 무릎이 굽힘 자세에서 완전한 폄 자세로 바뀔 때와 같은 다양한 형태의 기전을 가진다.

영상:

- 방사선 영상이 십자인대 부착점의 박리골절을 배제하기 위해 필요하다.
- 시상면 MRI는 완전 열상 시 ACL의 선형 연속성의 파괴를 보여주고 있다. 부분 열상은 몇몇 섬유의 파괴와 비후를 보여주고 있다.

치료: ACL 열상은 환자의 기능적 장애, 환자의 전형적인 활동 수준, 미래 활동에 대한 기대를 근거로 해서 치료된다. 관련된 반달판과 인대의 손상 뿐만 아니라 환자의연령과 수술 후 물리치료에 대한 환자의 의지도 수술을 해야 할지를 결정하는 중요한 결정요소이다.

보존적 관리: 부목과 근력강화운동

수술: 자가이식이나 동종이식을 이용한 ACL 재건술은 관절경수술로 수행된다. 이식은 정강뼈와 넙다리뼈에 구멍이 뚫린 터널을 통해 부착된다. 그런 다음, 터널을 통해 이식을 당기고, 나사로 고정한다. 재활은 최소 6개월 이후에 시작된다. 아래 영상은 재건술 후 3년된 상황이다.

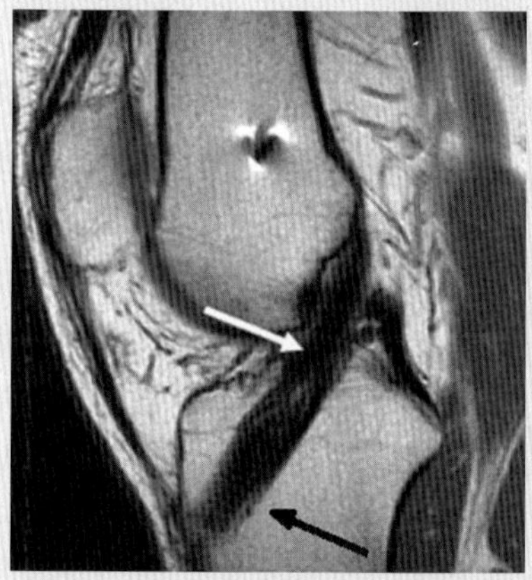

ACL 재건술의 시상면 MRI. 흰색 화살표는 온전한 이식을 보여주고 있고, 검은색 화살표는 정강뼈에 박혀 있는 나사를 보여주고 있다.

표 6.14 병리 그림

병리	임상 정보	치료
안쪽반달판 열상 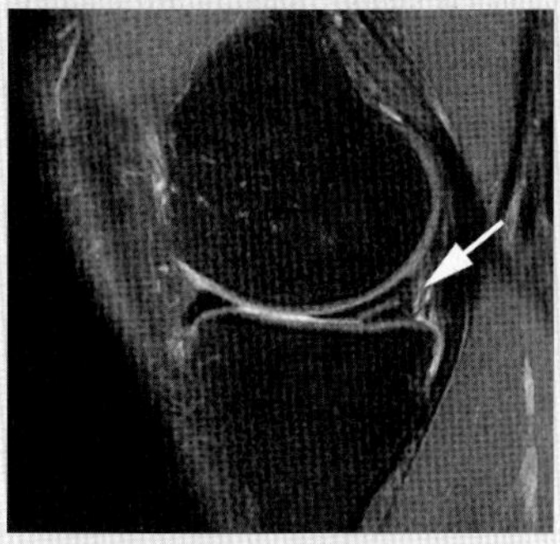 반달판(화살표)의 표면까지 뻗어 있는 높은 신호의 열상을 보여 주는 시상면 MRI	**설명:** 이것은 무릎관절 연골의 급성 외상성 열상이나 만성 퇴행성 열상이다. 안쪽반달판이 가쪽반달판보다 더 많이 손상된다. **징후와 증상:** 단독 열상은 간헐적 염발음, 차단, 운동 잠김, 관절 삼출과 통증 등을 보인다. **손상 기전:** 반달판 열상은 비정상적으로 섬유연골 조직에 스트레스를 주는 전단, 돌림, 압박 등의 힘에 의해 일어난다. 이들 손상은 흔한 스포츠 손상이지만, 퇴행성 변화로 인해 노인 환자에게도 많이 발생한다. **영상:** ● MRI는 반달판을 평가하는 표준 방법이다. 열상은 낮은 신호 강도의 반달판 표면까지 뻗어 있는 높은 신호 강도로서 나타난다.	**보존적 관리:** 환자의 활동 제한과 물리치료의 과정에 따라 반달판의 치유가 달라진다. **수술:** 만약 열상이 혈관이 풍부한 반달판의 가쪽 1/3에서 일어난다면, 관절경 수술로 찢어진 반달판을 다듬거나 복구시킬 수 있다. 사체를 이용한 반달판 이식의 장기적 성공은 현재 연구되고 있는 초보적인 수술 기법이다.

표 6.14 병리 그림

병리	임상 정보	치료
퇴행성 관절질환(DJD)이나 뼈관절염(OA)		
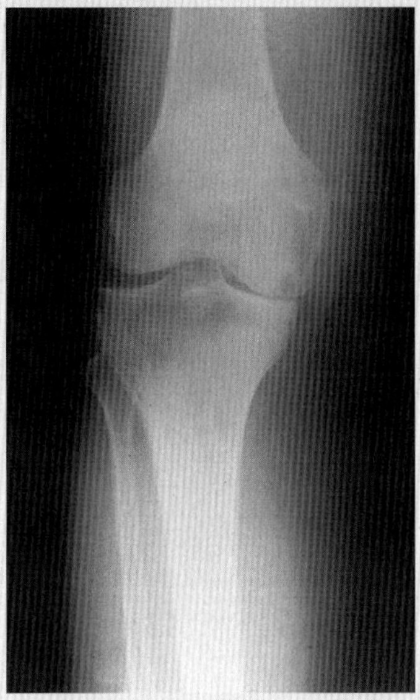 AP 방사선 영상은 비대칭의 관절강 축소와 안쪽 구획의 뼈-뼈 관계를 보여 주고 있다. 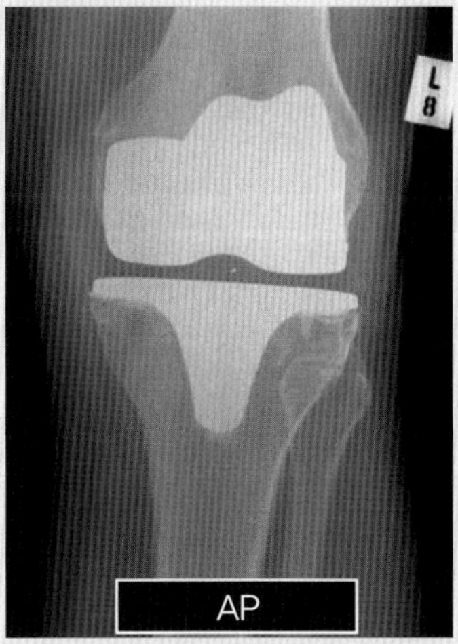 AP 방사선은 무릎관절 완전성형술을 보여주고 있다.	**설명:** 이것은 관절연골이 퇴행되는 가장 흔한 관절염의 형태이고, 주로 55세 이상의 사람에게서 방사선 영상으로 나타난다. **징후와 증상:** 체중부하 활동으로 통증이 악화되고, 간헐적 관절 삼출이 일어난다. 악화되면, 기능 소실이 일어나고, 안굽이 또는 밖굽이 기형이 동반된다. 원인: DJD는 연골 퇴행으로 초래된다. 이것은 노화, 유전성, 외상이나 질환에 의한 손상으로 발생될 수 있다. **영상:** ● 방사선 영상으로 DJD 특징을 확인할 수 있다: 비대칭성 관절강 축소, 경화성 연골밑뼈, 뼈증식 형성 및 안굽이 기형 또는 밖굽이 기형을 포함한다.	**치료:** 기능과 가동성을 보존하는데 도움을 준다. **보존적 관리:** 비스테로이드 약물, 체중 감소, 운동, 하이알루론산 주사 등이 일시적으로 관절 윤활액을 회복시킬 수 있다. **수술:** 선택은 관절경 박리술과 연골 복구술, 비대칭성 관절 기형을 재정렬시키는 뼈절제술, 정강뼈, 넙다리뼈, 그리고 무릎뼈 등의 인공 삽입물을 가진 무릎관절 완전성형술 등을 포함한다;

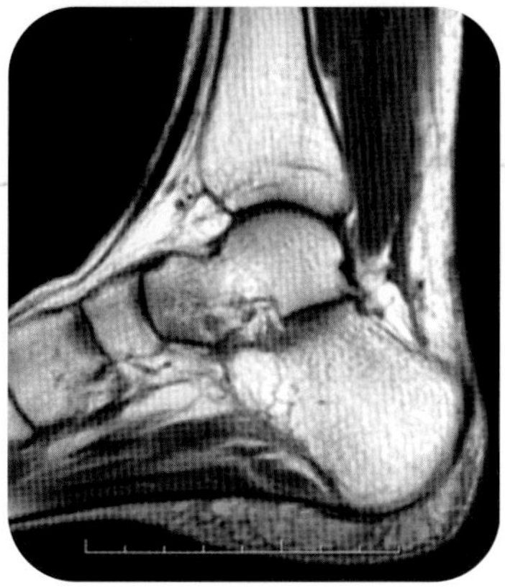

CHAPTER

7

발목의 진단영상학

- 소개: 발목 팩트
- 해부학 복습
- 영상 가이드라인: 임상결정 규칙, ACR 적절성 기준, 진단 영상 경로
- 발목과 발의 일반 방사선 평가
- 발목의 기본 MRI 프로토콜
- 발목의 기본 CT 프로토콜
- 발목의 기본 MSUS 프로토콜
- 무엇처럼 보이는가? 병리 그림

1. 소개: 발목 팩트

❑ 병리

- **외상** – 발목은 성인의 경우, 가장 빈번하게 손상되는 부위이다.
- **염좌** – 안쪽번짐(내반, inversion)은 발목의 가장 흔한 외상성 질환으로 간주된다. 손상의 정도는 적용되는 힘의 크기와 방향에 좌우된다. 손상의 정도는 미세한 인대 늘어짐에서부터 인대 파열, 골절 및 탈구 까지 다양하다.
- **발목의 골절** – 기본적인 분류로는, 편측 복사뼈골절, 양측 복사뼈골절, 3개 복사뼈골절(3번째 복사뼈는 정강뼈의 뒤쪽 가장자리이다) 등이 있다. 치료의 목표는 적절한 안정과 기능을 위해 발목의 장부구멍을 다시 만들어주는 것이다.
- **발의 골절** – 뒤쪽발(발꿈치뼈와 목말뼈) 골절, 중간발 골절 및 앞쪽발 골절처럼 골절의 위치로 설명된다.
  - 뒤쪽발(hindfoot) – 높은 곳에서 뛰어내릴 때 종종 손상된다.

- 중간발(midfoot) – 중간발의 상대적 비가동성 때문에 단독 골절은 드물다. 가로발목관절이나 발목발허리관절(Lisfranc 관절)에서 골절-탈구가 혼합되어 종종 일어난다. 발목발허리관절은 가동성이 좋은 뒤쪽발과 앞쪽발과 관절을 이루는 부위이다.
- 앞쪽발(forefoot) – 발허리뼈는 발 위에 물체가 떨어져서 주로 골절된다. 발가락은 충돌에 의해 종종 손상된다.
- 스트레스 골절 – 2번, 3번, 4번의 발허리뼈, 발배뼈, 발꿈치뼈, 먼쪽종아리뼈 등에서 주로 일어난다.

- **골수염** – 뼈의 감염은 뼈의 어느 부위에서나 일어날 수 있지만, 발에서 가장 많이 나타난다. 젊은 사람의 경우는, 다른 부위의 감염으로부터 혈종의 루트를 통해 발허리뼈에서 골수염이 많이 발생한다. 나이 많은 사람의 경우는 혈관의 불충분이나 당뇨성 궤양의 합병증으로 골수염이 많이 발생한다.

❑ 영상 선택

- **방사선 영상**은 다양한 관절성피진과 같은 비외상성 질환 뿐만 아니라, 발목과 발의 골절과 탈구를 잘 보여준다.
- CT는 **뒤쪽발**(hindfoot)의 골절이나 골절 파편 위치의 국소와 같이, 복합골절을 잘 보여 준다.
- MRI는 힘줄 이상, 뼈연골성 손상, 관절 불안정, 충돌증후군, 잘 확인되지 않는 Lisfranc 손상 등의 평가에 가장 좋을 뿐만 아니라, 골수염을 진단하는데도 좋은 방법이다.
- **근육뼈대 초음파**(MSUS)는 힘줄 이상, 이물질을 가진 깊은 외상, Morton 신경종의 평가에 이용된다.

❑ 이용될 수 있는 가이드라인

- **임상치료:** 발목 외상에 대한 Ottawa Ankle Rule은 근거중심 가이드라인으로서, 임상가들이 골절을 배제하는데 어떤 방사선이 필요한 지를 결정하는데 도움을 주는 가이드라인이다.
- ACR **적절성 기준:** 발의 급성 외상에 대한 8가지 영역, 만성 발목 통증의 7가지 영역, 그리고 당뇨병 환자의 골수염에 대한 4가지 영역들이 연구되어 왔다.
- **진단 영상 경로:** (1)급성 발목 염좌, (2)당뇨성 발 궤양, (3)말초혈관 질환의 평가를 위해 임상 결정 나무가 설정해 왔다.

2. 해부학 복습

축성면

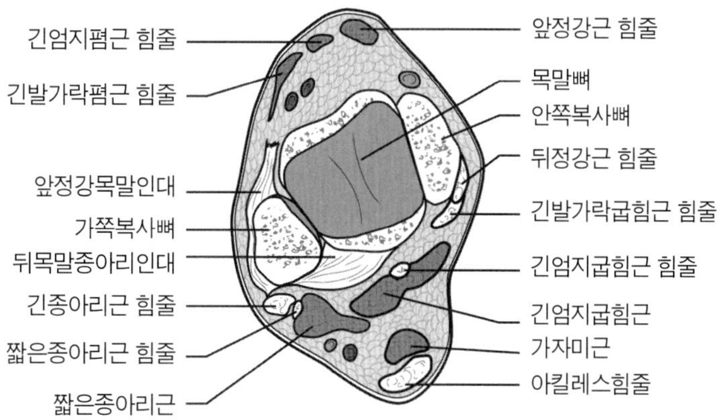

시상면

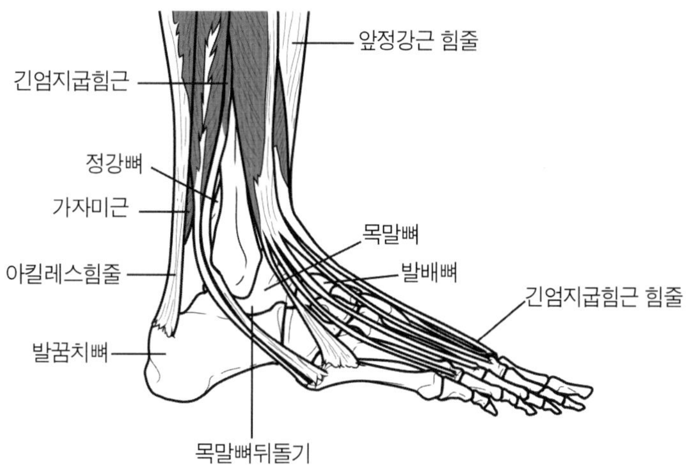

관상면

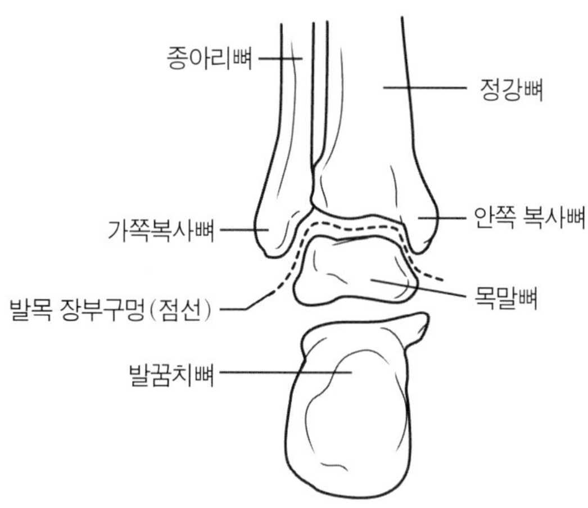

3. 영상 가이드라인: 임상 결정 규칙, ACR 적절성 기준, 진단 영상 경로

- **CDRs**는 환자의 초기 평가시 임상가가 진단과 치료의 결정을 잘 할 수 있도록 돕기 위해 고안된 도구이다. **Ottawa 발목 규칙**은 발이나 발목의 통증을 가진 환자가 골절을 가졌는지를 결정하도록 돕는 가이드라인이다. 이런 CDRs를 설정하기 전에, 발목 손상을 가진 환자는 거의 대부분 방사선 검사를 받았다. 그러나 이들 환자의 15%만이 골절을 가졌다. 대부분의 환자는 방사선 평가로 확인될 수 없는 염좌나 다른 손상을 당했다. 이런 CDRs의 정확한 적용은 시간 소비와 건강을 해칠 수 있는 불필요한 방사선 검사를 크게 줄일 것이다. Ottawa 발목 규칙은 여기에 제시된 다른 가이드라인과 통합된다.

▸ **Ottawa 발목 규칙**에 대해 알고 싶으면, **표 7.1**을 참고한다.

표 7.1 발목 손상 방사선에 대한 Ottawa 발목 규칙

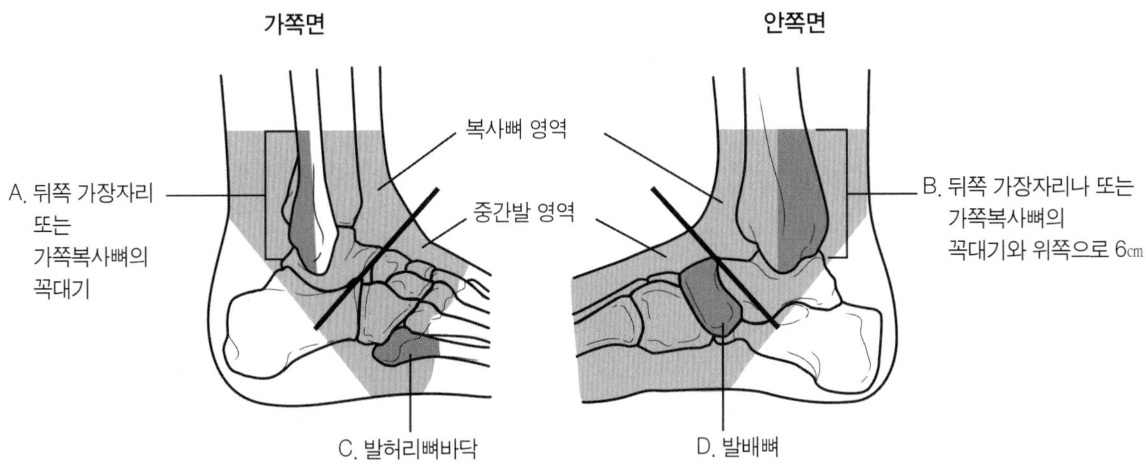

다음 상황일 때, **발목의 방사선** 촬영 시리즈를 의뢰해야 한다:
- 복사뼈 영역의 통증과 아래의 상황일 때
  - 안쪽복사뼈나 가쪽복사뼈를 촉진할 때 통증이 있을 때
  - 손상 직후나 응급실에서 체중부하를 할 수 없을 때

다음 상황일 때, **발의 방사선** 촬영 시리즈를 의뢰해야 한다:
- 중간발 영역의 통증과 아래의 상황일 때
  - 5번 발허리뼈바닥을 촉진할 때 통증이 있을 때
  - 발배뼈를 촉진할 때 통증이 있을 때
  - 손상 직후나 응급실에서 체중부하를 할 수 없을 때

출처: Stiel IG, Greenberg GH, McKnight RD, Nair RC, McDowell I, Worthington JR. A study to develop clinical decision rules for the use of radiography in acute knee injuries. Ann Emerg Med. 1992 Apr;21(4):384-90. PMID 1554175.

- **적절성 기준**은 특정 임상 질환에 대한 의뢰를 위해 임상가들이 적절한 영상 모달리티를 선택할 수 있도록 돕기 위해, 전문가 집단에 의해 개발된 근거중심 가이드라인이다. ACR은 **급성** 질환과 **만성** 질환의 몇 가지 변인에 대한 기준을 발표했다.
  - **급성 발 외상에 대한 ACR 적절성 기준**을 알고 싶으면, **표 7.2**를 참고한다.
  - **만성 발목 통증에 대한 ACR 적절성 기준**을 알고 싶으면, **표 7.3**을 참고한다.

표 7.2 급성 발 외상에 대한 ACR 적절성 기준

급성 발 외상의 임상 변수	대개 적절하다	적절할 수도 있다	대개 적절하지 않다 (약어 버전, 웹사이트 참고).
1. 발의 급성 손상; Ottawa 발목 규칙을 **충족**하고, 골절이 의심된다. 첫 검사.	● X 선 영상	———	● 조영제를 사용하지 않은 CT ● 조영제를 사용하지 않은 MRI
2. 발의 급성 손상; Ottawa 발목 규칙을 **충족하지 않는다;** 발 부위에 국소 압통이 없거나 신체검진 T 발의 이상을 촉진할 수 있다. 보행을 할 수 있다; **신경학적으로 정상이다(말초신경병리가 없음)**. 첫 검사.	———	———	● X 선 영상 ● 조영제를 사용하지 않은 CT ● 조영제를 사용하지 않은 MRI ● US
3. 발의 급성 손상; Ottawa 발목 규칙을 **충족하지 않는다. 그러나 환자는 신경학적으로 손상을 당하지 않았거나, 또는 발을 포함한 말초신경병리를 가진다**. 첫 검사.	● X 선 영상	———	● 조영제를 사용하지 않은 CT ● 조영제를 사용하지 않은 MRI ● US
4. 발의 급성 손상; Ottawa 발목 규칙을 **충족하지 않는다**. 그러나 환자는 Lisfranc 손상 (가로발목관절의 골절이나 탈구). 첫 검사.	● X 선 영상 – 환자가 참을 수 있다면 중부하를 한다	———	● 조영제를 사용하지 않은 CT ● 조영제를 사용하지 않은 MRI ● US
5. 발의 급성 손상; **신체검진은 Lisfranc 손상에 관한 것이다. 방사선 영상이 정상이거나 애매하고, 환자가 체중부하 방사선 촬영을 감내할 수 없을 것이다. 다음 영상 검사.**	● 조영제를 사용하지 않은 MRI ● 조영제를 사용하지 않은 CT	● US	———
6. 발의 급성 손상; **신체검진은 발의 급성 힘줄 파열이나 탈구에 관한 것이다. 방사선 영상은 음성이다, 다음 영상 검사.**	● 조영제를 사용하지 않은 MRI ● 조영제를 사용하지 않은 CT	● US	———

표 7.2 급성 발 외상에 대한 ACR 적절성 기준

급성 발 외상의 임상 변수	대개 적절하다	적절할 수도 있다	대개 적절하지 않다 (약어 버전, 웹사이트 참고).
7. 발의 급성 손상; **신체검진은 연부 조직 안에 이물질을 가진 깊은 외상에 관한 것이다. 초기 영상 검사.**	● X 선 영상 ● US(알려진 명료한 이물질을 위해)	———	● 조영제를 사용하지 않은 CT ● 조영제를 사용하지 않은 MRI
8. 발의 급성 손상; **신체검진은 발의 급성 힘줄 파열이나 탈구에 관한 것이다. 방사선 영상은 음성이다, 다음 영상 검사. 발의 방사선 영상은 음성이다. 다음의 가장 좋은 검사.**	● US ● 조영제를 사용하지 않은 CT	● 조영제를 사용하지 않은 CT	———

본 표는 약어 정보를 포함하고 있다. 완전한 기록 안에 "대개 적절하지 않다" 검사가 존재한다. ACR 적절한 기준의 완전한 버전을 알고 싶으면, 독자들이 ACR 웹사이트를 방문하길 바란다. 출처: 미국방사선의학회(ACR).

표 7.3 만성 발목 통증에 대한 ACR 적절성 기준

만성 발목 통증의 임상 변수	대개 적절하다	적절할 수도 있다	대개 적절하지 않다 (약어 버전, 웹사이트 참고).
1. **만성 통증.** 최상의 초기 연구	● X 선 영상	———	● Tc-99m 뼈 스캔 ● US ● 조영제를 사용하지 않은 CT ● 조영제를 사용하지 않은 MRI
2. **방사선 영상으로 확인되는** 뒤쪽발에 있는 **퇴행성 관절 질환**의 여러 지점. 다음 연구	———	● 영상 – 뒤쪽발/발목의 마취제 주입 ● 조영제를 사용하지 않은 뒤쪽발/발목의 MRI ● 조영제를 사용하지 않은 뒤쪽발/발목의 CT	● 조영제를 사용하지 않은 뒤쪽발/발목의 CT 또는 조영제를 사용한 뒤쪽발/발목의 CT ● 조영제를 사용한 뒤쪽발/ 발목의 CT ● 조영제를 사용하지 않은 MRI 또는 조영제를 사용한 MRI ● 뒤쪽발/발목의 Tc-99m 뼈 스캔 ● 뒤쪽발/발목의 US
3. 발목 방사선 영상은 정상이고, **뼈연골성 손상이 의심된다.** 다음 연구.	● 조영제를 사용하지 않은 MRI	● CT 관절조영술 ● MR 관절조영술 ● 조영제를 사용하지 않은 CT	● 조영제를 사용하지 않은 MRI 또는 조영제를 사용한 MRI ● 조영제를 사용한 CT ● 조영제를 사용하지 않은 CT 또는 조영제를 사용한 CT ● X 선 관절조영술
4. 발목 방사선 영상은 정상이거나 비특이적이고, **힘줄 이상이 의심된다.** 다음 연구.	● 조영제를 사용하지 않은 MRI ● US	● US – 발목 힘줄 마취제 주입	● 조영제를 사용하지 않은 MRI 또는 조영제를 사용한 MRI ● 조영제를 사용하지 않은 CT ● 조영제를 사용하지 않은 CT 또는 조영제를 사용한 CT ● CT, MRI 또는 X 선의 관절조영술

표 7.3 **만성 발목 통증**에 대한 ACR 적절성 기준

만성 발목 통증의 임상 변수	대개 적절하다	적절할 수도 있다	대개 적절하지 않다 (약어 버전, 웹사이트 참고).
5. 발목 방사선 영상은 정상이거나 비특이적이고, **발목 불안정**이 의심된다. 다음 연구.	● 조영제를 사용하지 않은 MRI ● MR 관절조영술	● US ● X 선 ● CT 관절조영술	● 조영제를 사용하지 않은 MRI 또는 조영제를 사용한 MRI ● Tc-99m 뼈 스캔 ● 조영제를 사용하지 않은 CT ● 조영제를 사용하지 않은 CT 또는 조영제를 사용한 CT
6. 발목 방사선 영상은 정상이거나 비특이적이고, **발목 충돌증후군**이 의심된다. 다음 연구.	——	● MR 관절조영술 ● US ● CT 관절조영술 ● 조영제를 사용하지 않은 MRI	● 조영제를 사용하지 않은 MRI 또는 조영제를 사용한 MRI ● X 선 ● Tc-99m 뼈 스캔 ● 조영제를 사용하지 않은 CT ● 조영제를 사용하지 않은 CT 또는 조영제를 사용한 CT
7. 발목 방사선 영상은 정상이고, **원인을 알 수 없는 통증**이 있다. 다음 연구.	● 조영제를 사용하지 않은 MRI	——	● US ● 조영제를 사용하지 않은 MRI 또는 조영제를 사용한 MRI ● X 선 ● Tc-99m 뼈 스캔 ● 조영제를 사용하지 않은 CT ● CT, MRI 또는 X 선의 관절조영술
8. 방사선 영상으로 확인되는 염증성 관절염이 의심된다. 다음 연구.	● 조영제를 사용하지 않은 MRI ● 조영제를 사용하지 않은 MRI과 조영제를 사용한 MRI	● US	● 조영제를 사용하지 않은 CT ● 조영제를 사용한 CT

본 표는 약어 정보를 포함하고 있다. 완전한 기록 안에 "대개 적절하지 않다" 검사가 존재한다. ACR 적절한 기준의 완전한 버전을 알고 싶으면, 독자들이 ACR 웹사이트를 방문하길 바란다. 출처: 미국방사선의학회(ACR).

또한 본 장은 **당뇨병** 환자의 **통증성 발**을 평가하는 적절성 기준을 포함하고 있다. 당뇨병은 만연된 질병이다; 초기 진단은 당뇨병 환자에게 매우 중요하다. 영상을 통한 조기 진단을 하지 않으면, 절단의 위험이 만연할 것이다.

▶ **당뇨병 환자의 발에 골수염이 의심되었을 때 ACR 적절성 기준**을 알고 싶으면, **표 7.4**를 참고한다.

<table>
<tr><th colspan="4">표 7.4 당뇨병 환자의 발에 골수염이 의심되었을 때의 ACR 적절성 기준</th></tr>
<tr><th>당뇨병 환자의 발에 골수염이 의심되었을 때의 임상 변수</th><th>대개 적절하다</th><th>적절할 수도 있다</th><th>대개 적절하지 않다
(약어 버전, 웹사이트 참고).</th></tr>
<tr><td>1. 신경병리성 관절증이나 또는 궤양이 없는 연부조직 부종(신경병리성 관절증은 관절의 진행성 퇴행이고, Charcot 질환으로 알려짐)</td><td>● X 선 영상(초기 연구)
● 조영제를 사용하지 않은 MRI 또는 조영제를 사용한 MRI- 수술 이전에 병발의 범위와 무기력한 영역을 확인하는데 유용하다.
● 조영제를 사용하지 않은 MRI
주: 방사선 영상과 MRI는 서로 보완적이고, 양쪽 모두가 적용가능하다.</td><td>———</td><td rowspan="4">● MRI를 이용할 수 없거나 금기증이라면,표지 백혈구 스캔(In-111 또는 Tc-99m).
(In-111은 감염을 찾기 위해 백혈구세포에 표시하는 핵의학연구이다.)
● Tc-99m 3 단계 뼈 스캔
● 조영제를 사용하지 않은 CT
● 조영제를 사용하지 않은 CT 또는 조영제를 사용한 CT
● 조영제를 사용하지 않은 CT
● 조영제를 사용한 CT
● FDG-PET/CT</td></tr>
<tr><td>2. 신경병리성 관절증을 가졌지만 궤양이 없는 연부조직 부종</td><td>위와 동일</td><td>조영제를 사용하지 않은 CT - 신경병리나 MRI가 금기증이라면</td></tr>
<tr><td>3. 신경병리성 관절증은 없고, 궤양이 있는 연부조직 부종</td><td>위와 동일</td><td>———</td></tr>
<tr><td>4. 신경병리성 관절증과 궤양을 가진 연부조직 부종</td><td>위와 동일</td><td>———</td></tr>
</table>

본 표는 약어 정보를 포함하고 있다. 완전한 기록 안에 "대개 적절하지 않다" 검사가 존재한다. ACR 적절한 기준의 완전한 버전을 알고 싶으면, 독자들이 ACR 웹사이트를 방문하길 바란다. 출처: 미국방사선의학회(ACR).

- **진단 영상 경로**는 다양한 임상 시나리오를 위한 임상 결정을 돕기 위해, Western Australia Department of Health에 의해 개발된 근거중심 가이드라인이다. 경로의 내용은 ACR 기준과 일치한다. 결정 트리 흐름 챠트에서 나타나듯이, 목적은 위의 ACR 기준과 동일하다. 3가지 경로를 제공한다.
  - **급성 발목 염좌에 대한 진단 영상 경로**는 **표 7.5**에 그려져 있다.
  - **당뇨성 발 궤양에 대한 진단 영상 경로**는 **표 7.6**에 그려져 있다.
  - **말초혈관 질환이 의심될 때의 진단 영상 경로**는 **표 7.7**에 그려져 있다.

표 7.5 급성 발목 염좌에 대한 진단 영상 경로

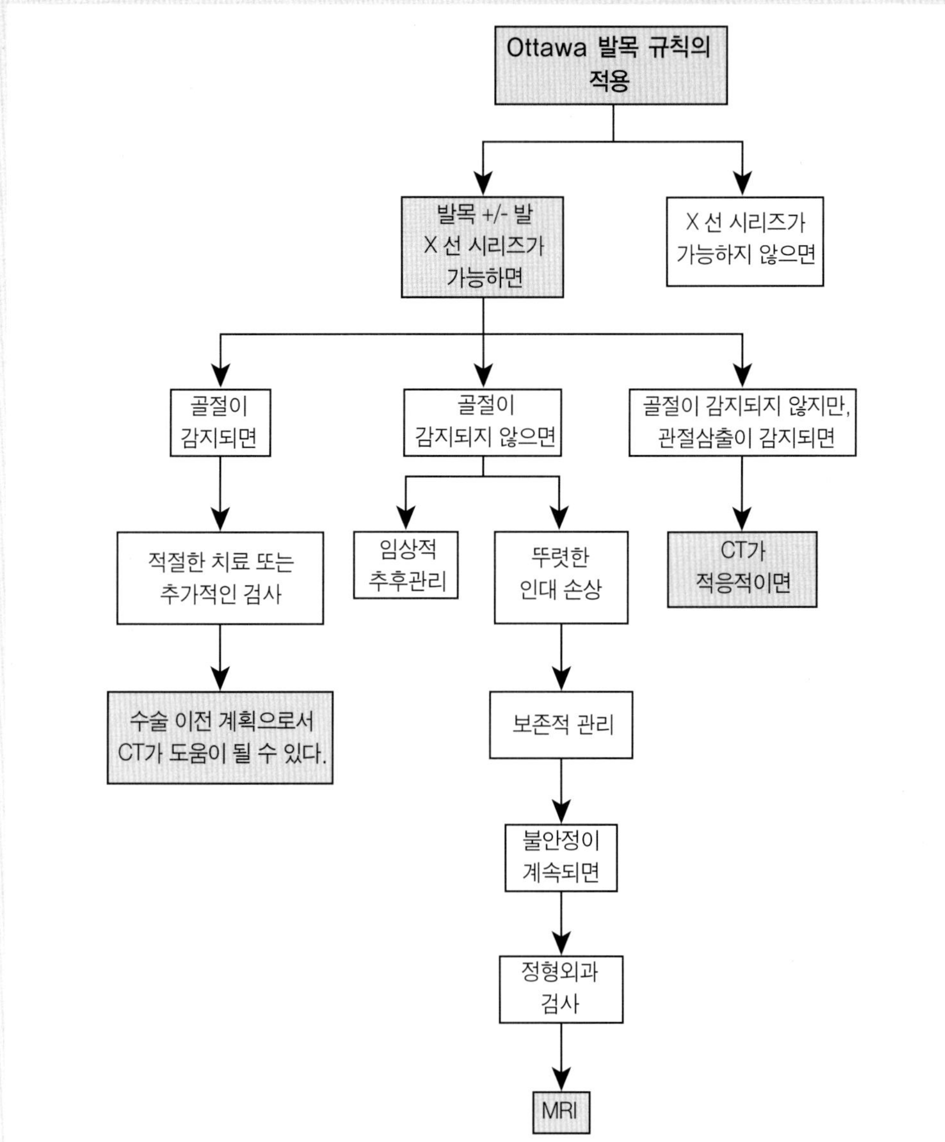

출처: Department of Health Western Australia
업데이트된 최근 내용을 알고 싶으면, http://www.imagingpathways.health.wa.gov.au를 방문하기 바란다.

표 7.6 당뇨성 발 궤양에 대한 진단 영상 경로

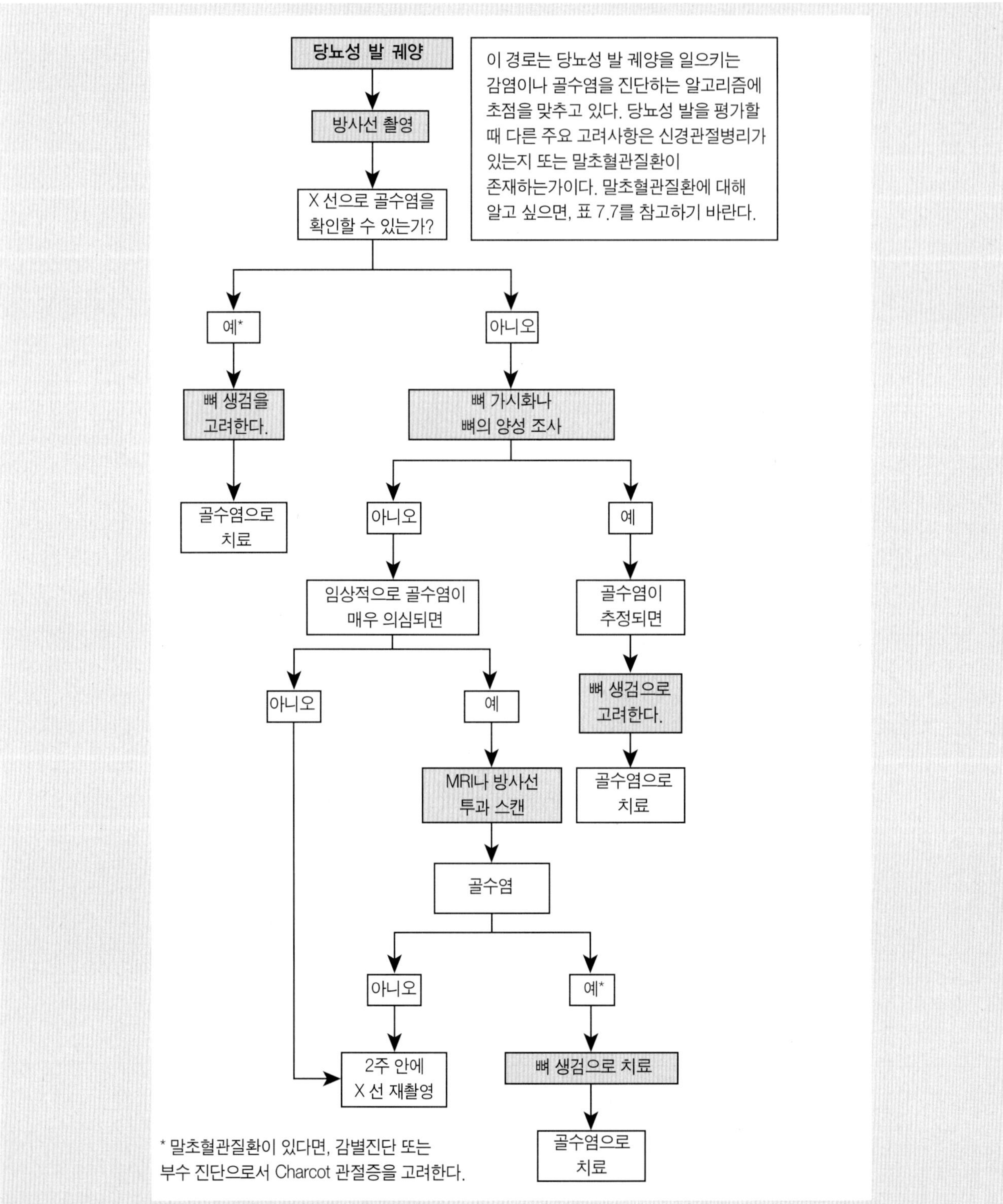

출처: Department of Health Western Australia
업데이트된 최근 내용을 알고 싶으면, http://www.imagingpathways.health.wa.gov.au를 방문하기 바란다.

표 7.7 말초혈관 질환이 의심될 때의 진단 영상 경로

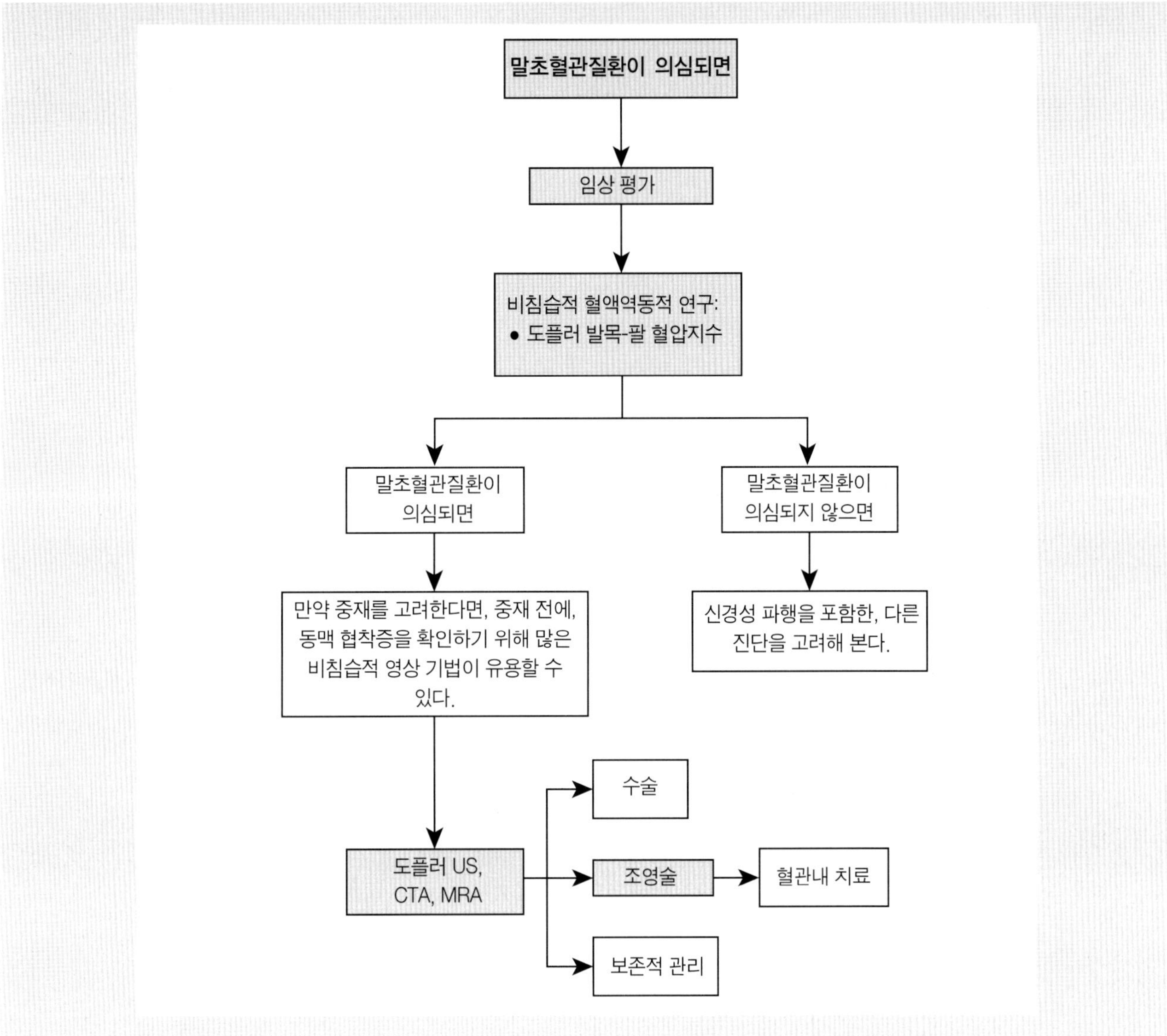

출처: Department of Health Western Australia 업데이트된 최근 내용을 알고 싶으면, http://www.imagingpathways.health.wa.gov.au를 방문하기 바란다.

4. 발목과 발의 일반 방사선 평가

- **발목과 발의 일반 방사선 검사에 대한 주요 목표는 해부학적 비정상이나 질병 과정을 확인하거나 배제하는 것이다.** 방사선 검사가 진단을 위해 거의 항상 수행되는 **첫 번째 영상 기법**이다.
- 아래의 3가지 투사방법이 발목의 일반 방사선 검사에 이용될 수 있다:
  - AP 촬영: 먼쪽정강뼈와 종아리뼈, 목말뼈돔이 보인다.
  - AP 사선 촬영: 발목 장부구멍이 정강뼈와 종아리뼈와 중첩되지 않도록 다리를 안쪽으로 15° 돌림한다 (아래 그림 참고).

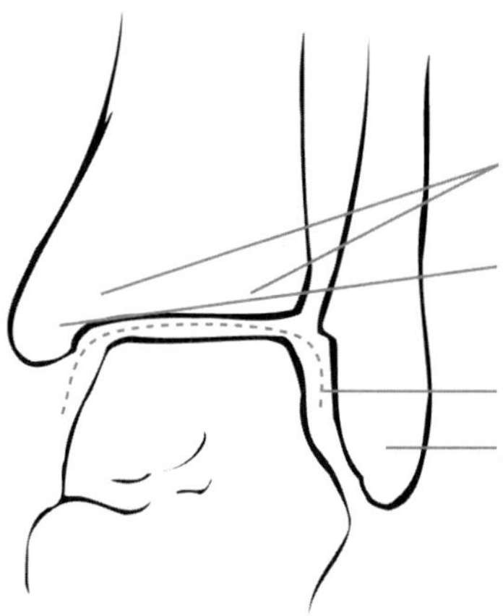

  - **가쪽 촬영:** 정강뼈, 종아리뼈, 정강종아리관절, 목말밑관절의 앞쪽과 뒤쪽이 보인다.
- 아래의 3가지 투사방법이 발의 일반 방사선 검사에 이용될 수 있다:
  - AP **촬영:** 발가락, 발허리뼈, 쐐기뼈, 입방뼈 및 발배뼈가 보인다.
  - **사선 촬영:** AP면과 가쪽면 사이의 45° 관점에서 발가락, 발허리뼈 및 중간발을 본다.
  - **가쪽 촬영:** 목말밑관절, 목말발배관절, 발꿈치입방관절, 목말발허리관절을 본다. Boehler 각도는 정상적으로 20–40° 이다. 각도가 20° 보다 작으면, 발꿈치뼈골절이 발생한 것이다.

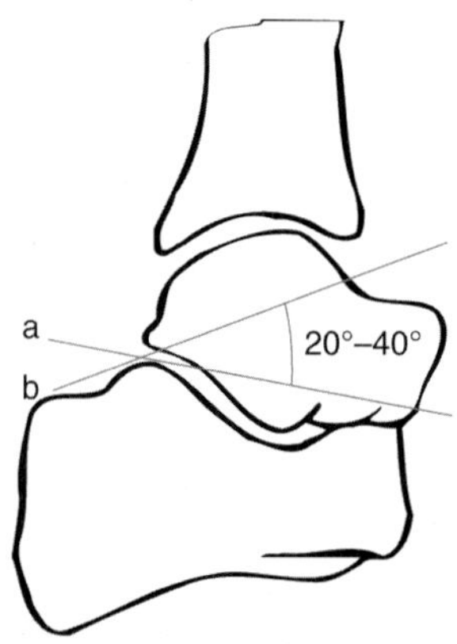

Boehler 각도

- 일반 방사선 평가는 ABCS로 이루어진다(ABCS를 상세히 알고 싶으면, 표 1.1을 참고하기 바란다).
  - **A = Alignment** (정렬)
  - **B = Bone density** (뼈 밀도)
  - **C = Cartilage spaces** (연골 공간)
  - **S = Soft tissues** (연부조직)
- **발목의 일반 방사선 투사에 대한 내용**을 알고 싶으면, **표 7.8**을 참고하기 바란다.
- **발의 일반 방사선 투사에 대한 내용**을 알고 싶으면, **표 7.9**을 참고하기 바란다.

표 7.8 발목의 일반 방사선 투사

AP 투사

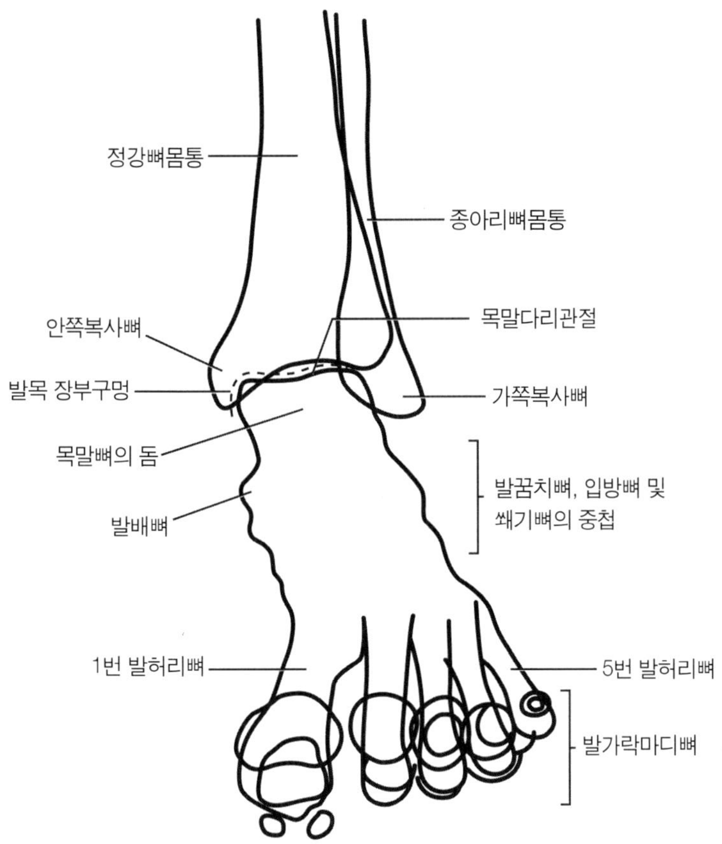

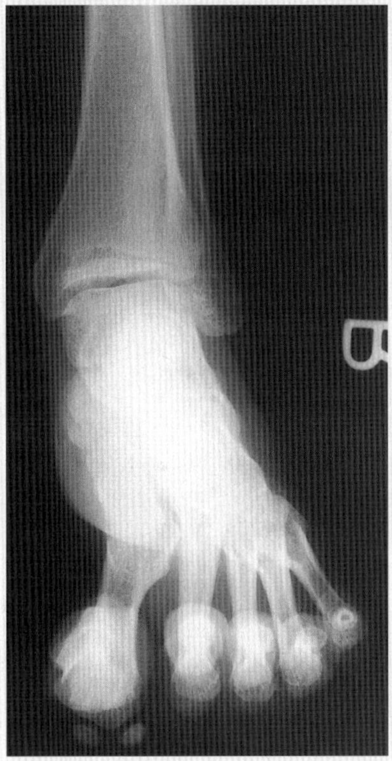

- 가쪽(종아리쪽) 복사뼈는 안쪽복사뼈 보다 더 아래쪽으로 뻗어 있다.
- 가쪽복사뼈가 정강뼈의 가쪽면 뒤에서 중첩되어 있다.
- 먼쪽정강뼈와 종아리뼈 사이에서 비정상적으로 공간이 넓어지면, 먼쪽정강종아리 인대결합이 찢어졌음을 의미한다.
- 목말뼈 돔의 위쪽 부분과 장부구멍의 안쪽면은 중첩 없이 잘 보인다.

표 7.8 발목의 일반 방사선 투사

AP 사선 투사 (발목의 장부구멍 투사)

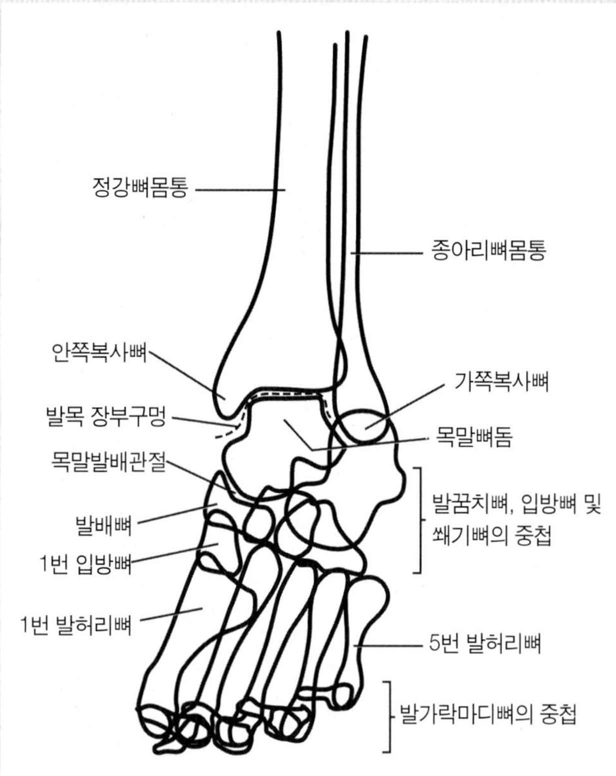

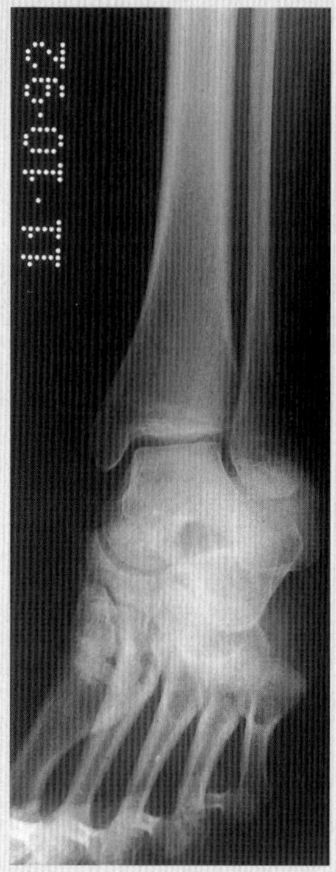

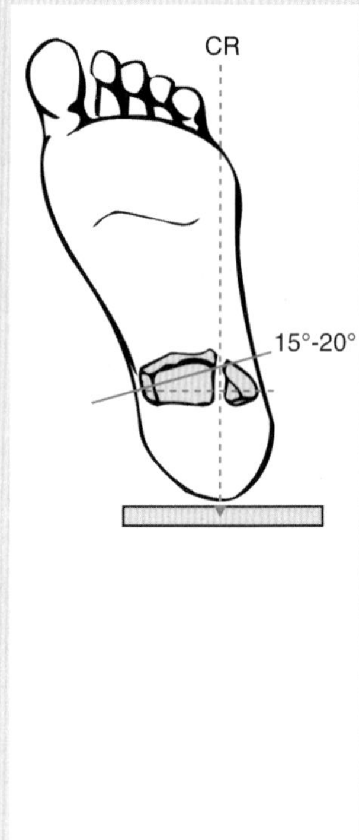

- 발목 장부구멍의 전체 관절강이 보인다.
- 장부구멍 내에서 목말뼈가 전위되거나 장부구멍의 한쪽면이 비정상적으로 넓어지면, 인대의 파열이나 골절을 의미한다.

표 7.8 발목의 일반 방사선 투사

가쪽 발목

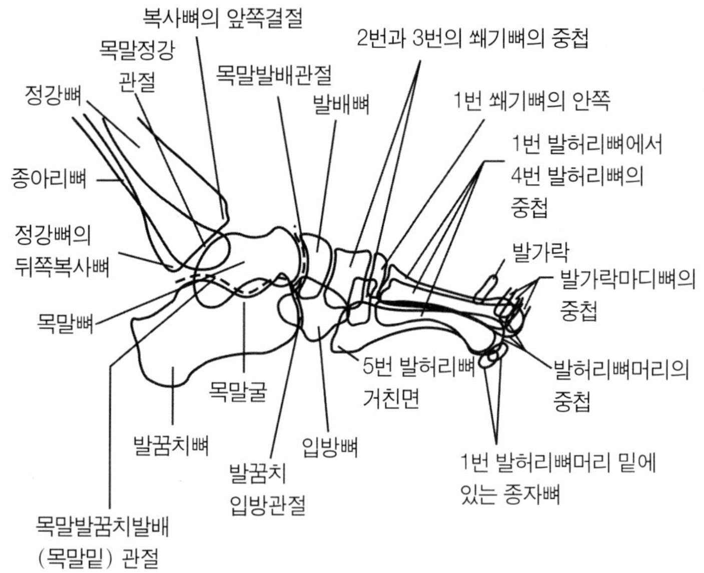

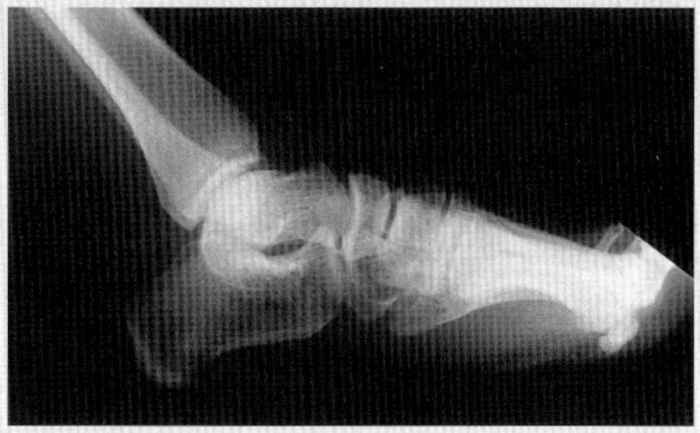

- 정강뼈의 앞쪽결절과 뒤쪽 가장자리(소위 3번째 복사뼈)가 잘 보인다.
- 종아리뼈는 정강뼈와 목말뼈에 의해 중첩되어 있다.

표 7.9 발의 일반 방사선 투사

AP 투사

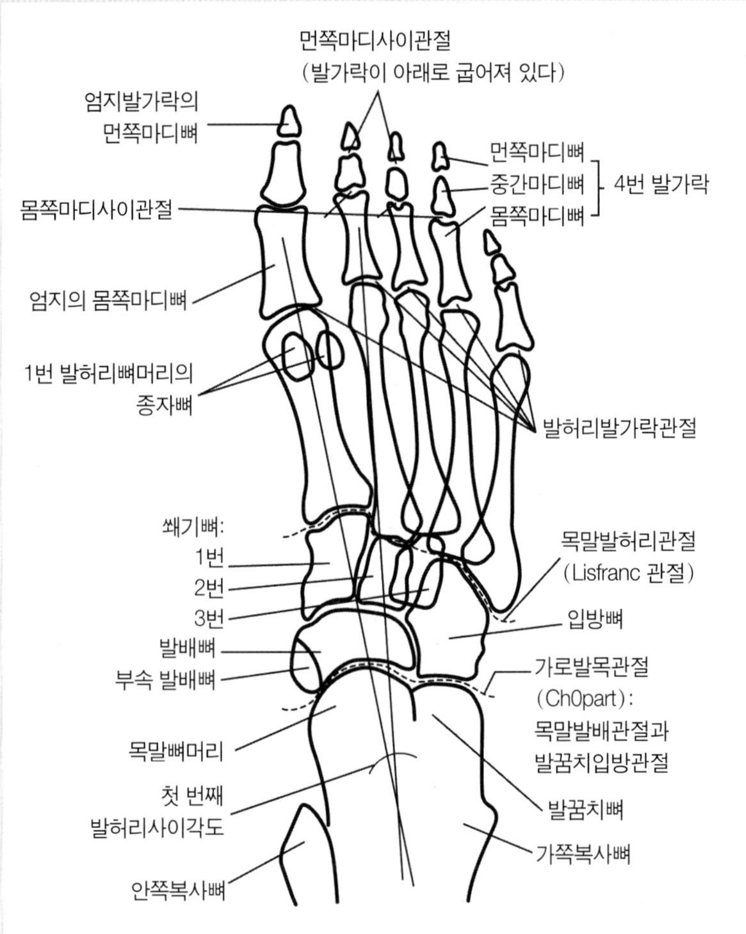

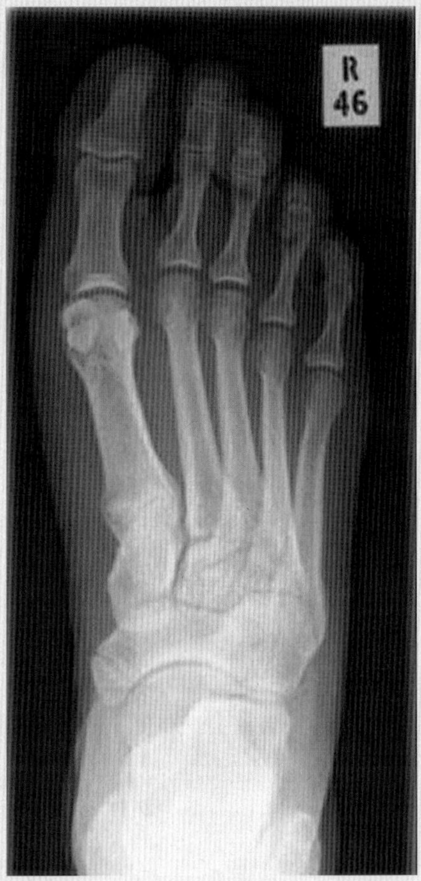

- 앞쪽발의 모든 긴뼈와 중간발을 이루는 관절이 잘 보인다.
- 종자뼈는 1번 발허리뼈머리 밑에 주로 위치하고, 가끔 2번과 3번의 발허리뼈머리 밑에 존재하기도 한다.
- 첫 번째 발허리사이각도는 정상적으로 5–15° 이고, 앞쪽발의 기형을 정량화하는데 이용된다.

표 7.9	발의 일반 방사선 투사

사선 투사

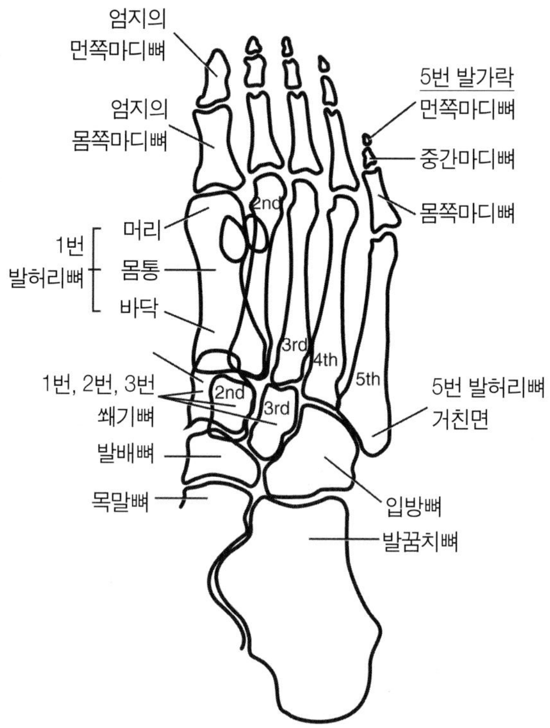

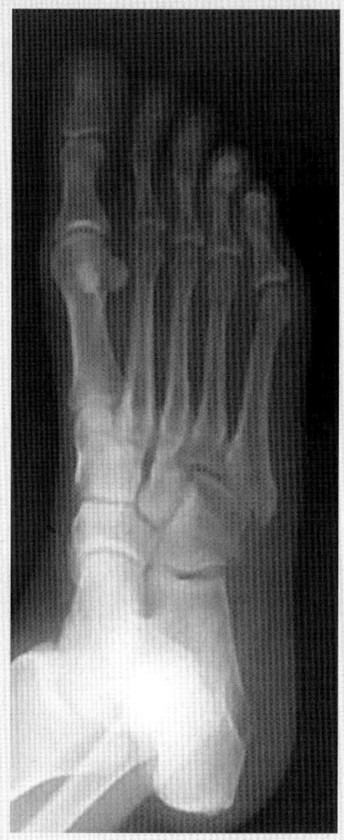

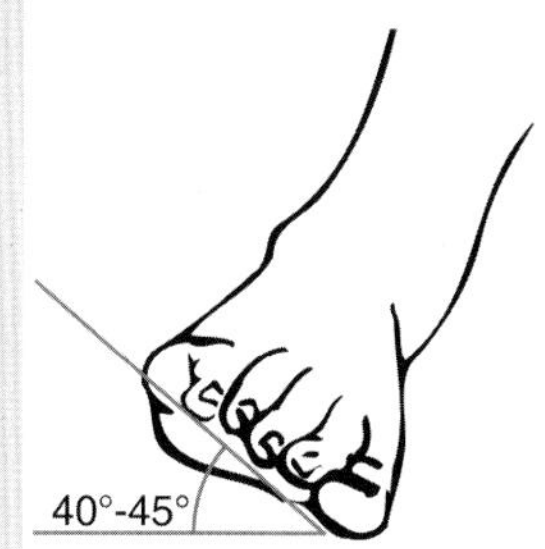

- 발은 AP 면으로부터 45° 돌림되어 있고, 긴뼈와 중간발목뼈의 겉질면이 평가될 수 있다.
- 중간발목관절의 공간이 잘 보인다.
- 위치의 비틀림 때문에 종자뼈의 위치가 이상하게 보인다.

표 7.9 발의 일반 방사선 투사

가쪽 투사

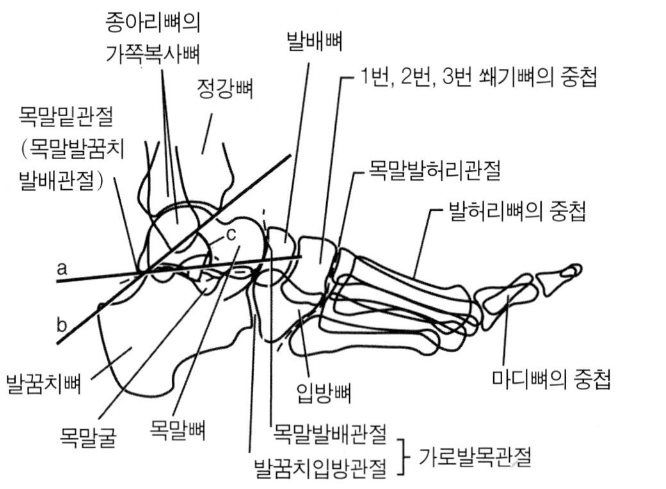

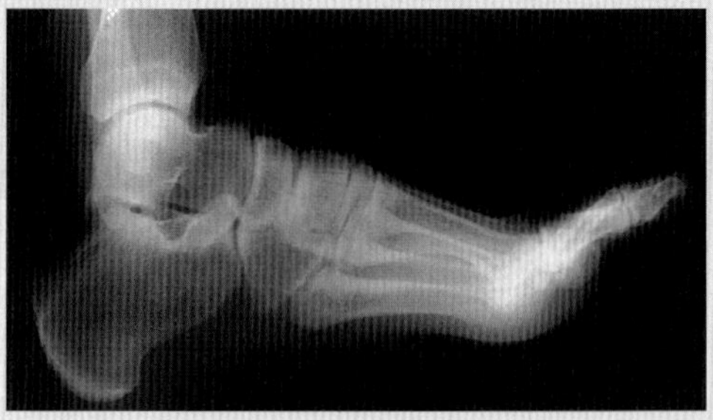

- 발목의 가쪽면과 비슷하게, 중간발의 중앙 기둥의 위치가 달라지고, 발의 비틀림이 최소화된다.
- Boehler 각도는 발꿈치뼈골절이 있는지를 결정하는데 도움을 준다.

5. 발목의 기본 MRI 프로토콜

- 발목이나 발의 MRI 주요 **적응증**은 아래와 같다:
  - 아킬레스힘줄 질환
  - 뒤쪽정강근 힘줄과 종아리근 힘줄의 질환
  - 앞목말종아리인대, 발꿈치종아리인대, 세모인대, 스프링인대, 인대결합 등의 열상
  - 연부조직이나 골성 충돌증후군
  - 뼈연골성 이상과 관절연골 이상
  - 유리체: 연골성, 뼈연골성, 골성
  - 발바닥근막염, 근막파열, 발바닥 섬유종증
  - 골수 이상: 타박, 뼈괴사, 스트레스 골절
  - 신생물이나 뼈, 관절 또는 연부조직의 감염
  - 선천성 질환이나 발달성 질환 [예, 족부결합(tarsal coalition)]
- MRI **프로토콜**은 MRI 절차 동안 수행된 **시퀀스의 혼합**을 의미한다. MRI의 시간-소비 특성의 견지에서 볼 때, 각 기본면에 대한 많은 수의 시퀀스를 고용할 필요가 없다. 그 대신, 발목이나 발에 대한 MRI 시퀀스는 **해부학과 병리에 근거된 기본면과 시퀀스의 혼합을 포함**한다.
- 근육뼈대계 MRI의 기본 견해는 2가지이다.
  - **해부학을 정의**한다.
  - **비정상 체액을 감지**한다. 비정상 체액이나 부종은 **병리의 징후**이다.
- 발목을 위한 MRI 프로토콜에는 T1과 양성자 밀도(PD)와 같은 **해부학적 시퀀스**와 T2FS와 T2IR과 같은 **체액-민감 시퀀스**가 포함된다.
  - 아래 표에서, 해부학적 시퀀스와 체액-민감 시퀀스가 쌍을 이루고 있다. 영상을 읽은 방법은 이들 시퀀스와 슬라이스를 연결하는 것이고, 해부학을 확인한 후 비정상적으로 밝은 신호를 찾는다.

기본면	해부학적 시퀀스	체액-민감 시퀀스
축성면	양성자 밀도 (PD)	T2 FS
시상면	T1	T2 IR
이마면	PD	T2 IR

- 부가적 평가로는 MRI 검사를 하기 전에 발목에 조영제를 주입하는 T1FS **관절조영술** 시퀀스가 있다. 이것은 발목관절의 인대 열상, 충돌증후군, 목말뼈의 뼈연골성 병변, 유리체 및 윤활 질환 등을 확인하는데 주로 이용된다.
- **발목의 MRI와 CT의 기본면**을 알고 싶으면, **표 7.10**를 참고하기 바란다.
- **발목의 기본 MRI 프로토콜**을 알고 싶으면, **표 7.11**을 참고하기 바란다.
- **발목의 MR 관절조영상**을 알고 싶으면, **표 7.12**를 참고하기 바란다.

표 7.10 발목의 MRI 또는 CT에 대한 기본면

축성면	축성면은 먼쪽정강뼈에서 앞쪽발의 발바닥면으로 뻗어 있다. 기준선은 슬라이스이다.
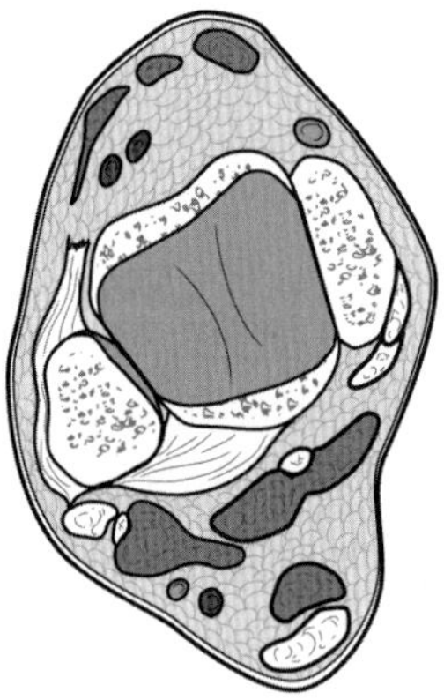	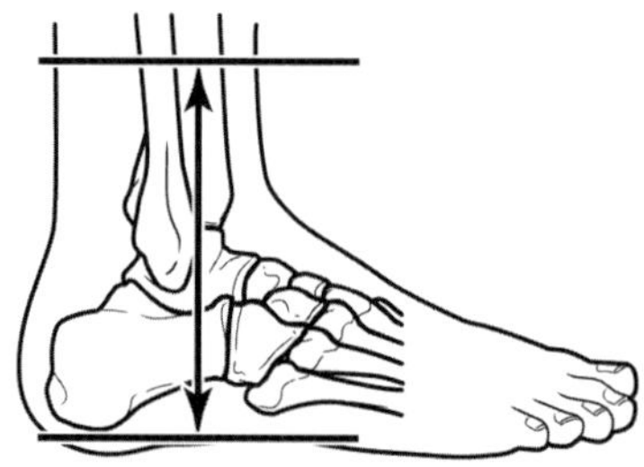 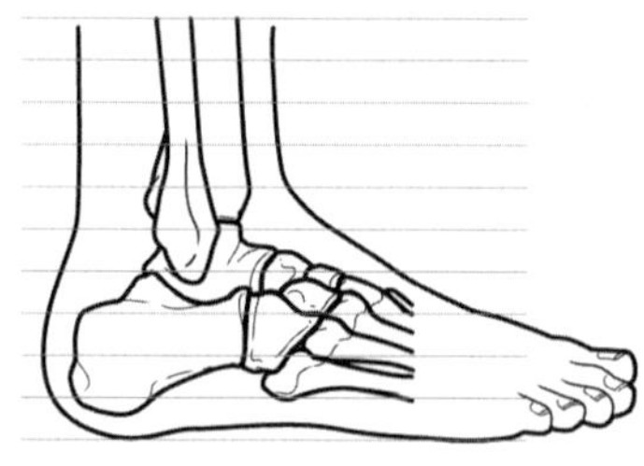
시상면	시상면은 안쪽복사뼈에서 가쪽복사뼈로 뻗어 있다. 기준선은 슬라이스이다.
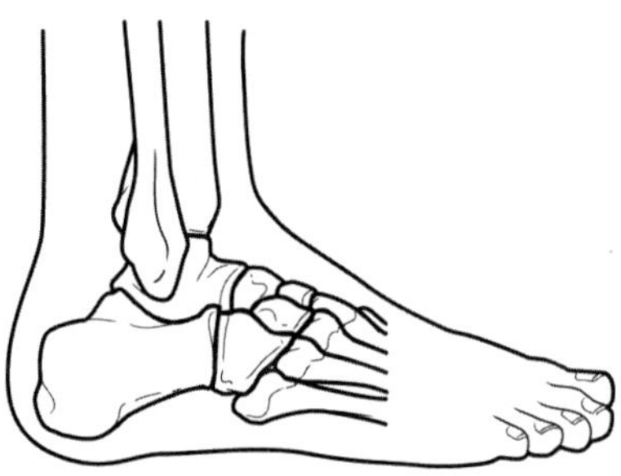	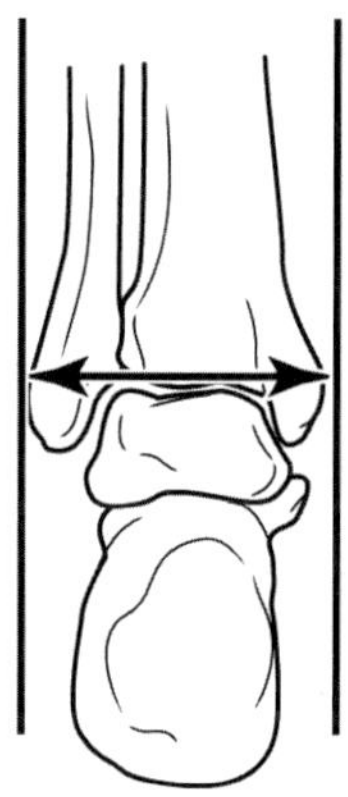 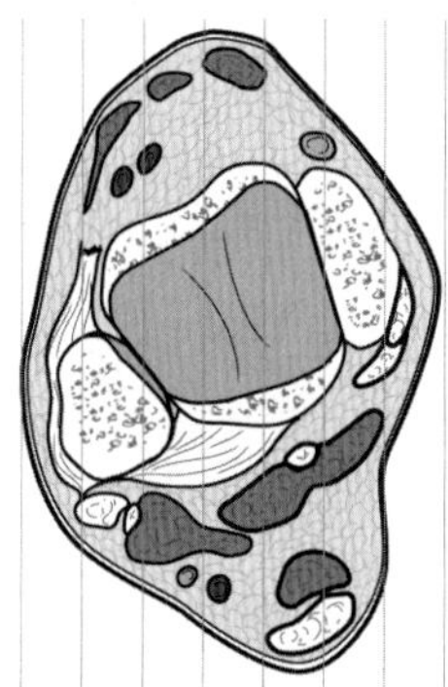
이마면	이마면은 앞쪽발에서 뒤쪽발꿈치뼈로 뻗어 있다. 기준선은 슬라이스이다.
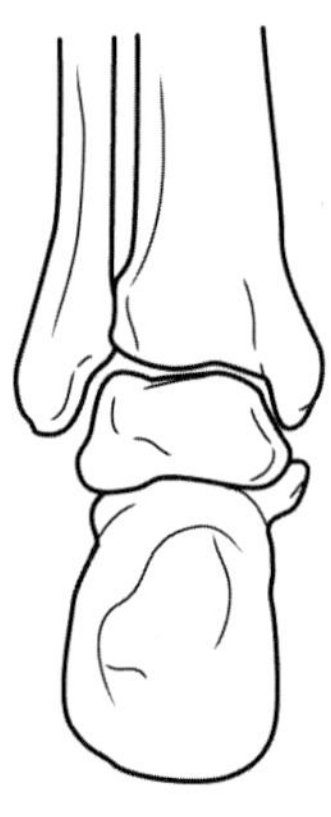	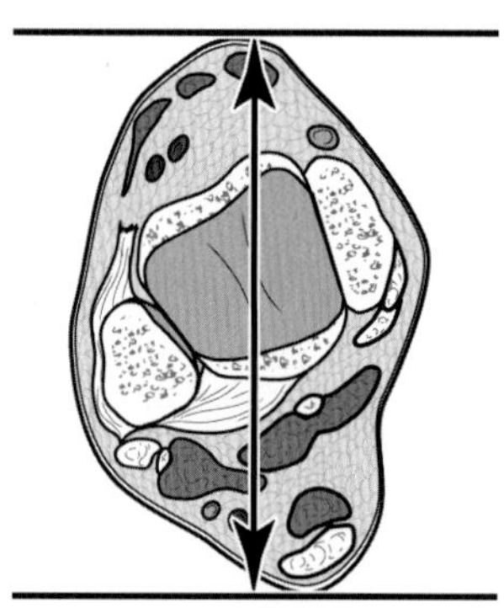 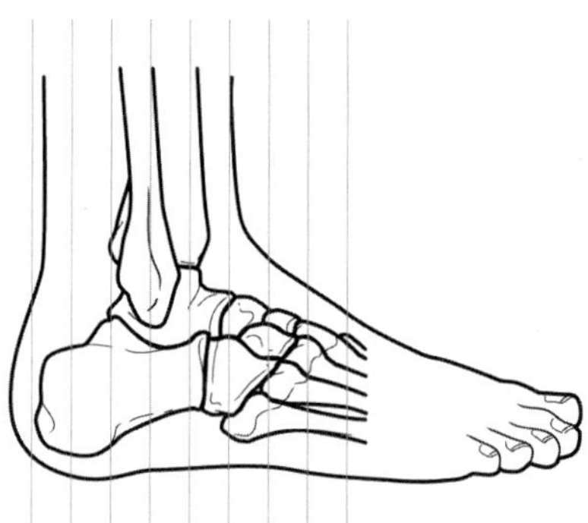

표 7.11 발목의 MRI 프로토콜 PD

PD	축성면	T2 FS
해부학을 확인하는 시퀀스		비정상 체액을 감지하는 시퀀스

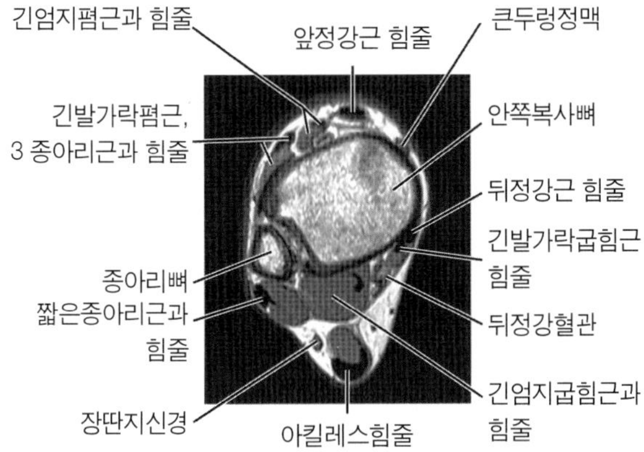

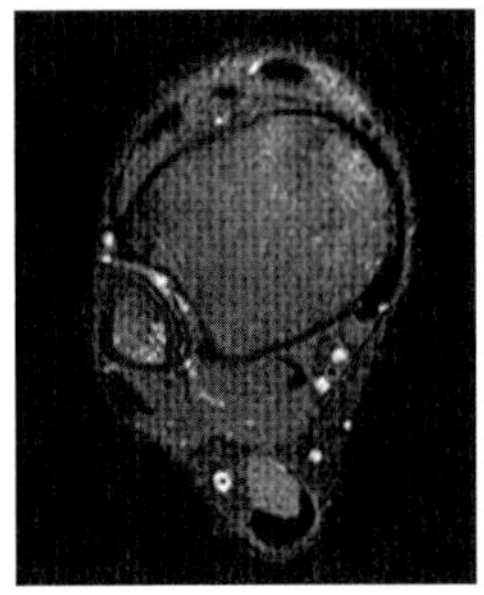

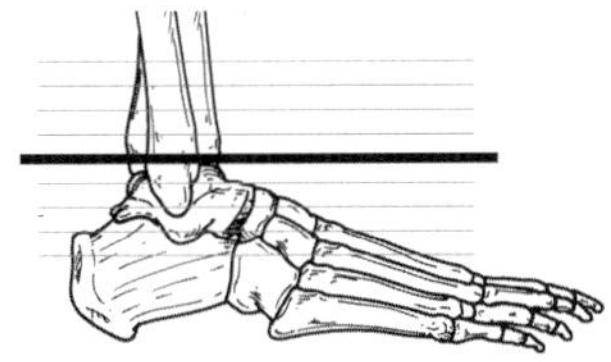

ABCedeS의 관찰

정렬/해부학

비후성 뼈와 연부조직이 발목관절의 앞쪽과 뒤쪽에 있는 이웃한 구조물을 압박하는 충돌이 나타나고 있다.

뼈 신호

타박(뼈 타박) – T1 영상에서 부종은 어둡게(낮은 신호) 보이고, T2 영상에서 부종은 밝게(높은 신호) 보인다.

스트레스 골절 – T2 영상에 대한 주위의 높은 신호와 함께, T1 영상에서는 낮은 신호의 불규칙한 선으로 나타난다.

뼈연골성 병변 – 목말뼈 돔에서 흔하게 발생한다. 낮은 신호가 불안정한 골편 주위의 높은 신호(체액)를 감싸고 있다.

뼈 괴사 – 뒤목말뼈골절과 2번 발허리뼈머리에서 보인다. 낮은 신호에 의해 둘러싸여 있는 이질성 신호 영역을 관찰한다.

골수염 – 당뇨성 발 궤양에서 흔하게 발생한다. 골수 신호와 연부조직의 염증은 T1 영상에서 낮은 신호로 나타나고, T2 영상에서 높은 신호로 나타난다.

연골/관절강

류마티스 관절염 – 골수 부종 패턴을 가진 푹신한 윤활막염처럼 보이며, 연골과 뼈의 침식으로 진행한다. 류마티스 관절염은 목말밑관절과 MTP 관절에서 흔하게 발생한다.

통풍 – 첫 번째 MTP에서 흔하게 발생하고, 류마티스 관절염처럼 보이고, 낮은 신호의 관절주변 결절처럼 보인다.

부종

부종은 "손상 발자국(footprint of injury)"이다. T2 영상의 높은 뼈 신호는 손상에 의한 출혈이나 부종이다.

연부조직

힘줄병리 – (1) 힘줄의 둘레 변화와 (2) 신호 변화가 나타난다. 힘줄은 정상적으로 낮은 신호를 띤다.

힘줄말이집염 – 힘줄 말이집 안에 있는 체액.

힘줄 파열 – 1개 이상의 영상에서 힘줄 부재에 의한 축성 영상으로 가장 잘 확인된다.

표 7.11 발목의 MRI 프로토콜 PD

<table>
<tr><td colspan="2">T1 시상면 T2 IR</td></tr>
<tr><td>해부학을 확인하는 시퀀스</td><td>비정상 체액을 감지하는 시퀀스</td></tr>
<tr><td>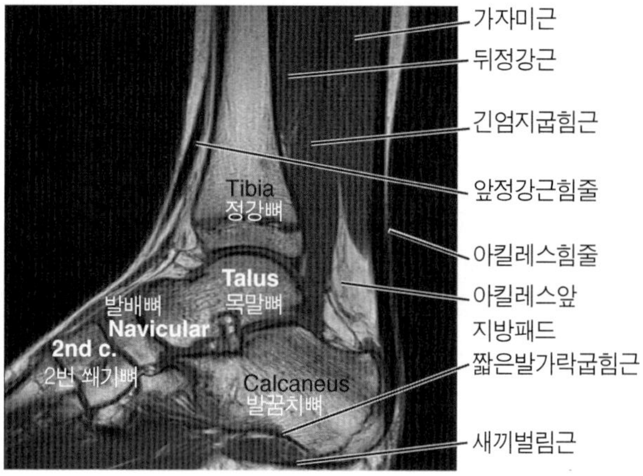
</td><td>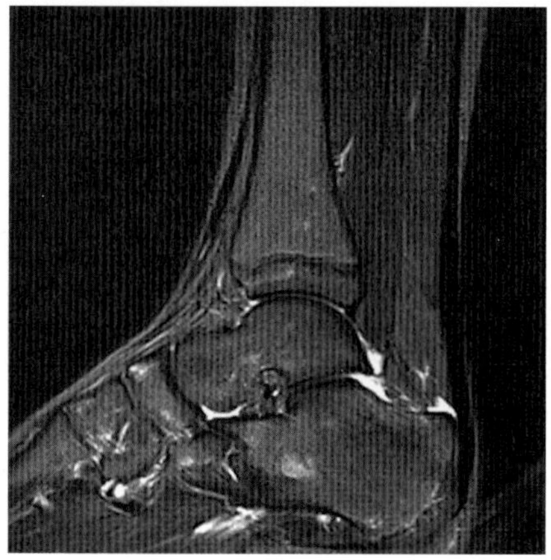 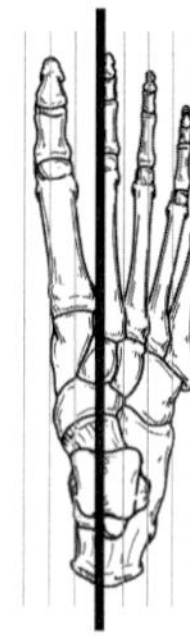</td></tr>
<tr><td colspan="2">PD 이마면 T2 IR</td></tr>
<tr><td>해부학을 확인하는 시퀀스</td><td>비정상 체액을 감지하는 시퀀스</td></tr>
<tr><td>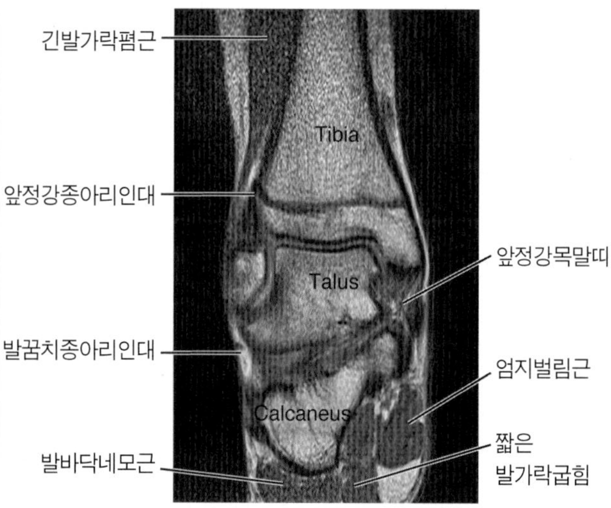
</td><td>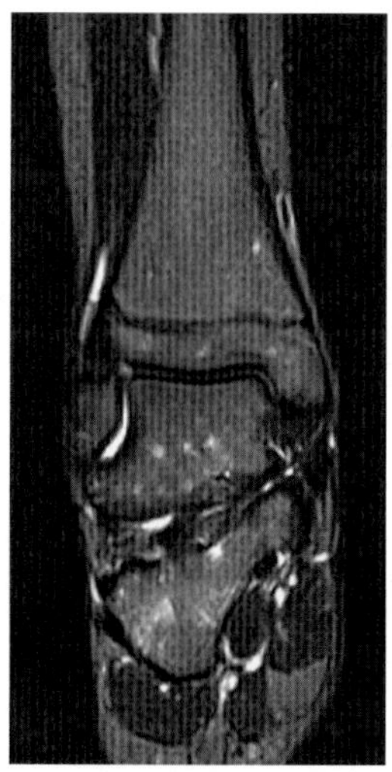 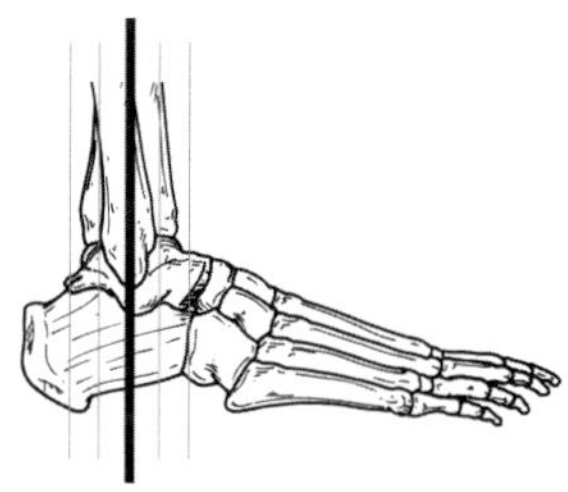</td></tr>
</table>

표 7.12 발목의 MR 관절조영상

축성면

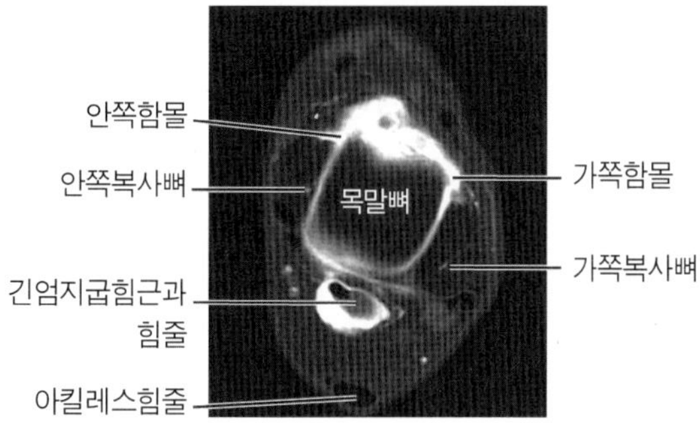

시상면

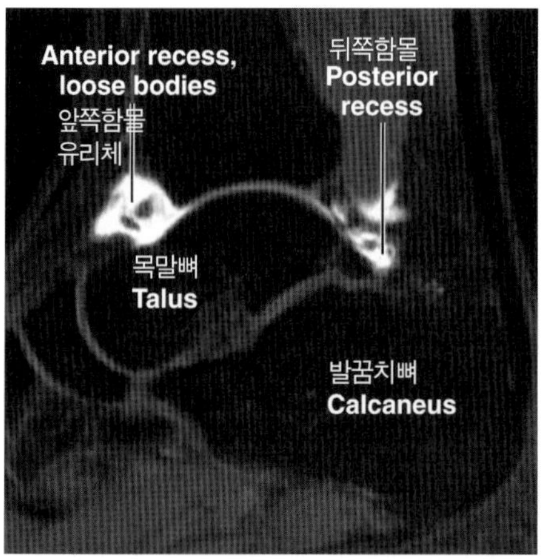

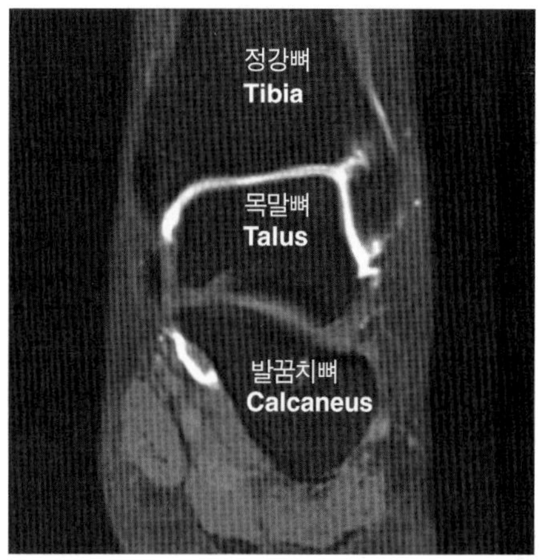

6. 발목의 기본 CT 프로토콜

- CT는 대부분의 근육뼈대계 질환을 평가할 때 이용될 수 있는 영상 장치로서, 주로 **뼈와 관절의 구조적 정보와 공간적 정보를 제공**한다.
- 발목 CT**의 주요 적응증**은 다음과 같다.
  - 심한 외상
  - 발목과 뒤쪽발의 복합골절과 탈구
  - 관절 속의 유리체를 확인한다.
  - 뼈연골성 병변
  - 족부결합
  - 수술전 계획
  - MRI를 이용할 수 없거나 금기증이라면 MRI로 확인될 수 있는 질환
- CT는 **전통적인 방사선 영상과 비슷한 영상 원리**로 이루어진다. 신체 조직은 X 선을 흡수하여 영상에 회색 음영으로 표시된다. 방사선 영상과 CT의 **회색 음영**은 4가지로 구성된다:
  - **1. 공기 = 검은색**
  - **2. 지방 = 검은 회색**
  - **3. 물(연부조직) = 회색**
  - **4. 뼈 = 흰 회색**
  - 부가적으로, **조영제**는 일반적으로 **흰색 음영**을 더 밝게 만든다.
- **관찰:** 각 기본면에서 ABCS의 비정상을 체크한다.
- 주: 발목의 MR나 CT 영상에 대한 면은 표준의 기본면이다(**표 7.10**). 발의 영상은 항상 기준이 아니다. 시상면은 같지만, 축성면과 이마면은 사선면일 수 있다. 목적은 주요 구조물의 시각적 연속성을 얻는 것이다. "사선 축성면"과 "사선 이마면"은 기본면의 수정을 의미한다. 그러나 발을 중립위나 발바닥굽힘 자세로 하여 스캐너 안에 배치하기 때문에, 기본면에 대한 혼란이 일어난다. 그래서 "짧은축"(발허리뼈는 5개의 원으로 보인다)을 발의 사선 이마면으로 하고, 발의 사선 축성면을 "긴축"(AP 방사선과 비슷하게)으로 하여 이런 문제를 해결한다.
- **발목의 CT 프로토콜**을 알고 싶으면, **표 7.13**을 참고하기 바란다.

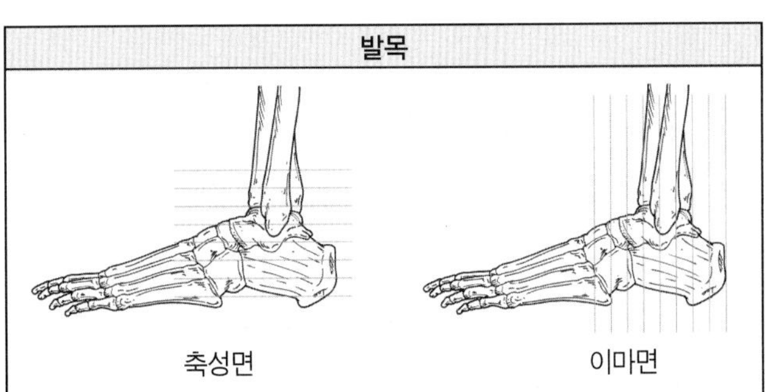

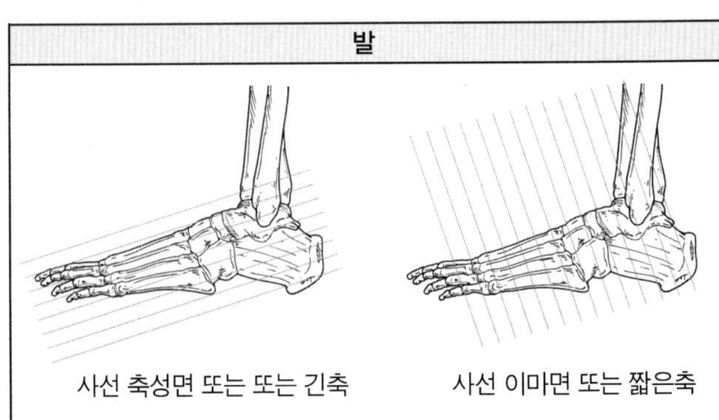

표 7.13 발목의 CT 프로토콜

재설정

축성면

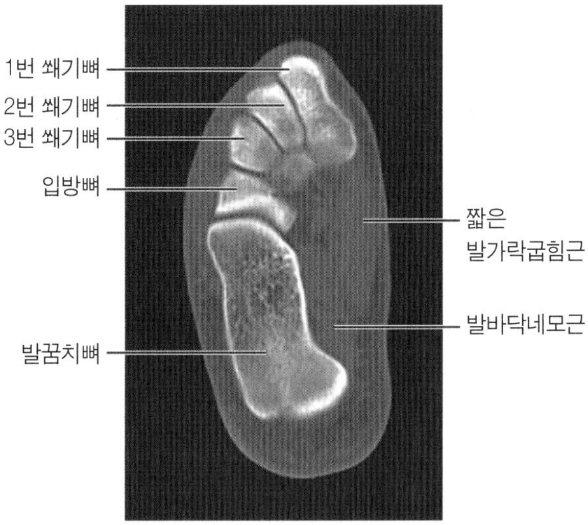

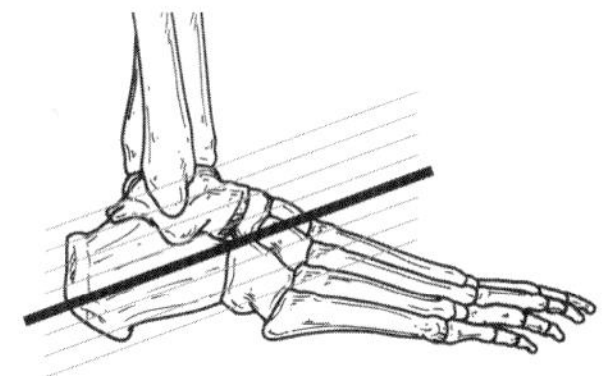

재설정 시상면

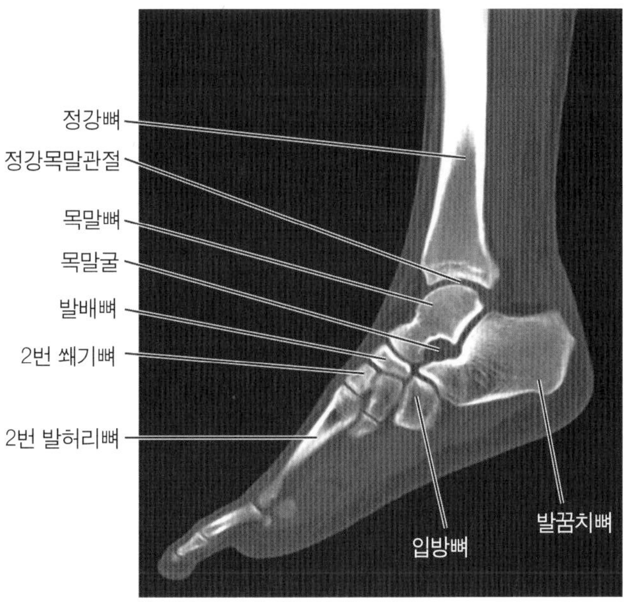

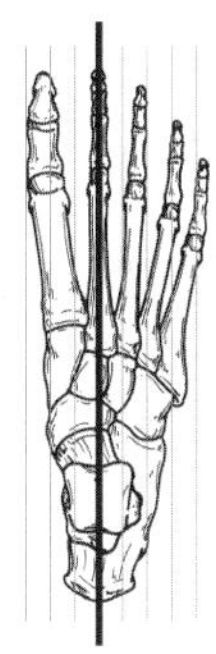

표 7.13 발목의 CT 프로토콜

재설정

이마면

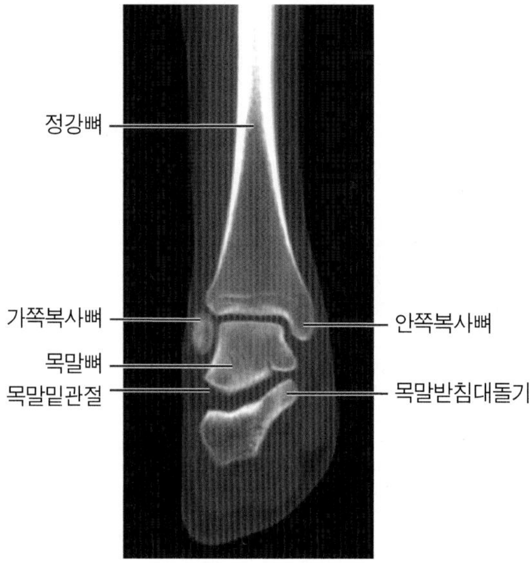

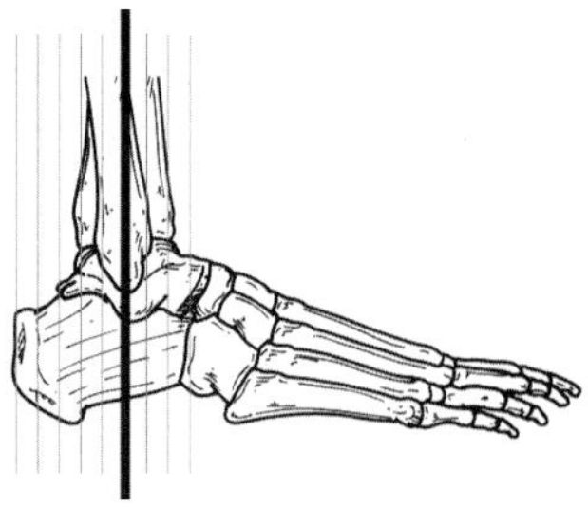

ABCedeS의 관찰

정렬/해부학

- 방사선 검사에서 공부했듯이, 각 면의 정상 해부학 정렬을 평가한다.
- 골절, 탈구, 기형 또는 뼈 파괴의 편위

뼈 신호

- 겉질뼈 가장자리는 가장 치밀한 뼈이다.
- 겉질뼈의 연속성이 끊어진 것을 골절이라 한다.
- 뼈의 질환이나 감염을 평가한다.
- 뼈연골성 병변은 국소 파괴 영역으로 나타날 것이다.
- 충돌증후군을 일으키는 비후성 뼈나 뼈가시가 정강뼈나 목말뼈에 있는지를 평가한다.

연골/관절강

- 정강종아리 인대결합, 목말다리관절, 목말밑관절 등의 관절강을 평가한다.
- 발목뼈사이관절과 발허리뼈사이관절을 평가한다.
- 외상 시, 관절강은 넓어지거나 파괴된다.
- 퇴행성 질환에서는, 관절강이 좁아지고 경화된다.
- 목말뼈의 3/5은 연골로 덮여 있다; 뼈연골성 병변을 평가한다.
- 관절 속의 유리체를 확인한다.

연부조직

- 근육과 인대는 똑같이 보일 것이다; 외상성 파괴를 위한 그들의 부착점을 평가한다.

7. 발목의 기본 근육뼈대계(근골격계) 진단 초음파 프로토콜

- MSUS는 가장 먼저 고려해야 할 검사법으로, 전통적 방사선 영상과 함께 이용될 수 있다.
- 발목이나 발의 MSUS 검사를 해야 하는 **임상 증상**은 통증, 부종, 관절불안정, 또는 덩어리의 존재 등이다. **외상성 발목**에 대한 US 소견의 분석은 손상 기전과 방사선 검사 결과와 관련되어 이루어져야 한다.
- 발목의 **MSUS에 대한 주요 적응증**은 다음과 같다:
  - 연부조직 손상을 감지한다.
  - 관절주머니, 윤활막 및 윤활주머니를 확인한다.
  - 인대, 근육 및 힘줄의 열상을 확인한다.
  - 연부조직 종양(앞쪽발에 있는 Morton 신경종을 평가한다.
  - 관절내 유리체를 확인한다.
  - 삼출을 감별한다.
  - 관절의 흡인 바늘을 가이드한다
  - 선천성 이상이나 발달성 이상을 평가한다.
- 발목의 MSUS 검사는 (1) 발목 주위의 **4가지 사분원**, (2) **장딴지 근육**, (3) **앞쪽발** 등의 평가를 포함한다. 환자가 말하는 **주요 증상**도 평가되어야 한다. 이것은 일반적으로 평가되지 않는 부위(예, 발배뼈의 스트레스 골절)의 병리를 확인할 수도 있다

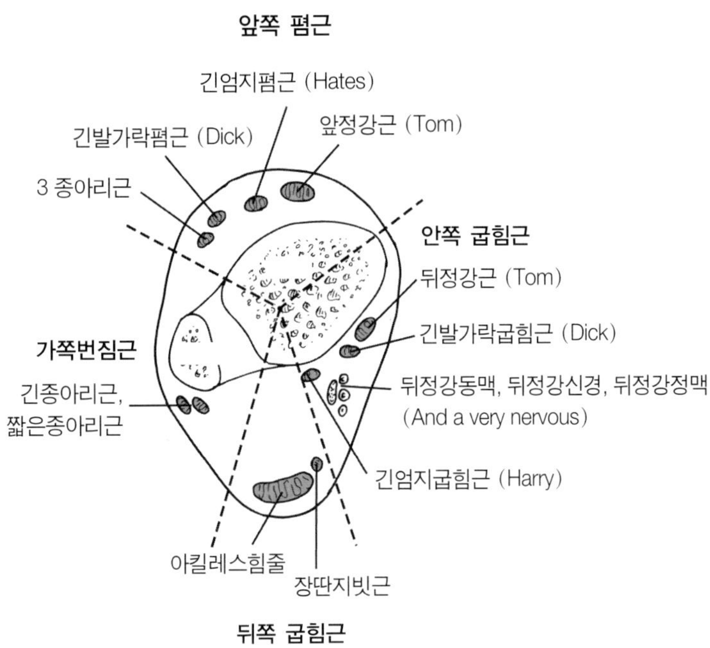

- **성인 발목에 대한 MSUS 검사**를 알고 싶으면, **표 7.14**를 참고하기 바란다.

표 7.14 성인 발목의 MSUS 검사

앞쪽 발목관절: 세로면 영상

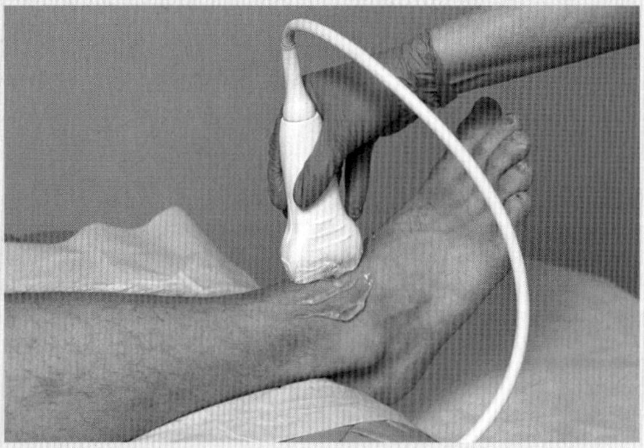
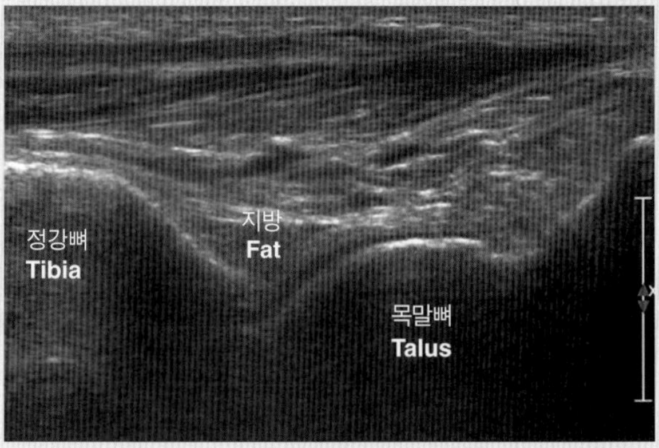

환자: 누운 자세
위치: 앞쪽 발목관절
변환기: 비후된 뼈 가장자리의 위치를 찾기 위해 정강목말관절강을 가로질러 변환기를 배치하고, 앞쪽관절 함몰을 평가하기 위해 종으로 변환기를 돌린다. 그 다음 변환기를 횡으로 돌려 힘줄을 확인하고, 힘줄 길이를 따라 힘줄을 확인하기 위해 종으로 변환기를 다시 돌린다.
관찰: 앞정강근, 긴엄지폄근, 긴발가락폄근 등과 그들의 힘줄; 앞정강동맥, 깊은종아리신경; 그리고 위쪽 폄근지지띠. 앞정강종아리인대도 평가한다. 목말뼈 돔의 2/3를 평가할 수 있다.

안쪽 발목관절: 가로면 영상

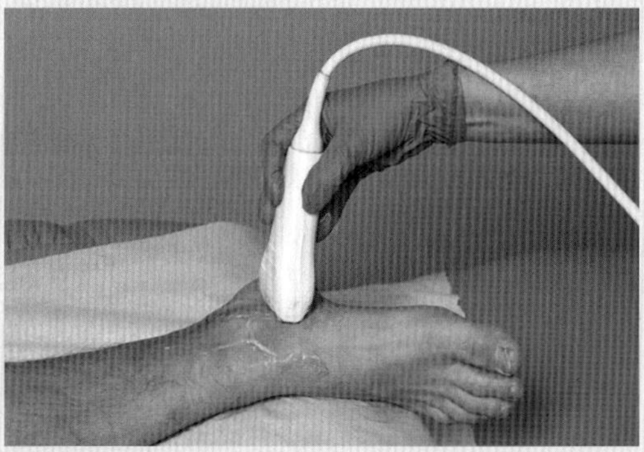
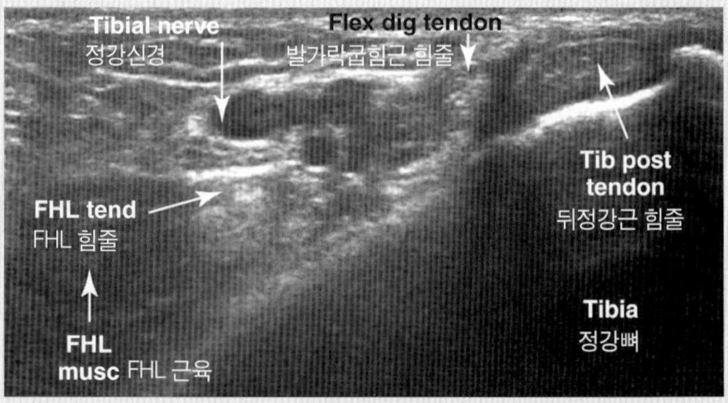

환자: 누운 자세
위치: 안쪽 발목관절
변환기: 변환기를 정강뼈에 횡으로 배치하고, 힘줄을 확인하기 위해 복사뼈로부터 뒤쪽으로 움직인다.
관찰: 앞쪽에서 뒤쪽으로 관찰한다. 뒤정강근 힘줄(Tom), 발가락굽힘근 힘줄(Dick), 뒤정강동맥, 뒤정강동맥과 정맥(And), 그리고 긴엄지굽힘근 힘줄(Harry). 세모인대도 평가한다.

표 7.14 성인 발목의 MSUS 검사

가쪽 발목관절: 가로면 영상

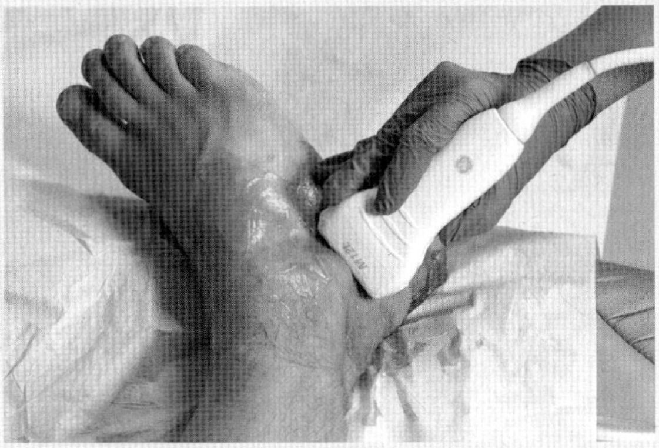
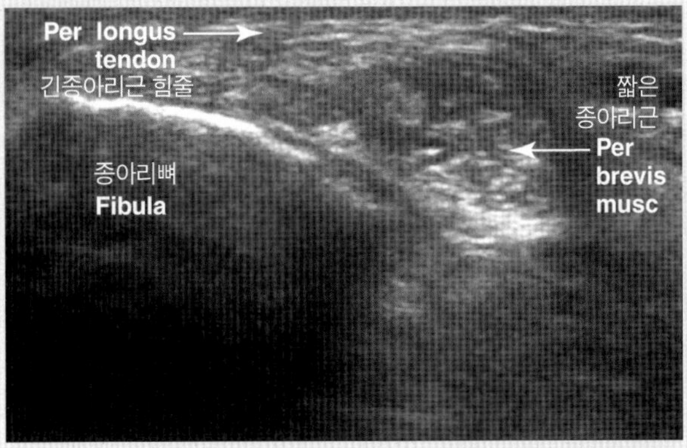

환자: 누운 자세
위치: 가쪽 발목관절
변환기: 복사뼈위 영역에서 시작하여 아래쪽과 뒤쪽으로 움직인다.
관찰: 앞목말종아리인대와 발꿈치종아리인대. 종아리근 힘줄은 종아리뼈의 뒤쪽에서 발꿈치뼈에 있는 종아리뼈결절에서 발산하여, 5번 발허리뼈바닥(짧은종아리근)과 1번 발허리뼈바닥과 안쪽 쐐기근(긴종아리근)에 착지한다.

뒤쪽 발목관절: 세로면 영상

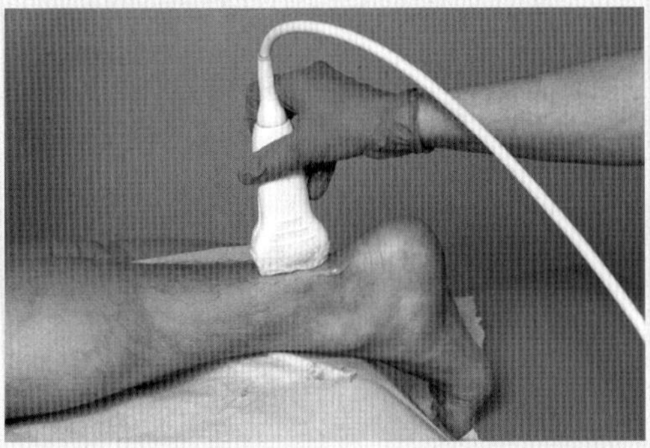
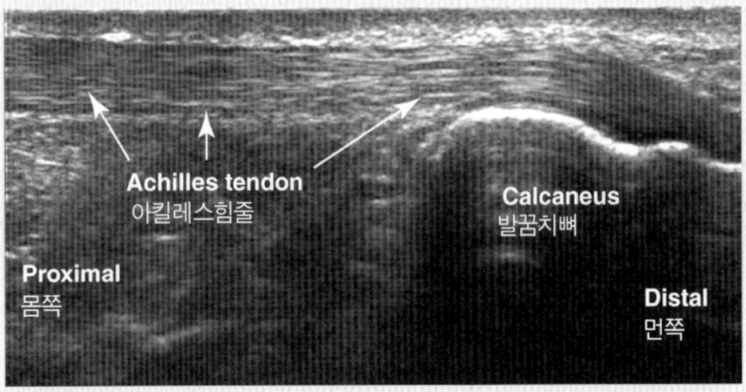

환자: 엎드린 자세. 발등굽힘은 아킬레스힘줄을 늘이고, 이방성을 감소시킨다.
위치: 발목관절의 뒤쪽면
변환기: 아킬레스힘줄에 종으로 변환기를 배치하고, 먼쪽장딴지근에서 발꿈치뼈의 부착점까지 힘줄의 길이를 따라 움직인다.
관찰: 장딴지빗근 힘줄은 아킬레스힘줄의 바로 안쪽에 위치한다. 아킬레스힘줄의 앞쪽에는 Kager 지방패드가 있고, 뒤방향-아킬레스 윤활주머니가 먼쪽힘줄의 가층에 위치한다.

8. 무엇처럼 보이는가? 병리 그림

표 7.15 병리 그림

병리 | 임상 정보 | 치료

양쪽 복사뼈골절

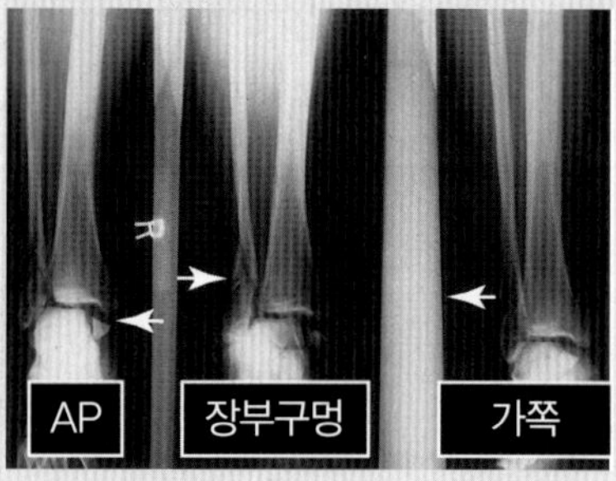

29세 여성이 에스컬레이터 위에서 발목의 비틀림 손상을 당했다. 가쪽 영상에서 분쇄골절이 먼쪽종아리뼈에서 보이고, 박리골절이 정강쪽 복사뼈에서 보이고, 종아리뼈의 앞쪽 탈구가 보이고, 또 정강종아리인대의 열상이 보인다.

설명: 양쪽 복사뼈골절은 안쪽복사뼈와 가쪽복사뼈의 골절이고, 가해진 힘의 방향에 의해 박리골절이나 함몰골절이 일어날 수 있다.

손상 기전: 염좌와 같은, 축성 하중이나 돌림성 하중

영상: 방사선 영상으로 치료를 결정할 수 있다.

보존적 관리: 정강종아리 인대결합의 정상과 안정한 골절 패턴을 가진 경우에는 고정으로도 충분히 치료가 가능하다.

수술: 폐쇄성 정복이 불가능하거나 발목의 장부구멍이 넓으면, 관절의 불안정을 의미한다.

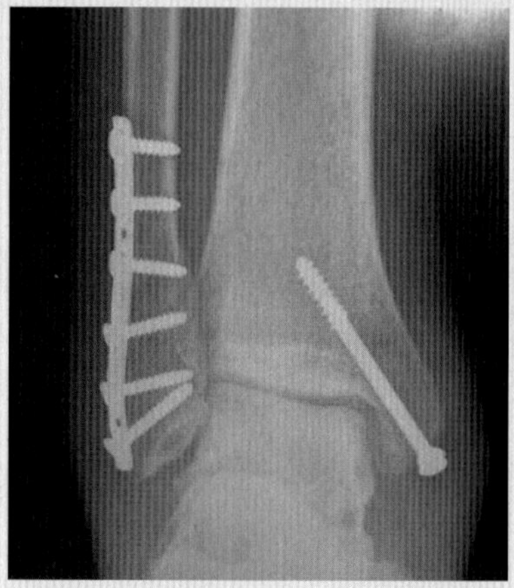

AP 영상은 양쪽 골절의 성공적인 치유를 보인다. 종아리뼈는 사이들 플랫과 나사로 고정되었고, 정강뼈는 긴 나사로 고정되었다. 장부구멍이 재설정되었다.

병리 | 임상 정보 | 치료

5번 발허리뼈바닥의 골절

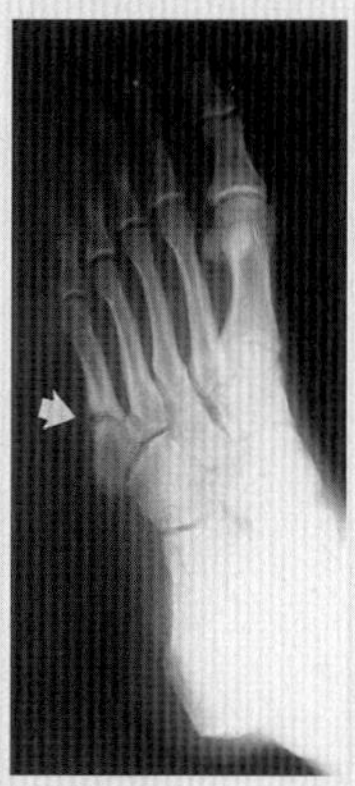

발의 사선 영상은 5번 발허리뼈 몸쪽몸통의 완전 골절을 보여주고 있다.

설명: 여기에서는 2개 형태의 골절이 존재한다: 짧은종아리근에 의한 박리골절이 거친면의 꼭대기에서 발생했고, 몸쪽몸통에서 스트레스 골절이나 완전 골절이 발생했다.

손상 기전: 발 위에 떨어진 물체와 같은 직접 외상이나 발에 가해진 안쪽번짐의 힘.

영상: 방사선 영상으로 치료를 결정할 수 있다. 스트레스 골절을 확인하기 위해 MRI를 이용한다.

보존적 관리: 덜 복잡한 박리골절에는 석고 고정이 좋다.

수술: 몸통골절은 나사 고정을 필요로 한다.

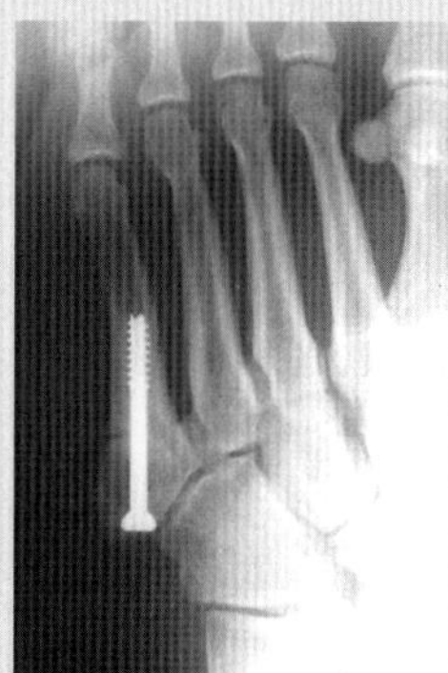

5번 발허리뼈몸통 골절의 경피성 골수내 나사 고정

표 7.15 병리 그림

병리	임상 정보	치료
목말뼈목골절 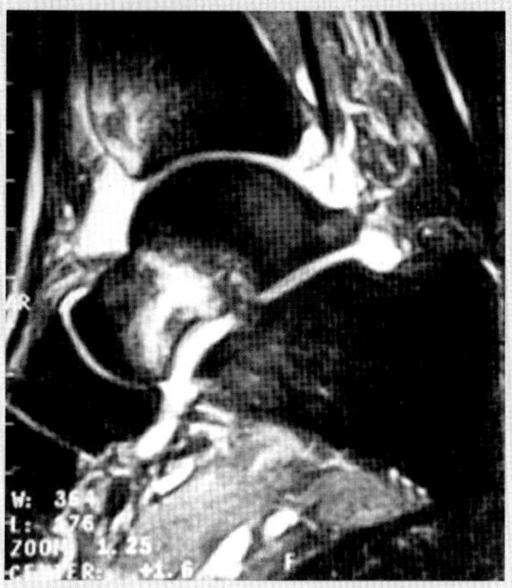 시상면 T2 가중 MRI는 목말뼈목에서 높은 신호 강도를 보이는데, 이것은 골절을 의미한다. 방사선 영상은 음성으로 나타났고, 환자는 지속적인 발목 통증을 가졌다.	**설명:** 목말뼈의 3/4이 관절연골로 덮여 있기 때문에, 대부분의 골절은 관절내 골절로 간주된다. 목말뼈는 골절 후 무혈관성 괴사로 발달할 수 있다. **손상 기전:** 높은 곳에서 떨어지거나 자동차 사고에서 보여지듯이, 과도한 발등굽힘은 목말뼈를 앞쪽 정강뼈에 충돌시킨다. **영상:** 방사선, CT, MRI. 일반적으로 이런 손상과 함께 다른 아탈구와 골절이 존재한다.	**보존적 관리:** 비전위성 골절은 8–12주 동안 고정되고, 6주간 또는 치유가 방사선 영상으로 확인될 때까지 비체중부하를 유지한다. **수술:** 목말밑관절 연속성을 회복하기 위해, 전위성 골절은 수술을 필요로 한다. 수술은 일반적으로 나사 고정으로 이루어진다. 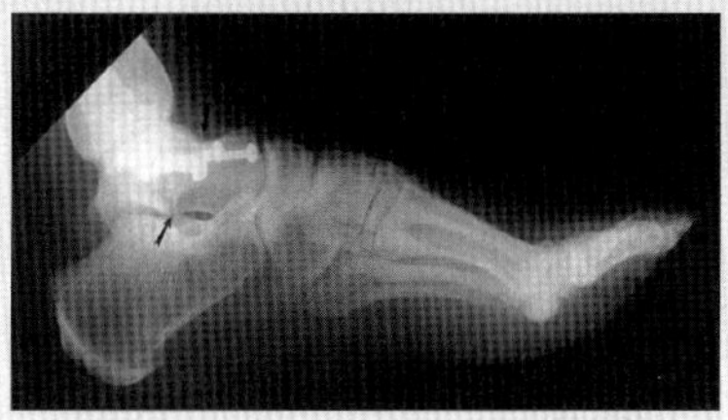 가쪽 영상은 전위된 목말뼈목 골절을 고정하기 위해 배치된 다축 압박 나사를 보여주고 있다.

병리	임상 정보	치료
족부결합 (tarsal coalition) 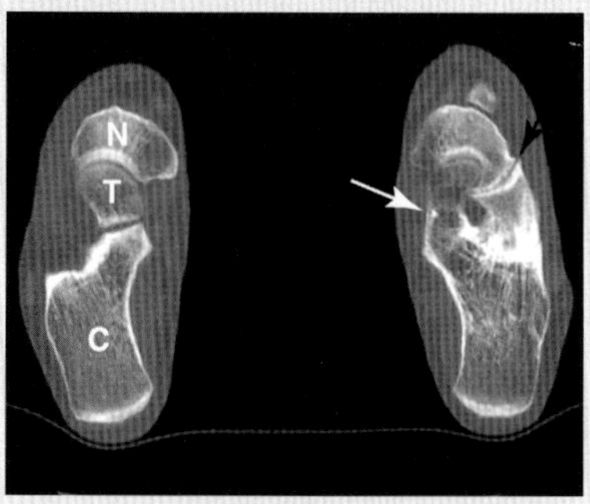 28세의 남성으로 왼발에 만성 통증을 가지고 있다. 이마면 CT에서는 오른쪽 발의 발배뼈(N), 목말뼈(T), 발꿈치뼈(C) 등이 정상으로 나타난다. 왼발은 골성 목말발꿈치 결합(흰색 화살표)과 섬유성 발꿈치발배 결합(검은색 화살표)을 보인다.	**설명:** 이것은 2개 이상의 발목뼈 사이에서 일어난 선천성 골성 또는 섬유연골성 유합이다. 목말발꿈치 결합과 발꿈치발배 결합은 흔한 것이고, 사례의 절반 이상이 양쪽으로 발생한다. **손상 기전:** 통증성 절단과 가동범위의 제한은 아동기 후반이나 청소년기 초반의 골화된 이후에 뚜렷해진다. **영상:** 방사선 영상으로 질환을 확인할 수 있다. MRI나 CT는 섬유성 결합인지 골성 결합인지를 결정한다.	**보존적 관리:** 보존적 치료의 목적은 침범된 관절의 움직임을 감소시켜 증상을 완화시키는 것이다. 이런 처치에는 비스테로이드성 항염증 약물(NSAID), 코티존 주입, 단기 고정, 장기 보조기 착용 등이 포함되어 있다. **수술:** 수술적 중재로는 (1) 결합 부위의 절개술이나 (2) 퇴행된 통증성 관절의 고정술을 포함하고 있다.

표 7.15 병리 그림

병리	임상 정보	치료
발목 염좌 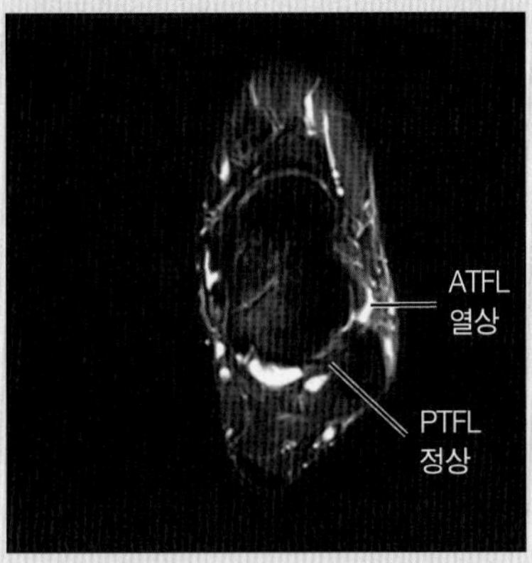 발목이 비틀린 17세 소년. 축성면 T2 MRI는 앞목말종아리인대의 열상을 보여준다. 얇고 어두운 선이 부종의 높은 신호를 둘러싸고 있다. 뒤목말종아리인대는 정상이다.	**설명:** 발목은 염좌가 가장 흔하게 발생하는 부위이다. 손상은 약한 염좌에서부터 인대 파열, 뼈 박리, 관절 불안정에 이르기까지 다양하다. **징후와 증상:** 국소 통증, 부종 및 반상출혈 **손상 기전:** 대부분의 염좌는 안쪽번짐의 힘에 의해 발생된다. **영상:** 방사선 영상은 박리골절을 배제하기 위해 이용된다. MRI나 US는 인대나 힘줄의 열상을 평가한다.	**보존적 관리:** 급성 단계의 치료로는 안정, 냉, 압박 및 거상 등(RICE)이다. 아급성 단계는 지지성 부목이나 테이핑 요법과 근력강화 운동을 포함한다. 물리치료는 재손상의 위험을 최소화하고 최대 기능적 수준으로 회복하기 위해 균형과 고유수용성 훈련을 포함하는 재활을 제공한다. **수술:** 인대 이완으로 인한 만성적인 재발성 염좌 때 수술이 요구된다. 큰 관절 안정성을 제공하기 위해 인대와 지지띠를 짧게 만든다.

표 7.15 병리 그림

병리	임상 정보	치료
당뇨병 환자 발의 골수염 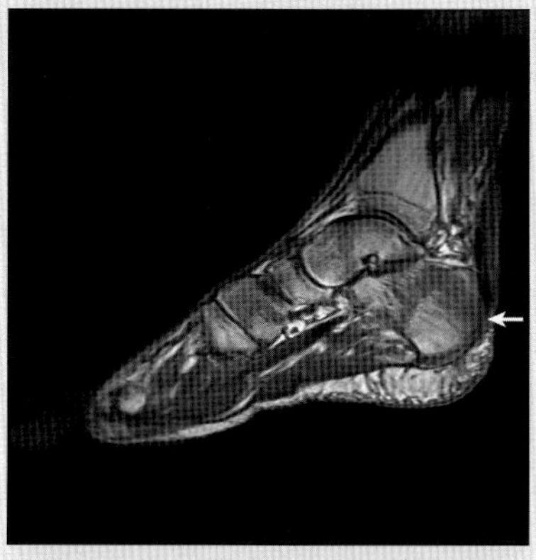 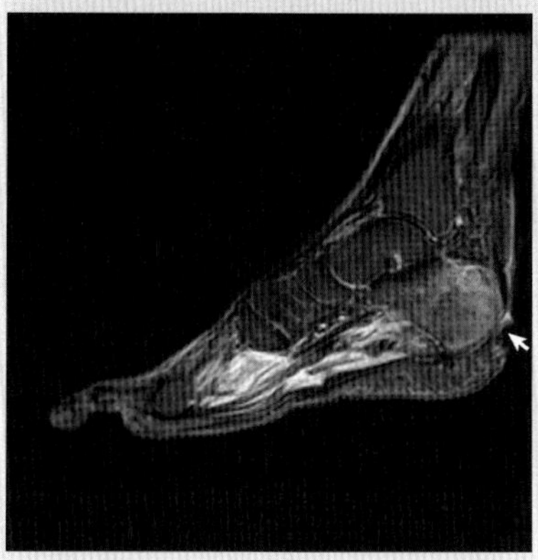 당뇨병 환자에게서 나타난 발꿈치뼈의 골수염. 뼈 표면(화살표)으로 뻗어 있는 뒤쪽 피부에 작은 궤양이 있다. 뒤쪽과 위쪽 발꿈치뼈는 T1 영상으로 낮은 신호와 STIR 영상으로 밝은 신호를 보이는데, 이것은 골수염을 의미한다.	**설명:** 뼈나 골수의 감염은 거의 대부분 피부 궤양으로부터 전파된다. **징후와 증상:** 궤양은 체중이 부하되는 부위에서 주로 발생한다: 발가락, 발허리뼈머리, 발꿈치뼈. 봉와직염과 배농관이 나타날 수 있다. 통증은 과거의 신경병리로 인한 감각 소실 때문에 가변적이다. **원인:** 포도상 구균은 국소 외상의 결과나 압박으로 인한 침범 피부를 통해 농을 일으킨다. **영상:** MRI가 당뇨병 발을 평가하는 필수 모달리티이다. 진단 영상은 말초신경병리나 신경병리성 뼈관절증과 관련된 변화로 인해 복잡해질 수 있다.	**보존적 관리:** 봉합된 드레싱과 튜빙을 통해 체액을 제거함으로서 상처 치유를 돕기 위해 VAC 장비 뿐만 아니라, 경구용과 비경구용 항생제 약물의 혼합을 이용한다. **수술:** 많은 환자들은 감염된 뼈를 절제하는 감염 과정에서 조기에 수술적 박리를 필요로 한다. 치료에 반응하지 않는 환자나 생명을 위협하는 팔다리의 감염 환자는 해당 팔다리를 절단해야 한다.

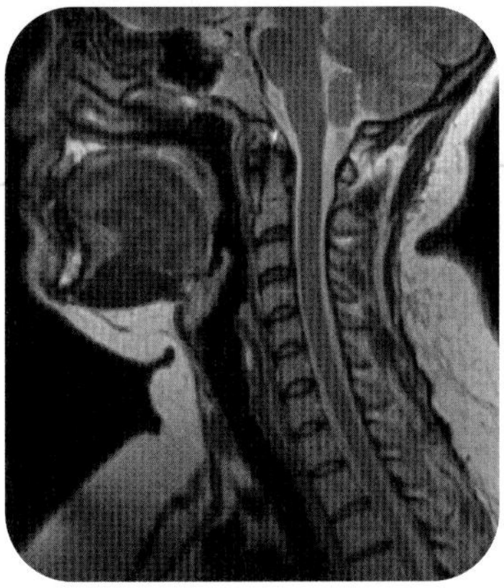

CHAPTER

8

목뼈의 진단영상학

- 소개: 목뼈 팩트
- 해부학 복습
- 이용할 수 있는 영상 가이드라인: 임상 결정 규칙, 국립응급실 방사선 이용 연구(NEXUS), 캐네디언 목뼈 규칙, ACR 적절성 기준, 진단 영상 경로
- 목뼈의 일반 방사선 평가
- 목뼈의 기본 MRI 프로토콜
- 목뼈의 기본 CT 프로토콜
- 무엇처럼 보이는가? 병리 그림

1. 소개: 목뼈 팩트

❑ 외상성 손상

- 목뼈의 손상은 척수와 신경뿌리의 즉각적 또는 잠재적 위험에 따라 안정 손상과 불안정 손상으로 분류된다.
- **안정 손상**은 온전한 뒤쪽 척수 인대를 가진다(예, 압박골절, 원반탈출, 편측 후관절 탈구).
- **불안정 손상**은 변위를 보인다(예, 골절-탈구, 양쪽 후관절 탈구).
- C1-C2와 C6-C7는 목뼈 중에서 가장 빈번하게 손상된다.
- **성인**의 손상은 **아래쪽 목뼈**에서 주로 일어난다.
- **아동**의 손상은 **주로 위쪽 목뼈**에서 일어난다.
- **SCIWORA**는 spinal cord injury without radiographic abnormalities의 첫머리 글자이다. 이것은 소아 척추의 선천성 탄성 때문에 아동에게서 우세하게 일어난다.

❑ 퇴행성 질환

- **퇴행성 원반 질환(DDD)**은 60세 이상의 대부분 환자를 방사선 촬영했을 때 나타난다. 원반의 변화로는, 탈수화, 속질핵 탈출, 섬유테 돌출, 섬유테의 섬유 대체 등이 있고, 이들은 원반 높이의 감소, 척추종판의 압축, 갈고리관절의 마찰 등을 초래하여, 척추종판의 골성 뼈가시를 형성시킨다.
- **퇴행성 관절 질환(DJD)**은 후관절의 뼈퇴행성 변화이다. 인체의 어느 곳에든 발생하는 DJD에서처럼, 후관절에서 관절연골이 얇아지고, 연골밑뼈가 경화되고, 상아질이 형성되고, 관절 가장자리의 뼈가시 형성이 일어난다. 목뼈의 DJD는 DDD와 함께 일어나거나 단독으로 일어난다. 종종 한쪽 돌기가 다른 쪽 돌기의 발달을 가속시킨다.
- **구멍 침해(foraminal encroachment)**는 인접한 구조물의 퇴행성 변화(DJD와 DDD를 포함한)로 유발되어, 척추사이구멍을 좁게 만든다. 작아진 구멍에서 나온 신경뿌리는 역학적 압박을 받게 된다. 환자는 팔의 방사통으로 병원을 찾게 된다.
- **척추증(척주굳음증, spondylosis)**은 DDD의 반응으로 뼈가시를 형성하지만, 뚜렷하게 원반 공간이 좁아진다. 뼈가시 형성은 C4-C5와 C5-C6에서 가장 우세하게 나타나는데, 그 이유는 이들 분절이 가장 큰 가동성을 가지기 때문이다.

❑ 영상 선택

- **방사선 영상**은 목뼈 문제에 대한 초기 영상 검사이지만, 고위험 외상 환자는 예외이고, 그들은 CT에 의해 평가된다. 그러나 만약 CT를 이용할 수 없다면, 방사선 촬영을 한다. 다양한 관절성피진과 같은 비외상성 질환 뿐만 아니라, 엉덩관절의 골절과 탈구를 잘 보여주고 있다.
- CT는 고위험 외상 환자를 위한 초기 영상 검사인데, 그 이유는 CT가 외상 시설에서 가장 민감하고 시간적 효율성을 가진 영상 모달리티이기 때문이다. 한번의 스캐닝 검사로 여러 신체 기관을 평가할 수 있다: 뇌를 위한 머리 CT, 내장기를 위한 가슴-배-골반 CT, 끝으로 척추의 모든 영상은 초기 데이터로부터 나올 수 있다.
- MRI는 방사선이나 CT로 확인할 수 없는 척수, 인대, 연부조직과 신경 등의 결손을 평가하기 위해 선택된다.

❑ 이용될 수 있는 가이드라인

- 2개의 임상 결정 규칙, 국립 응급 방사선 이용 연구(NEXUS), 캐네디언 목뼈 규칙은 목뼈의 방사선 검사 없이 안전하게 관리될 수 있는 환자를 확인할 목적이다.
- ACR **적절성 기준: 척추 외상**에 대한 13개 영역과 **척수병증**에 대한 7개 영역이 연구되어 왔다.
- **진단 영상 경로: 비외상성 목 통증, 목뼈 손상과 성인 머리 손상**의 평가를 위해 임상 결정 나무가 설정해 왔다.

2. 해부학 복습

축성면

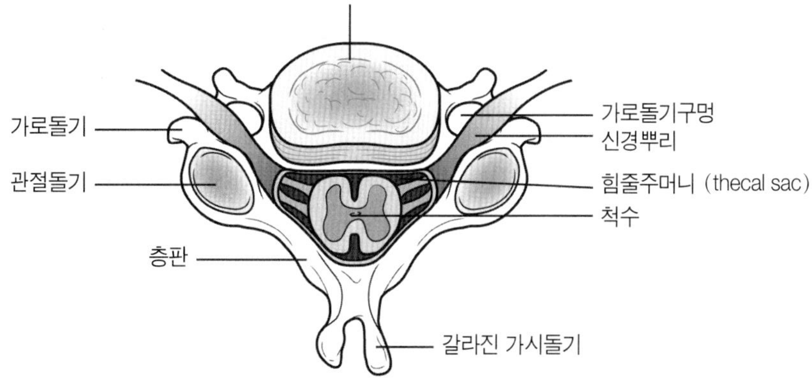

시상면

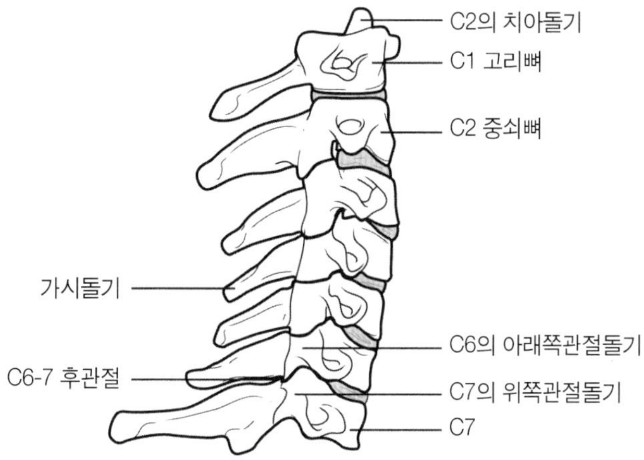

관상면

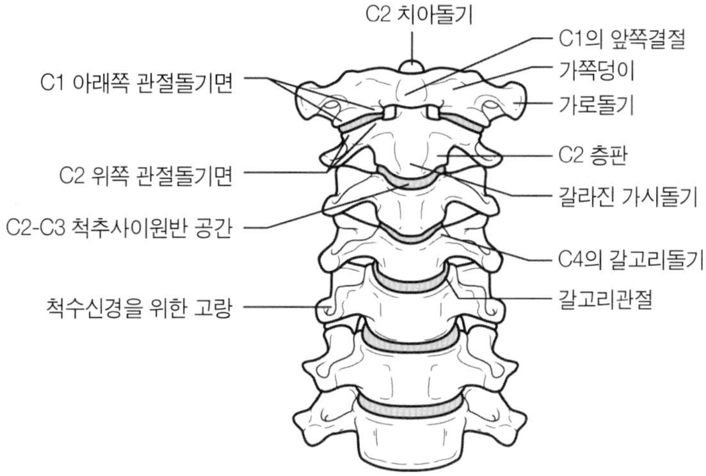

3. 이용할 수 있는 영상 가이드라인

- 다른 신체 부위의 손상 보다 목뼈 손상에 대한 영상 가이드라인이 더 많다. 이런 이유는 응급실에서 목뼈 손상의 발생을 많이 보기 때문이다. 그러나 이들 환자는 낮은 목뼈 골절 발생을 보인다. 이것은 높은 손상 빈도-낮은 골절 빈도를 가진 무릎관절과 비슷하지만, 다른 점은 목뼈 손상은 생명을 위협할 만큼 위험하다는 것이다. 이런 이유 때문에, 많은 연구들이 고위험 환자를 확인할 수 있는 임상 변수를 정의하기 위해 이루어져 왔고, 2개의 임상 결정 규칙이 나오게 되었다:
  - 이들 임상 결정 규칙은 임상가의 결정을 돕는다: (1) 환자가 뚜렷한 목뼈 손상을 가질 가능성이 있는지, (2) 방사선 검사가 필요한지, 필요하지 않는지. 이들 두 가지 규칙은 다른 연구에서 나왔지만, 비슷한 성향을 가진다. 양쪽 모두는 다른 가이드라인에 있는 요소로 수용된다.
    - **국립 응급 방사선 이용 연구(NEXUS)**에 대해 알고 싶으면, **표 8.1**을 참고하기 바란다.
    - **캐네디언 목뼈 규칙(CCR)**에 대해 알고 싶으면, **표 8.2**를 참고하기 바란다.
- **적절성 기준**은 특정 임상 질환에 대한 의뢰를 위해 임상가들이 적절한 영상 모달리티를 선택할 수 있도록 돕기 위해, 전문가 집단에 의해 개발된 근거중심 가이드라인이다. ACR은 NEXUS와 CCR 기준과 함께, **척추 외상이 의심**될 때와 **척수병증**에 대한 기준을 발표했다. 척수병증은 척수 자체의 신경학적 결손을 의미한다. 대부분의 척수병증은 목뼈에서 뼈가시나 원반 탈출에 의한 척수의 압박으로 발생한다.
  - **척추 외상이 의심될 때의** ACR **적절성 기준**을 알고 싶으면, **표 8.3**을 참고한다.
  - **척수병증에 대한** ACR **적절성 기준**을 알고 싶으면, **표 8.4**를 참고한다.

표 8.1 국립 응급 방사선 이용 연구 (NEXUS)

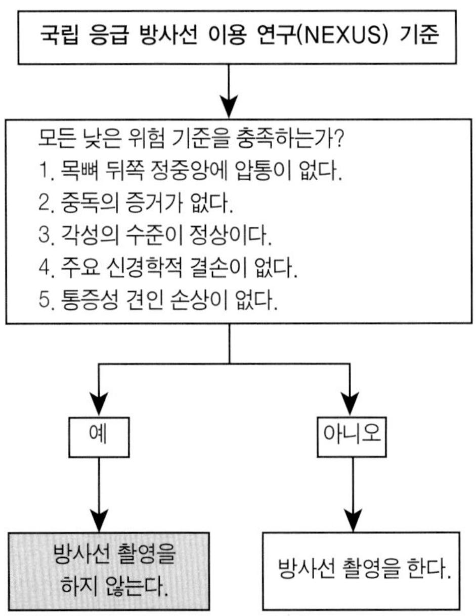

표 8.2 캐네디언 목뼈 규칙 (CCR)

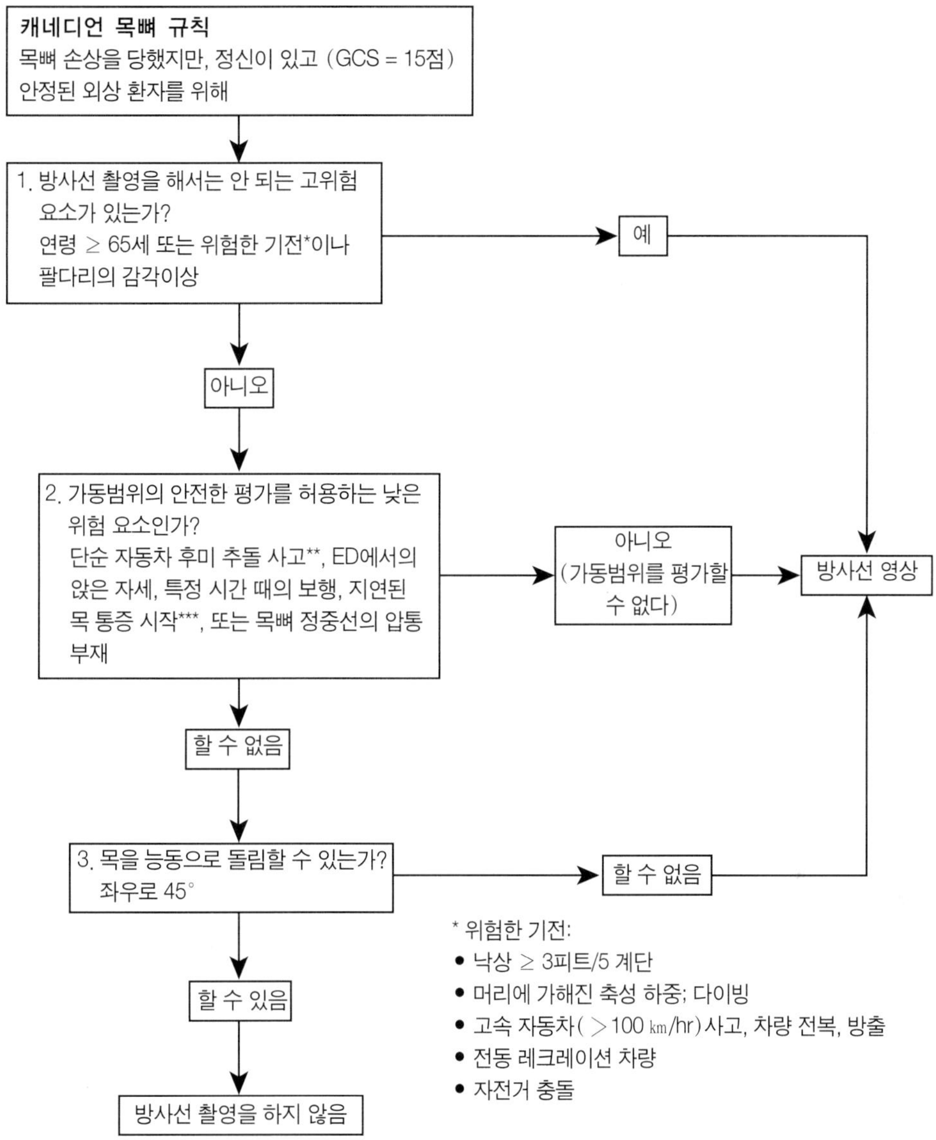

* 위험한 기전:
- 낙상 ≥ 3피트/5 계단
- 머리에 가해진 축성 하중; 다이빙
- 고속 자동차(>100 ㎞/hr)사고, 차량 전복, 방출
- 전동 레크레이션 차량
- 자전거 충돌

** 단순 자동차 후미 추돌 사고는 다음을 배제한다:
- 정면 추돌
- 버스나 트럭과의 추돌
- 차량 전복
- 고속 추돌

*** 지연된:
- 즉각적으로 나타나지 않는 목의 통증

GCS = Glasgow Coma Scale

표 8.3 척추 외상이 의심될 때의 ACR 적절성 기준

척추 외상이 의심될 때의 임상 변수	대개 적절하다	적절할 수도 있다	대개 적절하지 않다 (약어 버전, 웹사이트 참고)
1. NEXUS나 CCR 기준과 목뼈 영상이 맞지 **않을 때** 환자는 **저위험 기준을 충족한다.**	———	———	● X 선 영상 ● 조영제를 사용하지 않은 MRI ● 조영제를 사용하지 않은 CT
2. **급성 목뼈 외상**이 의심될 때. 임상 기준 (NEXUS나 CCR)과 영상이 관련성을 띤다. 특별한 것은 없다.	● 조영제를 사용하지 않은 CT – 시상면과 이마면의 재설정	● X 선 영상 – 가쪽 촬영만. CT 구축이 적절하지 않을 때 유용함.	● 조영제를 사용하지 않은 CT ● 조영제를 사용하지 않은 CT 또는 조영제를 사용한 CT ● 조영제를 사용하지 않은 MRI ● 조영제를 사용하지 않은 MRI 또는 조영제를 사용한 MRI ● 조영제를 사용한 머리와 목의 CTA ● 조영제를 사용한 머리와 목의 MRA ● 목머리 동맥 X 선 촬영
3. **급성 목뼈 외상이 의심**될 때. 임상 기준 (NEXUS나 CCR)과 **영상이 관련성**을 띤다. **척수병증.**	● 조영제를 사용하지 않은 CT ● 조영제를 사용하지 않은 MRI. MRI나 CT는 보완 정보를 제공한다. 양쪽 검사를 수행하는데 적절하다.	● X 선 영상 – 가쪽 촬영만. CT 구축이 적절하지 않을 때 유용함. ● 척수강 조영술 CT와 후–척수강 조영술 CT – 만약 MRI가 금기증이거나 결정적이지 않다면	
4. **급성 목뼈 외상.** 임상 기준(NEXUS나 CCR)과 영상이 관련성을 띤다. **역학적으로 불안정한 목뼈**를 치료 계획한다.	● 조영제를 사용하지 않은 CT ● 조영제를 사용하지 않은 MRI	● X 선 영상 ● 척수강 조영술 CT와 후–척수강 조영술 CT	● 조영제를 사용하지 않은 CT ● 조영제를 사용하지 않은 MRI
5. **급성 목뼈 외상**이 의심될 때. 임상 기준 (NEXUS나 CCR)과 **영상이 관련성**을 띤다. 환자는 **48시간 이상 임상적으로 평가될 수 없다.**	● 조영제를 사용하지 않은 CT ● 조영제를 사용하지 않은 MRI	● X 선 영상 – CT에 대한 모션 아티팩트가 있을 때 제한된 사용.	● 조영제를 사용한 CT ● 조영제를 사용하지 않은 MRI와 조영제를 사용한 MRI

6. **급성 목뼈 외상이 의심**될 때. 임상 기준 (NEXUS나 CCR)과 **영상이 관련성을 띤다.** 임상 소견이나 영상 소견이 **동맥 손상을 가르킨다.**	● 조영제를 사용하지 않은 CT
	● 또는:
	  ● 조영제를 사용한 머리와 목의 CTA
	  ● 조영제를 사용한 머리와 목의 MRA
	● 조영제를 사용하지 않은 MRI – 만약 신경학적 문제가 존재한다면.
		● 목머리 동맥 X 선 촬영 (치료 계획이나 문제 해결을 위해)	● 조영제를 사용한 CT
			● 조영제를 사용하지 않은 MRI와 조영제를 사용한 MRI
			● 조영제를 사용한 머리와 목의 MRA

표 8.3 척추 외상이 의심될 때의 ACR 적절성 기준

척추 외상이 의심될 때의 임상 변수	대개 적절하다	적절할 수도 있다	대개 적절하지 않다 (약어 버전, 웹사이트 참고).
7. **급성 목뼈 외상**이 의심될 때. 임상 기준 (NEXUS나 CCR)과 **영상이 관련성을 띤다.** 환자는 **낮은 위험 요소를 충족한다.**	● 조영제를 사용하지 않은 CT ● 조영제를 사용하지 않은 MRI (인대 손상을 위한 선택의 절차)	● X 선 영상	● 조영제를 사용하지 않은 CT ● 조영제를 사용하지 않은 MRI와 조영제를 사용한 MRI
8. **급성 목뼈 외상**이 의심될 때. 임상 기준 (NEXUS나 CCR)과 **영상이 관련성을 띤다.** 불안정 손상을 갖지 않은 환자의 추후 영상은 초기에 나타나지만, 목 통증 때문에 보조기를 착용하고 촬영한다. 다시 평가한다.	● X 선 영상 – AP, 입을 열고, 가쪽 사선, 굽힘 / 폄. 임상 소견에 따라 개별화됨.	———	● 조영제를 사용하지 않은 CT ● 조영제를 사용하지 않은 MRI
9. **등뼈와 허리뼈의 영상 기준을 충족하는 둔한 외상. 국소 징후의 유무는 관계없다** [1. 정중앙 등쪽 통증, 2. 손상의 국소 징후, 3. 비정상의 신경학 징후, 4. 목뼈 골절, 5. GCS<15, 6. 주요 견인손상, 7. 알콜이나 약물 중독].	● 조영제를 사용하지 않은 등뼈와 허리뼈의 CT	● 조영제를 사용하지 않은 등뼈와 허리뼈의 MRI	● 등뼈와 허리뼈의 척수강 조영술 CT와 후-척수강 조영술 CT – 만약 MRI가 금기증이라면. ● X 선 영상 – 등뼈와 허리뼈
10. **등뼈와 허리뼈의 영상 기준을 충족하는 둔한 외상** (위 처럼). **신경학적 이상.**	● 조영제를 사용하지 않은 등뼈와 허리뼈의 CT ● 조영제를 사용하지 않은 등뼈와 허리뼈의 MRI. CT와 MRI는 보완 검사 이고, 양쪽 모두를 수행해야 한다. ● 등뼈와 허리뼈의 척수강 조영술 CT와, 후-척수강 조영술 CT. –만약 MRI를 이용할 수 없다면.	● X 선 영상 – 등뼈와 허리뼈 – 수술 계획을 위해	● 조영제를 사용하지 않은 등뼈와 허리뼈의 CT ● 조영제를 사용하지 않은 등뼈와 허리뼈의 MRI와 조영제를 사용한 등뼈와 허리뼈의 MRI.

표 8.3 **척추 외상이 의심**될 때의 ACR 적절성 기준

척추 외상이 의심될 때의 임상 변수	대개 적절하다	적절할 수도 있다	대개 적절하지 않다 (약어 버전, 웹사이트 참고).
11. **14세 미만의 아동;** 의식이 있고, 목이나 등의 통증이 없고, 목이 유연하고, 견인 손상도 없다.	———	———	● X 선 영상 ● 조영제를 사용하지 않은 CT
12. **14세 미만의 아동;** 의식이 있고, 목이나 등의 통증이 없고, 목이 유연하고, 넙다리뼈 골절이 있다.	———	● X 선 영상	● 조영제를 사용하지 않은 CT ● 조영제를 사용하지 않은 등뼈와 허리뼈의 CT
13. 14세 미만의 아동; **목뼈 골절이 있음.**	● 등뼈와 허리뼈의 X 선 영상 (TAP 스캔에서 골절이 보인다면, 필요하지 않다) ● 조영제를 사용하지 않은 등뼈와 허리뼈의 CT 또는 TAP 스캔을 이용한 CT	———	● 조영제를 사용하지 않은 등뼈와 허리뼈의 CT ● 조영제를 사용하지 않은 등뼈와 허리뼈의 CT와 조영제를 사용한 등뼈와 허리뼈의 CT
14. 14세 미만의 아동; 등뼈나 허리뼈의 골절이 있음.	● X 선 영상 ● 조영제를 사용하지 않은 CT	———	● 조영제를 사용하지 않은 CT ● 조영제를 사용하지 않은 CT와 조영제를 사용한 CT

본 표는 약어 정보를 포함하고 있다. 완전한 기록 안에 "대개 적절하지 않다" 검사가 존재한다. ACR 적절한 기준의 완전한 버전을 알고 싶으면, 독자들이 ACR 웹사이트를 방문하길 바란다. 출처: 미국방사선의학회(ACR).
MRA = magnetic resonance angiography
CTA = computed tomographic angiography

표 8.4 **척수병증**에 대한 ACR 적절성 기준

척수병증의 임상 변수	대개 적절하다	적절할 수도 있다	대개 적절하지 않다 (약어 버전, 웹사이트 참고).
1. 외상성	● 조영제를 사용하지 않은 CT (정확한 관리를 위한 첫 검사) ● 조영제를 사용하지 않은 MRI (손상이 뼈골절로 설명되지 않을 때 가장 유용하다) ● X 선 영상	● 척수강 조영술 CT와 후-척수강 조영술 CT	● X 선 척수조영술 ● 조영액을 사용하지 않은 척추 MRA와 조영액을 사용한 척추 MRA ● 조영액을 사용한 척추 CTA ● 조영액을 사용하지 않은 척추 MRI와 조영액을 사용한 척추 MRI

표 8.4 척수병증에 대한 ACR 적절성 기준

척수병증의 임상 변수	대개 적절하다	적절할 수도 있다	대개 적절하지 않다 (약어 버전, 웹사이트 참고).
2. **통증성** (예, 국소통증 또는 방상통이 동반됨; 척추증, 척수경색, 위경막성 혈종)	● 조영제를 사용하지 않은 MRI ● 조영제를 사용하지 않은 MRI와 조영제를 사용한 MRI (만약 감염이나 신생물 질환이 의심되면) ● 조영제를 사용하지 않은 CT (척추증에 매우 유용함)	● 척수강 조영술 CT와 후-척수강 조영술 CT (문제 해결을 위하거나 MRI를 이용할 수 없거나 금기증이면) ● SPECT을 이용한 Tc-99m 뼈 스캔 (관련된 척추외 질환을 찾기를 위해)	● X 선 영상 (안정성을 평가하기 위해) ● 조영제를 사용한 CT (감염이나 신생물을 고려하거나, 만약 MRI를 이용할 수 없거나 금기증이면)
3. **갑작스런 시작** (혈관기형, 척수경색, 외경막성 혈종)	● 조영제를 사용하지 않은 MRI ● 조영제를 사용하지 않은 MRI와 조영제를 사용한 MRI	● 척수강 조영술 CT와 후-척수강 조영술 CT ● 조영제를 사용하지 않은 CT ● 조영제를 사용한 CT ● 조영제를 사용하지 않은 MRA와 조영제를 사용한 MRA ● 동맥 X 선 촬영	● X 선 영상 ● 조영제를 사용한 CT ● SPECT을 이용한 Tc-99m 뼈 스캔 ● 조영제를 사용하지 않은 MRI spine flow ● In 111WBC 스캔
4. **계단식 진전** (혈관기형, 척수경색, 외경막성 혈종)	● 조영제를 사용하지 않은 MRI ● 조영제를 사용하지 않은 MRI와 조영제를 사용한 MRI	● 척수강 조영술 CT와 후-척수강 조영술 CT ● 동맥 X 선 촬영 ● 조영제를 사용하지 않은 CT ● 조영제를 사용한 CTA ● 조영제를 사용하지 않은 MRA와 조영제를 사용한 MRA	● X 선 영상 ● 조영제를 사용한 CT ● SPECT을 이용한 Tc-99m 뼈 스캔 ● 조영제를 사용하지 않은 MRI spine flow ● In 111WBC 스캔
5. **느린 진전** (골수강 종양)	● 조영제를 사용하지 않은 MRI ● 조영제를 사용하지 않은 MRI와 조영제를 사용한 MRI	● 척수강 조영술 CT와 후-척수강 조영술 CT ● 조영제를 사용하지 않은 CT ● 조영제를 사용한 CTA ● 조영제를 사용하지 않은 MRA와 조영제를 사용한 MRA ● 조영제를 사용한 CTA	● 조영제를 사용한 CT ● SPECT을 이용한 Tc-99m 뼈 스캔 ● 조영제를 사용하지 않은 MRI spine flow ● In 111WBC 스캔
6. **감염성 질병** (여러 부위의 병변이 가능하고, 전체 척추나 뼈대를 조사할 필요가 있다)	● 조영제를 사용하지 않은 MRI와 조영제를 사용한 MRI ● 조영제를 사용하지 않은 MRI	● 조영제를 사용하지 않은 CT (MRI를 이용할 수 없다면) ● 척수강 조영술 X 선 ● 척수강 조영술 CT와 후-척수강 조영술 CT ● In 111WBC 스캔	● 조영제를 사용한 CT ● 조영제를 사용하지 않은 MRA ● 조영제를 사용하지 않은 MRI spine flow ● 동맥 X 선 촬영

표 8.4 척수병증에 대한 ACR 적절성 기준

척수병증의 임상 변수	대개 적절하다	적절할 수도 있다	대개 적절하지 않다 (약어 버전, 웹사이트 참고).
7. **종양 환자** (여러 부위의 병변이 가능하고, 전체 척추나 뼈대를 조사할 필요가 있다)	● 조영제를 사용하지 않은 MRI ● 조영제를 사용하지 않은 MRI와 조영제를 사용한 MRI	● 조영제를 사용하지 않은 CT (MRI를 이용할 수 없다면) ● SPECT을 이용한 Tc-99m 뼈 스캔(척수외질환을 찾기 위해) ● 조영제를 사용한 CT ● 척수강 조영술 CT와 후-척수강 조영술 CT ● 척수강 조영술 X 선	● X 선 영상 ● 조영제를 사용하지 않은 CT와 조영제를 사용한 CT ● 조영제를 사용하지 않은 MRA와 조영제를 사용한 MRA ● 조영제를 사용하지 않은 MRI spine flow ● 동맥 X 선 촬영

본 표는 약어 정보를 포함하고 있다. 완전한 기록 안에 "대개 적절하지 않다" 검사가 존재한다. ACR 적절한 기준의 완전한 버전을 알고 싶으면, 독자들이 ACR 웹사이트를 방문하길 바란다. 출처: 미국방사선의학회(ACR).
MRA = magnetic resonance angiography
MRI spine flow = special sequence to look for CSF flow/pulsation)
CTA = computed tomographic angiography
SPECT = single photon emission computed tomography
In 111WBC = indium white blood cell(tags leukocytes to search for infection)
GCS = Glascow Coma Scale

- **진단 영상 경로**는 다양한 임상 시나리오를 위한 임상 결정을 돕기 위해, Western Australia Department of Health에 의해 개발된 근거중심 가이드라인이다. 경로의 내용은 ACR 기준과 일치한다. 결정 트리 흐름 챠트에서 나타나듯이, 정보는 위의 ACR 기준과 동일하고, NEXUS와 CCR 기준을 받아들인다.
  - **외상성 목뼈 통증에 대한 진단 영상 경로**는 **표** 8.5에 그려져 있다.
  - **목뼈 손상 가능성에 대한 진단 영상 경로**는 **표** 8.6에 그려져 있다.
  - **성인 머리 손상에 대한 진단 영상 경로**는 **표** 8.7에 그려져 있다.
    - 이 영상 진로는 Harborview 기준 (Head CT scan을 요구하는 요소를 의미), Canadian CT Head Rule (신경수술 중재를 위한 요소를 의미), 그리고 Glasgow Coma Scale (뇌 손상의 심각성을 의미하는; **표 8.8** 참고)과 연결되어 있다.

표 8.5 비외상성 목 통증에 대한 진단 영상 경로

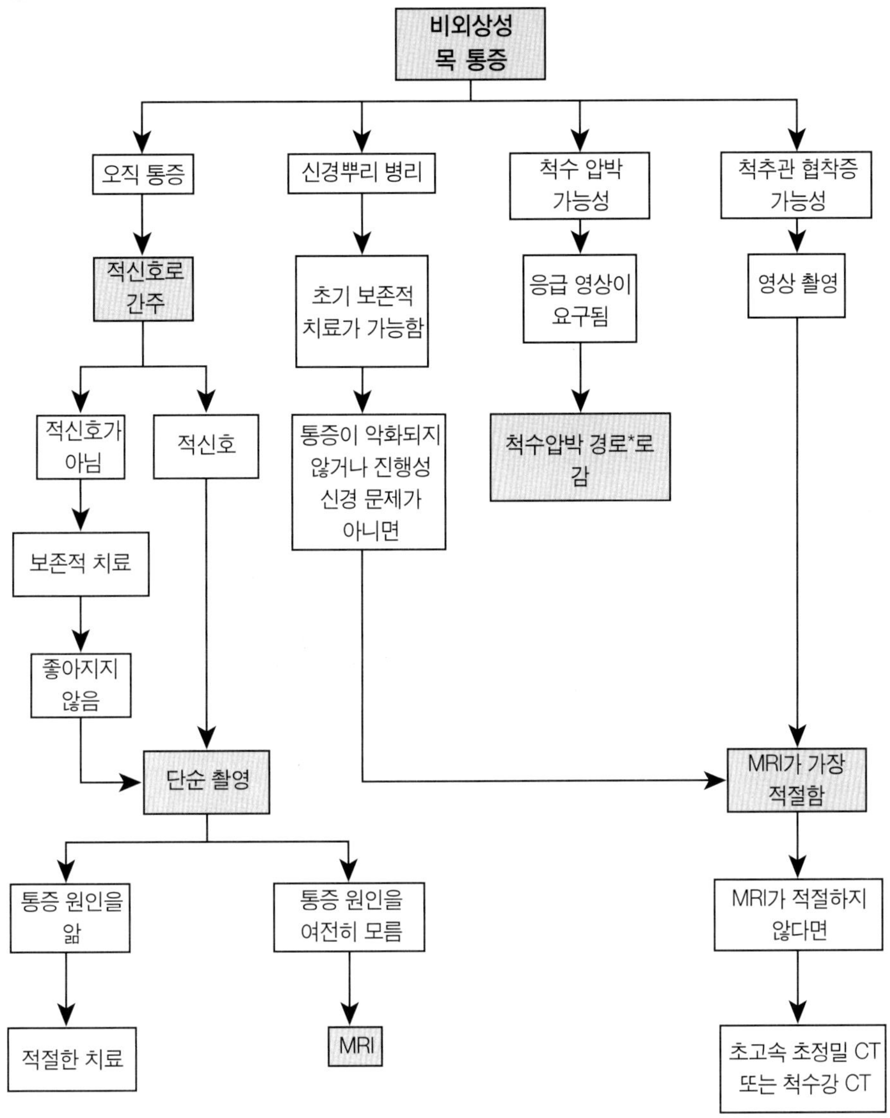

* 척수 압박 경로는 MRI가 좋고, 만약 MRI를 이용할 수 없다면, 조영제를 이용한 CT나 척수강 CT를 이용한다.

출처: Department of Health Western Australia 업데이트된 최근 내용을 알고 싶으면, http://www.imagingpathways.health.wa.gov.au 를 방문하기 바란다.

표 8.6 목뼈 손상 가능성에 대한 진단 영상 경로

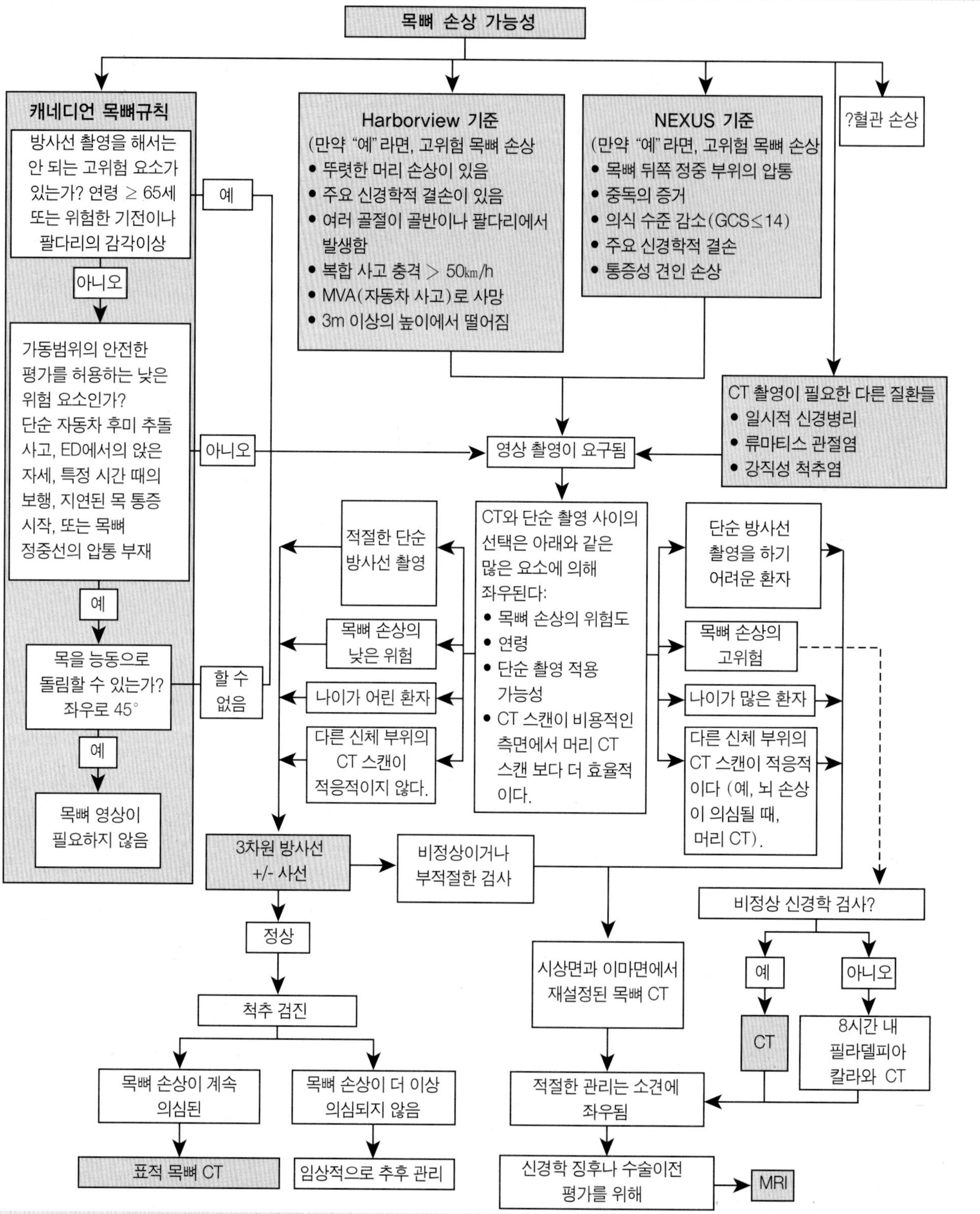

출처: Department of Health Western Australia
업데이트된 최근 내용을 알고 싶으면, http://www.imagingpathways.health.wa.gov.au 를 방문하기 바란다.

표 8.7 성인 머리 손상에 대한 진단 영상 경로

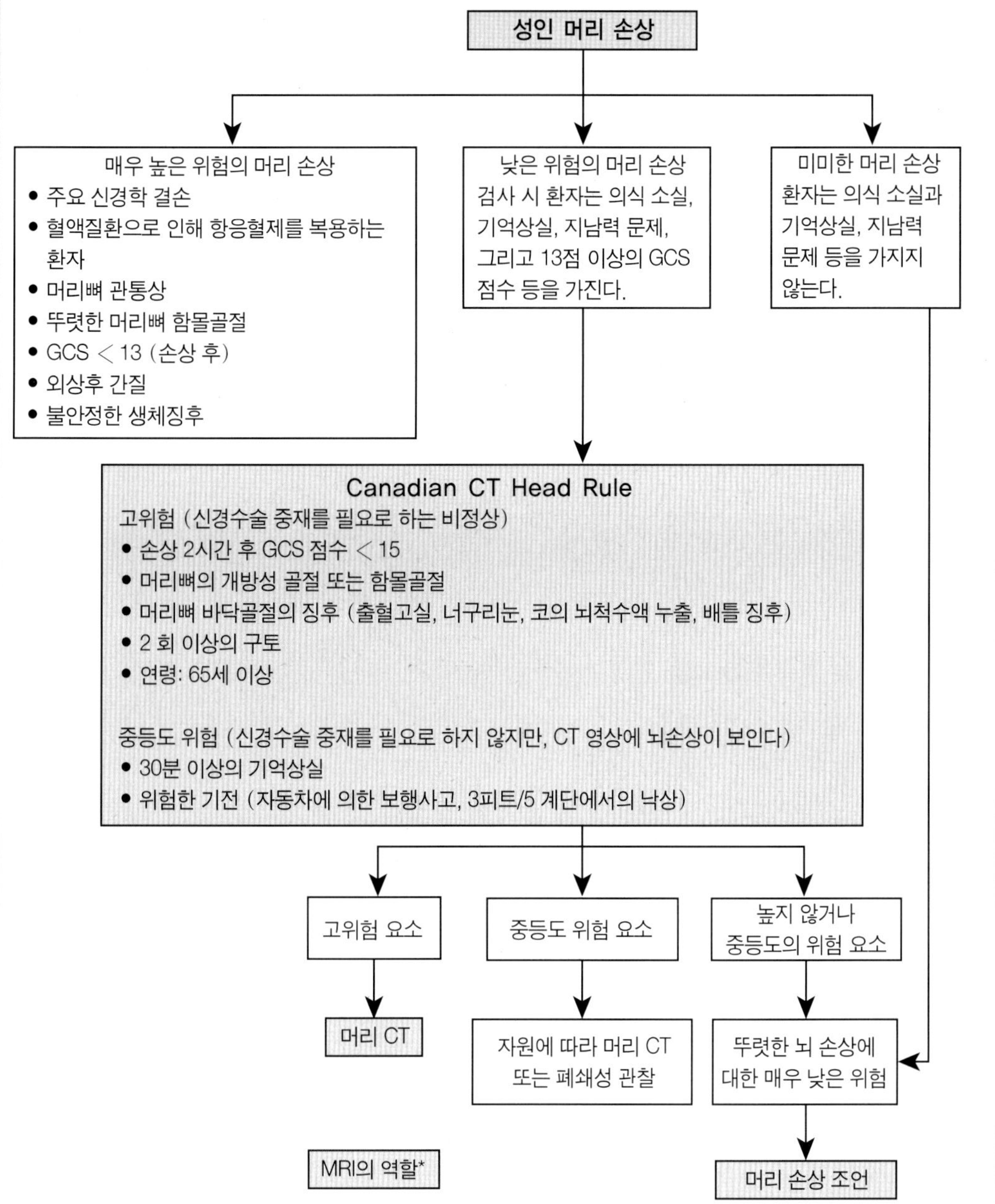

* 응급시설에서 제한된 역할

출처: Department of Health Western Australia 업데이트된 최근 내용을 알고 싶으면, http://www.imagingpathways.health.wa.gov.au 를 방문하기 바란다.

표 8.8 Glasgow Coma Scale(GCS)

Glasgow Coma Scale

		점수
눈 뜨기	자발적으로 눈을 뜬다.	4
	소리로 불렀을 때 눈을 뜬다.	3
	통증 자극에 의해 눈을 뜬다.	2
	무반응	1
언어 반응	지남력이 있다.	5
	말에 혼돈이 있다.	4
	부적절한 말을 한다.	3
	이해할 수 없는 말을 한다.	2
	무반응	1
운동 반응	지시를 수행한다.	6
	통증을 국소화한다.	5
	통증으로부터 피한다.	4
	굽힘 반응을 보인다.	3
	폄 반응을 보인다.	2
	무반응	1
최대 점수		15

가벼운 외상성 뇌손상(GCS 점수 = 13–15)

- 의식 상실이 몇 초에서 1분 이내로 지속된다.
- 의식 상실이 발생하지 않지만, 멍하거나 혼돈이 일어날 수 있다.
- 뇌 스캔은 정상으로 나타날 수 있다.
- 손상 당시 정신 상태의 변화가 있을 때만 손상으로 진단되고, 이것은 뇌 기능이 변화되었음을 의미한다.

중등도 외상성 뇌손상(GCS 점수 = 9–12)

- 의식 상실이 몇 분에서 몇 시간 동안 지속된다.
- 혼돈이 며칠에서 몇 주간 지속된다.
- 신체적, 인지적, 행동적 손상이 몇 개월 또는 몇 년간 지속된다.

심각한 외상성 뇌손상(GCS 점수 = 1–8)

- 강한 타격이나 머리 관통상에 의한 손상
- 손상은 생명을 위협하고 비가역적이다.
- 손상 이전 상태로 회복될 수 없다.

4. 목뼈의 일반 방사선 평가

- **목뼈와 발의 일반 방사선 검사에 대한 주요 목표는 해부학적 비정상이나 질병 과정을 확인하거나 배제하는 것이다.**
- 방사선 검사가 진단을 위해 거의 항상 수행되는 첫 번째 영상 기법이지만, 목뼈 **외상 환자** 중에서 **방사선 검사를 하지 않는 예외 사항**도 있다. 만약 환자가 뚜렷한 척추 손상의 위험(NEXUS나 CCR에 의해 결정된)을 가지고 있다면, 방사선 촬영이 적절하지 않고, CT가 적절한 방법일 수 있다. 이것은 CT가 미세한 골절을 찾는데 좋은 영상 기법이기 때문이다. 외상 센터에서는, 시간을 절약하고 생명의 위험을 방지할 목적으로 CT를 이용하여 머리와 목을 검사한다.
- 아래의 3가지 투사방법이 목뼈의 일반 방사선 검사에 이용될 수 있다:
  - 입을 벌린 상태에서의 AP 촬영(C-C2 평가)
  - AP 가쪽 촬영
  - 가쪽 촬영
  - 오른쪽 사선 촬영
  - 왼쪽 사선 촬영
- 정상 척추 정렬은 3개 라인(앞쪽 척추몸통 라인, 뒤쪽 척추몸통 라인, 가시층판 이음부라인)이 굽힘이나 폄 동안 서로 평행하게 주행하고 있는지를 통해 가쪽 촬영에서 평가된다(아래 그림 참고).

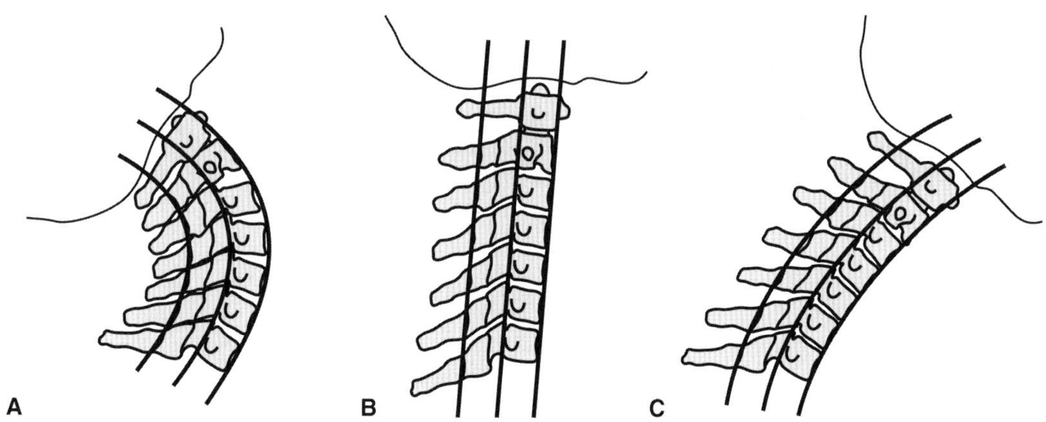

- AP 촬영에서 볼 때, 가시돌기에서 좌우측 척추다리(pedicle)까지의 간격(A)이 동일해야 정상적이다. 목뼈에서의 좌우측 척추다리의 거리(B)는 일반적으로 30㎜이고, 척수관의 직경을 의미한다.

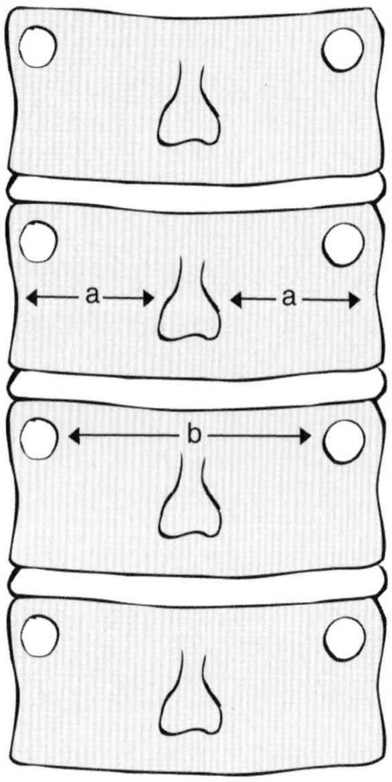

- 목뼈의 일반 방사선 투사에 대한 요약을 알고 싶으면, 표 8.9를 참고하기 바란다.
- 목뼈 외상의 방사선 징후에 대한 요약을 알고 싶으면, 표 8.10을 참고하기 바란다.

표 8.9 목뼈의 일반 방사선 투사

입을 연 상태에서의 AP 투사

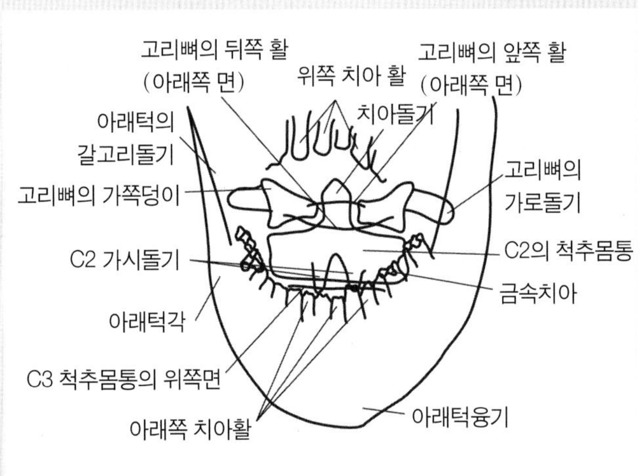

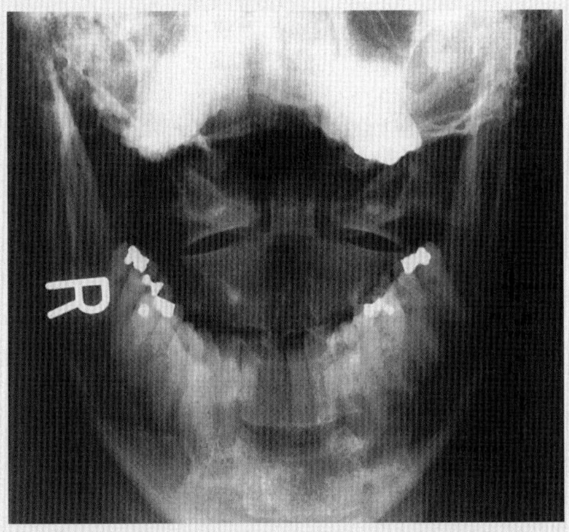

정상 C1-C2의 모습

- 치아돌기는 고리뼈 양쪽 가쪽덩이 사이의 정중앙에 위치한다.
- 양쪽 C1 가쪽덩이의 폭은 동등해야 한다.
- 양쪽 관절강도 동등해야 한다.
- C2 가시돌기는 정중앙에 위치해야 하고, 치아돌기와 일직선을 이루어야 한다.
- C1의 가쪽 가장자리가 C2의 가장자리에 매달려 걸린 모양을 해서는 안 된다.

표 8.9 목뼈의 일반 방사선 투사

아랫목뼈의 AP 투사

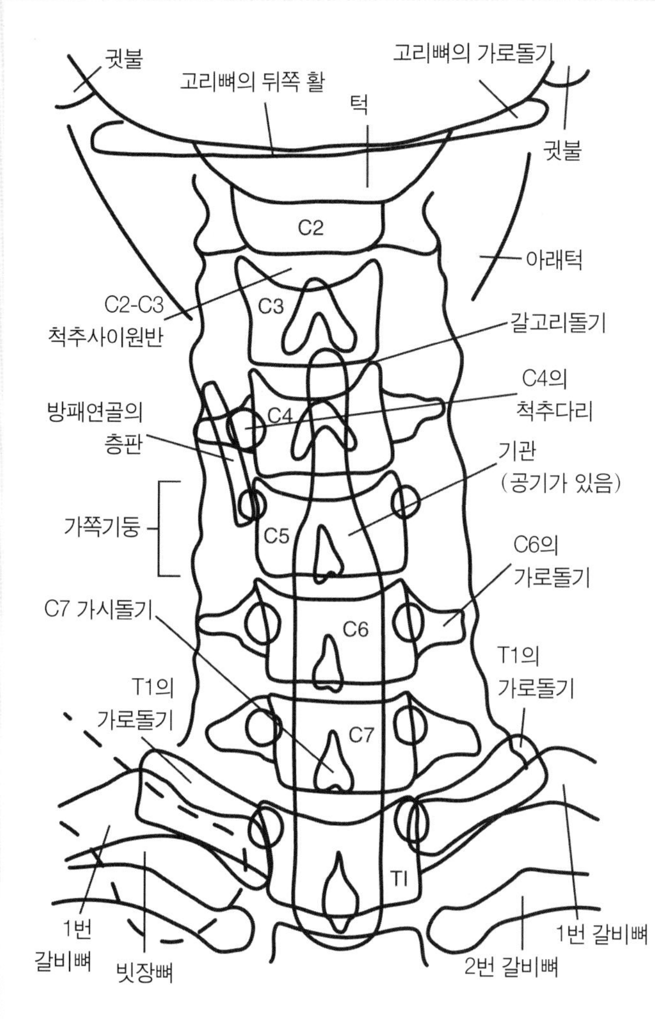

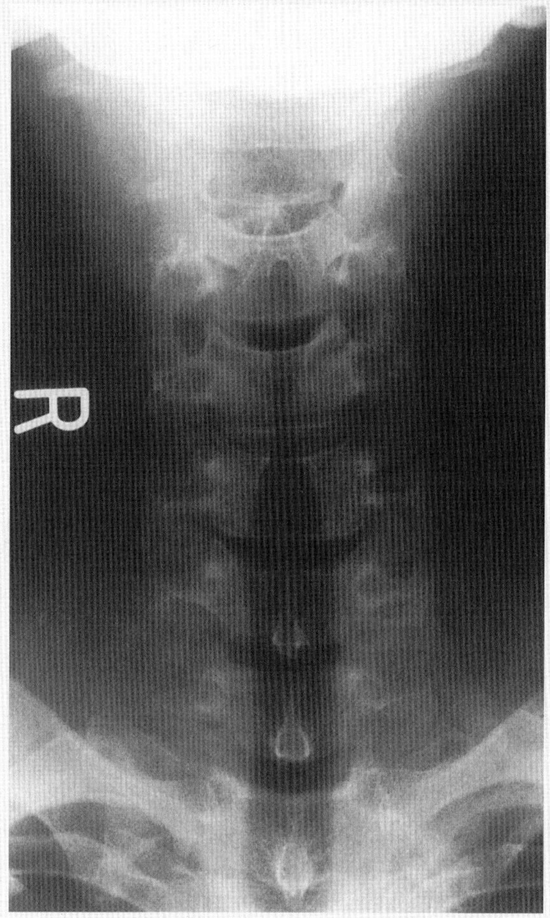

정상 AP 모습

- 공기가 차 있는 기관이 정중앙에 위치한다.
- 가시돌기가 정중앙에 위치한다.
- 양쪽 척추다리는 정중앙에서 동일한 거리로 위치한다.

표 8.9 목뼈의 일반 방사선 투사

가쪽 투사

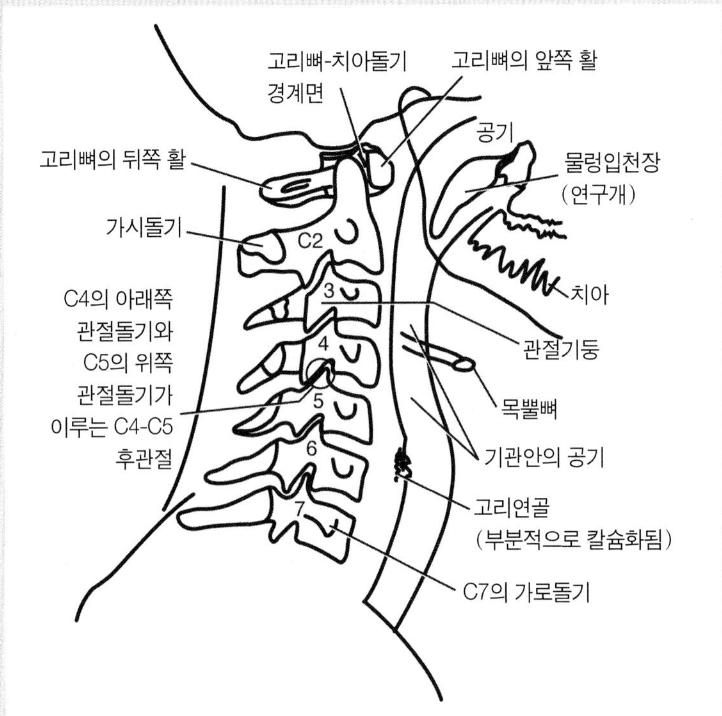

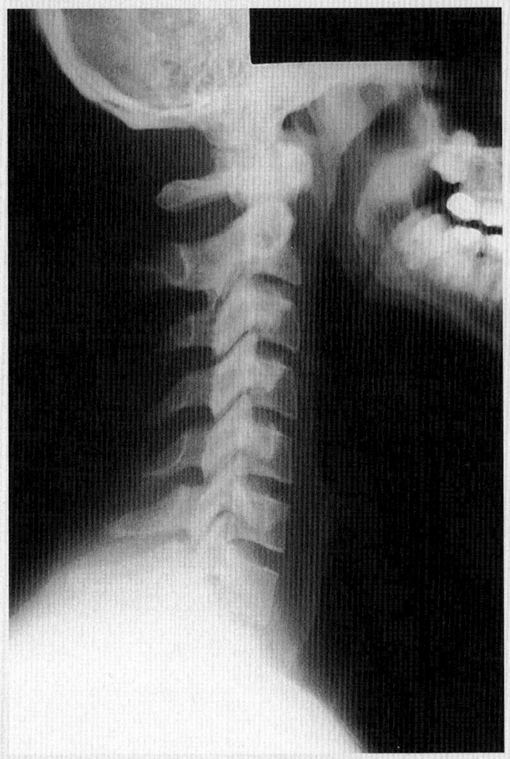

정상 가쪽 모습

- 3개 척추 라인이 평행하게 주행하고 있다. p225으로 되돌아가 본다.
- 원반공간은 잘 보존된 높이를 보인다.
- 척추앞쪽 연부조직의 팽창이 없다.
- C2에서 인두뒤공간은 6㎜ 이하이다.
- 성인의 C6 경우, 기관뒤공간은 22㎜이다(다음과 같이 기억하면 좋다. 6 at 2 and 22 at 6)

표 8.9 목뼈의 일반 방사선 투사

오른쪽 사선 투사와 왼쪽 사선 투사

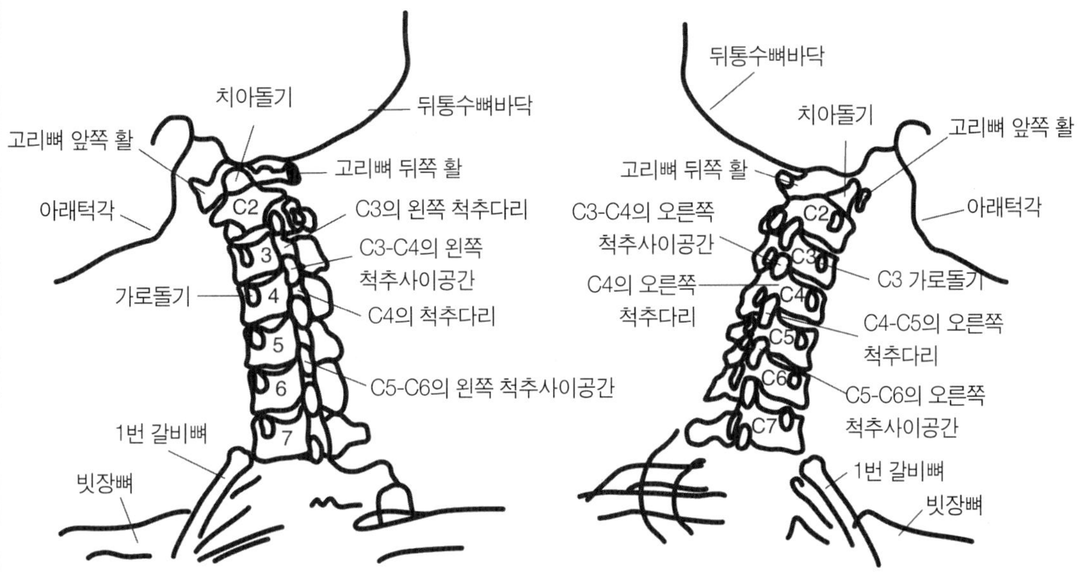

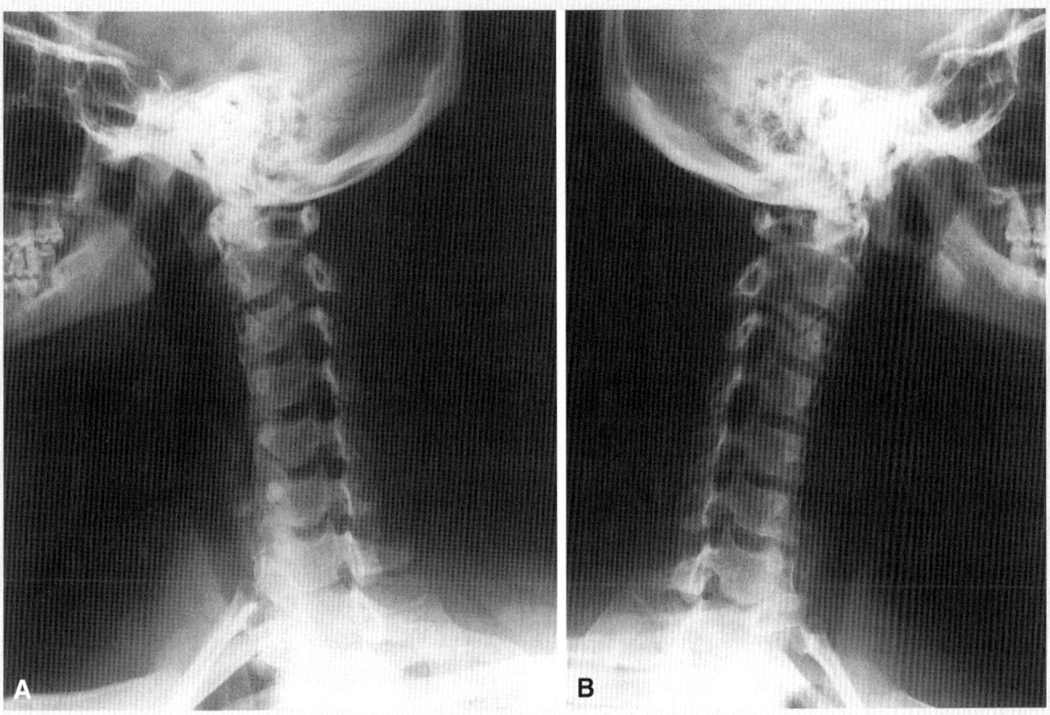

관찰: 사선 투사의 정상 모습은 다음과 같다:

- 척수신경이 나오는 척추사이공간이 방사선 투과의 원형으로 보인다.
- 좌우 척추사이공간을 보기 위해서는 2개의 사선 촬영이 필요하다. 그 이유는 각 척추사이공간은 한 면에서만 보이기 때문이다.
- 좌우 척추다리는 영상 장치와 평행하게 배치되기 때문에, 비틀림이 거의 없다.

표 8.10 목뼈 외상의 방사선 징후

연부조직의 비정상 징후

- 인두뒤공간과 기관뒤공간이 너무 넓다.
- 기관이나 후두가 전위된다.
- 척추앞쪽 지방 패드가 전위된다. 위의 3가지 징후 중 어느 하나가 나타나면, 부종이나 출혈, 또는 이와 관련된 질환이 있음을 의미할 수 있다.

척추 정렬의 비정상 징후

- 가쪽에서 볼 때 3개 라인이 평행하지 않을 수 있는데, 이것은 골절, 탈구, 또는 심한 퇴행성 변화를 의미한다.
- 앞굽음 소실. 이것은 손상에 반응하는 근경련을 의미한다.
- 가시돌기사이공간이 넓어진 급성 뒤굽음 각형성. 이것은 뒤쪽 인대의 파열을 의미한다.
- 척추몸통의 돌림. 이것은 편측 후관절의 탈구, 젖힘 골절, 근경련 또는 원반이나 관절주머니의 손상을 의미한다.

관절의 비정상 징후

- 넓어진 고리치아경계면. 이것은 변형, 신장, 가로인대의 파열을 의미한다.
- 넓어진 가시돌기사이공간(fanning). 이것은 가시사이인대와 뒤쪽인대의 파열을 의미한다.
- 넓어진 척추사이원반공간. 이것은 뒤쪽인대의 파열을 의미한다.
- 좁아진 척추사이원반공간. 이것은 원반의 파열과 속질핵의 유출을 의미한다.
- 후관절의 관절운동 소실. 이것은 탈구를 의미한다.

5. 목뼈의 기본 MRI 프로토콜

- 목뼈의 MRI 주요 **적응증**은 아래의 평가를 포함한다:
  - 퇴행성 원반 질환
  - 경막외 연부조직과 뼈 신생물
  - 경막내 골수외 종양
  - 경막내 종양이나 연수막질환
  - 골수내 종양
  - 방사선 치료를 위한 치료 분야
  - 내재성 척수질환. 이것은 탈수초화 질환과 염증성 질환을 의미한다.
  - 척수 혈관기형과 잘 확인되지 않는 거미막밑출혈의 원인
  - 척수물구멍증
  - 선천성 척추기형/옆굽음증
  - 수술후 척수내액이나 수술후 연부조직 변화
  - 수막 이상
  - 척추 감염. 이것은 원반공간 감염, 골수염, 경막외 농양을 의미한다.
  - 척추성형술/뒤굽음수술을 위한 수술전 평가
- 목뼈에 대한 MRI 시퀀스는 **해부학과 병리에 근거된 기본면**과 **시퀀스의 혼합을 포함**한다. 축성면 영상과 시상면 영상을 주로 얻어지고, 이마면 영상을 거의 이용하지 않는데, 그 이유는 MRI로 평가된 연부조직은 축성면과 시상면에서 잘 보이기 때문이다.
- 일반적으로 T1 가중과 T2 가중 시퀀스가 축성면과 시상면에서 얻어진다. 이들 2 시퀀스의 기본 견해는 2가지이다.
  - **T1 가중 시퀀스**를 통해 **해부학**을 정의한다.
  - **T2 가중 시퀀스**를 통해 **비정상 체액**을 감지한다.
- 목뼈에 대한 MRI의 평가는 다음을 포함한다.
  - **Alignment**(정렬): 시상 슬라이스는 정상 척추 정렬 뿐만 아니라, 골절, 탈구 및 뼈 파괴 등과 같은 편위된 정렬을 평가하기에 가장 좋다.
  - **Bone Signal**(뼈 신호): 인접한 영역으로 퍼지거나 국소의 질환이나 감염을 의미하는 불규칙한 신호강도를 평가한다.
  - **Canal Space**(척수관 공간)/중추신경계: 시상면과 축성면을 통해 척수관을 평가한다. 척수관이 정상적인 크기를 가지고 있는지를 관찰한다. 수막주머니의 내용물(척수, 신경뿌리, 뇌척수액)을 평가한다. 수막주머니(thecal sac)의 소실(이웃한 구조물 안으로 들어가는지)을 살펴본다.
    - 소실(effacement)는 척추종판, 원반, 후관절, 골편 또는 비후된 인대에서 시작된 퇴행성 변화로 인해 역학적으로 좁아진 결과이다.
    - 골수내 질환을 평가한다. 조영제의 사용 유무에 관계없이, MR는 여러 원인(탈수초화, 신생물, 퇴행성, 염증성 또는 선천성)에 의해 발생하는 척수질환의 존재와 범위를 보여줄 수 있다.
  - **원반 손상 유무:** 원반의 높이와 속질핵의 수분을 평가한다. 원반의 형태와 가장자리를 위해 시상면 영상으로 뒤쪽 가장자리를 평가하고, 축성면 영상으로 뒤가쪽 가장자리를 평가한다.

- 척수관 안으로 향한 **원반의 뒤쪽 팽창**(bulging)**은 넓고** 대칭적인 원반 물질의 팽창으로 정의된다(신경뿌리 압박과는 관련성이 떨어지는).
- 원반 탈출(herniation)은 원반이 비대칭적으로 뒤중앙, 뒤가쪽, 가쪽으로 척수관/신경구멍 안으로 탈출되는 것이다. 탈출은 종종 구멍 밖으로도 빠져나간다.
- **protrusion**과 **extrusion**은 탈출의 세부 범주이다. protrusion은 원반이 넓게 탈출되는 반면, extrusion은 상대적으로 좁게 탈출되는 것이다.

▸ **연부조직:** 외상, 신생물, 감염, 종양 등으로 인한 부종이 있는지를 위해 척추주위의 연부조직을 평가한다. 외상 이후 인대와 척수의 손상 유무를 살펴본다. 경막외 혈종과 내재성 척수 손상/혈액은 MRI에 의해 잘 확인된다.

- **목뼈의 MRI와 CT의 기본면**을 알고 싶으면, **표 8.11**을 참고하기 바란다.
- **목뼈의 기본 MRI 프로토콜**을 알고 싶으면, **표 8.12**를 참고하기 바란다.

표 8.11 목뼈의 MRI 또는 CT에 대한 기본면

축성면	축성면은 머리뼈바닥에서 T2까지 뻗어 있다. 스캐닝 면은 척추의 긴축과 수직을 이룬다. 기준선은 슬라이스이다.
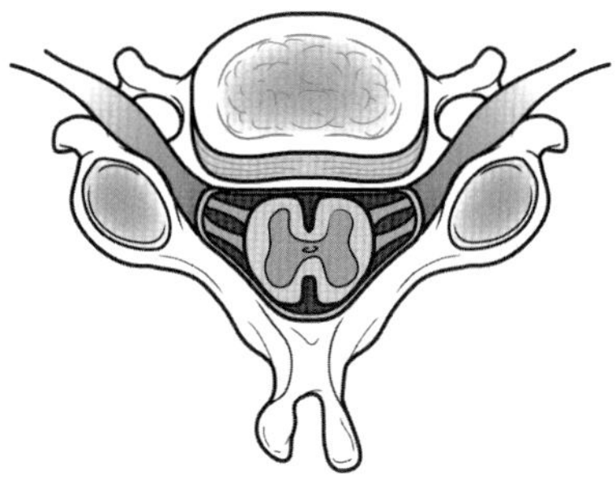	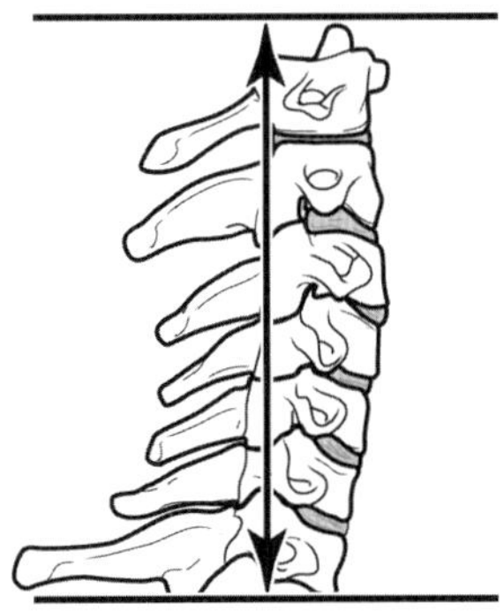 FOV 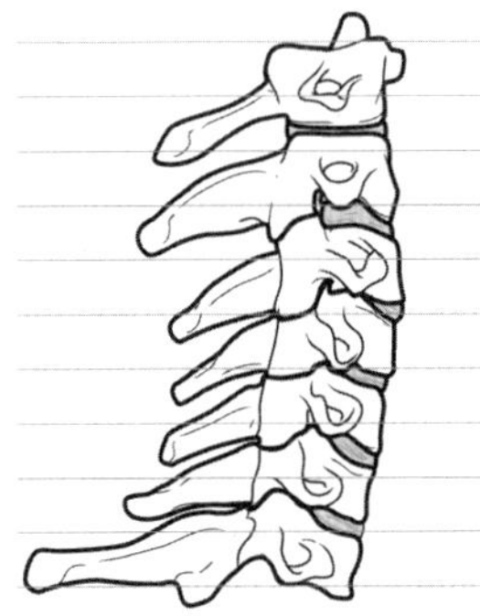 영상 슬라이스
시상면	시상면은 가로돌기 꼭대기에서 반대쪽 가로돌기 꼭대기까지 뻗어 있다. 스캐닝 면은 척추의 긴축과 나란하다. 기준선은 슬라이스이다.
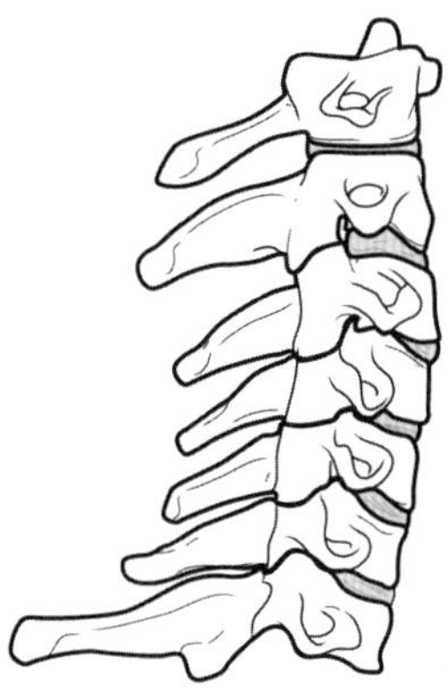	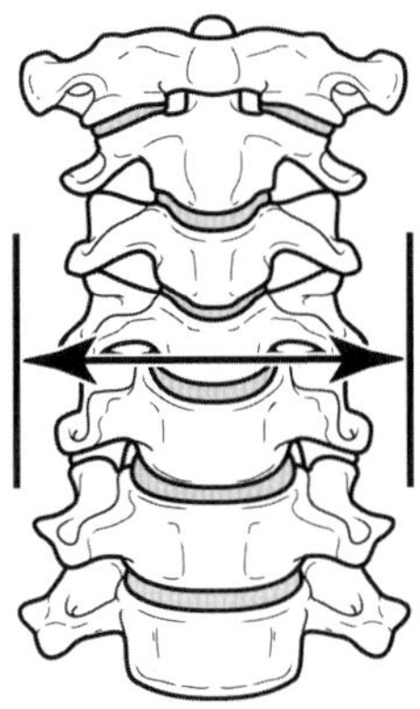 FOV 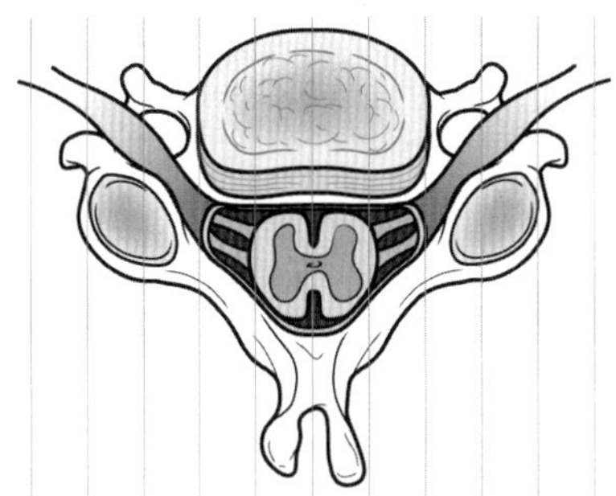 영상 슬라이스
이마면	이마면은 척추몸통의 앞쪽면에서 가시돌기의 꼭대기까지 뻗어 있다. 기준선은 슬라이스이다.
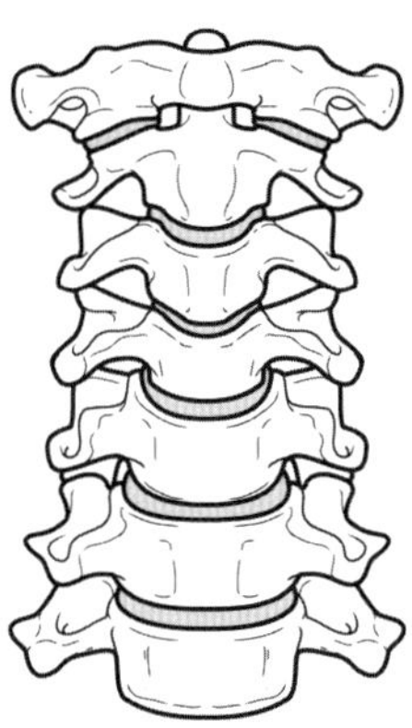	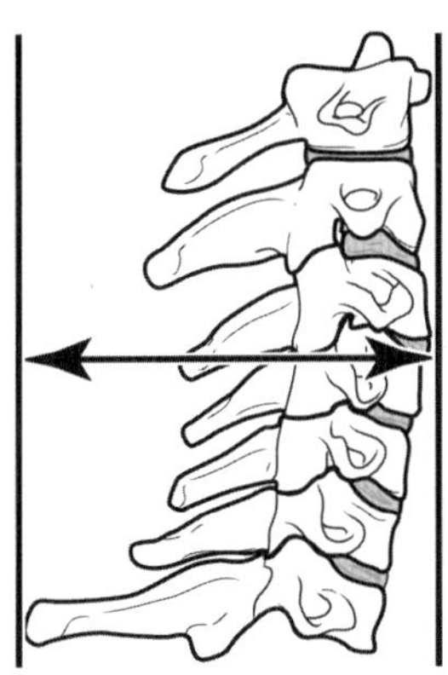 FOV 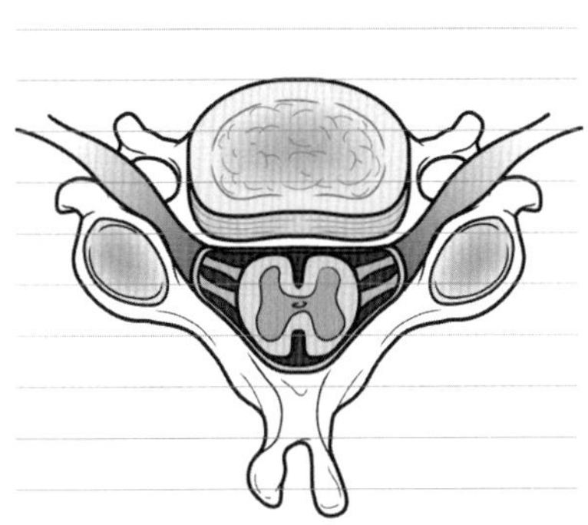 영상 슬라이스

표 8.12 목뼈의 MRI 프로토콜

축성면

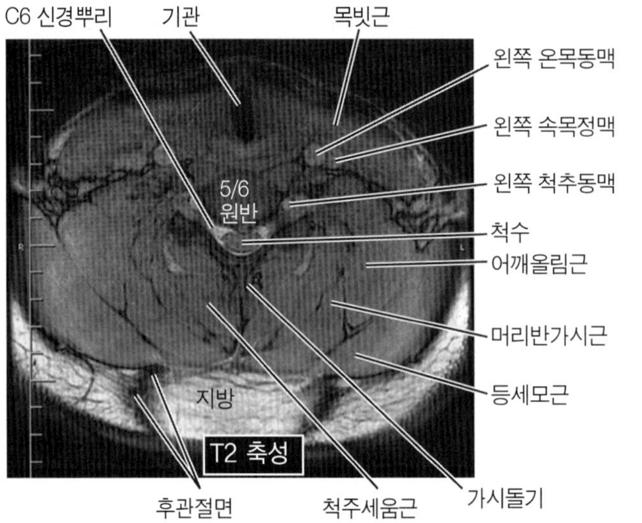

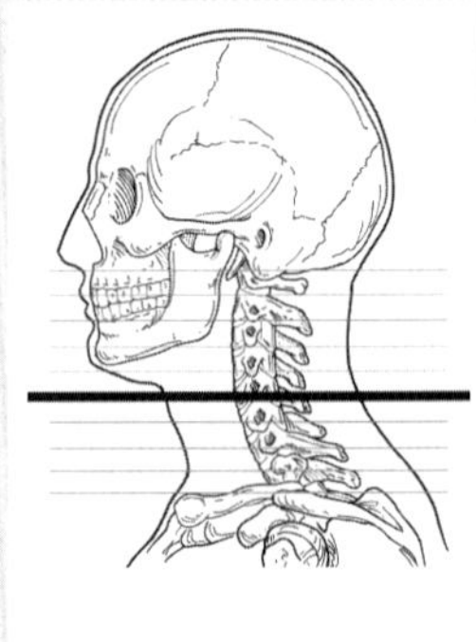

- **축성면 영상에서 잘 보이는 구조물을 평가한다.**
- 척추사이원반 (수막주머니의 소실과 함께 뒤중앙 원반 탈출을 체크한다)
- 척추사이구멍
- 척수관, 경막외공간, 수막주머니
- 후관절
- 황색인대
- 신경뿌리 (밝은 신경주위의 지방에 비해 신경뿌리가 잘 보일 수 있도록 하기 위해, 많은 T2 시퀀스는 지방 억제(fat suppression)를 사용하지 않는다)

시상면

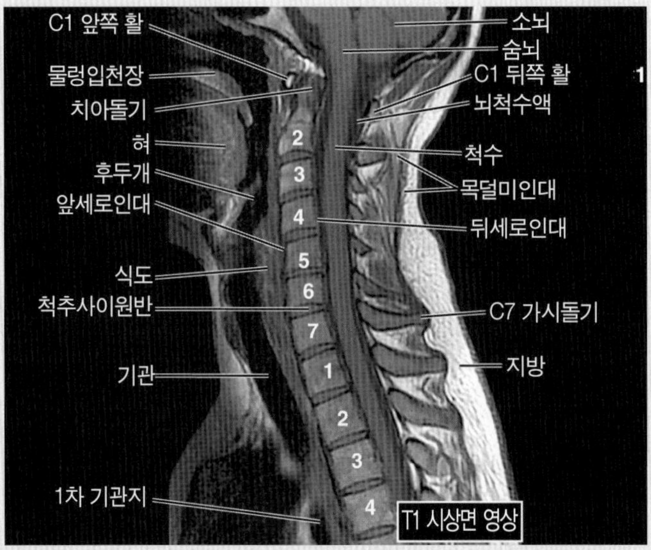

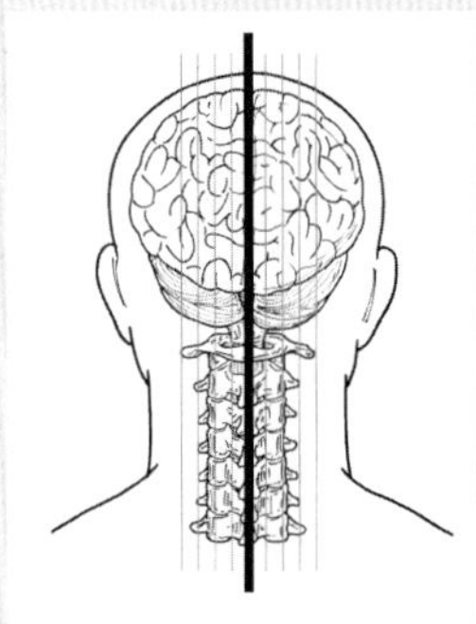

표 8.12 목뼈의 MRI 프로토콜

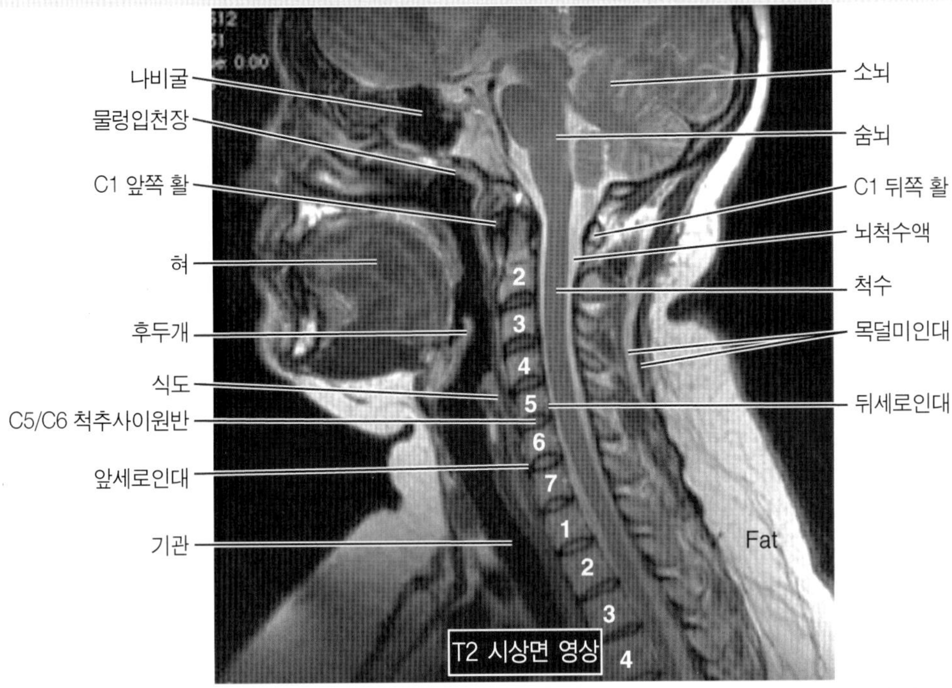

- **시상면 영상에서 잘 보이는 구조물을 평가한다.**
- 척추몸통, 척추종판
- 원반 신호, 원반 높이
- 경막외 공간, 신경뿌리(정중 슬라이스에서 볼 수 없음)
- 척수관, 척수
- 앞세로인대와 뒤세로인대
- 가시사이인대와 가시위인대
- 가시돌기

6. 목뼈의 기본 CT 프로토콜

- CT는 대부분의 근육뼈대계 질환을 평가할 때 이용될 수 있는 영상 장치로서, 주로 **뼈와 관절의 구조적 정보와 공간적 정보를 제공**한다.
- 목뼈에 대한 CT의 **주요 적응증**은 다음과 같다.
  - 성인의 급성 외상
  - 퇴행성 질환과 뼈관절염
  - 뼈 이식이나 뼈 융합의 수술후 평가
  - 척추의 감염 과정
  - 척추 중재를 위한 영상 가이드 (예, 생검, 주사)
  - 신생물 질환과 그들의 합병증
  - 염증성 병변과 낭포성 침착 질환
  - 선천성 척추 이상이나 발달성 척추 이상 (예, 옆굽음증, 척추분리증)
  - 척수구멍증과 기타 수막내 종양 (MRI가 금기증일 때)
- CT는 **전통적인 방사선 영상과 비슷한 영상 원리로 이루어진다.** 신체 조직은 X 선을 흡수하여 영상에 회색 음영으로 표시된다. 방사선 영상과 CT의 **회색 음영**은 4가지로 구성된다:
  - **1. 공기 = 검은색**
  - **2. 지방 = 검은 회색**
  - **3. 물(연부조직) = 회색**
  - **4. 뼈 = 흰 회색**
- **관찰:** 각 기본면에서 ABCS의 비정상을 체크한다.
  - **A**lignment(정렬): 이마면 재설정(AP 영상과 비슷)과 시상면 재설정(가쪽 영상)이 정상 척추 정렬 뿐만 아니라, 골절, 탈구 및 뼈 파괴 등과 같은 편위된 정렬을 평가하기에 가장 좋다.
  - **B**one density(뼈 밀도): 방사선 영상과 비슷하게, 뒤쪽 척추뼈 가장자리 구조물에서처럼 겉질뼈가 가장 치밀하고, 척추뼈몸통에서처럼 해면뼈가 가장 덜 치밀하다. 질환이나 감염을 의미하는 뼈 파괴를 평가한다. 골절을 의미하는 겉질뼈 가장자리의 파손을 평가한다.
  - **C**anal Space(척수관 공간): 축성면 영상으로 척수관 공간을 평가한다. 신경충돌을 일으키는 중심관의 침해나 가쪽 함몰을 살펴 본다. 골절이나 원반 탈출에 의해 척수관 안으로 이동한 골편을 찾는다.
  - 원반 손상 유무: 형태와 온전한 가장자리를 위해, 축성면 영상으로 뒤쪽 가장자리와 뒤가쪽 가장자리를 평가한다.
  - 연부조직: 외상으로 인한 부종이 있는지를 확인하기 위해, 시상면 영상으로 척추앞쪽 연부조직을 검사한다.
- **목뼈의** CT **프로토콜**을 알고 싶으면, **표** 8.13을 참고하기 바란다.
- **머리척추관절과 그들의 방사선과** CT**에 대한 정상값**을 알고 싶으면, **표** 8.14를 참고하기 바란다.

표 8.13 목뼈의 CT 프로토콜

C1와 C5의 축성 슬라이스	관찰

축성면

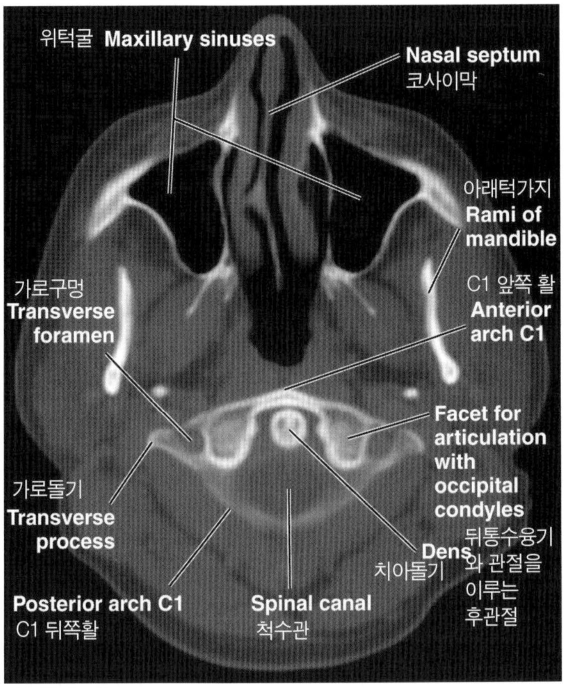

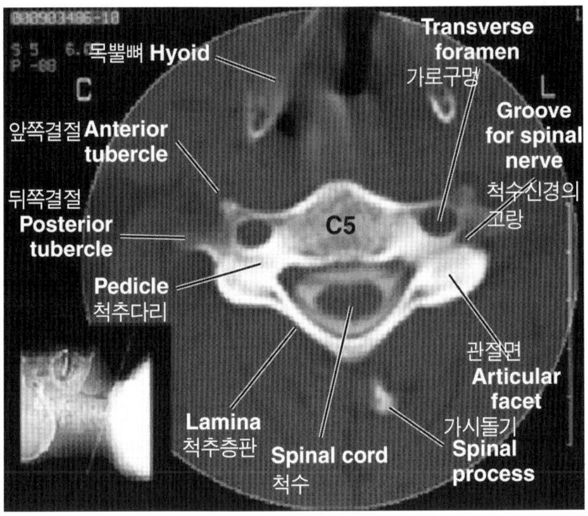

축성면

- 고리뼈의 앞쪽 활과 C1의 가쪽덩이에 대한 치아돌기의 위치를 위해 C1–C2를 평가한다.
- C1–C2 비대칭은 골절, 고리중쇠 아탈구, 고리중쇠 돌림 고정, 또는 관절을 정상적으로 안정화시키는 가로인대/날개인대/꼭대기인대 열상의 결과이다.
- 성인의 고리치아돌기 경계면의 정상 간격은 3 ㎜ 미만이고, 아동은 5 ㎜ 미만이다.
- Steel의 3번째 법칙에 따르면, 고리뼈의 고리 AP 직경은 3 ㎝이다. 치아돌기와 척수의 직경은 약 1 ㎝로서, 고리 직경의 2/3에 해당한다. 즉, 나머지 1 ㎝가 자유 공간이다.
- 척수관의 직경은 각 목뼈 레벨마다 측정해야 한다. Pavlov 비율은 척수관의 넓이를 의미하고, 해당 척추뼈몸통의 넓이와 동등해야 한다. 정상 비율은 척수관 직경 ÷ 척추뼈몸통 직경 = 1. 비율이 0.85 미만이면 척추관 협착증을 의미한다.

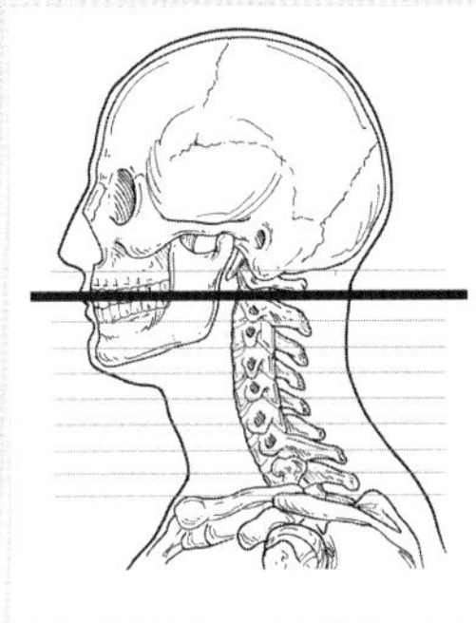

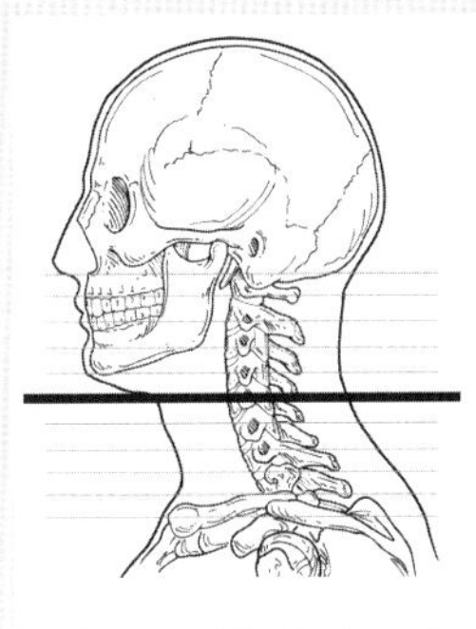

표 8.13 목뼈의 CT 프로토콜

재설정	관찰
시상면 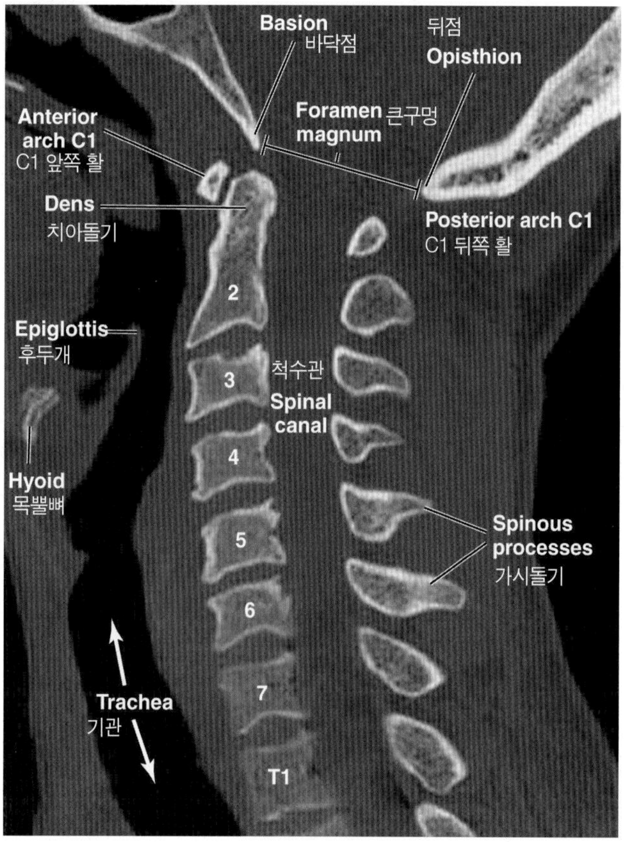	**시상면** ● 머리목뼈의 정상 관계는 고리뼈, 중쇠뼈 및 뒤통수뼈 사이의 거리를 측정함으로서 평가된다. ● 바닥점-중쇠 라인 간격(BAI)은 12 ㎜ 미만이다. ● 바닥점-치아돌기 간격(BDI)은 12 ㎜ 미만이다. ● 파워 비율은 1 미만이다. ● 고리-치아돌기 간격(ADI)은 3 ㎜ 미만이다. ● 위의 간격 증가는 C0–C1나 C1–C2 탈구에서 보이고, 류마티스 관절염과 같은 질환에서도 나타난다. ● 척추를 가쪽 촬영한 후, 3개 라인(앞쪽 척추뼈몸통을 잇는 라인, 두쪽 척추뼈몸통을 잇는 라인, 그리고 가시층판 이음부 라인)을 통해 척추몸통 정렬을 평가한다. 어긋난 라인은 골절, 탈구 및 아탈구를 의미한다. ● 원반 공간높이를 평가한다. C5–C6에서 좁게 보인다. 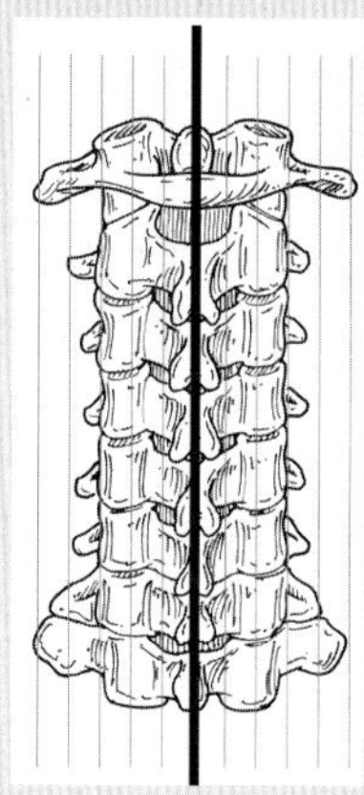

표 8.13 목뼈의 CT 프로토콜

재설정	관찰
이마면 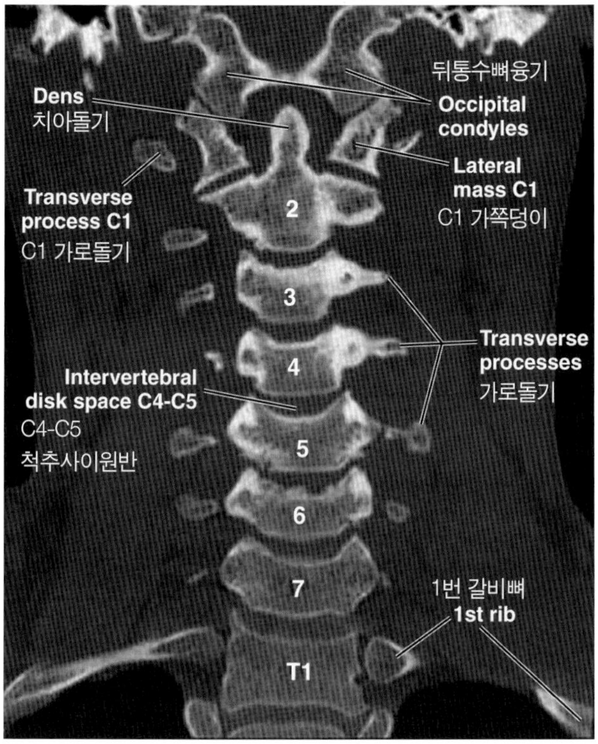	이마면 • 양쪽 대칭성을 위해 머리척추 관계를 평가한다. • 고리-뒤통수 관절의 정상 간격은 1-2 ㎜이다. • 고리중쇠관절의 정상 간격은 2-3 ㎜이다. • C1-C2 관계는 입을 벌린 상태에서 촬영한 AP 방사선 영상과 비슷하다. • 치아돌기의 골절을 잘 볼 수 있다. 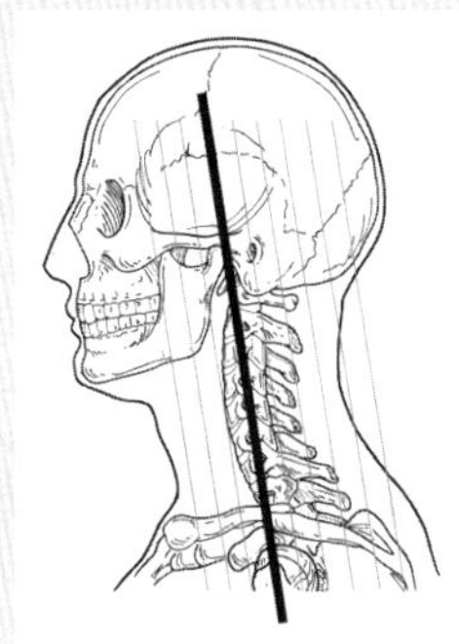

표 8.14 머리척추관절: 방사선과 CT에 대한 정상값

고리뼈-치아돌기 간격 (ADI)

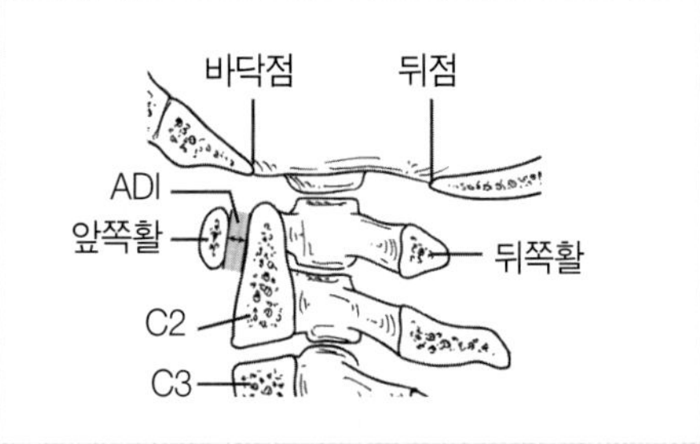

ADI는 C1의 앞쪽 활과 치아돌기 사이의 거리이다.
정상 방사선 값 = ≤ 2 ㎜ 여성과 남성
CT 정상값 = ≤ 2 ㎜ 여성과 남성

바닥점-치아돌기 간격 (BDI)

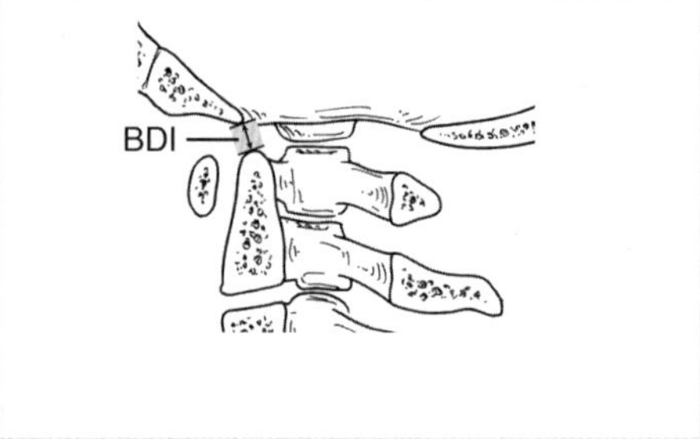

BDI는 바닥점의 아래쪽꼭대기와 치아돌기의 위쪽 꼭대기 사이의 거리이다.
정상 방사선 값 = ≤ 12 ㎜
CT 정상값 = ≤ 9.1 ㎜

바닥점-중쇠뼈 뒤쪽 라인 간격 (BAI)

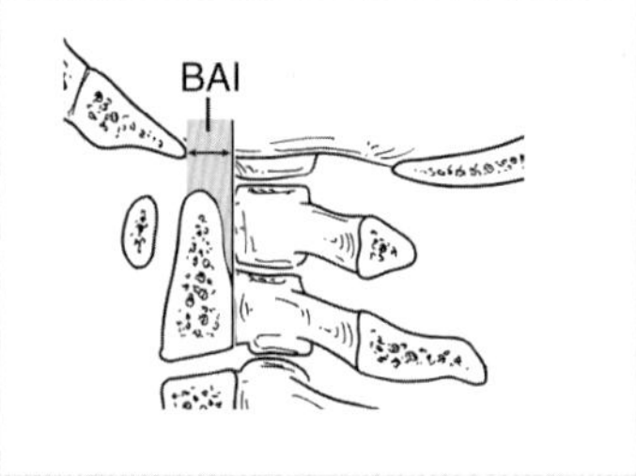

BAI는 바닥점과 C2 척추몸통의 뒤쪽 겉질뼈 가장자리의 연장선 사이의 거리이다.
정상 방사선 값 = ≤ 12 ㎜
CT 정상값 = 뒤쪽 라인을 결정하기 어렵기 때문에 거리를 측정할 수 있다.

파워 비율

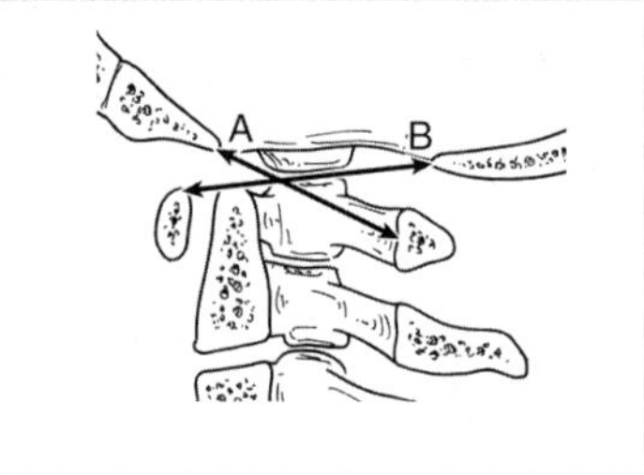

파워 비율은 C1 뒤쪽활과 바닥점 사이의 거리를 나타내는 라인 A를 C1의 앞쪽활과 뒤점 사이의 거리를 나타내는 라인 B로 나눈 값이다. 약 1:1이다.
정상 방사선 값 = < 0.9
CT 정상값 = < 0.9

7. 무엇처럼 보이는가? 병리 그림

표 8.15 병리 그림

병리	임상 정보	치료
급성 원반 탈출 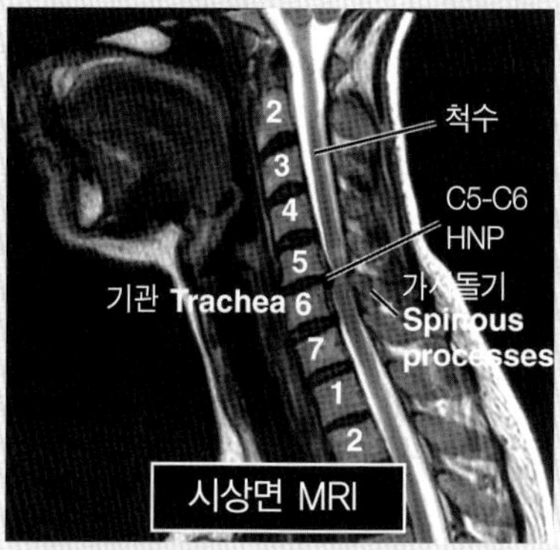 목뼈의 시상면 T2 가중 MRI 영상. 환자는 37세 여성으로서 자동차 사고로 머리를 크게 부딪혔고, 간질로 고생하고 있다. 그녀는 2차 간질의 원인을 검사하기 위해 혈액검사, CT, MRI 뇌 스캔 받았지만, 모든 정상이었다. 그녀는 간질 이후 여전히 보행을 할 수 없었고, 목뼈 척수병증과 관련된 징후를 찾기 위해 신경학적 검사가 수행되었다. 목뼈 MRI 스캔을 통해 C5-C6에서 원반이 탈출하여 척수를 압박하고 있음을 확인했다. 환자는 성공적인 수술을 통해 현재 많이 회복되었다 (출처: imran Satia, MD).	**설명:** 일반적으로 급성 원반 탈출은 한 번의 외상성 사고로 발생된다. 속질핵은 뒤쪽이나 가쪽으로 탈출하여, 팔에 영향을 주는 신경압박이나 사지마비에서처럼 목뼈척수병증을 일으킨다. **손상 기전:** 외상성 타격, 낙상, 또는 목뼈 압박, 축성 하중 또는 과도한 굽힘을 일으키는 충돌. **영상:** 급성 손상에서는 CT가 골절을 잘 확인할 수 있기 때문에 첫 번째 검사로 이용된다. MRI는 신경압박을 일으키는 골절이 있는지를 확인할 때 이용된다.	**보존적 관리:** 일반적으로 치료에는 비스테로이드성 항염증성 약물, 염증을 감소시키는 단기성 스테로이드 약물, 목뼈 견인과 통증을 치료하는 물리치료, 그리고 목뼈 칼라 등이 있다. **수술:** 보존적 치료로 증상 완화에 실패하면, 뼈이식과 플랫을 이용한 융합술과는 관계없이, 앞쪽목뼈 원반절제술이 일반적으로 시행되어 왔다. 융합을 하지 않는 원반절제술과 함께, 미세층판절제술이나 미세구멍절제술을 위한 뒤쪽 접근술이 최근에 개발되었다.

표 8.15 병리 그림

병리	임상 정보	치료
퇴행성 원반 질환 (DDD) 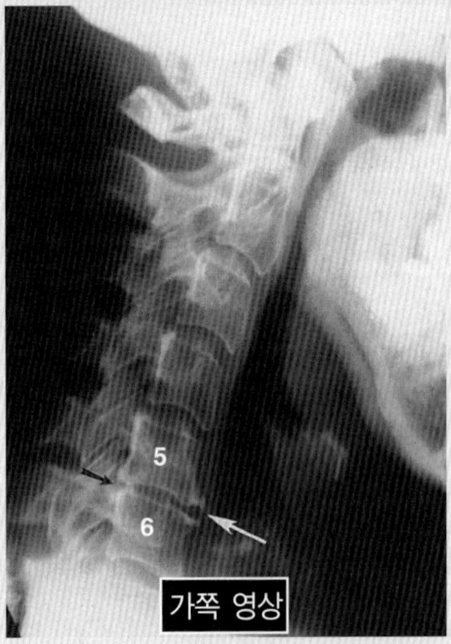 목뼈의 퇴행성 원반 질환. 가쪽 영상에서, 원반 공간의 감소가 C5-C6에서 뚜렷하게 나타나고 있다. 앞쪽의 뼈가시(흰 화살표)와 뒤쪽의 뼈가시(검은 화살표)가 보인다.	**설명:** DDD는 60세 이상의 사람에게서 흔하게 나타나고 있지만, 반드시 증상을 보이지는 않는다. 주요 특징은 원반의 퇴행성 변화에 의해 발생된 원반 높이의 감소이다: 탈수 현상, 섬유테 팽창, 속질핵 탈출, 척추종판 압착, 뼈 증식 등이다. **징후와 증상:** 만성 퇴행성 질환은 시간의 경과에 따라 진행한다. 가동범위 감소가 한 개 이상의 레벨에서 뚜렷해질 수 있다. 퇴행성 변화가 신경조직을 압박하면, 방상통이 일어날 수 있다. **영상:** 방사선 영상으로 원반 높이의 감소와 척추종판의 뼈증식을 확인할 수 있다.	**보존적 관리:** 퇴행성 변화는 느리게 형성되고, 몸이 퇴행성 변화에 적응하게 된다. 하지만, 작은 외상에 의해서도 증상이 발생하게 되고, 잘 적응할 수 없게 된다. 염증은 비스테로이드성 항염증성 약물과 단기성 스테로이드 약물로 치료되고, 목뼈 견인과 통증을 치료하기 위해 물리치료를 이용하고, 목 칼라를 사용한다. **수술:** 보존적 치료가 증상하고 신경 감압을 원하다면, 융합술과 함께, 앞쪽목뼈 원반절제술이 일반적인 수술 방법이다. 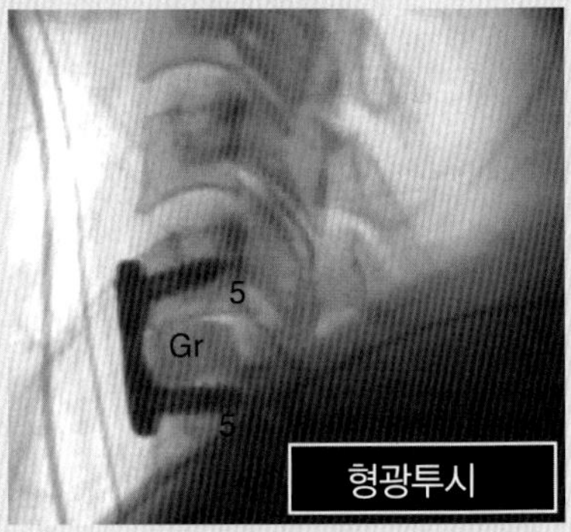 원반절제술 이후 목뼈를 고정하는 가장 흔한 방법은 뼈 이식/금속 플랫 및 나사를 이용한 융합술이다. 금속 플랫은 앞쪽 척추몸통에 배치되고, 나사는 몸통 안으로 들어가 있다. 이것은 뼈 이식 동안 C5-C6 분절을 고정한다. 위의 형광투시는 수술 동안에 얻어진 영상이다.

표 8.15 병리 그림

병리	임상 정보	치료
		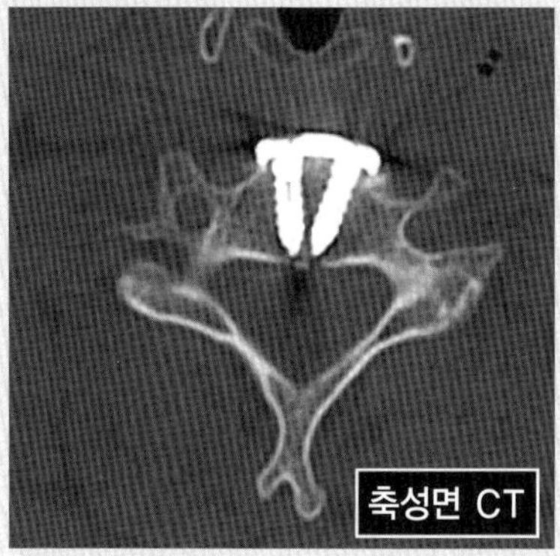 축성면 CT 슬라이스는 C5 척추몸통에 배치된 나사를 보여주고 있다. 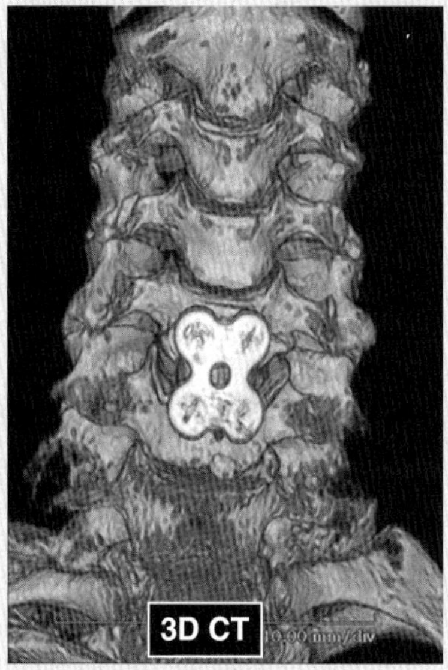 3D CT는 목뼈의 앞쪽면과 척추몸통에 있는 금속 플랫을 보여주고 있다.

표 8.15 병리 그림

병리	임상 정보	치료
척추사이구멍 침해 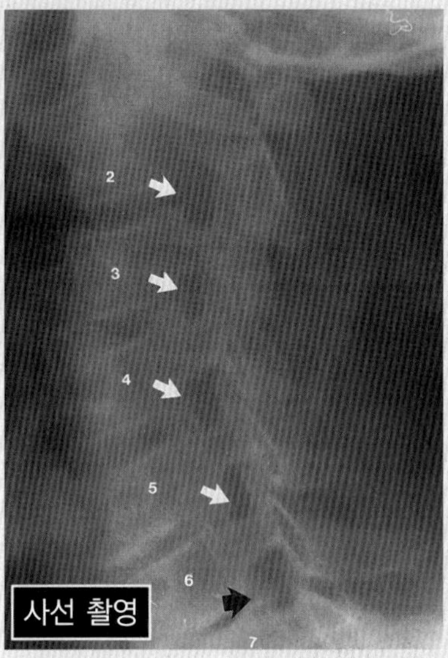 목뼈의 구멍 침해는 사선 영상에서 가장 쉽게 확인할 수 있다. 흰색 화살표는 구멍을 가르킨다. C2-C3 분절의 구멍은 넓고 골화가 없다. 아래쪽 목뼈는 척추종판의 뼈증식이 구멍 안으로 침해한 다양한 크기의 구멍을 보여주고 있다. 가장 많이 침해된 레벨은 C6-C7이다(검은 화살표).	**설명:** 구멍 침해는 이웃한 척추뼈에서 발생한 퇴행성 변화(척추사이구멍을 작게 만드는 DDD와 DJD)의 결과이다. 침해되는 것은 척수에서 나오는 신경뿌리이다. **징후와 증상:** 신경뿌리의 역학적 압박은 팔에 방사통, 약증, 반사 소실을 일으킨다. **영상:** 사선 방사선 영상은 모든 척추사이구멍을 잘 볼 수 있다. 구멍 침해는 뼈증식으로 인해 이들 구멍의 공간이 좁아지는 것이다. 골화된 퇴행성 변화만이 방사선 영상으로 확인된다. 인대나 후관절의 관절주머니의 섬유성 변화도 구멍의 크기에 영향을 주지만, 방사선 영상으로 확인되지 않는다.	**보존적 관리:** 몸은 증상을 갖지 않고, 제한에 잘 적응할 수 있는데, 그 이유는 공간 가장자리가 주로 퇴행성 변화를 하기 때문이다. 그러나 염증이나 외상이 있으면, 퇴행된 가장자리를 자극하여 방사통을 일으킬 수 있다. 치료로는 비스테로이드성 항염증성 약물과 단기성 스테로이드 약물로 치료되고, 목뼈 견인과 통증을 치료하기 위해 물리치료를 이용하고, 목 칼라를 사용한다. **수술:** 보존적 치료를 해도 증상이 완화되지 않으면, 신경감압술이 필요할 수 있다. 뼈 이식과 척추 앞쪽 원반절제술의 영상에 대해서는 "퇴행성 원반 질환"의 영상을 참고한다.

병리	임상 정보	치료
C2 골절, 치아돌기 골절 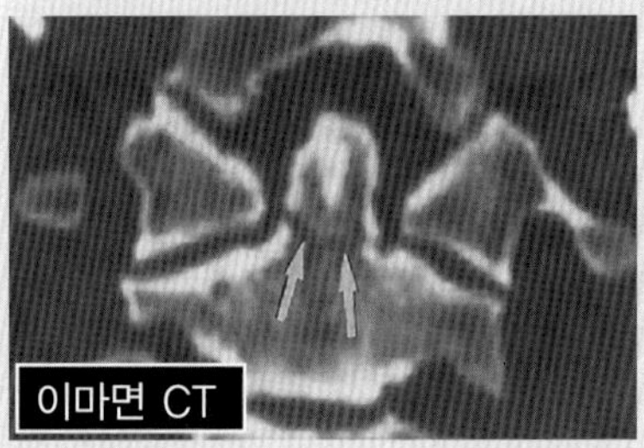 CT 이마면 영상은 치아돌기의 2형 골절(C2 척추몸통과의 이음부)을 보여주고 있다(화살표). 이런 골절은 치아돌기에서 가장 흔하게 발생하는 골절이다.	**설명:** 3개의 유형이 확인된다: 1형 골절은 꼭대기인대나 날개인대의 스트레스에 의한 치아돌기 꼭대기의 박리골절이다. 2형 골절은 치아돌기의 바닥에서 일어나는 골절이다(가장 흔함). 3형 골절은 C2 몸통 안이나 이음부 밑에서 일어나는 골절이다. **손상 기전:** 젊은 사람의 경우는 주로 자동차 사고이고, 늙은 사람의 경우는 낙상이다. **영상:** 치아돌기 골절은 입을 벌린 상태의 AP 촬영으로 주로 확인되는데, 그 이유는 고리뼈의 활과 치아의 활이 중첩되기 때문이다. 이마면 CT는 치아돌기의 골절을 잘 보여준다.	**보존적 관리:** 치료는 골절의 유형과 안정성, 다른 목뼈의 골절 존재에 좌우된다. 비수술적 중재로는 보조기에 의한 6-8주간의 목뼈 고정(대개 1형 골절)이다. **수술:** 2형 골절은 보존적 치료나 수술로 관리된다. 2형이나 3형 골절의 수술적 선택은 halo vest 고정, 치아돌기 나사 고정, 고리중쇠관절의 뒤쪽 관절고정술 등이 있다. 관절고정술은 C1-C2 가로 나사 고정, 층판사이 꺽쇠나 와이어 기법에 의해 이루어질 수 있다.

표 8.15 병리 그림

병리	임상 정보	치료

C5의 골절-탈구

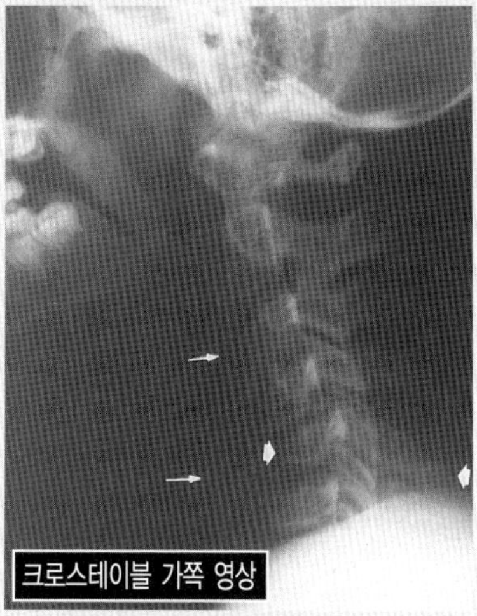

15세 소년이 자동차 사고로 C5의 골절-탈구를 당했다. 크로스 테이블 가쪽 영상은 C5의 뒤쪽 전이를 보여 준다(흰색 화살표). 응급실에서 칼라로 목을 고정하고 촬영했기 때문에 영상의 질이 거친편이다. 작은 화살표는 부종이나 출혈 때문에 앞쪽으로 전위된 척추앞쪽 음영으로 가르킨다.

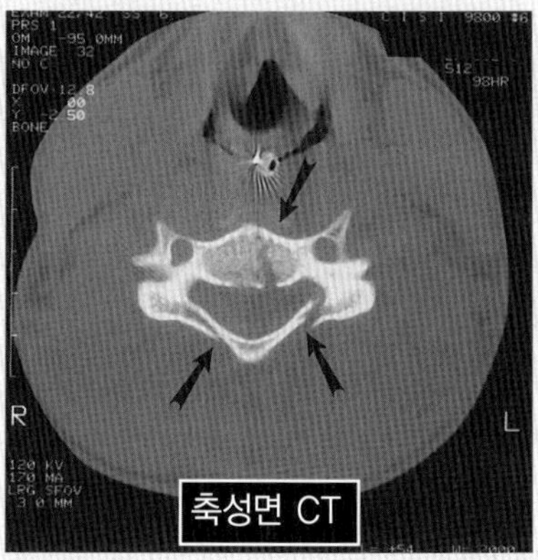

C5의 축성면 CT는 척추몸통의 분출골절(burst fracture)과 양쪽 층판의 골절(화살표)을 보여주고 있다.

임상 정보

설명: 목뼈의 골절-탈구는 가장 심한 손상이며 생명을 위협할 수 있다. 뒤쪽 인대 열상과 결합된 척추몸통의 뒤쪽 구조물 손상은 척추몸통을 앞쪽으로 전위시켜, 척수를 손상시킬 수 있다.

손상 기전: 축성 압박이 스키, 다이빙에서처럼 낙상으로 발생할 수 있고, 과도한 굽힘이 자동차 사고로 인해 축성 압박으로 전환될 수 있다.

영상: "크로스 테이블 가쪽 영상(환자를 테이블 위에 눕게 하고 실시한다)"은 척추정렬을 관찰하는 표준 영상이고, 응급실에서 주로 사용된다. CT를 이용할 수 없을 때 주로 사용한다. 오늘에는 CT에 의해 주로 촬영된다. 척수 손상을 평가할 때는 주로 MRI를 이용한다.

치료

보존적 관리: 응급실에서는, 불안정한 골절이 있으면, 견인과 감압을 위해 목을 고정하고 방사선으로 촬영한다. 영상 검사를 완전히 수행한 후, 손상을 확인하고, 수술을 계획한다.

수술: 척추분절의 고정은 와이어, 양쪽 플랫, 앞쪽 플랫 및 뼈 이식을 통해 이루어질 수 있다.

표 8.15 병리 그림

병리	임상 정보	치료
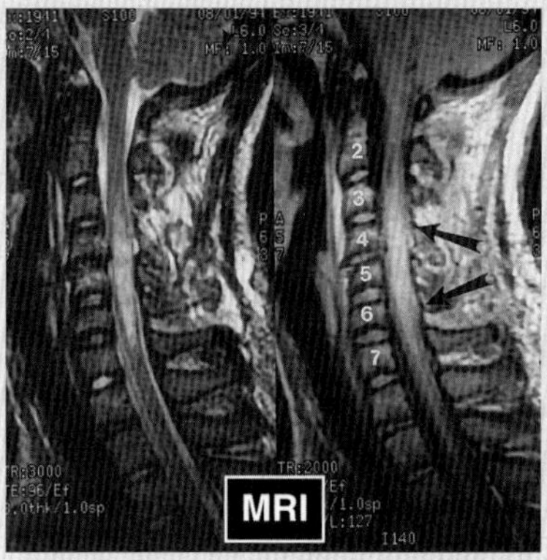 시상면 CT 슬라이스는 C3-C7까지 형성된 척수 부종을 보여주고 있다(화살표). 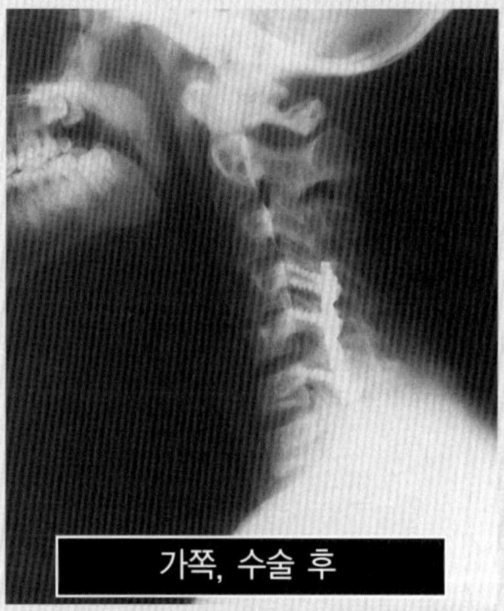 척추 정렬을 회복하고 척추분절을 고정하기 위해 내적 고정을 실시한 후, 촬영한 가쪽 방사선 영상		

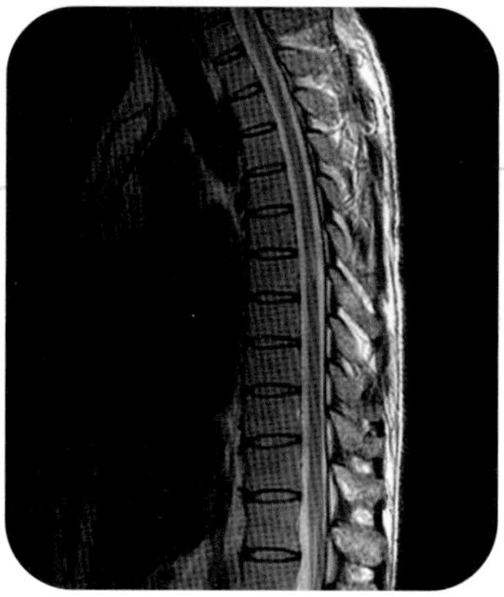

CHAPTER

9

등뼈의 진단영상학

- 소개: 등뼈 팩트
- 해부학 복습
- 이용할 수 있는 영상 가이드라인: ACR 적절성 기준, 진단 영상 경로
- 등뼈의 일반 방사선 평가
- 등뼈의 기본 MRI 프로토콜
- 등뼈의 기본 CT 프로토콜
- 무엇처럼 보이는가? 병리 그림

1. 소개: 등뼈 팩트

❑ 외상성 손상

- 척추의 가장 흔한 손상 레벨은 **목뼈등뼈**(C6, C7, T1, T2)와 **등뼈허리뼈**(T11, T12, L1. L2)이다. 이들 척추 분절은 역학적 힘에 쉽게 노출되는데, 그 이유는 상대적으로 고정된 등뼈(갈비우리 때문에)와 유연한 허리뼈가 이어지는 영역이기 때문이다.
- **압박골절과 골절-탈구**는 T12과 L1에서 가장 많이 발생한다. 이들 중 15-20%는 **신경 손상**도 일으킨다.
- **척추몸통의 앞쪽 압박골절은 모든 연령대**에서 방사선 영상으로 감지될 수 있는 가장 흔한 척수손상이다. 다음은 이들 문제에 영향을 주는 요소들이다:
  - 척추몸통은 척추활의 겉질뼈보다 구조적으로 약한 해면뼈로 구성되어 있다.
  - 척주를 통해 적용된 축성 힘은 종종 굽힘력으로 전환되어, 척추몸통에 압박을 가한다. 그러나 뒤쪽 부위인 척추활에는 압박이 가해지지 않는다. 이런 축성의 압박력은 높은 곳에서 발로 착지하거나 궁둥이로 착지할 때 발생한다.

- 등뼈는 등뼈의 정상적인 뒤굽음에 의해 더욱 굽힘된다.

❑ 병리

- **뼈엉성증(골다공증): 척추몸통 압박골절**
  - 골다공증의 결과로 자주 발생하는 골절의 4개 영역은 엉덩관절, 먼쪽노뼈, 몸쪽위팔뼈 및 척추몸통이다. 앞에서 언급했듯이, 이들 척추 손상은 뼈의 탈무기질화에 의한 **노화로 증가**한다. 척추몸통이 약해지고, 퇴행성 변화가 원반에서 일어남으로서, 뼈의 충격흡수 능력이 떨어지고, 직접적인 힘이 뼈에 가해진다.
- **옆굽음증**
  - 옆굽음증의 가장 흔한 형태는 청소년의 특발성 옆굽음증이며, 이것은 10세 경에 나타나고, 여성과 남성의 발병 비율이 7:1이다. 이 시점 이후에는 척추 만곡(옆굽힘증)이 덜 진행하기 때문에, 부목의 적용을 언제 중단해야 할 것인지를 결정하기 위해 방사선 영상으로 뼈 성숙이나 뼈 나이를 확인한다.
- **Scheuermann 질환**
  - 옆굽음증 다음으로, 청소년기에서 가장 많이 발병하는 척수질환이 Scheuermann 질환이다. 허리 통증과 등뼈의 뒤굽음이 척추종판의 뼈연골증으로 발생한다. 이 질환은 뼈 성숙 이후 추가적인 진행이 없는 양성 질환이다. 성별 간의 발병 빈도 차이는 거의 없다.
- **척추결핵(Pott 질환)**
  - 등뼈의 골수염은 폐 병변으로부터 결핵균이 감염되어 초래된다. 결핵균은 개발도상국에서도 공중보건의 문제이다.

❑ 영상 선택

- **방사선 영상**은 등뼈 문제에 대한 초기 영상 검사이지만, 고위험 외상 환자는 예외이고, 그들은 CT에 의해 평가된다. 그러나 만약 CT를 이용할 수 없다면, 방사선 촬영을 한다.
- CT는 고위험 외상 환자를 위한 초기 영상 검사이다. 한 번의 스캐닝 검사로 여러 신체 기관을 평가할 수 있다: 뇌를 위한 머리 CT, 내장기를 위한 가슴-배-골반 CT, 끝으로 척추의 모든 영상은 초기 데이터로부터 나올 수 있다.
- MRI는 방사선이나 CT로 확인할 수 없는 척수, 인대, 연부조직과 신경 등의 결손을 평가하기 위해 선택된다.

❑ 이용될 수 있는 가이드라인

- **ACR 적절성 기준:** 오늘날에는 ACR에 의해 4개의 등뼈 임상 질환이 연구된다: 척추 외상, 척수병증, 갈비뼈 골절 및 골다공증과 뼈무기질 밀도.
- **진단 영상 경로:** 등허리 척추의 평가를 위해 임상 결정 나무가 설정해 왔다.

2. 해부학 복습

축성면

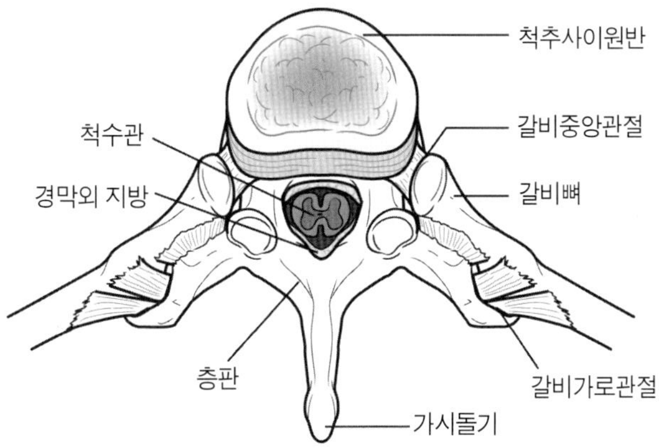

시상면

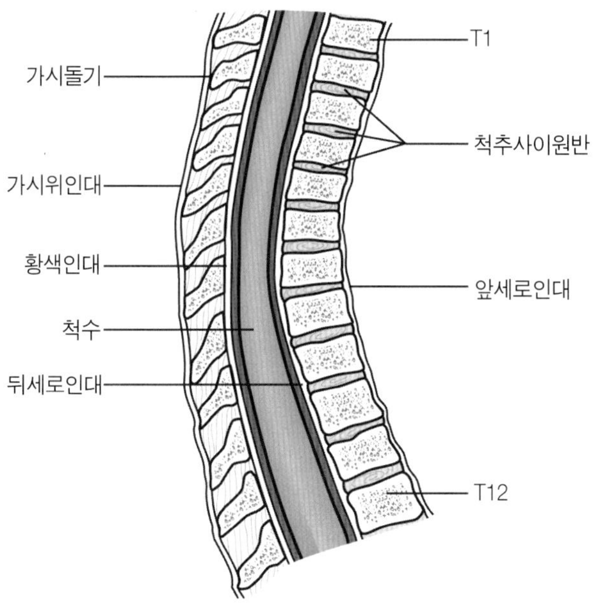

이마면

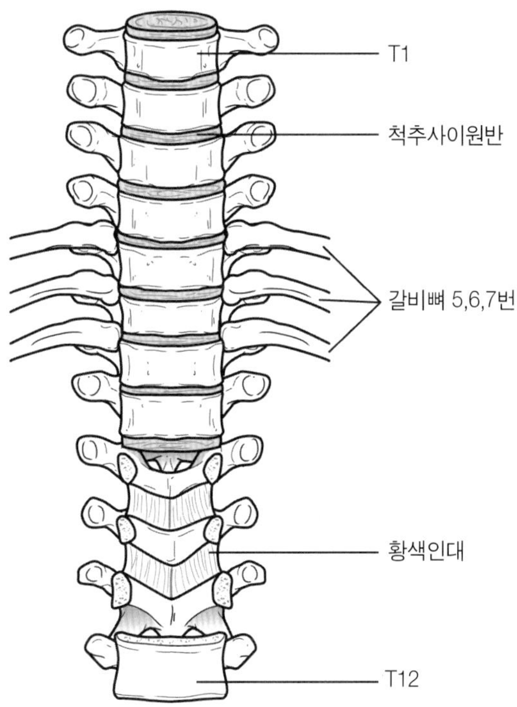

3. 이용할 수 있는 영상 가이드라인: ACR 적절성 기준, 진단 영상 경로

- **적절성 기준.** ACR은 등뼈의 4가지 임상 질환에 대한 기준을 마련했다. 다음 2가지 질환은 8장(목뼈)에서 다루어졌다.
  - **척추 외상이 의심될 때의 ACR 적절성 기준**인 **표 8.3**을 참고한다.
- 이 표는 14개의 척추 외상을 다루고 있다.
  - **척수병증에 대한 ACR 적절성 기준**인 **표 8.4**를 참고한다.
- 이 표는 7가지 척수병증(척수에 관련된 신경학적 결손)을 다루었다.
  나머지 2개의 ACR 적절성 기준은 등뼈와 간접적으로 관련된다.
  - **갈비뼈 골절에 대한 ACR 적절성 기준**을 알고 싶으면, **표 9.1**을 참고한다.
    - 갈비뼈 골절은 가장 흔한 등뼈 손상이고, 모든 외상성 손상의 10%와 비관통성 외상 환자의 40%에서 나타난다.
    - 5번 갈비뼈에서 9번 갈비뼈까지가 일반적으로 가장 손상된다(위쪽 갈비뼈는 팔이음뼈에 의해 보호되고, 아래쪽 갈비뼈는 가동성이 좋아서 골절되기 전에 휘어질 수 있다).
    - 대부분의 갈비뼈 골절은 자발적으로 치유되고, 장애를 갖지 않는다. 그러나 관련 합병증(예, 공기가슴증, 혈흉, 폐타박상, 폐확장 부전, 심혈관 손상, 복부장기 손상 등)은 임상적으로 중요한 의미를 가진다.
  - **골다공증과 뼈무기질 밀도(BMD)에 대한 ACR 적절성 기준**을 알고 싶으면, **표 9.2**를 참고한다.
    - 골다공증을 예방하고 관리하는 전략의 일부로서, 골절 위험으로부터 조기에 골다공증을 확인하여, 골다공증에 의한 골절의 횟수를 감소하기 위해 조기에 적절한 치료를 시작한다. 환자의 뼈무기질 밀도(BMD)를 정량화하고자 할 때 이중 에너지 방사선 흡수법(DXA)이 선호되는 영상기법이다.
    - DXA는 시각적으로 해석되지 않는다. 허리뼈와 엉덩관절의 수정된 방사선 영상이 컴퓨터에 의해 분석된다. 환자는 2가지 점수를 받는다. T 점수는 환자의 BMD와 젊고 건강한 사람의 BMD를 비교한 것이고, Z 점수는 환자의 BMD와 환자와 동일한 연령대의 건강한 사람의 BMD를 비교한 것이다. 약물치료는 이들 점수를 바탕으로 이루어진다. DXA 스캔은 치료의 반응을 평가하기 위해 매년 반복적으로 실시된다.
- **진단 영상 경로**는 다양한 임상 시나리오를 위한 임상 결정을 돕기 위해, Western Australia Department of Health에 의해 개발된 근거중심 가이드라인이다. 결정 트리 흐름 챠트에서 나타나듯이, 정보는 위의 ACR 기준과 동일하다.
  - **등허리뼈 외상에 대한 진단 영상 경로**는 **표 9.3**에 그려져 있다.

표 9.1 갈비뼈 골절에 대한 ACR 적절성 기준

갈비뼈 골절의 임상 변수	대개 적절하다	적절할 수도 있다	대개 적절하지 않다 (약어 버전, 웹사이트 참고).
1. 성인 〈 65세	● 가슴 X 선 영상 (PA 영상)	————	● 조영제를 사용하지 않은 가슴 CT ● 갈비뼈 X 선 영상 ● 갈비뼈 Tc-99m 뼈 스캔 ● 조영제를 사용하지 않은 가슴 CT
2. 성인 〉 65세	● 가슴 X 선 영상 (PA 영상)	● 갈비뼈 X 선 영상	● 조영제를 사용하지 않은 가슴 CT ● 갈비뼈 Tc-99m 뼈 스캔 ● 조영제를 사용하지 않은 가슴 CT

본 표는 약어 정보를 포함하고 있다. 완전한 기록 안에 "대개 적절하지 않다" 검사가 존재한다. ACR 적절한 기준의 완전한 버전을 알고 싶으면, 독자들이 ACR 웹사이트를 방문하길 바란다. 출처: 미국방사선의학회(ACR).

표 9.2 골다공증과 뼈무기질 밀도(BMD)에 대한 ACR 적절성 기준

골다공증과 뼈무기질 밀도(BMD)의 임상 변수	대개 적절하다	적절할 수도 있다	대개 적절하지 않다 (약어 버전, 웹사이트 참고).
1. 증상이 없는 환자를 대상으로 낮은 뼈밀도와 골절 위험의 확인. 폐경기 이후의 여성, 50세 이상. 월경이 중단된 여성 (40대 후반). 골절 위험을 가진 50세 이후의 남성. 모든 인종.	● DXA PA 척추 ● DXA 몸쪽넙다리뼈와 넙다리뼈목과 전체 엉덩관절 ● QCT 척추(장점: 척추몸통 밀도에대한 DXA 보다 더 민감하다. 단점: 높은 방사선 용량, WHO 진단기준이 적용되지 않음)	● 등뼈와 허리뼈의 X 선 촬영 (골절을 확인하는데 유용하지만, 골다공증이 확인되기 전에 뚜렷한 뼈 소실이 일어난다) ● QUS 발꿈치 (만약 비정상이라면, DXA를 적용한다)	● DXA 아래팔 (엉덩관절/척추 또는 엉덩관절/엉덩관절이 수행되지 않거나 환자가 체중을 초과할 때만. 부갑상선기능항진 환자를 위한 주요 지점) ● SXA/DAX 발꿈치 ● QCT 척추 ● pQCT 아래팔
2. **추후**. 환자는 골절이나 **낮은** 뼈밀도의 **위험**을 가진다.	● DXA PA 척추 ● DXA 몸쪽넙다리뼈와 넙다리뼈목과 전체 엉덩관절 ● QCT 척추	————	● DXA 아래팔 ● QCT 몸쪽넙다리뼈 ● pQCT 가쪽 척수
3. 낮은 BMD 확인. **위험 요소를 가진** 폐경기 이전의 **여성. 위험 요소를 가진 20-50세의 남성.** 모든 인종.	● DXA PA 척추 ● DXA 몸쪽넙다리뼈와 넙다리뼈목과 전체 엉덩관절	● QCT 척추	● DXA 아래팔 ● QCT 몸쪽넙다리뼈 ● SXA/DAX 발꿈치 ● QUS 발꿈치

표 9.2 골다공증과 뼈무기질 밀도(BMD)에 대한 ACR 적절성 기준

골다공증과 뼈무기질 밀도(BMD)의 임상 변수	대개 적절하다	적절할 수도 있다	대개 적절하지 않다 (약어 버전, 웹사이트 참고).
4. 낮은 BMD **관리**. 위험 요소를 가진 폐경기 이전의 여성. 위험 요소를 가진 20-50세의 남성. 모든 인종.	● DXA PA 척추 ● DXA 몸쪽넙다리뼈와 넙다리뼈목과 전체 엉덩관절	● QCT 척추	● DXA 아래팔 ● QCT 척추 ● DXA 가쪽 척추
5. **진단**. 옆굽음증의 유무와 관계없이, **퇴행성 척추 변형**을 가진 50세 이상의 남성과 여성.	● DXA 몸쪽넙다리뼈와 넙다리뼈목과 전체 엉덩관절 ● QCT 척추	———	● DXA 아래팔 ● QCT 몸쪽넙다리뼈
6. **낮은 BMD 확인. 위험 요소를 가진 소아환자** (20세 미만).	———	● 뼈무기질 밀도를 위한 DXA ● DXA 전체 신체 구성 ● DXA PA 척추 ● QCT 척추	● DXA 전체 엉덩관절
7. **추후. 위험 요소를 가진 소아환자** (20세 미만)	———	● 뼈무기질 밀도를 위한 DXA ● DXA 전체 신체 구성 ● DXA PA 척추 ● QCT 척추	● DXA 전체 엉덩관절
8. **임상 병력, 신장 소실 또는 코티코스테로이드로 치료받은 환자를 근거로 척추몸통골절이 의심되는 경우.**	● DXA VFA ● 등뼈와 허리뼈의 X 선 촬영	● 스타이오메터에 의한 높이	———

본 표는 약어 정보를 포함하고 있다. 완전한 기록 안에 "대개 적절하지 않다" 검사가 존재한다. ACR 적절한 기준의 완전한 버전을 알고 싶으면, 독자들이 ACR 웹사이트를 방문하길 바란다. 출처: 미국방사선의학회(ACR).
DXA = dural energy x-ray absorptiometery
pDXA = peripheral DXA
SXA = single x-ray absorptiometery(손목이나 발꿈치뼈)
QCT = quantitative computed tomography
pQCT = peripheral QCT
QUS = quantitative ultrasound
VFA = vertebral fracture assessment: 환자의 BMD를 평가하는 동시에 잘 보이지 않는 척추 골절을 평가할 수 있도록 DXA를 적용한다.

표 9.3 등뼈-허리뼈 외상에 대한 진단 영상 경로

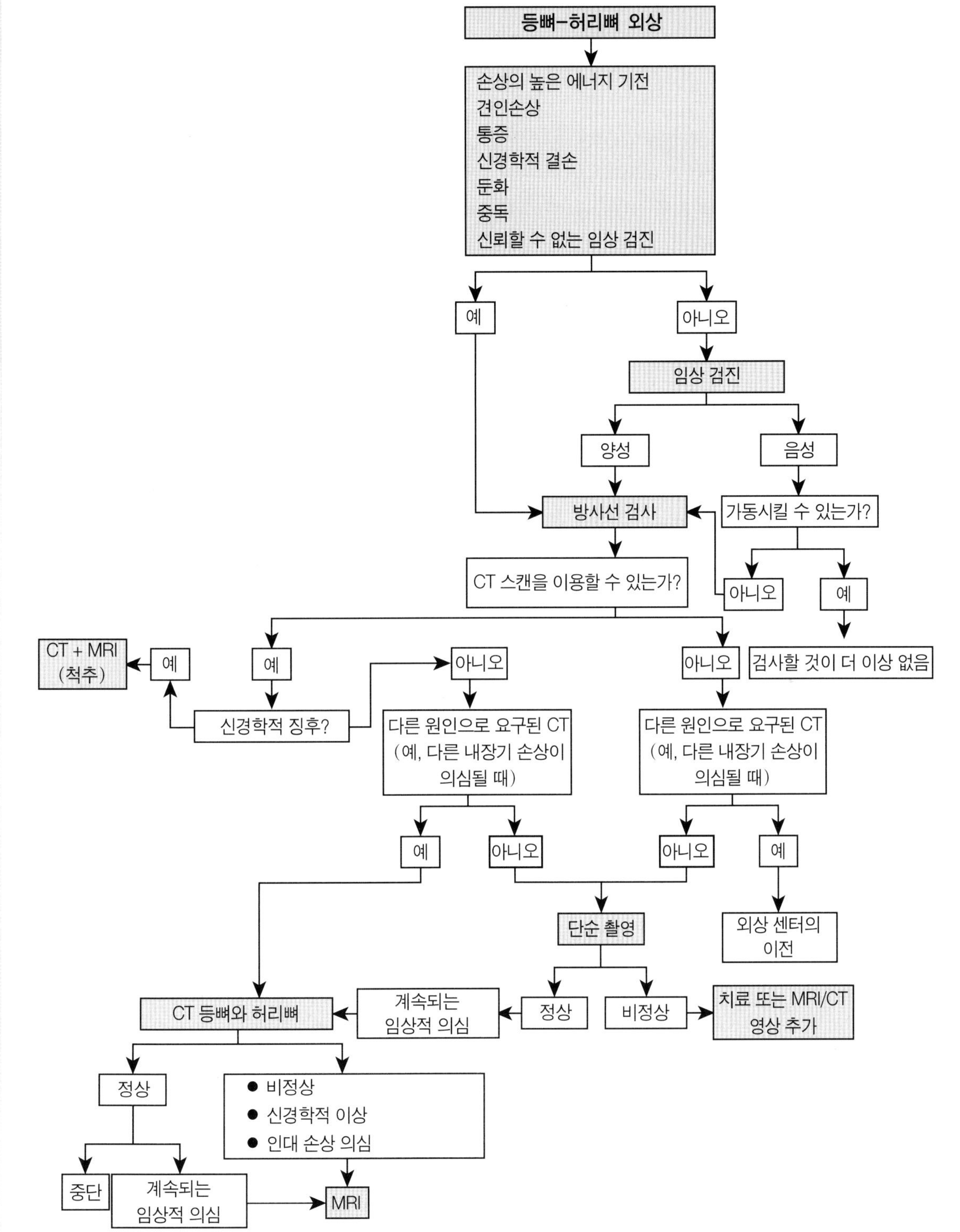

출처: Department of Health Western Australia 업데이트된 최근 내용을 알고 싶으면, http://www.imagingpathways.health.wa.gov.au 를 방문하기 바란다.

4. 등뼈의 일반 방사선 평가

- 등뼈의 일반 방사선 검사에 대한 주요 목표는 해부학적 비정상이나 질병 과정을 확인하거나 배제하는 것이다.
- 아래의 2가지 투사방법이 등뼈의 일반 방사선 검사에 이용될 수 있다:
  - **AP 촬영**
  - **가쪽 촬영**
- 일반 방사선 평가는 ABCS로 이루어진다(ABCS를 상세히 알고 싶으면, 표 1.1을 참고하기 바란다).
- AP **영상**으로는 척추 구조물을 확인하기 어려울 수 있다. 다음 표식이 해부학을 이해하는데 도움이 될 수 있다:

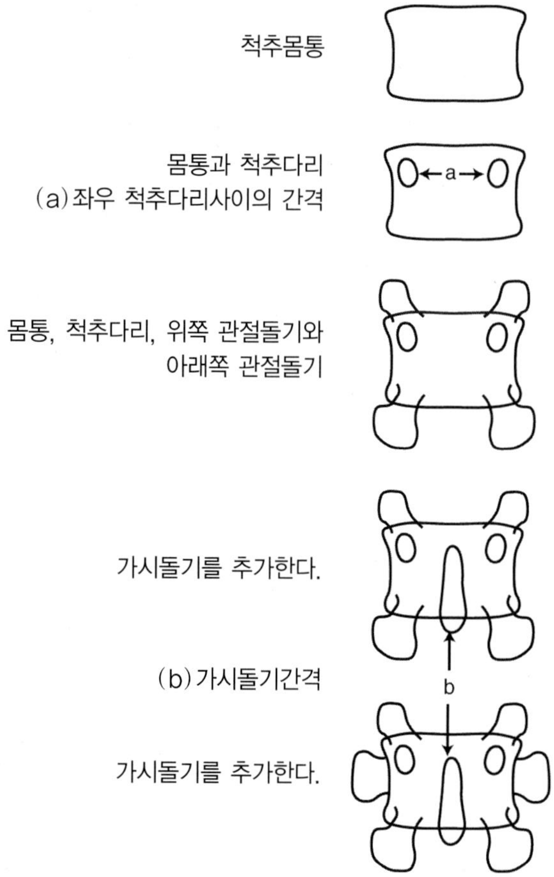

- **가쪽 영상**에서는, 3개의 평행선이 정상 척추 해부학을 나타낸다. 이들 3개 라인의 공간적 관계는 척추를 굽힘하던 폄하던 간에 평행을 이루어야 한다.

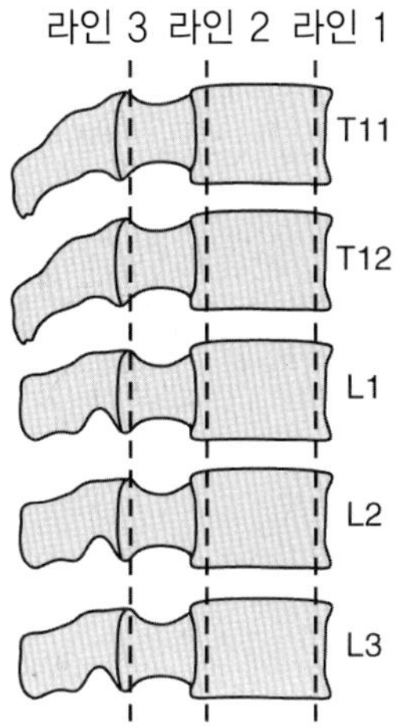

- **등뼈의 일반 방사선 투사에 대한 요약**을 알고 싶으면, **표 9.4**를 참고하기 바란다.

표 9.4 등뼈의 일반 방사선 투사

AP 투사

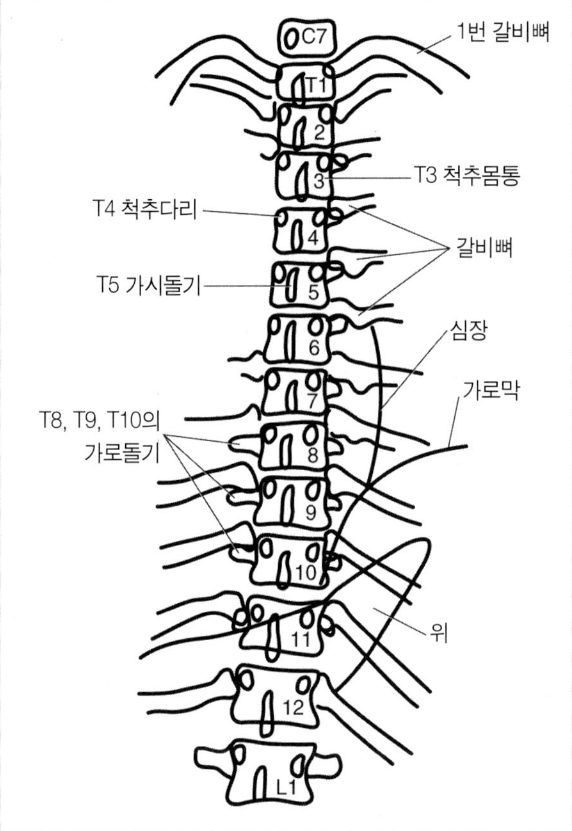

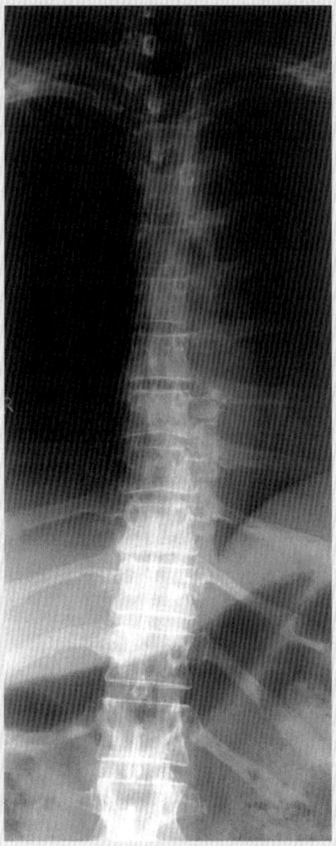

- **척추몸통**은 원반 공간이 잘 보존된 **수직 기둥**을 형성한다.
- **돌림**은 정중선 쪽으로 **척추다리** 돌림이나 정중선으로부터 벗어나는 가시돌기의 돌림에 의해 확인된다. 약간의 돌림은 비정상이 아니며, 이것은 자세 패턴으로부터 초래될 수 있다.
- 등뼈의 **척추다리사이간격**은 20 ㎜이고, 척수관의 가로직경이다. 뚜렷한 부정정렬은 골절-탈구를 의미한다.
- 각 **가시돌기 사이**의 수직 간격은 동등해야 한다. 간격의 증가는 뒤쪽인대의 열상을 의미한다.
- 관절돌기는 척추몸통 위에 나비모양의 그림자를 만든다. 후관절의 관절면이 보이지 않더라도, **관절돌기**의 정렬은 뚜렷하다. 부정정렬은 골절-탈구나 아탈구를 의미한다.
- **갈비중앙관절과 갈비가로관절**이 많은 레벨에서 중첩되지만, 이들 관절은 잘 보인다.

표 9.4 등뼈의 일반 방사선 투사

가쪽 투사

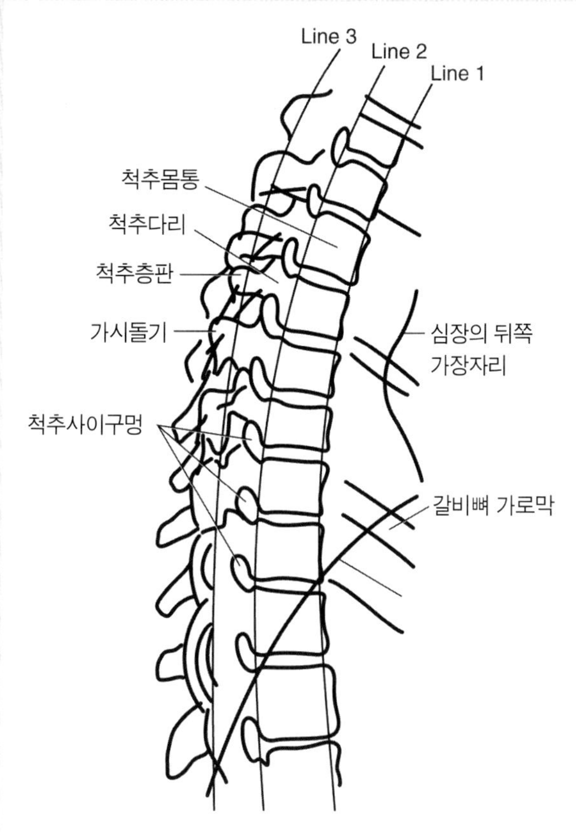

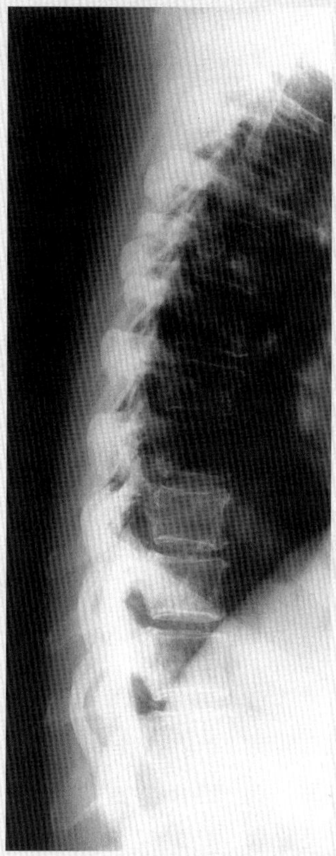

- 등뼈의 정상 정렬은 **3개의 평행선**에 의해 확인될 수 있다: 앞쪽척추몸통 라인, 뒤쪽 척추몸통 라인, 가시층판 라인. 척수관은 라인 2와 라인 3 사이다. 골절이나 탈구가 있으면, 척수관의 직경 크기가 인접한 레벨에 비해 증가되거나 감소된다.
- **척추몸통**은 상자 모양이고, 독특한 골성 가장자리를 가지고 있다.
- 척수신경이 빠져 나오는 **척추사이구멍**은 방사선 영상에서 난원형을 띤다. 좁아진 구멍은 척수신경이나 척수관에 골성 침식이 있음을 의미한다.
- **척추사이원반 공간**은 잘 보존된 관절 공간을 보여준다. 관절 가장자리의 뼈가시 형성은 퇴행성 변화를 의미한다.
- **척추다리**는 각 레벨에서 쌍으로 중첩된다.
- **갈비뼈**의 겨드랑이 부분은 등뼈를 덮고 있지만, 쉽게 튀어나온다. 왜냐하면 척추보다 그들이 더 치밀하기 때문이다. 갈비우리의 뒤쪽은 접선으로 투사되고, 척추 뒤쪽에 있는 치밀한 가장자리로서 나타난다.
- 가로막의 연부조직 **밀도**는 아래쪽 등뼈 위에 중첩된 음영이다.

5. 등뼈의 기본 MRI 프로토콜

- 등뼈의 MRI **주요 적응증**은 아래의 평가를 포함한다:
  - 퇴행성 원반 질환
  - 경막외 연부조직과 뼈 신생물
  - 경막내 골수외 종양
  - 경막내 종양이나 연수막질환
  - 골수내 종양
  - 방사선 치료를 위한 치료 분야
  - 내재성 척수질환. 이것은 탈수초화 질환과 염증성 질환을 의미한다.
  - 척수 혈관기형과 잘 확인되지 않는 거미막밑출혈의 원인
  - 척수물구멍증
  - 선천성 척추기형/옆굽음증
  - 수술후 척수내액이나 수술후 연부조직 변화
  - 수막 이상
  - 척추 감염. 이것은 원반공간 감염, 골수염, 경막외 농양을 의미한다.
  - 척추성형술/뒤굽음수술을 위한 수술전 평가
- 등뼈에 대한 MRI **프로토콜에 포함**되는 것은 **축성면** 영상과 **시상면** 영상이다. 이마면 영상을 거의 이용하지 않는데, 그 이유는 MRI로 평가된 연부조직은 축성면과 시상면에서 잘 보이기 때문이다. 시퀀스의 혼합을 포함한다. 축성면 영상과 시상면 영상을 주로 얻어지고,
- **일반적으로 펄스 시퀀스**에는 축성면 영상과 시상면 영상에 대한 T1 가중과 T2 가중 시퀀스가 포함되어 있다. 펄스 시퀀스의 기본 견해는 2가지이다.
  - **T1 가중 시퀀스를 통해 해부학을 정의**한다.
  - **T2 가중 시퀀스를 통해 비정상 체액을 감지**한다(비정상의 체액이나 부종은 병리적 신호이다. 그러나 만성 손상에는 부종이 없을 수 있기 때문에, 만성 병리의 확인은 해부학적 편위를 통해서만 이루어질 수 있다).
- T1 가중 영상과 T2 가중 영상에 대한 정상 신호 강도를 비교한다. 낮은 신호는 검은 색이고, 중간 신호는 회색이고, 높은 신호는 흰색이다.

구조물	T1 신호 강도	T2 신호 강도
척수	중간	중간
뇌척수액	낮은	높은
원반	중간	높은
겉질뼈/인대	낮은	낮은
근육	중간	중간

- 등뼈에 대한 **MRI의 평가**는 다음을 포함한다.
  - **A**lignment(정렬): 시상 슬라이스는 정상 척추 정렬 뿐만 아니라, 골절, 탈구 및 뼈 파괴 등과 같은 편위된 정렬을 평가하기에 가장 좋다.
  - **B**one Signal(뼈 신호): 인접한 영역으로 퍼지거나 국소의 질환이나 감염을 의미하는 침식을 평가한다. T2 가중 시퀀스에서 뚜렷하게 나타나는 뼈 타박상이나 골수 부종을 평가한다.
  - **C**anal Space(척수관 공간)/중추신경계: 시상면과 축성면을 통해 척수관을 평가한다. 척수관이 정상적인 크기를 가지고 있는지를 관찰한다. 수막주머니의 내용물(척수, 신경뿌리, 뇌척수액)을 평가한다. 수막주머니(thecal sac)의 소실(이웃한 구조물 안으로 들어가는지)를 살펴 본다.
    - 소실(effacement)는 척추종판, 원반, 후관절, 골편 또는 비후된 인대에서 시작된 퇴행성 변화로 인해 역학적으로 좁아진 결과이다.
    - 골수내 질환을 평가한다. 조영제를 사용하든 사용하지 않던 관계없이, MRI는 여러 원인(탈수초화, 신생물, 퇴행성, 염증성 또는 선천성)에 의해 발생하는 척수질환의 존재와 범위를 보여줄 수 있다.
  - 원반 손상 유무: 원반의 높이와 속질핵의 수분을 평가한다. 원반의 형태와 가장자리를 위해 시상면 영상으로 뒤쪽 가장자리를 평가하고, 축성면 영상으로 뒤가쪽 가장자리를 평가한다. MRI는 척추사이원반의 퇴행을 확인할 수 있는 좋은 영상 기법으로 증명되어 왔다.
  - 연부조직: 외상, 신생물, 감염, 종양 등으로 인한 부종이 있는지 척추주위의 연부조직을 평가한다. 외상 이후 인대와 척수의 손상 유무를 살펴본다. 경막외 혈종과 내재성 척수 손상/혈액은 MRI에 의해 잘 확인된다.
- **등뼈의 MRI와 CT의 기본면**을 알고 싶으면, **표** 9.5를 참고하기 바란다.
- **등뼈의 기본 MRI 프로토콜**을 알고 싶으면, **표** 9.6을 참고하기 바란다.

표 9.5 등뼈의 MRI 또는 CT에 대한 기본면

축성면	축성면은 C7에서 L1까지 뻗어 있다. 기준선은 슬라이스이다.
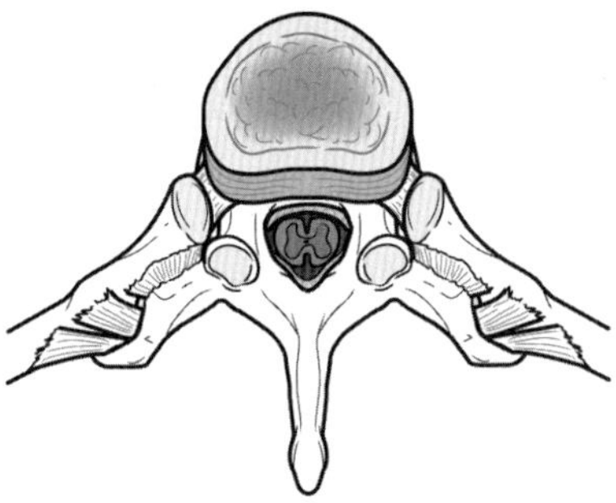	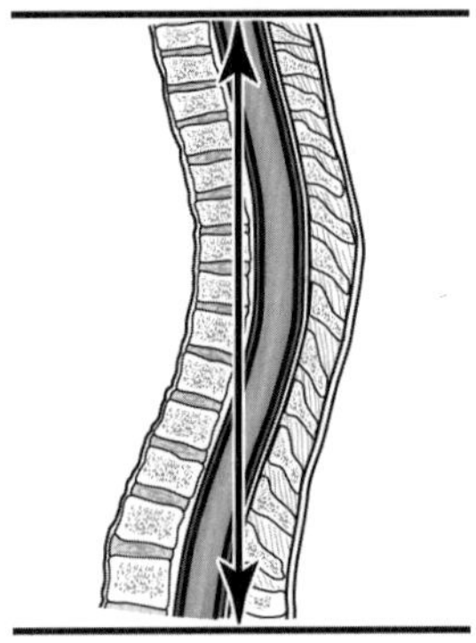 FOV 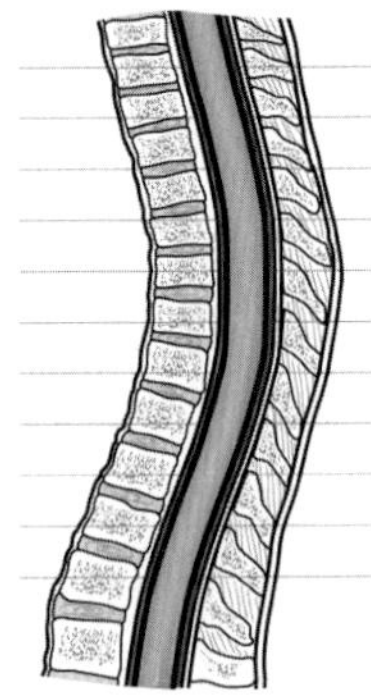 영상 슬라이스
시상면	시상면은 가로돌기 꼭대기에서 반대쪽 가로돌기 꼭대기까지 뻗어 있다. 기준선은 슬라이스이다.
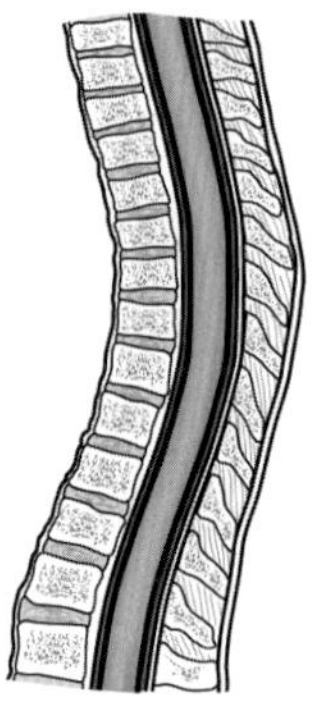	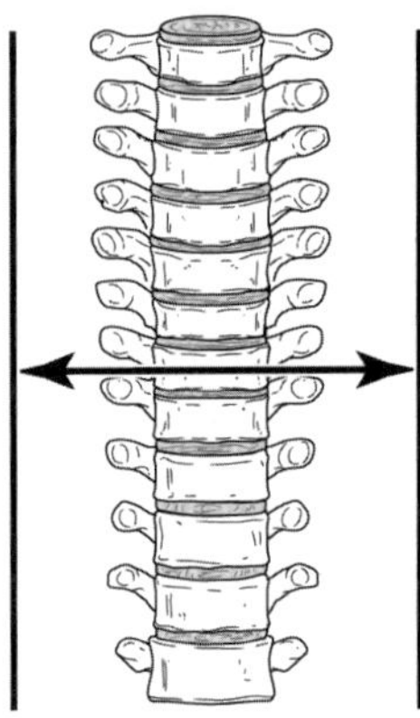 FOV 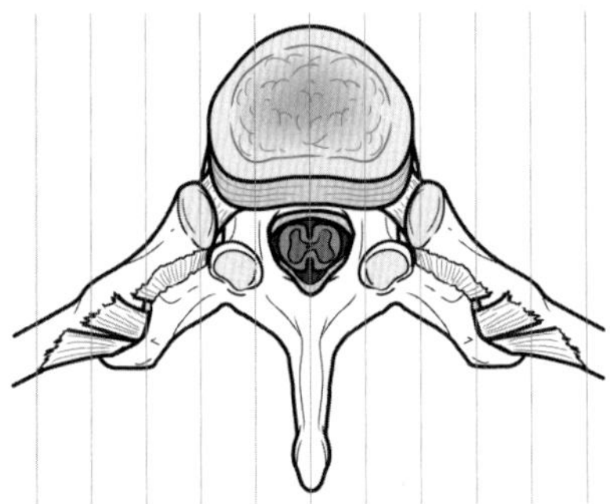 영상 슬라이스
이마면	이마면은 등뼈의 앞쪽면에서 뒤쪽면까지 뻗어 있다. 기준선은 슬라이스이다.
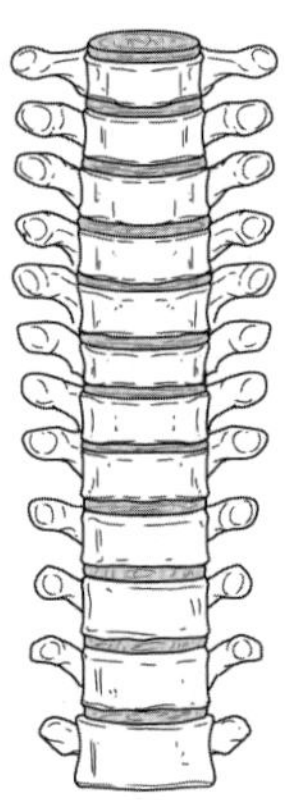	FOV 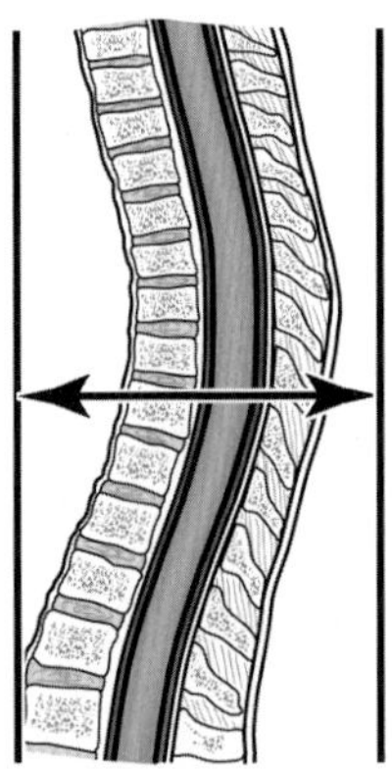 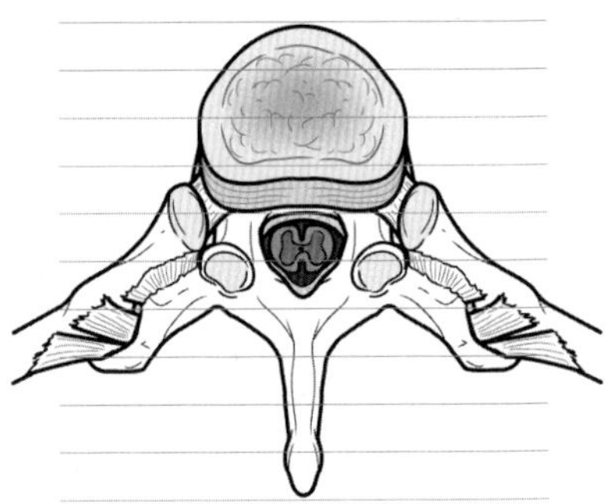 영상 슬라이스

표 9.6 등뼈의 MRI 프로토콜

T2 축성면
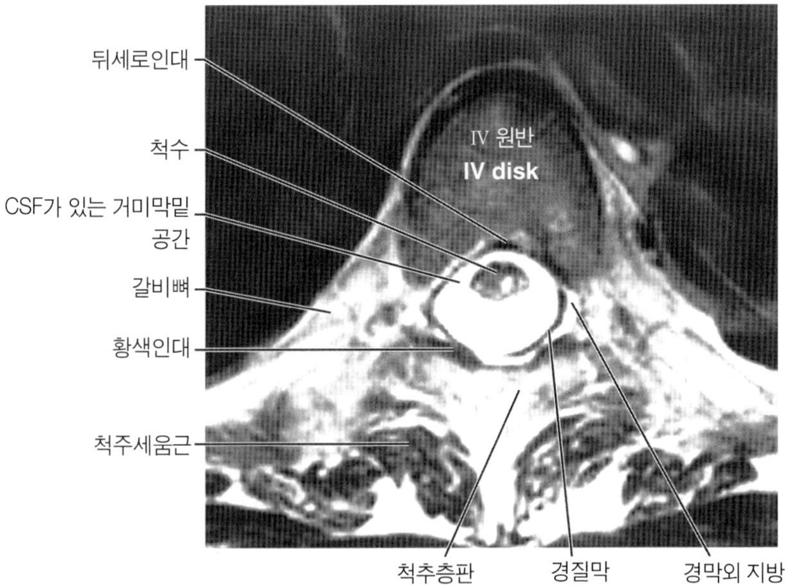 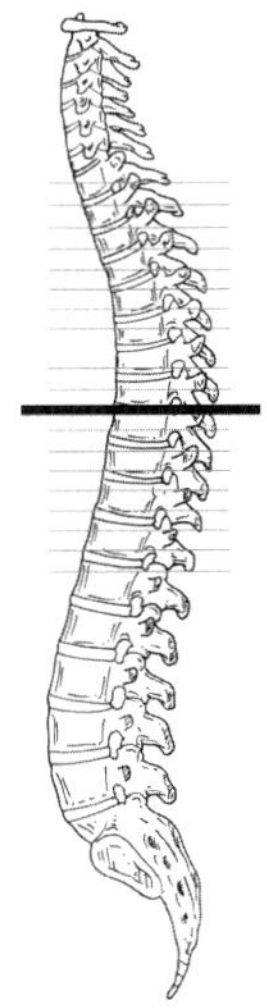
● 축성면 영상에서 잘 보이는 구조물을 평가한다. ● Ⅳ 척추사이원반 ● 신경뿌리 ● 척추사이구멍 ● 척수관, 경막외 지방, 수막주머니 ● 후관절 ● 황색인대

표 9.6 등뼈의 MRI 프로토콜

T1	시상면	T2
해부학을 확인하는 시퀀스	비정상 체액을 감지하는 시퀀스	

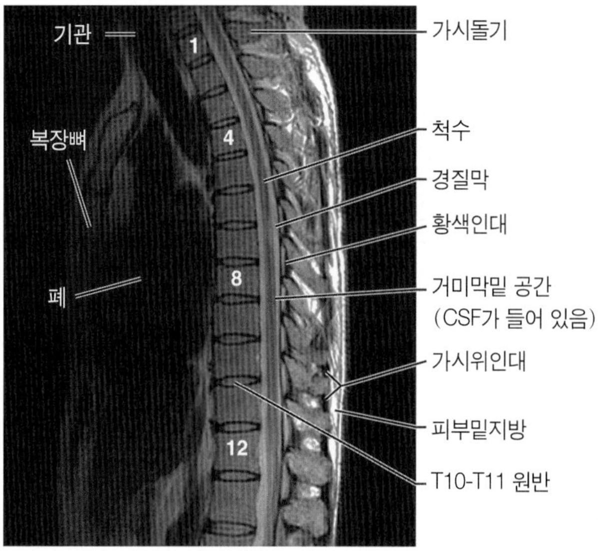

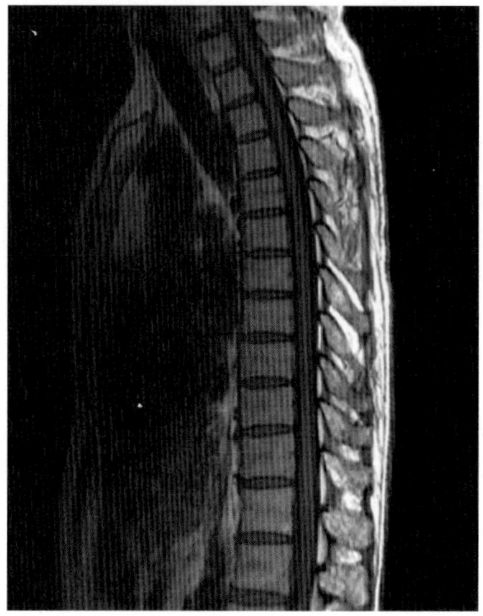

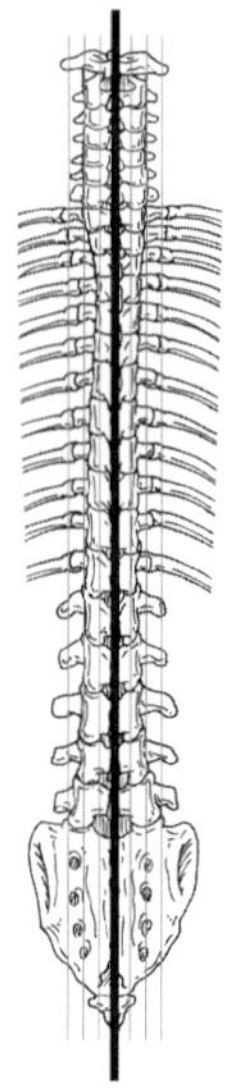

- 시상면 영상에서 잘 보이는 구조물을 평가한다.
  - 척추몸통, 척추종판
  - 원반 신호, 원반 높이
  - 거미막밑 공간, 경막외 공간(거미막밑 공간 안의 CSF와 경막외 지방 사이의 어두운 라인)
  - 척수관, 척수
  - 인대: 앞세로인대와 뒤세로인대, 가시사이인대, 가시위인대
  - 가시돌기
  - 밝은 신경주변 지방에 비해 신경뿌리가 잘 보일 수 있도록 하기 위해, 많은 T2 시퀀스는 지방 억제(fat suppression)를 사용하지 않는다

6. 등뼈의 기본 CT 프로토콜

- CT는 대부분의 근육뼈대계 질환을 평가할 때 이용될 수 있는 영상 장치로서, 주로 **뼈와 관절의 구조적 정보와 공간적 정보를 제공**한다.
- 등뼈에 대한 CT의 주요 **적응증**은 다음과 같다.
    - 성인의 급성 외상
    - 퇴행성 질환과 뼈관절염
    - 뼈 이식이나 뼈 융합의 수술후 평가
    - 척추의 감염 과정
    - 척추 중재를 위한 영상 가이드(예, 생검, 주사)
    - 신생물 질환과 그들의 합병증
    - 염증성 병변과 낭포성 침착 질환
    - 선천성 척추 이상이나 발달성 척추 이상(예, 옆굽음증, 척추분리증)
    - 척수구멍증과 기타 수막내 종양(MRI가 금기증일 때)
- CT는 **전통적인 방사선 영상과 비슷한 영상 원리로 이루어진다.** 신체 조직은 X 선을 흡수하여 영상에 **회색 음영**으로 표시된다. 방사선 영상과 CT의 회색 음영은 4가지로 구성된다:
    - **1. 공기 = 검은색**
    - **2. 지방 = 검은 회색**
    - **3. 물(연부조직) = 회색**
    - **4. 뼈 = 흰 회색**
- **등뼈의 CT 영상 해석**

  목뼈 검진에 이용된 동일한 방법으로 등뼈의 영상을 계속 평가한다. **ABCDS**의 비정상을 평가한다.
    - **A**lignment(정렬): 이마면 재설정(AP 영상과 비슷)과 시상면 재설정(가쪽 영상)이 정상 척추 정렬 뿐만 아니라, 골절, 탈구 및 뼈 파괴 등과 같은 편위된 정렬을 평가하기에 가장 좋다.
    - **B**one density(뼈 밀도): 방사선 영상과 비슷하게, 뒤쪽 척추뼈 가장자리 구조물에서처럼 겉질뼈가 가장 치밀하고, 척추뼈몸통에서처럼 해면뼈가 가장 덜 치밀하다. 질환이나 감염을 의미하는 침식을 평가한다. 겉질뼈 가장자리의 파손을 평가한다.
    - **C**anal Space(척수관 공간): 축성면 영상으로 척수관 공간을 평가한다. 신경충돌을 일으키는 중심관의 침해나 가쪽 함몰을 살펴 본다. 골절이나 원반 탈출에 의해 척수관 안으로 이동한 골편을 찾는다.
    - 원반 손상 유무: 형태와 온전한 가장자리를 위해, 축성면 영상으로 뒤쪽 가장자리와 뒤가쪽 가장자리를 평가한다.
    - 연부조직: 외상으로 인한 부종이 있는지를 확인하기 위해, 시상면 영상으로 척추앞쪽 연부조직을 검사한다.
- **등뼈의 CT 프로토콜**을 알고 싶으면, **표 9.7**을 참고하기 바란다.

표 9.7 등뼈의 CT 프로토콜

	관찰

축성면 슬라이스

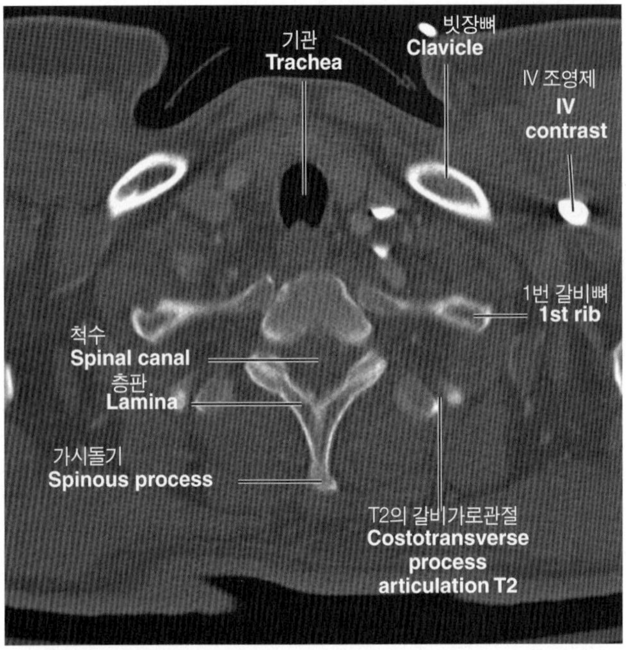

- **ABCDS**를 체크한다; **A** = 정렬, **B** = 뼈밀도, **C** = 척수관 공간, **D** = 원반 손상 유무, **S** = 연부조직.

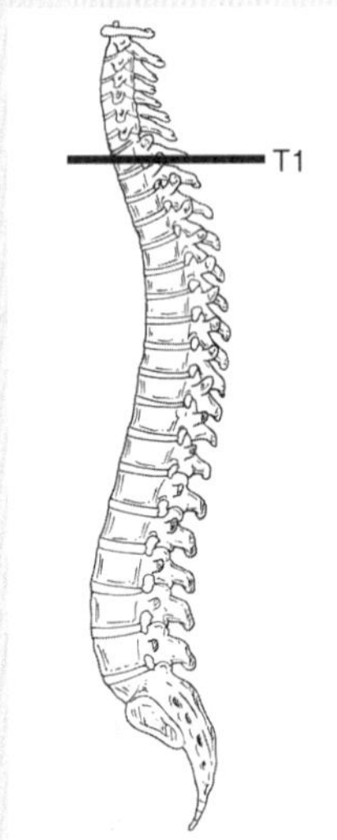

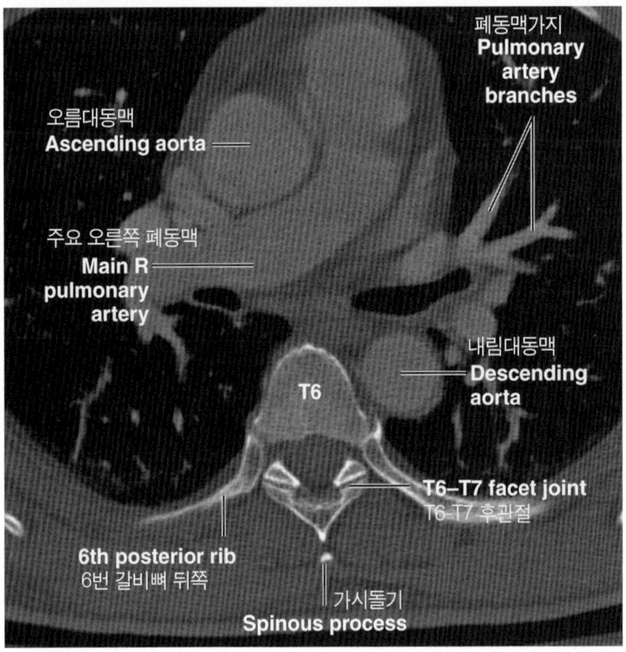

- 외상 빈도는 목뼈–등뼈 이음부와 등뼈–허리뼈 이음부에서 가장 많다.

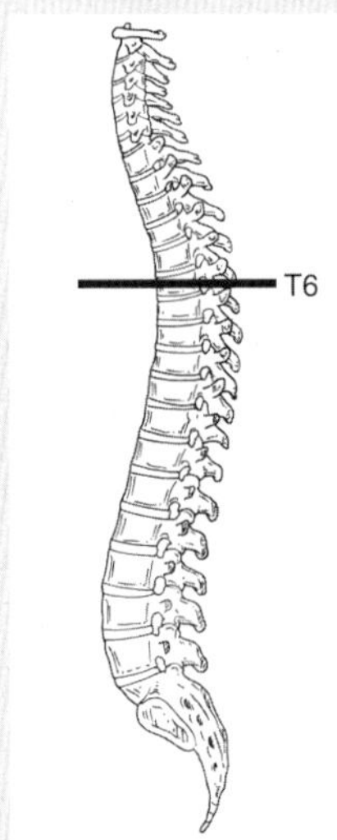

표 9.7 등뼈의 CT 프로토콜

축성면 슬라이스

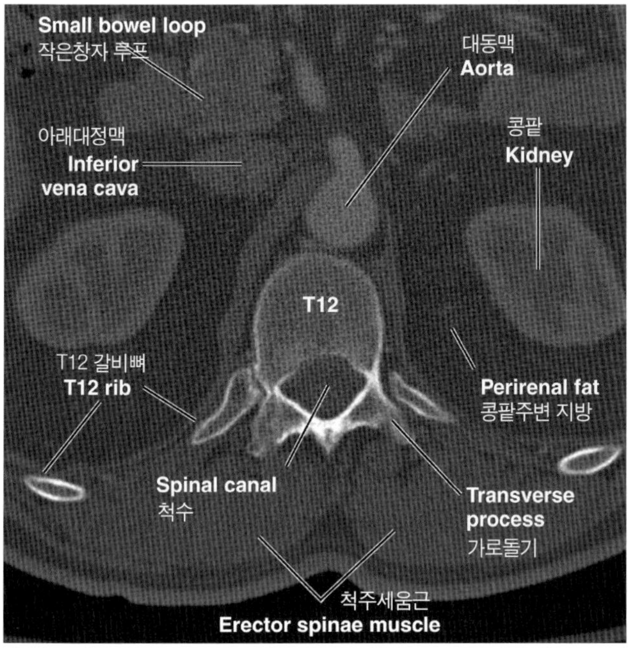

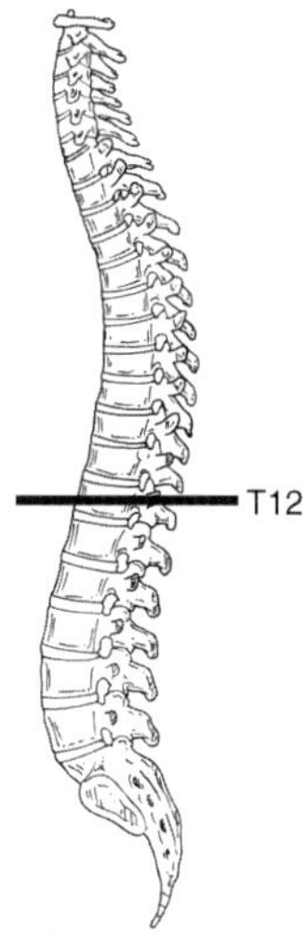

표 9.7 등뼈의 CT 프로토콜

시상면

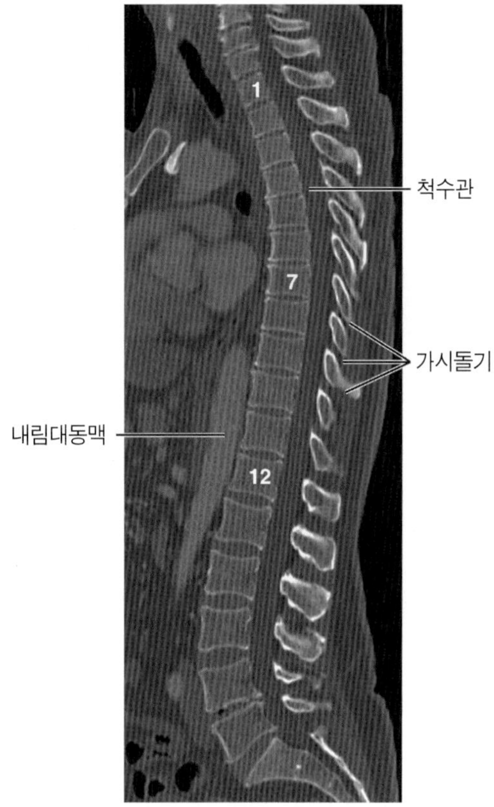

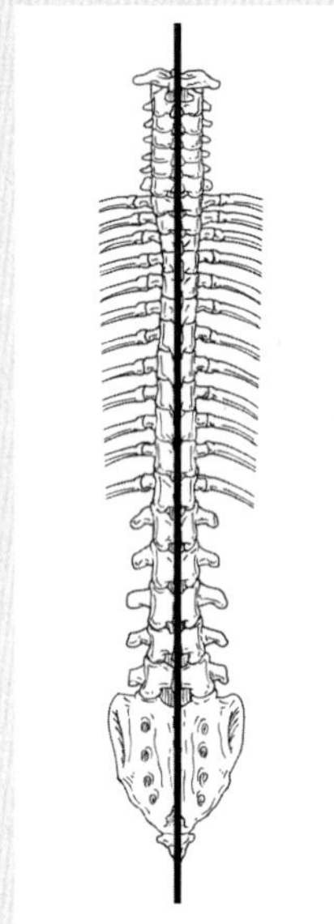

표 9.7 등뼈의 CT 프로토콜

이마면

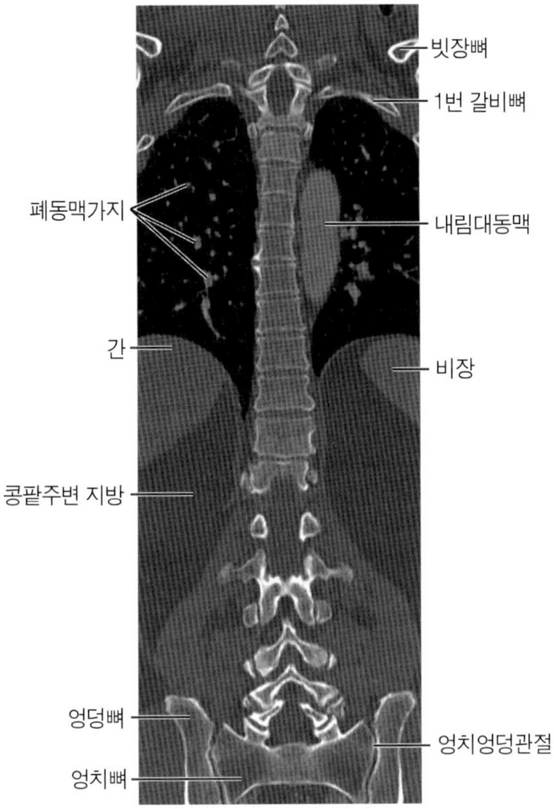

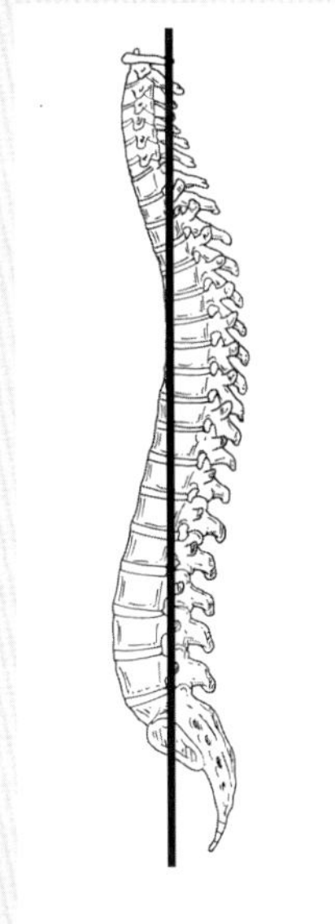

관찰

- 특정 연령대에서, 등뼈의 가장 흔한 골절 특성은 **앞쪽 척추몸통의 압박**이다.
- 골절, 파편이나 **척수관 개방**이나 정상 해부학을 파괴한 병변을 평가한다.
- 전형적인 등뼈 분절은 등뼈의 **뒤굽음**을 형성한다.
- 등뼈의 **척수관 직경**은 목뼈와 허리뼈의 척수관 직경보다 좁다. T6 레벨에서, 척수관의 시상면 직경은 16 ㎜이고, 중간 목뼈의 23 ㎜과 중간 허리뼈의 26 ㎜과 비교된다.
- 등뼈 후관절의 **관절면**은 이마면이다. 이 면은 목뼈 방향(이마면으로부터 45° 경사져 있다)에서 허리뼈 방향(시상면)으로 점차 변한다.
- **갈비뼈**는 척추몸통과 가로돌기에 부착한다.
- 등뼈의 가쪽 영상과 비슷하다: 3개 라인(앞쪽 척추몸통 라인, 뒤쪽 **척추몸통 라인**, 가시층판 라인)을 통해 척추몸통의 정렬을 평가한다. 라인의 어긋남은 골절, 탈구, 아탈구를 의미한다.
- **원반 공간**의 높이를 관찰한다. 퇴행성 원반의 칼슘화는 등뼈에서 흔하게 나타나고, CT 영상에서 잘 보인다.
- 뒤굽음된 등뼈의 척수관에 있는 **척수** 앞부분을 체크한다(비록 여기에서 잘 보이지 않지만, 척수는 CT 조영술에 의해 쉽게 보인다). 이것은 뒤쪽 척추몸통의 병변이나 골절로부터 신경 손상의 가능성을 평가하는데 있어 임상적인 중요성을 가진다.
- 이마면 재설정은 골절, 탈구나 뼈 파괴를 의미하는 정렬의 편위나 척추정렬을 평가할 수 있다.

7. 무엇처럼 보이는가? 병리 그림

표 9.8 병리 그림

병리	임상 정보	치료
갈비뼈 골절 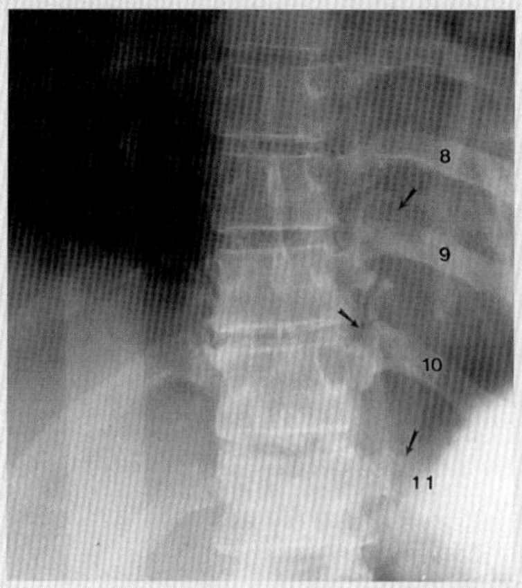 왼쪽 갈비뼈 9번, 10번, 11번에 있는 다발성 갈비뼈 골절(검은 색 화살표).	**설명:** 흉벽 손상은 작은 타박상에서부터 갈비뼈 골절까지, 정상 폐 확장을 방해하는 다발성 갈비뼈 골절인 연가양 흉곽(flail chest)까지 다양하다. **손상 기전:** 갈비뼈는 대개 타격 외상에 의해 골절된다. 허약한 환자의 경우에는, 강한 기침으로도 아래쪽 갈비뼈가 골절될 수 있다. 유아나 어린 아동의 경우, 대부분의 갈비뼈 골절은 다른 이유(자동차 사고, MVA)가 뚜렷해지기 전까지 남용에 의해 것으로 의심된다. **영상:** 갈비뼈 골절을 평가하는 주요 목표는 합병증(혈흉, 공기가슴증, 폐 타박상 등)을 찾는 것이다. 그래서 PA **방사선 촬영**이 최우선적으로 적용된다. 갈비뼈 전용 방사선은 매우 민감하지만, 불필요할 수 있는데, 그 이유는 소견이 치료를 변화시킬 수 없기 때문이다. 뚜렷한 외상이 있는 경우에는, CT가 장기 손상의 가능성을 평가하는데 이용된다. 아동의 남용이 의심되면, 완전한 **뼈대계 연구**가 수행되어야 한다.	**보존적 관리:** 갈비뼈는 혈관화가 잘 되어 있어, 지속적인 호흡 운동에도 불구하고, 4-6주만에 치유될 수 있다. 통증을 조절하기 위해, 진통제와 압박성 지지가 제공된다. 다발성 갈비뼈 골절 환자는 합병증을 모니터링하기 위해 며칠간 병원에 입원한다. **수술:** 심한 연가양 흉곽을 가진 환자에 대한 수술적 관리는 논란적이다. 몇몇의 특별한 임상 적응증은 가슴 분절의 정상 운동을 회복하기 위해 안정화를 필요로 한다. 갈비뼈 골절이 있을 때는, 플랫으로 골편을 내적 고정함으로써 갈비뼈의 연속성을 회복시킨다.

표 9.8 병리 그림

병리	임상 정보	치료
안전벨트 골절 또는 "chance 골절" 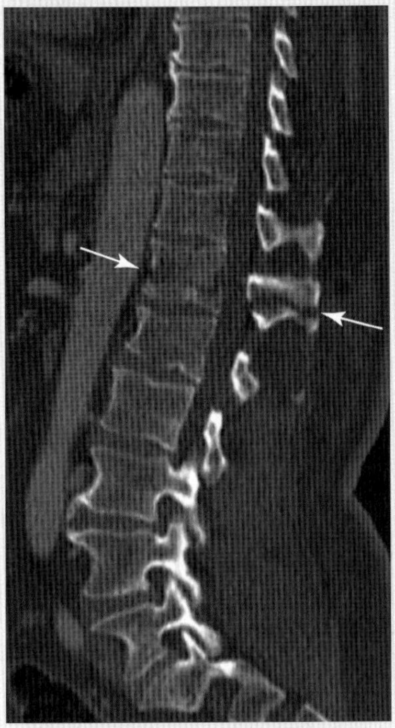 Chance 골절의 시상면 CT 재설정 영상. 이것은 40 피트 나무에서 떨어진 63세의 남성 영상이다. 화살표는 전체 등뼈(척추몸통, 척추다리, 척추층판을 포함한)의 수평 분리를 가르킨다. 약간의 앞쪽 쐐기형 골절이 L1에 존재한다.	**설명:** 이들 골절은 과도한 젖힘-견인 손상 뿐만 아니라, 앞쪽 척추몸통의 압박과 뒤쪽인대의 파열을 가진다. 그들은 등허리 영역에서 가장 많이 발생한다. **손상 기전:** 안전벨트를 하고 자동차 사고를 당했을 때처럼, 척추가 수평으로 제한된 채 과도하게 굽힘될 때, 이런 손상이 발생한다(Chance는 1948년 이런 손상을 처음 기술한 의사의 이름이다). **영상:** 방사선은 골절을 확인할 것이다. 그러나 자격을 갖춘 외상 시설에서는, TAP(가슴-배-골반) 스캔을 통해 뚜렷한 손상을 선별검사를 하기 위해 CT를 처음으로 사용한다. 척추 영상은 이런 초기 스캔으로 재설정된다.	**보존적 관리:** 불안정 골절의 치료는 시상면 정렬이 척추의 젖힘 부목으로 이루어질 수 있다. 몇몇 경우에는 등허리엉치 보조기(TLSO)가 충분한 고정을 제공할 수 있다. **수술:** 막대와 뒤쪽 척추다리나사에 의해 수술 안정술은 신경학적 결손이 동반된 골절이나 나중에 신경학적 결손을 초래할 수 있는 불안정의 위험이 큰 골절에 적응적일 것이다.

표 9.8 병리 그림

병리	임상 정보	치료

골다공성 척추몸통 압박

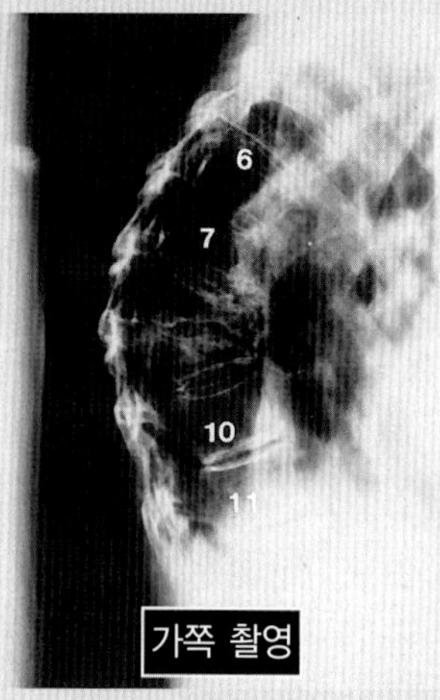

95세의 골다공증 여성에서 발생한 다발성 압박골절. T8과 T9의 붕괴가 보인다. 가쪽 영상에서 뚜렷하게 나타나듯이, 변형의 심각도는 자세성 등뼈 뒤굽음증의 심각도와 일치한다. 양쪽 척추몸통에서 감입골절의 선형 영역은 압박된 골절 파편의 뼈잔기둥을 의미한다.

설명: 탈무기질과 뼈잔기둥의 만성 미세골절은 골다공증 환자에게 있어서, 진행성 또는 급성의 척추몸통 붕괴를 일으킬 것이다. 한 개의 척추몸통 붕괴가 존재하면, 여러 분절의 척추몸통에서 골절의 위험이 증가한다.

손상 기전: 구조적으로 약화된 뼈 때문에, 상대적으로 적은 외적 힘(기침이나 평지 낙상)에 의해서도 척추뼈의 급성 붕괴가 일어날 수 있다. 척추붕괴가 서서히 진행하면 급성 증상을 일으키지 않기 때문에, 환자가 깨닫지 못하는 과거의 다른 척추 붕괴가 있을 수 있다.

영상: 방사선은 골다공증의 특징을 보여줄 것이다: 척추뼈의 방사선 투과, 겉질뼈 가장자리의 얇아짐, 뼈잔기둥 패턴의 변화, 척추종판 변형, 1개 분절 이상의 자세성 뒤굽음-옆굽음증 등. DXA는 골다공증에 대한 치료를 시작하고 모니터링하는 선택의 모달리티이다.

보존적 관리: 치료는 통증 감소, 보행 가동성 보존, 뼈 소실 방지의 약물에 초점을 맞춘다. 부목은 노인 환자에게 덜 효과적인데, 그 이유는 압박된 척추몸통에 하중을 줄이는 충분한 폄을 이루는 척추 유연성의 부족 때문이다.

수술: 경피 척추성형술이나 풍선 뒤굽음 성형술은 통증 완화를 제공하고 척추높이를 회복시키기 위해 적용된 비슷한 중재 기법이다. 붕괴가 심화된 환자는 이런 기법을 적용할 수 없는데, 그 이유는 뼈시멘트가 척추몸통에서 누출되기 때문이다.

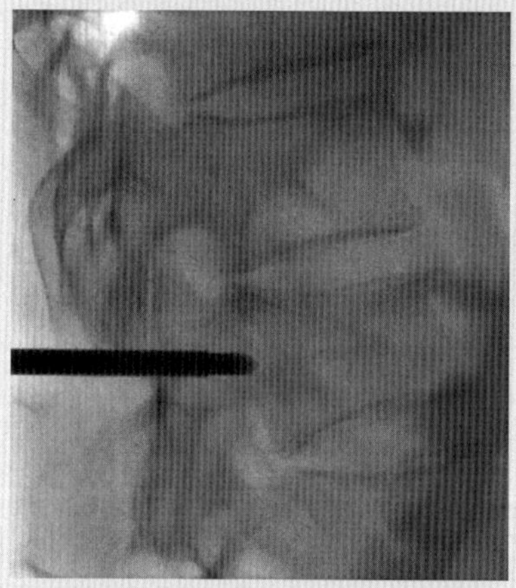

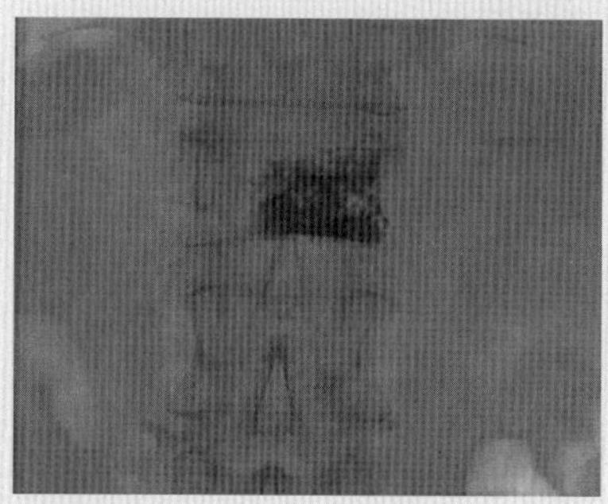

낙상 후, L1 골절을 당한 골다공증을 가진 75세 여성. (A) 가쪽 형광투시 영상. 척추몸통 안으로 척추다리를 통해 배관이 배치됨. (B) AP 형광투시. 뼈시멘트가 제자리에 고정된 완전한 척추성형술. 척추뼈 높이가 회복된다.

표 9.8 병리 그림

병리	임상 정보	치료

옆굽음증

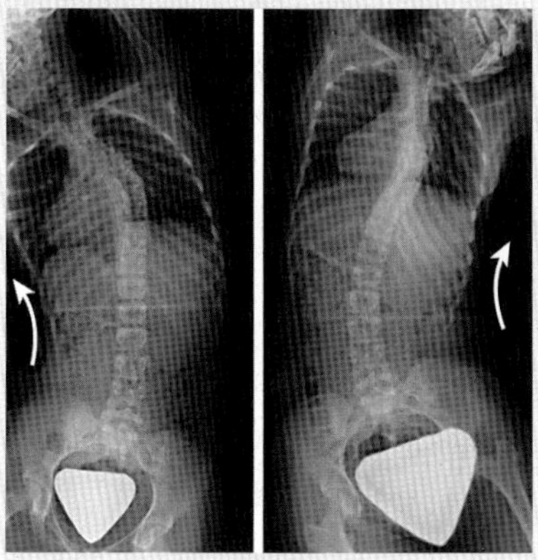

이중 척추 만곡의 유연성을 평가하기 위해 사용된 AP 옆굽힘 방사선. 왼쪽 옆굽힘은 허리뼈 만곡의 교정이나 역전을 보여주며, 이것은 허리뼈의 유연하고 비구조적 만곡을 의미한다. 반대로, 오른쪽 옆굽힘은 등뼈 만곡의 비교정을 보여주며, 등뼈의 강직한 구조적 만곡을 의미한다.

설명: 척주기둥의 가쪽치우침과 척추몸통과 갈비뼈의 돌림 변형이 발생한다.

분류: 옆굽음증은 크게 구조적(강직성)과 비구조적(유연성)으로 분류된다. 대부분의 구조적 옆굽음증은 특발성으로서, 원인을 정확히 알 수 없다.

영상: 방사선은 옆굽음증의 관리에 중심이다. (1) 원인을 알아내고 배제하기 위해, (2) 만곡 크기, 지점, 유연성을 알아내기 위해, (3) 뼈 성숙성과 뼈 연령(부목 적용의 타이밍이 중요하기 때문)을 평가하기 위해, (4) 만곡의 진행이나 정체를 모니터링하기 위해, 방사선을 이용한다.

보존적 관리: 만곡의 크기에 따라, 치료는 방사선만을 이용하여 만곡이 진행하고 있는지, 또는 뼈 성숙이 완전할 때까지 부목이나 운동이 만곡의 진행을 예방하는지를 알아낸다.

수술: 50° 이상의 만곡을 가진 환자를 위해, 표준 수술절차는 척추주위 막대와 뼈 이식을 이용한 뒤쪽척추 융합술이다.

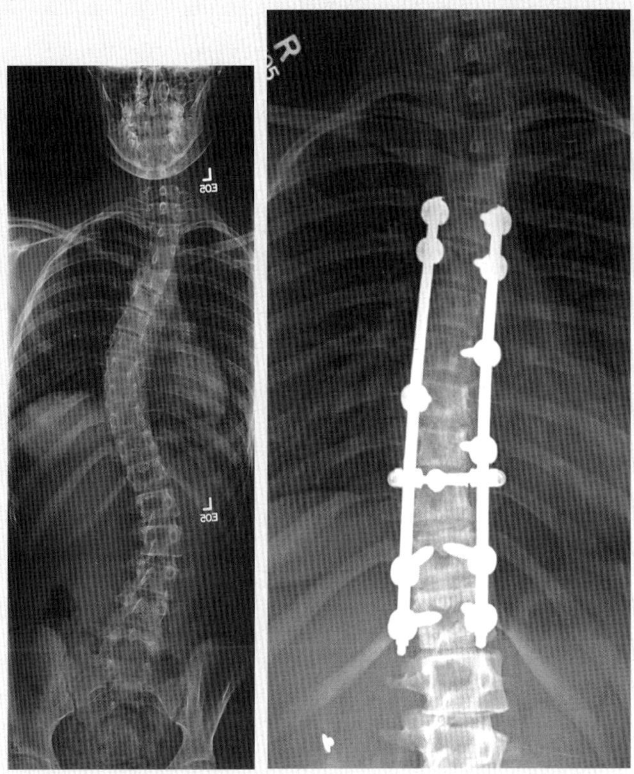

특발성 오른쪽 등뼈 옆굽음증을 가진 14세 소녀의 수술 전 방사선 영상(A)과 수술 후 방사선 영상(B)으로서, 등뼈의 재정렬과 안정화를 보여준다. 뒤쪽 척추막대와 척추다리 나사가 T4-T12까지 적용되어 있다.

표 9.8 병리 그림

병리	임상 정보	치료
Schuermann 질환 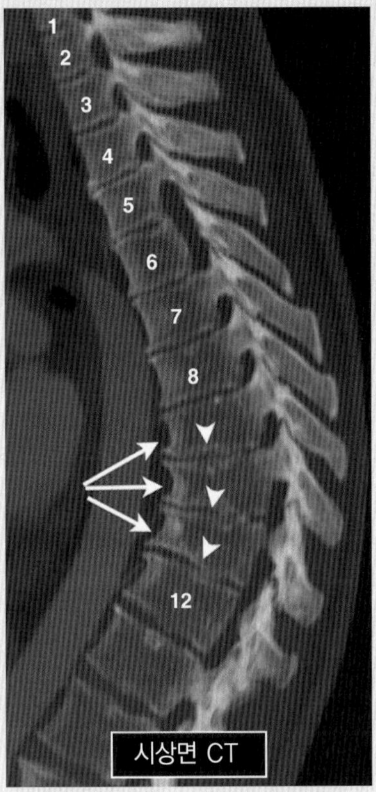 Schuermann 질환. 시상면 CT 소견. T8-T12의 퇴행성 원반과 여러 레벨의 Schmorl 결절과 원반의 앞쪽 탈출이 보인다.	**설명:** Schuermann 질환은 척추뼈 2차 골화 중심의 뼈연골증으로서, 뒤굽음증을 초래한다. 비록 모든 등뼈와 허리뼈가 침범되지만, 일반적으로 아래쪽 등뼈와 위쪽 허리뼈에서 시작한다. **원인:** 원인과 병리를 알 수 없다. 역학적, 대사적, 내분비적 요소가 관련된 것으로 알려져 왔다. 13–16세의 소년에게서 많이 발생된다. **영상:** 가쪽 영상은 3개 이상의 척추뼈가 5° 이상의 앞쪽 쐐기, 불규칙한 척추종판의 골화, 좁아진 원반공간, 그리고 Schmorl 결절(속질핵이 척추종판을 통과하는 탈출)을 보여준 것을 토대로 질환을 진단한다.	**보존적 관리:** 자가제한성이고 양성 질환이기 때문에 치료가 필요하지 않다는 것에서부터 뒤굽음 변형을 완화시키는 뼈 성숙에 도달하기 전까지 1–2년 동안 부목을 해야 한다는 것까지 치료는 다양하다. **수술:** 수술을 잘 하지 않지만, 환자가 통증을 참지 못하거나 뒤굽음 기형이 미용상으로 보기 싫거나 척수가 압박되면, 수술을 적용할 수 있다. 이들 경우, 앞쪽의 이완과 융합술과 뒤쪽의 기구조작과 융합술이 수행된다.

표 9.8 병리 그림

병리	임상 정보	치료
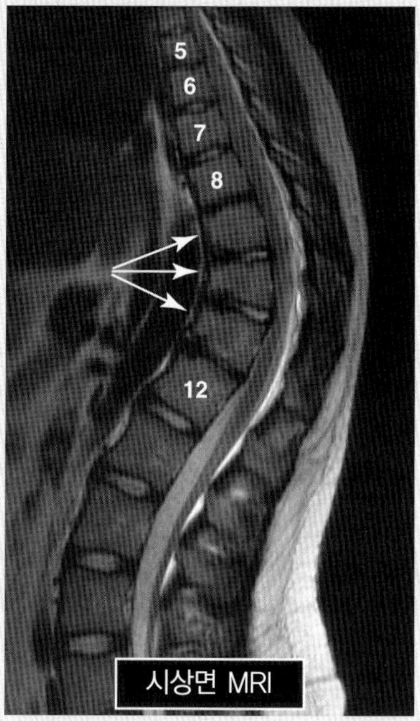 시상면 MRI는 쐐기형 척추몸통, 척추종판의 변형, 원반높이 소실 등을 보여준다(화살표). Schmorl 결절은 화살표머리에서 보인다.		

표 9.8 병리 그림

병리	임상 정보	치료
결핵성 골수염 (Pott 질환) 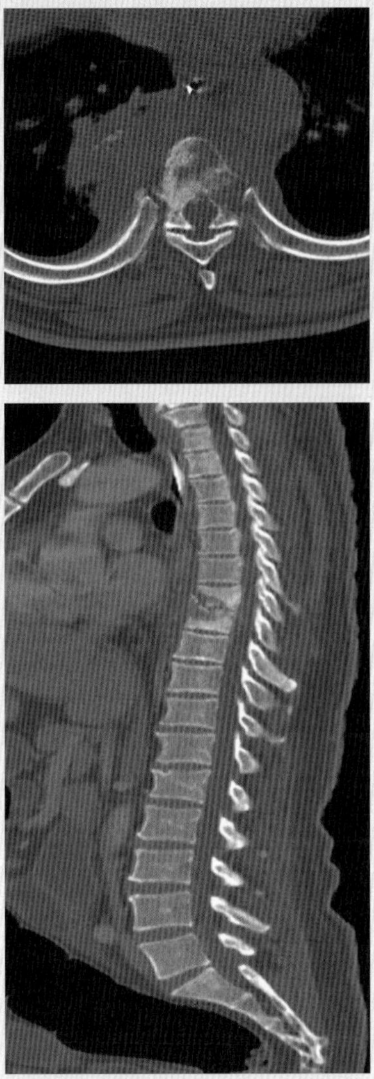 T7과 T8의 결핵성 골수염(Pott 질환). 폐결핵 병력을 가진 50세 남성. 축성면 CT와 시상면 CT는 오른쪽에 작은 칼슘을 함유한 척추 주위 농양을 가진 척추몸통 파괴와 척추종판 파괴를 보여준다.	**설명:** 결핵은 인류의 질환 중에서 가장 오래된 질환 중의 하나이고, 척추 결핵은 등뼈에서 가장 많이 발생하는데, 이것은 혈행으로 폐결핵을 통해 전파된다. 감염된 척추몸통 붕괴와 척추주변에 농양이 형성되고, 앞세로인대와 뒤세로인대 밑까지 감염된다. 사례의 50%에서 신경뿌리나 척수의 압박이 발생한다. **원인:** 결핵은 결핵균의 비말 감염에 의해 전파되고, 근처의 다른 사람은 흡인된다. 이 질환은 미국에서 고위험 사람에게서 부활되고 있다: 고위험 사람으로는 AIDS 환자와 같은 면역결핍 환자, 매우 복잡하고 비위생적인 조건에 사는 노인들이나, 고위험의 작업 조건에서 일하는 이민자 등이 있다. 개발도상국에서는 결핵이 대부분의 아동에게 영향을 준다. 북미나 유럽에서는 성인 감염이 보다 흔하다. **영상:** 방사선은 뼈 용해나 뼈 파괴, 척추몸통 붕괴, 괴사 영역과 새로운 뼈 생성, 결핵성 뼈분리, 농양을 의미하는 척추주변 음영을 보여준다. MRI는 연부조직의 질환과 신경압박을 가장 잘 보여준다.	**보존적 관리:** 세균의 숫자를 줄이고, 약물 내성의 발달을 예방하고, 재발을 예방하는 약물 치료가 표준 관리법이다. 활동 제한, 허리 부목, 적절한 척추 운동이 몇 개월 동안 적응적이다. **수술:** 뚜렷한 신경학적 손상이 있는 경우에는 척추 융합술이 요구되고, 척추 안정화는 척수관의 온전성을 보존하는 중재를 필요로 한다.

표 9.8 병리 그림

병리	임상 정보	치료
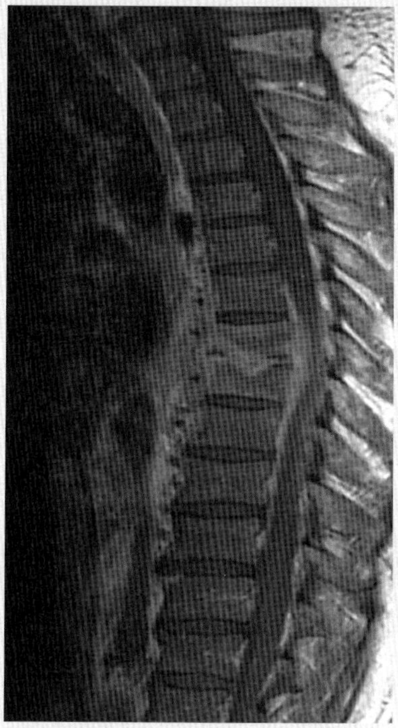 가돌리늄을 이용한 시상면 T1FS는 척추몸통의 부종과 앞세로인대 밑까지 뻗어 있는 앞쪽원반의 작은 농양을 보여준다.		

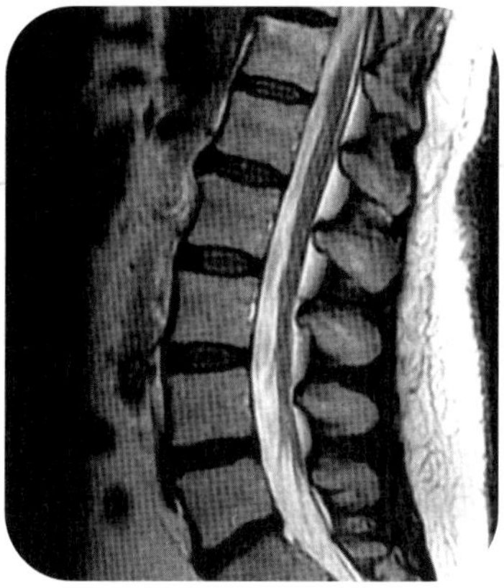

CHAPTER

10

허리뼈의 진단영상학

- 소개: 허리뼈 팩트
- 해부학 복습
- 이용할 수 있는 영상 가이드라인: ACR 적절성 기준, 진단 영상 경로
- 허리뼈의 일반 방사선 평가
- 허리뼈의 기본 MRI 프로토콜
- 허리뼈의 기본 CT 프로토콜
- 무엇처럼 보이는가? 병리 그림

1. 소개: 허리뼈 팩트

❑ 외상성 손상

- 아래쪽 척추의 가장 흔한 손상 레벨은 **등뼈허리뼈**(T11, T12, L1. L2)이다. 이들 척추 분절은 역학적 힘에 쉽게 노출되는데, 그 이유는 상대적으로 고정된 허리뼈(갈비우리 때문에)와 유연한 허리뼈가 이어지는 영역이기 때문이다. 여기에서 힘들이 종종 분산된다.
- **압박골절과 골절-탈구**는 T12과 L1에서 가장 많이 발생한다. 이들 중 15-20%는 신경 손상도 일으킨다.
- **척추분리증**은 만성 좌상에 의한 스트레스 골절이나 선천성 문제로 인한 관절사이부위(pars interarticularis)의 문제이다. 척추분리증은 다이빙, 체조, 배구, 역도 및 풋볼과 같이, 젖힘과 돌림이 반복적으로 일어나는 스포츠 운동선수에게서 많이 보인다.

❏ 병리

- **척추전방전위증**(spondylolisthesis)은 위쪽 척추뼈가 아래쪽 척추뼈 위에 앞쪽으로 미끄러지는 것이고, "anterolisthesis"가 동의어이다. 척추전방전위증은 퇴행성 원반 변화와 인대 느슨함, 그리고 허리엉치각 때문에 L4-L5와 L5-S1에서 가장 많이 발생한다. 청소년기의 스포츠 활동 증가나 성인기의 중노동들도 척추전방전위증을 유발시키는 요소가 된다.
- **척추협착증**은 연부조직의 퇴행과 뼈 증대로 일어나는 척수관의 협착이다. 가벼운 척추협착증은 비증상이다. 중등도의 척추협착증은 심각성에 따라 혈관성 압박 증상과 신경성 압박 증상을 나타낼 수 있다. 심한 협착증은 말총증후군(cauda equina syndrome)을 일으킬 수 있다.
- **척추사이원반 탈출**은 속질핵이 비정상적으로 섬유테를 빠져나오는 것이고, 인접한 척추 가장자리를 벗어난다. 대부분의 원반탈출은 L4-L5에서 일어나고, 25-45세 사이에서 가장 흔하고, 여성보다 남성에서 많이 발생한다. 비증상 환자 중의 많은 사람들도 MRI나 CT 영상에서 원반이 팽창되거나 탈출되어 있다. 원반 탈출은 아래와 같은 방향으로 일어날 수 있다:
  - **앞쪽 탈출:** 앞세로인대를 들어올리고, 척추관절 가장자리의 뼈가시를 형성한다.
  - **척추뼈 안으로 탈출:** 약화된 척추종판을 통과해 척추몸통 안으로 탈출하고, 작은 골성 공간 또는 "Schmorl 결절"을 형성한다.
  - **뒤쪽 탈출/뒤가쪽 탈출:** 척수신경이나 수막주머니를 압박하고, 허리통증과 다리의 방사통을 일으킨다. 대개 이런 탈출이 증상을 일으킨다.
    - 주: 원반성 통증 패턴을 가진 대부분의 환자들은 4-6주 안에 좋아질 것이고, 이 시기 동안에는 영상 검사를 권장하지 않는다. 그 이유는? 급성 증상이 있을 때 촬영한 영상은 현재의 급성 증상과 관련이 없는 과거부터 존재했던 비정상을 촬영하기 때문이다. 이들 정보는 상황을 혼돈시킬 것이고, 보존적 관리의 기회를 제공하지 못할 것이고, 미성숙하거나 불필요한 수술적 상담을 하게 만들 것이다.

❏ 영상 선택

- **방사선 영상**은 허리뼈 문제에 대한 초기 영상 검사이지만, 고위험 외상 환자는 예외이고, 그들은 CT에 의해 평가된다. 그러나 만약 CT를 이용할 수 없다면, 방사선 촬영을 한다.
- CT는 고위험 외상 환자를 위한 초기 영상 검사이다. 한 번의 스캐닝 검사로 여러 신체 기관을 평가할 수 있다: 뇌를 위한 머리 CT, 내장기를 위한 가슴-배-골반 CT, 끝으로 척추의 모든 영상은 초기 데이터로부터 나올 수 있다.
- MRI는 방사선이나 CT로 확인할 수 없는 척추사이원반, 척수, 인대, 연부조직과 신경 등의 결손을 평가하기 위해 선택된다.

❏ 이용될 수 있는 가이드라인

- **ACR 적절성 기준:** 오늘날에는 ACR에 의해 3개의 허리뼈 임상 질환이 연구된다: 척추 외상, 척수병증과 급성 허리통증.
- **진단 영상 경로:** 등허리 척추의 평가를 위해 임상 결정 나무가 설정해 왔다.

2. 해부학 복습

축성면

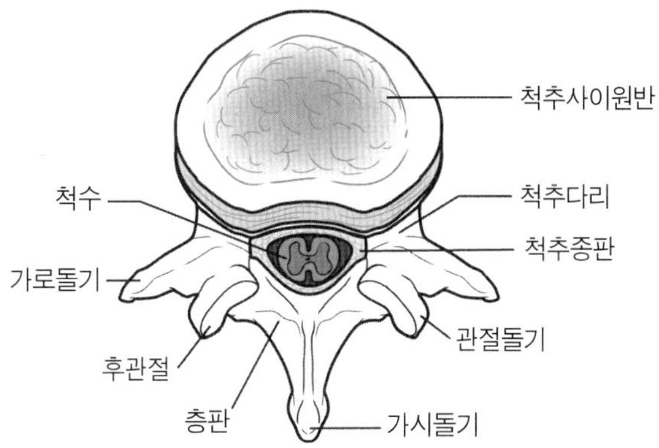

시상면

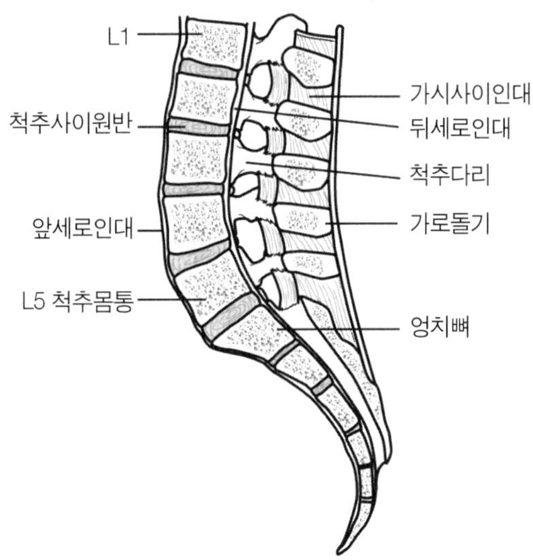

이마면

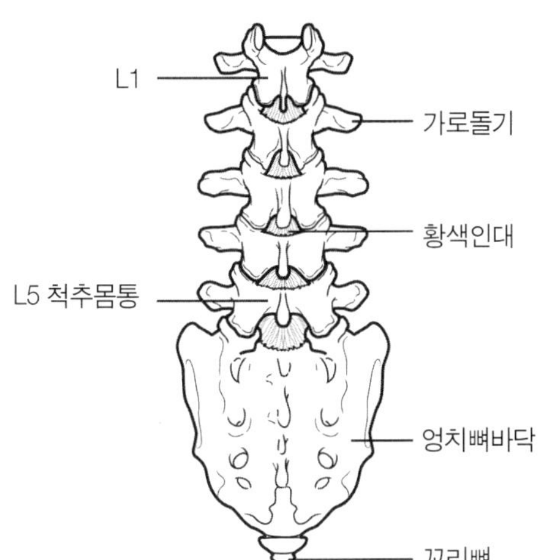

3. 이용할 수 있는 영상 가이드라인: ACR 적절성 기준, 진단 영상 경로

- **적절성 기준.** ACR은 허리뼈의 4가지 임상 질환에 대한 기준을 마련했다. 다음 2가지 질환은 8장(목뼈)에서 다루어졌다.
  - **척추 외상이 의심될 때의 ACR 적절성 기준**인 **표 8.3**을 참고한다.
    - 이 표는 14개의 척추 외상을 다루고 있다.
  - **척수병증에 대한 ACR 적절성 기준**인 **표 8.4**를 참고한다.
    - 이 표는 7가지 척수병증(척수에 관련된 신경학적 결손)을 다루었다.

다른 ACR 적절성 기준은 허리뼈와 직접적으로 관련된다.

- **허리 통증에 대한 ACR 적절성 기준**을 알고 싶으면, **표 10.1**을 참고한다.
  - 이런 임상 조건은 반드시 알아야 할 최우선 사항이다. 급성 허리통증은 45세 이하의 젊은 사람들이 겪게 되는 장애의 주된 원인이다. 평가와 치료로 매년 수억 달러가 사용되고 있다.
  - 이들 요소 때문에, 허리통증 환자의 관리를 향상시키기 위해, 광범위한 연구가 수행되어 왔다.
    - 합병증이 없는 급성 허리통증/신경뿌리 병리는 영상 검사가 필요하지 **않는** 양성이고, 자가-제한 질환이다.
    - 6주 동안 증상이 호전되지 않으면, 영상 검사를 실시한다. 또는 적신호가 나타나면, 보다 복잡한 상황으로 전개되었음을 의미한다.
  - 적신호는 다음과 같다:
    1. 외상
    2. 설명할 수 없는 체중 감소, 잠행성 시작
    3. 50세 이상의 연령, 특히 여성. 그리고 골다공증을 가진 남성
    4. 면역성 질환, 당뇨병
    5. 암 병력
    6. 정맥을 통한 약물 사용
    7. 코티코스테로이드의 장기 복용, 골다공증
    8. 70세 이상
    9. 신경학적 결손(진행성 증상, 말총증후군)
    10. 6주 이상의 기간
    11. 수술 전

- **진단 영상 경로**는 급성 허리통증 환자의 평가에 있어 임상 결정을 돕기 위해, Western Australia Department of Health에 의해 개발된 근거중심 가이드라인이다. 이런 결정 나무는 위의 적절성 기준과 동일하다.
  - **급성 허리통증에 대한 진단 영상 경로**는 **표 10.2**에 그려져 있다.

표 10.1 허리통증에 대한 ACR 적절성 기준

허리통증의 임상 변수	대개 적절하다	적절할 수도 있다	대개 적절하지 않다 (약어 버전, 웹사이트 참고).
1. 합병증이 없는 급성 **허리통증/신경뿌리 병리, 비수술. 적신호*는 없음**	————	————	● 조영제를 사용하지 않은 허리뼈 MRI와 조영제를 사용한 허리뼈 MRI ● 허리뼈 X 선 영상 ● SPECT를 이용한 전신 Tc-99m 뼈 스캔 ● 조영제를 사용하지 않은 허리뼈 CT
2. 환자는 다음을 한 개 이상을 가지고 있다: **저속 외상, 골다공증, 진행성 결손, 장기간의 증상 유지, 70세 이상.**	● 조영제를 사용하지 않은 허리뼈 MR	● 조영제를 사용하지 않은 허리뼈 CT ● 허리뼈 X 선 영상 ● SPECT를 이용한 전신 Tc-99m 뼈 스캔	● 조영제를 사용하지 않은 허리뼈 MRI와 조영제를 사용한 허리뼈 MRI ● 조영제를 사용한 허리뼈 CT ● 조영제를 사용하지 않은 허리뼈 CT와 조영제를 사용한 허리뼈 CT
3. 환자는 다음을 한 개 이상을 가지고 있다: **암, 감염, 면역 억제.**	● 조영제를 사용하지 않은 허리뼈 MRI와 조영제를 사용한 허리뼈 MRI ● 조영제를 사용하지 않은 허리뼈 MRI	● 조영제를 사용한 허리뼈 CT ● 조영제를 사용하지 않은 허리뼈 CT ● 허리뼈 X 선 영상 ● SPECT를 이용한 전신 Tc-99m 뼈 스캔	● 조영제를 사용하지 않은 허리뼈 CTI와 조영제를 사용한 허리뼈 CT ● 허리뼈 척수강 X 선 영상 ● 허리뼈 척수강 CT와 후 척수강 CT
4. 허리통증과 방사통. **수술 또는 중재**	● 조영제를 사용하지 않은 허리뼈 MRI	● 조영제를 사용하지 않은 허리뼈 CT와 조영제를 사용한 허리뼈 CT ● 조영제를 사용하지 않은 허리뼈 MRI와 조영제를 사용한 허리뼈 MRI ● 허리뼈 척수강 CT와 후 척수강 CT ● 방사선 조영술과 후 방사선 조영술 ● 허리뼈 X 선 영상 ● SPECT를 이용한 전신 Tc-99m 뼈 스캔 ● 방사선 조영술	● 조영제를 사용하지 않은 허리뼈 CT와 조영제를 사용한 허리뼈 CT ● 허리뼈 척수강 X 선 영상

표 10.1 **허리통증에 대한 ACR 적절성 기준**

허리통증의 임상 변수	대개 적절하다	적절할 수도 있다	대개 적절하지 않다 (약어 버전, 웹사이트 참고).
5. 수술 이전	• 조영제를 사용하지 않은 허리뼈 MRI와 조영제를 사용한 허리뼈 MRI (흉터조직과 원반을 구분할 수 없다)	• 조영제를 사용하지 않은 허리뼈 CT와 조영제를 사용한 허리뼈 CT • 조영제를 사용하지 않은 허리뼈 MRI • 허리뼈 척수강 CT와 후 척수강 CT • 허리뼈 X 선 영상(굽힘/폄) • SPECT를 이용한 전신 Tc-99m 뼈 스캔 • 후 CT 원반조영술 사용의 유무와 관계없이 방사선 조영술을 사용한다.	• 조영제를 사용하지 않은 허리뼈 CT와 조영제를 사용한 허리뼈 CT • 허리뼈 척수강 X 선 영상
6. 말총증후군, 다발성 결손 또는 진행성 결손 등**	• 조영제를 사용하지 않은 허리뼈 MRI • 조영제를 사용하지 않은 허리뼈 MRI와 조영제를 사용한 허리뼈 MRI	• 허리뼈 척수강 CT와 후 척수강 CT • 조영제를 사용한 허리뼈 MRI • 조영제를 사용하지 않은 허리뼈 CT • 허리뼈 X 선 영상	• 조영제를 사용하지 않은 허리뼈 CT와 조영제를 사용한 허리뼈 CT • SPECT를 이용한 전신 Tc-99m 뼈 스캔 • 허리뼈 척수강 X 선 영상

본 표는 약어 정보를 포함하고 있다. 완전한 기록 안에 "대개 적절하지 않다" 검사가 존재한다. ACR 적절한 기준의 완전한 버전을 알고 싶으면, 독자들이 ACR 웹사이트를 방문하길 바란다. 출처: 미국방사선의학회(ACR).

* 적신호은 다음과 같다: 말총증후군, 암, 골절, 진행성 또는 심한 신경학적 결손, 강직성 척추염, 중상이 있는 척추협착증, 감염 등.

** 말총증후군은 척수원추 레벨 아래의 허리엉치 신경뿌리의 압박. 허리통증, 편층 또는 양측의 궁둥신경통, 안장형 감각 장애, 방광과 창자의 기능장애, 하지의 다양한 운동신경과 감각신경의 소실.

표 10.2 급성 허리통증에 대한 진단 영상 경로

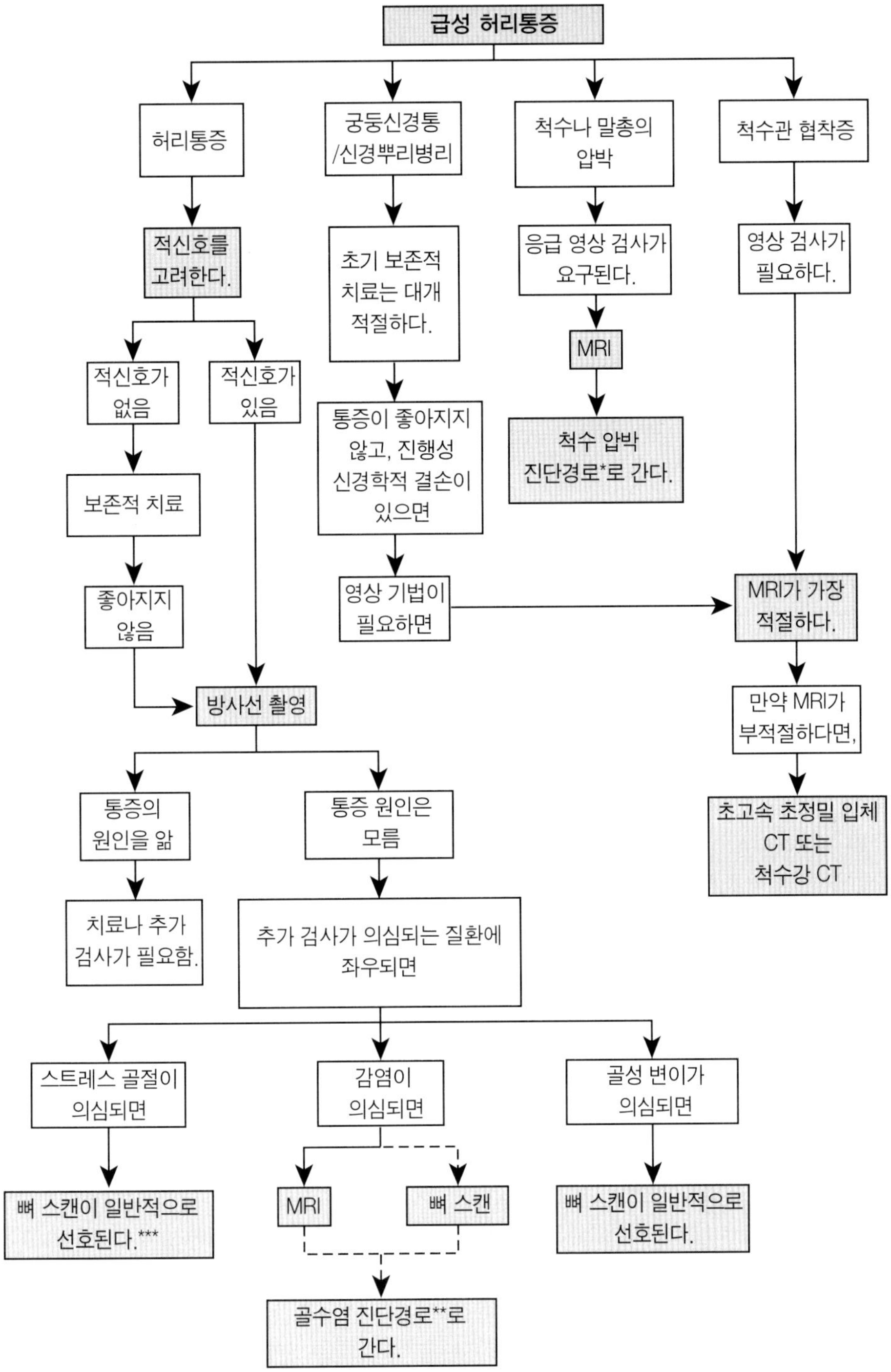

* 척수압박 진단경로는 MRI를 의미하고, 만약 이용할 수 없다면, 조영제를 이용한 CT나 척수강 CT를 이용한다.

** 표 6.7의 골수염 진단경로를 참고한다.

*** 미국에서는, 일반적으로 MRI를 선호한다.

출처: Department of Health Western Australia 업데이트된 최근 내용을 알고 싶으면, http://www.imagingpathways.health.wa.gov.au 를 방문하기 바란다.

4. 허리뼈의 일반 방사선 평가

- **허리뼈의 일반 방사선 검사**에 대한 주요 목표는 해부학적 비정상이나 질병 과정을 확인하거나 배제하는 것이다.
- 아래의 3가지 투사방법이 허리뼈의 일반 방사선 검사에 이용될 수 있다:
  - **AP 촬영**
  - **가쪽 촬영**
  - **가쪽 L5-S1**
    - 이 영상은 방사선 노출을 조절하는 허리엉치이음부의 근접 영상으로서, 엉덩뼈의 중첩을 통해 L5-S1을 잘 볼 수 있다.
- 오늘날에는 허리뼈의 오른쪽 사선 촬영과 왼쪽 **사선** 촬영을 덜 사용하는 편이다. 사선 촬영은 관절사이부위의 골절이나 결손을 추가로 평가하는데 유용할 것으로 고려되었다. 사선 촬영은 스코트랜드 개의 영상을 보여주고, 이 부위의 결손(척추분리증)은 "스코트랜드 개의 목걸이"로 알려져 있다. 그러나 방사선 노출을 감소시키려는 의식적인 노력 때문에, 오늘날에는 사선 촬영을 기본 방사선 촬영에 포함시키지 않는다.

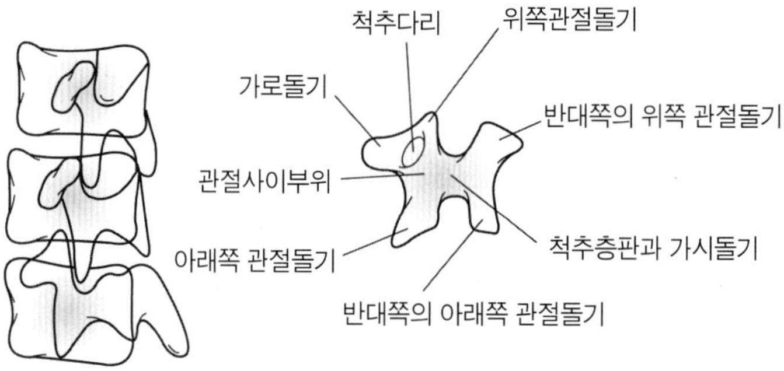

- 일반 방사선 평가는 ABCS로 이루어진다(**ABCS**를 상세히 알고 싶으면, **표** 1.1을 참고하기 바란다). 요약하면:
  - **A** = Alignment(정렬): AP **영상**은 수직 기둥에서 척추를 보여준다. 척추다리와 가시돌기 사이의 공간적 관계를 평가한다. **가쪽 영상**에서는, 3개 라인(목뼈와 등뼈의 라인과 같은)의 평행선은 정상 척추 해부학을 나타낸다. 이들 라인의 공간적 관계는 굽힘이나 폄을 할 때도 평행을 유지해야 한다.
  - **B** = Bone density(뼈 밀도): 치밀한 겉질뼈와 덜 치밀한 해면뼈를 평가한다. 정상 뼈잔기둥을 평가한다. 뼈 파괴의 비정상 영역이나 경화증과 뼈가시의 영역을 평가한다.
  - **C** = Cartilage spaces(연골 공간): 관절강의 감소는 원반 퇴행을 의미한다.
  - **S** = Soft tissues(연부조직): 허리근은 AP 영상에서 잘 보이고, 근경련이나 좌상이 있으면 근육의 두께나 밀도에서 변화가 일어날 것이다.
- **허리뼈의 일반 방사선 투사에 대한 요약**을 알고 싶으면, **표** 10.3을 참고하기 바란다.

표 10.3 허리뼈의 일반 방사선 투사

AP 투사

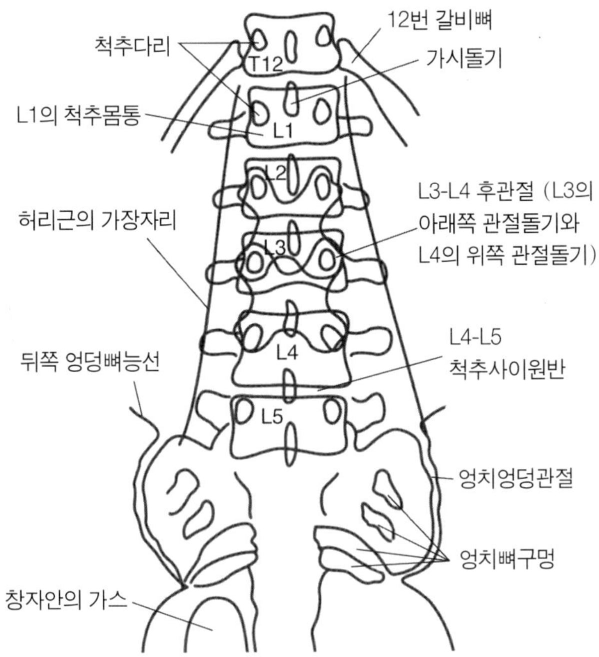

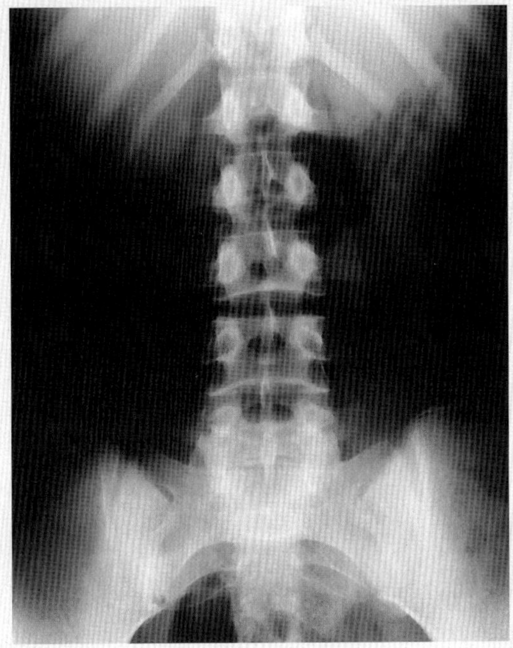

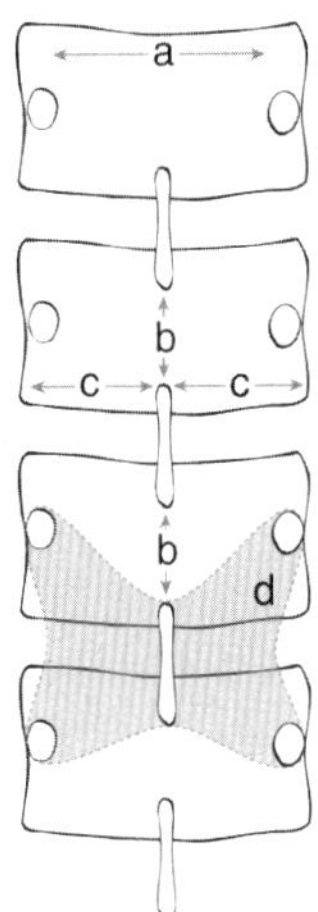

- 척추몸통은 잘 보존된 척추사이원반 공간을 가진 수직 기둥을 형성한다.
- 척추다리는 가시돌기(눈물방울 모양)의 좌우 측에 있는 난원형 모양이다. 척추다리사이간격(a)은 척수관의 가로직경이고, L1에서 L3까지의 직경은 25 ㎜이고, L4에서 L5까지의 직경은 30 ㎜이다.
- 모든 가시돌기사이의 간격(b)은 동일해야 한다. 간격이 증가되었다는 것은 뒤쪽인대의 열상을 의미한다.
- 가시돌기는 정중앙에 위치해야 하고, 양쪽 척추뼈 가장자리에서 동일 간격으로 위치해야 한다(c).
- 관절돌기는 나비모양을 띤다(c). 후관절이 보이지 않지만, 관절돌기의 정렬은 존재한다.
- 위의 지리적 관계의 부정정렬은 골절, 탈구, 뼈 파손을 의미한다.
- 엉치엉덩관절 공간의 두께와 대칭성을 비교한다.
- 허리근은 가로돌기에서 나온 연장선처럼 보이고, 척추몸통의 앞가쪽에서 대각선으로 뻗어 있다.

표 10.3 허리뼈의 일반 방사선 투사

가쪽 투사

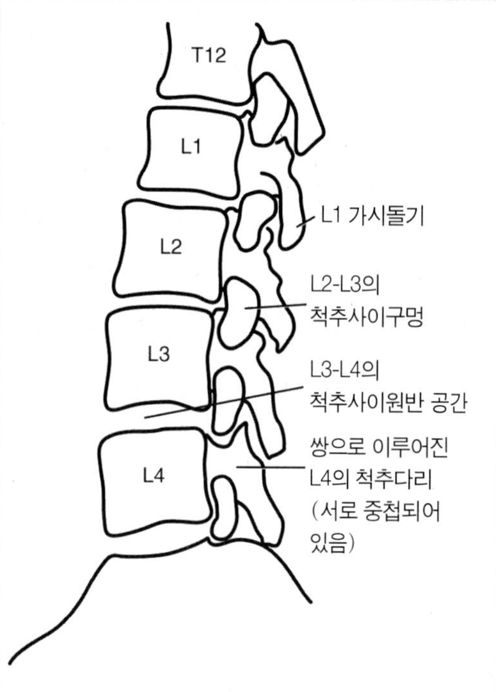

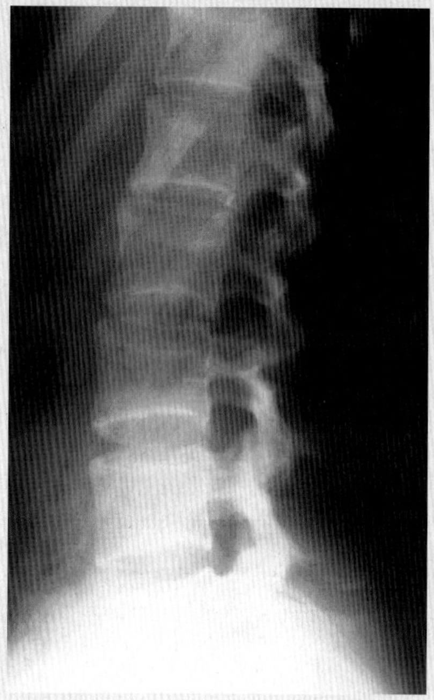

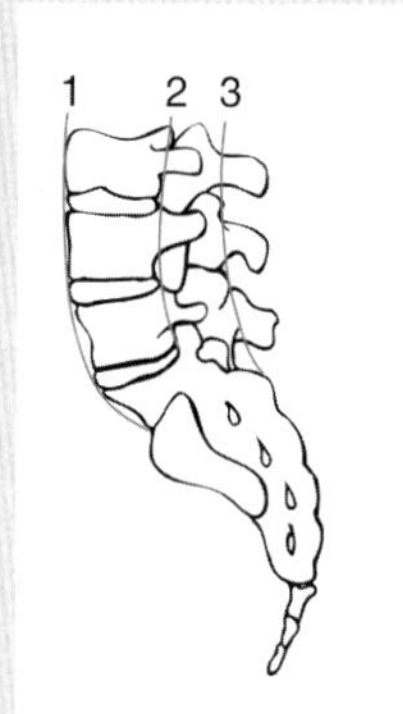

- 가쪽 영상에서 3개의 라인을 확인함으로서 척추뼈의 정상 정렬을 알 수 있다.
  - 라인 1: 앞쪽척추몸통 라인으로서, 이 라인은 척추몸통의 앞쪽 가장자리들을 이은 선이고, 앞굽음 만곡을 형성한다.
  - 라인 2: 뒤쪽척추몸통 라인으로서, 이 라인은 뒤쪽 가장자리들을 이은 선이고, 라인 1과 나란하게 주행하고 있다.
  - 라인 3: 가시층판 라인으로서, 이 라인은 가시돌기와 척추층판 이음부를 이은 선이고, 라인 2와 나란하게 주행한다.
- 이들 평행선의 파괴는 골절, 탈구, 척추전방전위증을 의미한다. 척수관은 라인 2와 라인 3 사이에 위치한다. 척수관의 심각한 파손은 신경혈관 구조물의 온전성을 위협한다.
- 척추사이원반 공간의 높이는 허리뼈에서 가장 큰 데, 그 이유는 허리뼈 원반의 두께 때문이다. 가장 아래쪽 허리뼈 부위(특히 L5-S1)의 원반 공간은 쐐기 모양이다,
- 척추다리는 각 레벨에서 쌍으로 중첩된다.
- 척추사이구멍은 난원형으로 보인다.

표 10.3 허리뼈의 일반 방사선 투사

가쪽 L5-S1 투사

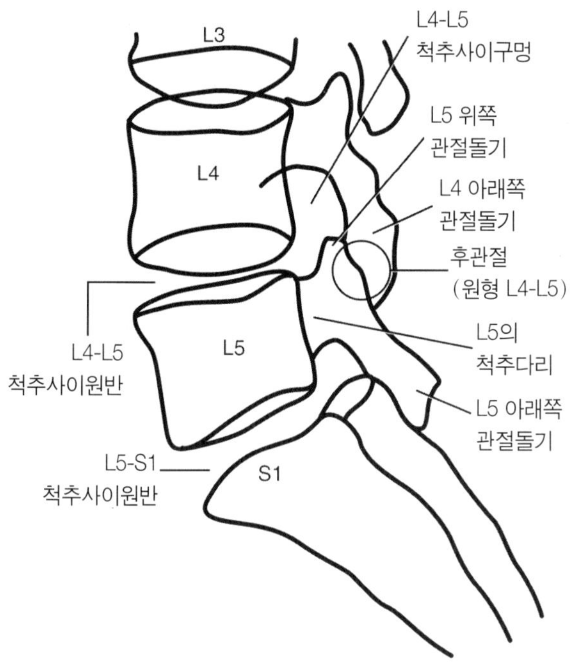

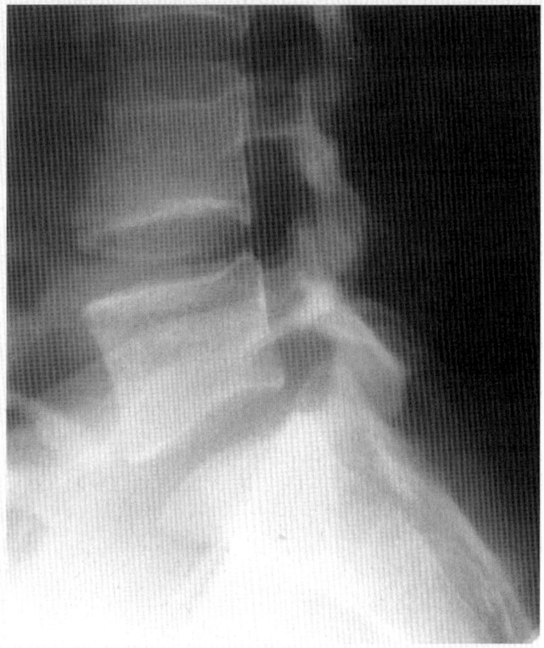

- 척추몸통 정렬의 3개 평행선은 가쪽 허리뼈 영상에서처럼, 허리엉치 이음부의 근접 촬영(coned view) 영상에서도 평행을 이루어야 한다. C2에서 시작된 이들 라인의 연장선은 엉치뼈몸통까지 이어진다.
  - 앞쪽척추몸통 라인은 허리엉치 이음부에 있는 과도기 영역을 포함한다. 이 라인의 어긋남은 골절, 아탈구, 탈구, 후방전위증 또는 전방전위증을 의미한다.
  - L4에서 엉치뼈의 뒤쪽 몸통 까지 잇는 뒤쪽 척추몸통 라인은 비정상적인 어긋남을 위해 평가된다.
  - L4에서 엉치뼈능선 까지 잇는 가시층판 라인은 비정상적인 어긋남을 위해 평가된다.
- L4–L5 척추사이원반 공간과 L5–S1 척추사이원반의 공간은 잘 보존된 공간으로 관찰된다. 진공 현상을 보여주는 관절강의 좁아짐, 경화된 관절 가장자리, 뼈증식 형성은 퇴행성 원반을 의미한다.

5. 허리뼈의 기본 MRI 프로토콜

- 허리뼈의 MRI **주요 적응증**은 아래의 평가를 포함한다:
  - 퇴행성 원반 질환
  - 경막외 연부조직과 뼈 신생물
  - 경막내 골수외 종양
  - 경막내 종양이나 연수막질환
  - 골수내 종양
  - 방사선 치료를 위한 치료 분야
  - 내재성 척수질환. 이것은 탈수초화 질환과 염증성 질환을 의미한다.
  - 척수 혈관기형과 잘 확인되지 않는 거미막밑출혈의 원인
  - 척수물구멍증
  - 선천성 척추기형/옆굽음증
  - 수술후 척수내액이나 수술후 연부조직 변화
  - 수막 이상
  - **척추 감염.** 이것은 원반공간 감염, 골수염, 경막외 농양을 의미한다.
  - 척추성형술/뒤굽음수술을 위한 수술전 평가
- 허리뼈에 대한 **MRI 프로토콜에 포함되는 것은 축성면** 영상과 **시상면** 영상이다. 이마면 영상은 거의 이용되지 않는데, 그 이유는 MRI로 평가된 연부조직은 축성면과 시상면에서 잘 보이기 때문이다.
- **일반적으로 펄스 시퀀스**에는 축성면 영상과 시상면 영상에 대한 T1 가중과 T2 가중 시퀀스가 포함되어 있다. 펄스 시퀀스의 기본 견해는 2가지이다.
  - **T1 가중 시퀀스를 통해 해부학**을 정의한다.
  - **T2 가중 시퀀스를 통해 비정상 체액을 감지**한다.
- 허리뼈에 대한 MRI**의 평가**는 다음을 포함한다.
  - **Alignment(정렬):** 시상 슬라이스는 정상 척추 정렬 뿐만 아니라, 골절, 탈구 및 뼈 파괴 등과 같은 편위된 정렬을 평가하기에 가장 좋다.
  - **Bone Signal(뼈 신호):** 인접한 영역으로 퍼지거나 국소의 질환이나 감염을 의미하는 침식을 평가한다. T2 가중 시퀀스에서 뚜렷하게 나타나는 뼈 타박상이나 골수 부종을 평가한다.
  - **Canal Space(척수관 공간)/중추신경계:** 시상면과 축성면을 통해 척수관을 평가한다. 척수관이 정상적인 크기를 가지고 있는지를 관찰한다. 수막주머니의 내용물(척수, 신경뿌리, 뇌척수액)을 평가한다. 수막주머니(thecal sac)의 소실(이웃한 구조물 안으로 들어가는지)를 살펴 본다.
    - 소실(effacement)은 척추종판, 원반, 후관절, 골편 또는 비후된 인대에서 시작된 퇴행성 변화로 인해 역학적으로 좁아진 결과이다.
    - 골수내 질환을 평가한다. 조영제를 사용하든 사용하지 않던 관계없이, MR는 여러 원인(탈수초화, 신생물, 퇴행성, 염증성 또는 선천성)에 의해 발생하는 척수질환의 존재와 범위를 보여줄 수 있다.
  - **원반 손상 유무:** 원반의 높이와 속질핵의 수분을 평가한다. 원반의 형태와 가장자리를 위해 시상면 영상으로 뒤쪽 가장자리를 평가하고, 축성면 영상으로 뒤가쪽 가장자리를 평가한다. 원반 병리에 관한 MR 용어는 다음과 같다:

  - 척수관 안으로 향한 **원반의 뒤쪽 팽창**(bulging)**은 넓고** 대칭적인 원반 물질의 팽창으로 정의된다(신경뿌리 압박과는 관련성이 떨어지는).
  - **원반 탈출**(herniation)은 원반이 비대칭적으로 뒤중앙, 뒤가쪽, 가쪽으로 척수관/신경구멍 안으로 탈출되는 것이다. 탈출은 종종 구멍 밖으로도 빠져나간다.
  - **protrusion과 extrusion**은 탈출의 세부 범주이다. protrusion은 원반이 넓게 탈출되는 반면, extrusion은 상대적으로 좁게 탈출되는 것이다.
- 연부조직: 외상, 신생물, 감염, 종양 등으로 인한 부종이 있는지를 위해 척추주위의 연부조직을 평가한다. 외상 이후 인대와 척수의 손상 유무를 살펴본다.

- **허리뼈의 MRI와 CT의 기본면**을 알고 싶으면, **표** 10.4를 참고하기 바란다.
- **허리뼈의 기본 MRI 프로토콜**을 알고 싶으면, **표** 10.5를 참고하기 바란다.

표 10.4 허리뼈의 MRI 또는 CT에 대한 기본면

축성면	축성면은 C7에서 L1까지 뻗어 있다. 기준선은 슬라이스이다.
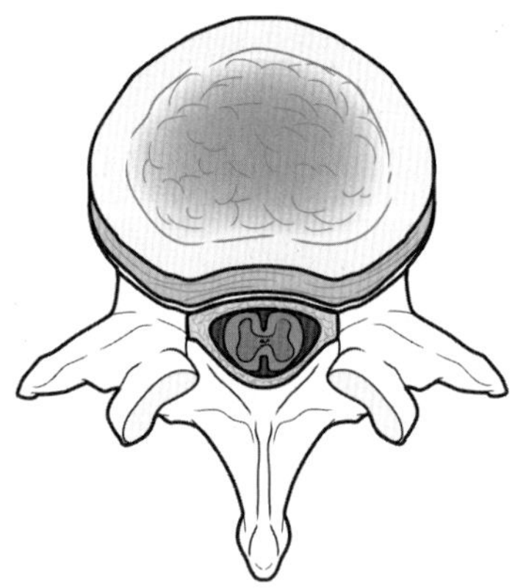	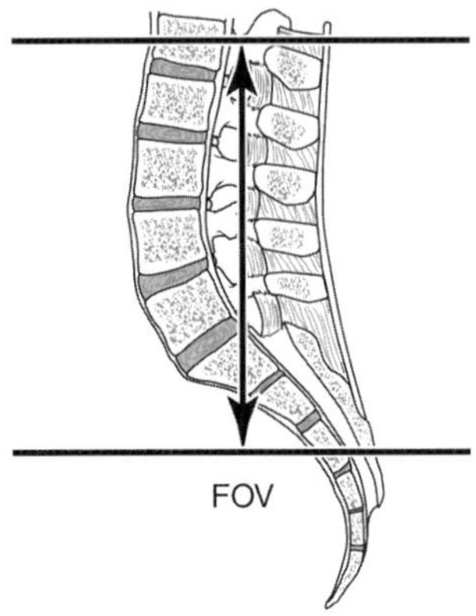 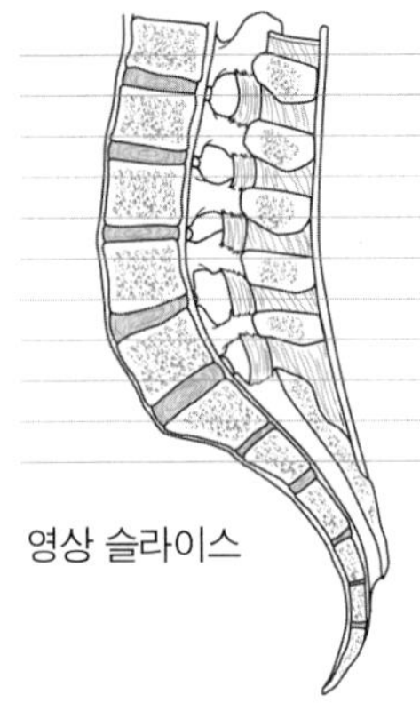
시상면	시상면은 가로돌기 꼭대기에서 반대쪽 가로돌기 꼭대기까지 뻗어 있다. 기준선은 슬라이스이다.
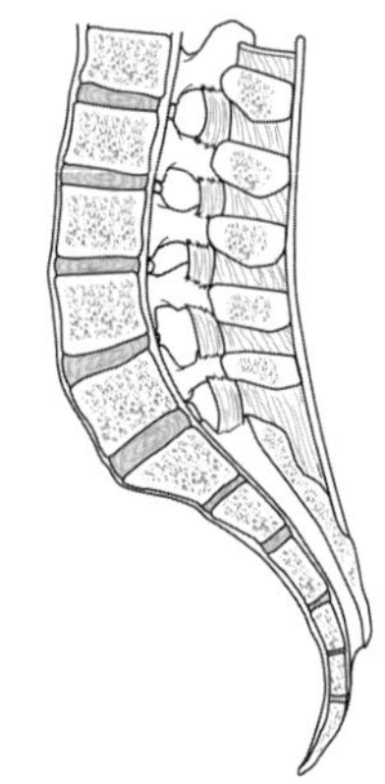	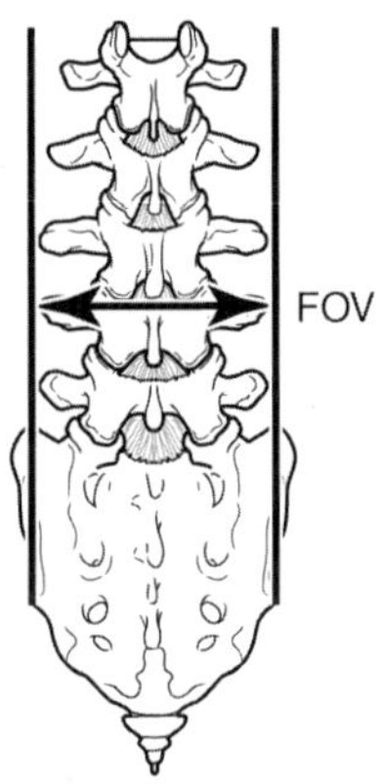 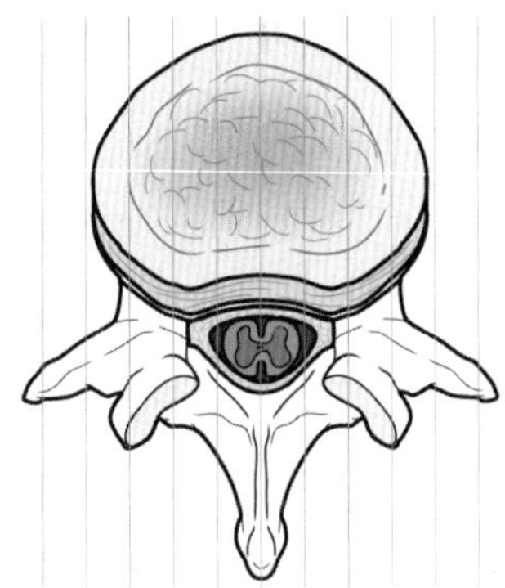 영상 슬라이스
이마면	이마면은 허리뼈의 앞쪽면에서 뒤쪽면까지 뻗어 있다. 기준선은 슬라이스이다.
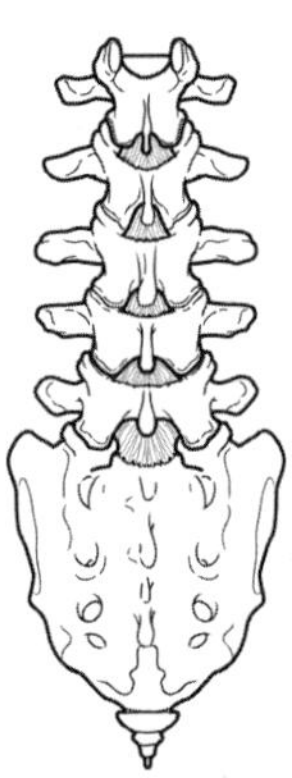	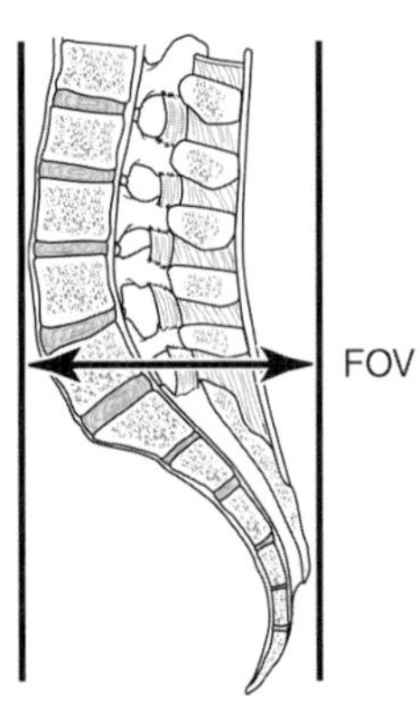 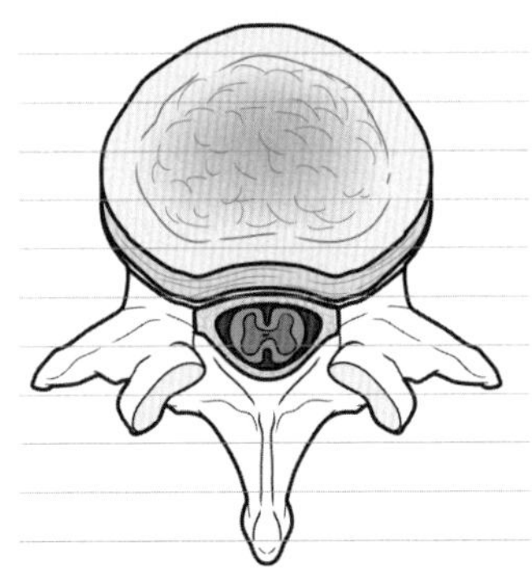 영상 슬라이스

표 10.5 허리뼈의 MRI 프로토콜

지방 억제가 되지 않은 T2

축성면

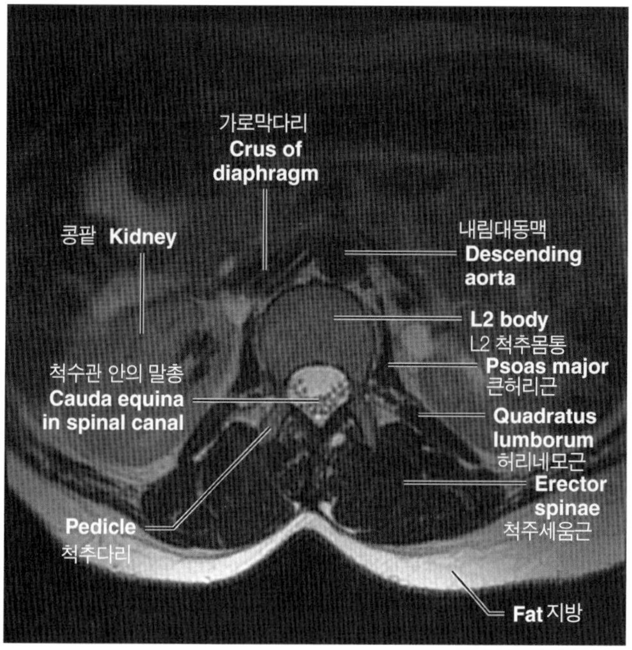

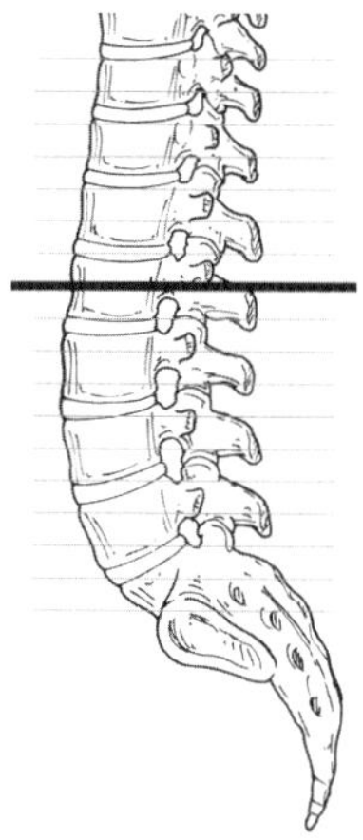

- 축성면 영상에서 잘 보이는 구조물을 평가한다.
  - 척추사이원반
  - 신경뿌리
  - 척추사이구멍
  - 척수관, 경막외 지방, 수막주머니
  - 후관절
  - 황색인대
  - 밝은 신경주변 지방에 비해 신경뿌리가 잘 보일 수 있도록 하기 위해, 많은 T2 시퀀스는 지방 억제(fat suppression)를 사용하지 않는다.

표 10.5 허리뼈의 MRI 프로토콜

T1 시상면 T2	
T1	T2

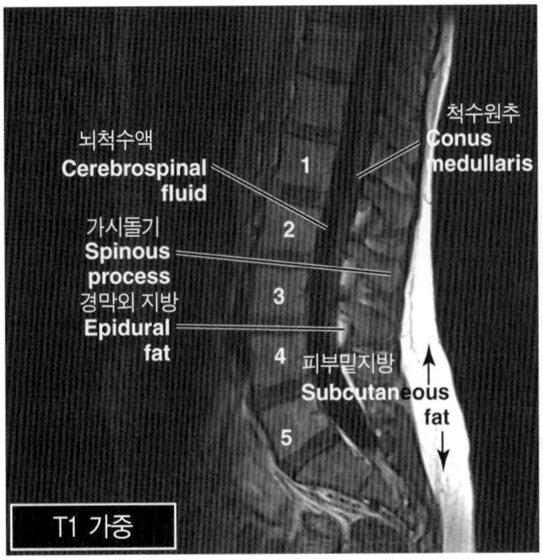

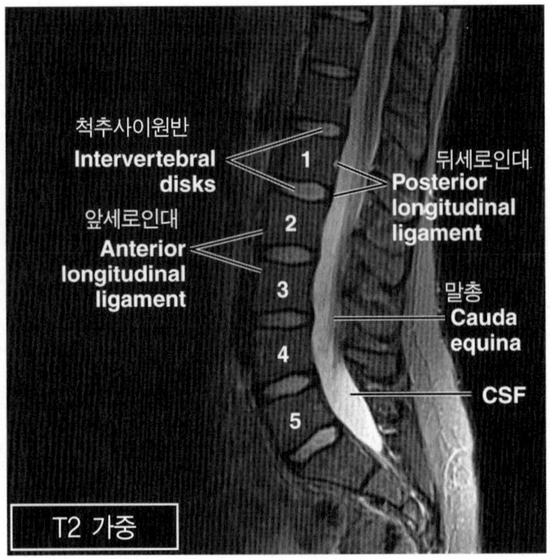

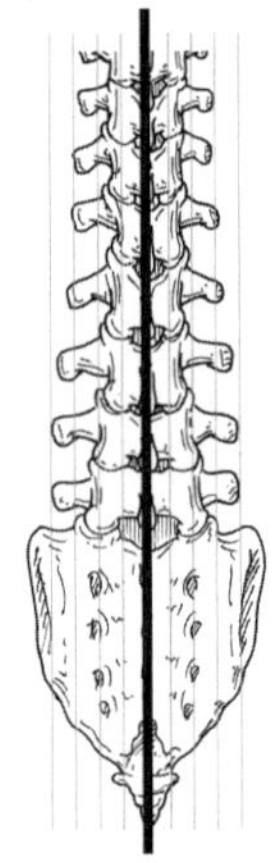

- **시상면 영상에서 잘 보이는 구조물을 평가한다.**
  - 척추몸통, 척추종판
  - 원반 신호, 원반 높이
  - 거미막밑 공간, 경막외 공간(거미막밑 공간 안의 CSF와 경막외 지방 사이의 어두운 라인)
  - 척수관, 척수
  - 인대: 앞세로인대와 뒤세로인대, 가시사이인대, 가시위인대
  - 가시돌기
- **T1 시퀀스와 T2 시퀀스 사이의 신호 강도 차이를 관찰한다.**

구조물	T1 신호 강도	T2 신호 강도
척수	중간	중간
뇌척수액	낮은	높은
원반	중간	높은
척추몸통 안의 골수	높은 중간	중간
겉질뼈와 인대	낮은	낮은
근육	중간	중간

6. 허리뼈의 기본 CT 프로토콜

- CT는 대부분의 근육뼈대계 질환을 평가할 때 이용될 수 있는 영상 장치로서, 주로 **뼈와 관절의 구조적 정보와 공간적 정보를 제공**한다.
- 허리뼈에 대한 CT의 **주요 적응증**은 다음과 같다.
  - 성인의 급성 외상
  - 퇴행성 질환과 뼈관절염
  - 뼈 이식이나 뼈 융합의 수술후 평가
  - 척추의 감염 과정
  - 척추 중재를 위한 영상 가이드(예, 생검, 주사)
  - 신생물 질환과 그들의 합병증
  - 염증성 병변과 낭포성 침착 질환
  - 선천성 척추 이상이나 발달성 척추 이상(예, 옆굽음증, 척추분리증)
  - 척수구멍증과 기타 수막내 종양(MRI가 금기증일 때)

❑ CT 영상의 변형

- **척수강** CT는 척수강 조영술과 CT 영상이 결합된 것이다. 거미막밑공간 안으로의 조영제 주입은 척수, 척수관, 신경뿌리, 그리고 척수에 혈액을 공급하는 혈관 등의 비정상을 볼 수 있는 능력을 제공한다. 그러나 척수강 조영술은 침습적인 방법이고 위험이 항상 따른다. 이런 이유 때문에, MRI가 척수나 신경뿌리를 검사하는 첫 번째 검사법으로 선택된다. 만약 MRI를 이용할 수 없거나 금기증이면, 조영제를 이용한 CT가 다음 방법으로 선택된다. 척수강 CT는 덜 이용되고, 특정 문제를 해결하는데만 사용된다.
- 정맥내 요오드 기반 조영제를 주입한 이후에 CT **조영술**(조영제를 사용한 CT)을 수행한다. 조영제는 혈류를 통해 혼합되고, 혈관 밀도와 혈관조직을 강화한다. 허리뼈에서는, 종양의 혈류를 평가하거나 경막외 감염을 확인하기 위해 CT 조영술을 이용한다.

❑ 허리뼈의 CT 영상 해석

목뼈 검진에 이용된 동일한 방법으로 등뼈의 영상을 계속 평가한다. **ABCDS**의 비정상을 평가한다.

- **A**lignment(정렬): 이마면 재설정(AP 영상과 비슷)과 시상면 재설정(가쪽 영상)이 정상 척추 정렬 뿐만 아니라, 골절, 탈구 및 뼈 파괴 등과 같은 편위된 정렬을 평가하기에 가장 좋다.
- **B**one density(뼈 밀도): 방사선 영상과 비슷하게, 뒤쪽 척추뼈 가장자리 구조물에서처럼 겉질뼈가 가장 치밀하고, 척추뼈몸통에서처럼 해면뼈가 가장 덜 치밀하다. 질환이나 감염을 의미하는 침식을 평가한다. 겉질뼈 가장자리의 파손을 평가한다.
- **C**anal Space(척수관 공간): 축성면 영상으로 척수관 공간을 평가한다. 신경충돌을 일으키는 중심관의 침해나 가쪽 함몰을 살펴 본다. 골절이나 원반 탈출에 의해 척수관 안으로 이동한 골편을 찾는다.
- 원반 손상 유무: 형태와 온전한 가장자리를 위해, 축성면 영상으로 뒤쪽 가장자리와 뒤가쪽 가장자리를 평가한다.

- 연부조직: 외상으로 인한 부종이 있는지를 확인하기 위해, 시상면 영상으로 척추앞쪽 연부조직을 검사한다.

- **허리뼈의 CT 프로토콜**을 알고 싶으면, **표 10.6**을 참고하기 바란다.

표 10.6 허리뼈의 CT 프로토콜

축성면 슬라이스

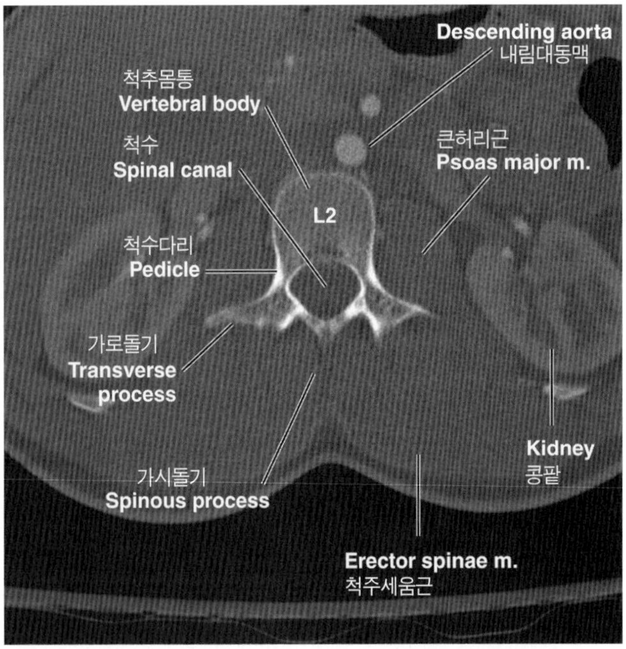

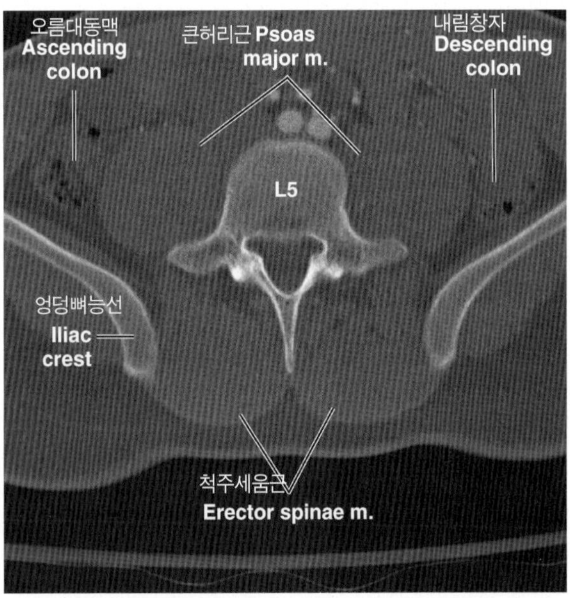

관찰

- **ABCDS**를 체크한다; **A** = 정렬, **B** = 뼈밀도, **C** = 척수관 공간, **D** = 원반 손상 유무, **S** = 연부조직.
- T12에서 아래 허리뼈 까지 척수관 직경의 정상적인 크기를 관찰한다. 척수관은 개방되어야 한다. 앞뒤직경의 정상 하한값은 15 ㎜이고, 가로직경의 정상 하한값은 20 ㎜이다. 앞뒤직경이 12 ㎜미만이면 병리로 간주된다.
- 중심관을 축소시키는 원반 팽창의 형태를 체크한다.
- 원반 물질이나 퇴행성 뼈가 신경뿌리를 압박하기 때문에, 척추사이구멍이 개방되어 있는지를 체크한다.
- 중간척추몸통의 슬라이스에서, 척추뼈몸통정맥얼기가 뒤쪽척추몸통에서 나타날 수 있다. 그것은 대개 뚜렷한 방사선 투과 영역처럼 보인다. 가끔, 적은 양의 칼슘화가 정맥얼기 안에서 존재할 수 있다.
- L5의 CT 조영술은 거미막밑공간 안에서의 조영제 효과를 보여 주기 위해 제공된다. 척수관 안의 척수를 볼 수 있는 능력을 체크한다.

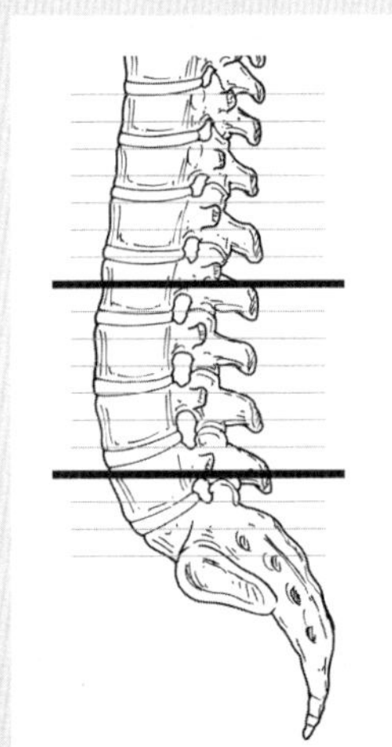

표 10.6 허리뼈의 CT 프로토콜

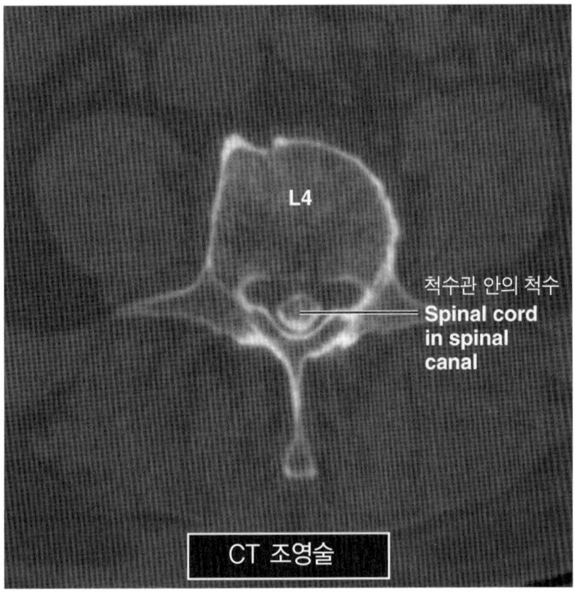

시상면

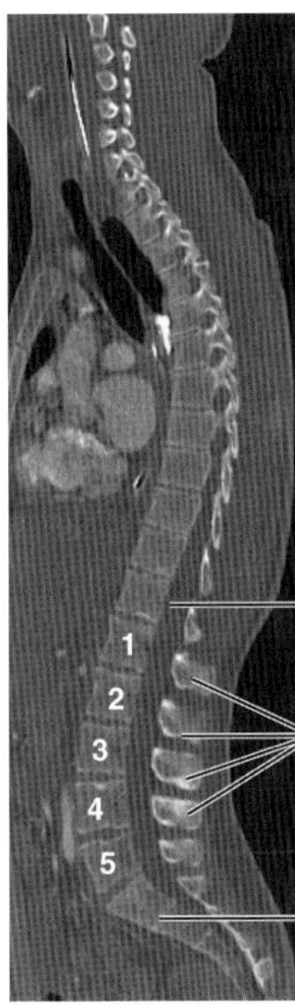

- **ABCDS**의 비정상을 체크한다: 특히, 척추 정렬, 척추몸통의 형태, 척수관 개방, 원반공간의 높이, 후관절의 형태.

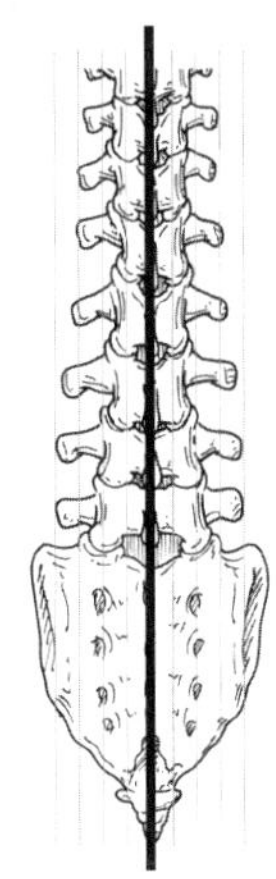

표 10.6 허리뼈의 CT 프로토콜

이마면

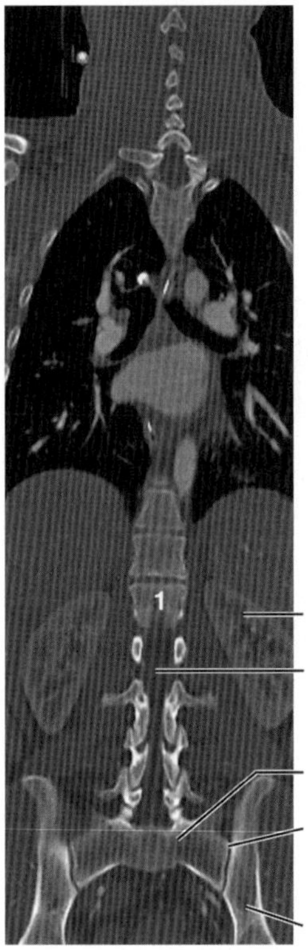

- 이마면 영상은 골절과 파편의 위치를 평가하는 것이다.

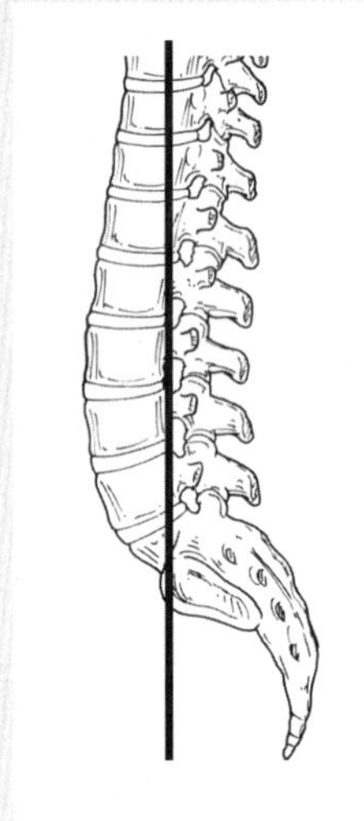

7. 무엇처럼 보이는가? 병리 그림

표 10.7 병리 그림

병리	임상 정보	치료
L2의 분쇄골절 (burst fracture) 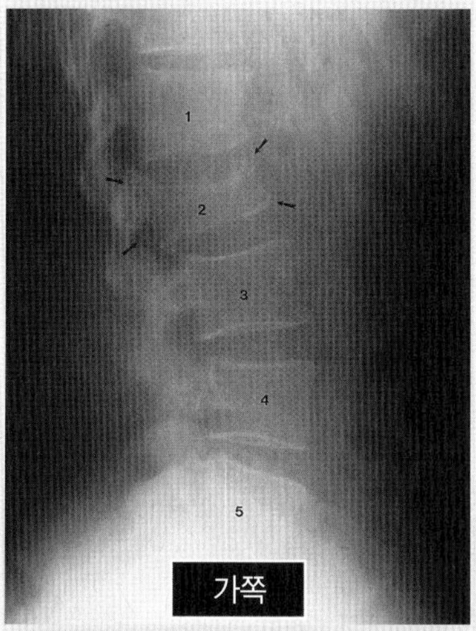 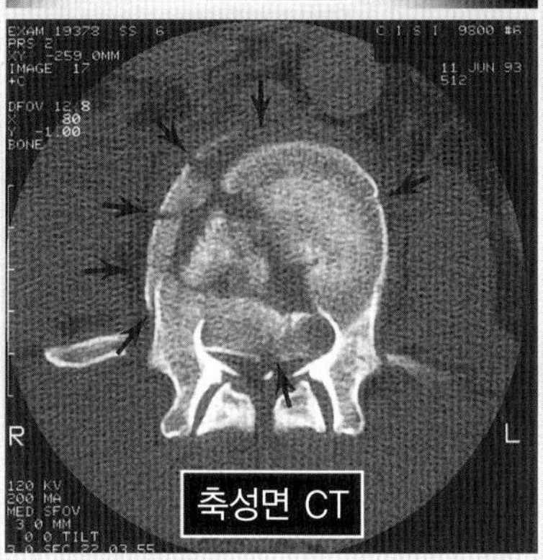	**설명:** 이웃한 분절 사이에 끼워져 있던 척추분절이 강한 힘을 받아 여러 조각으로 파열하는 것을 분쇄골절이라 한다. **손상 기전:** 자동차 사고에 의한 과도한 굽힘력이나 높은 곳에서의 낙상이 이런 손상을 일으킨다. 분쇄골절은 높은 곳으로부터 발로 착지하는 사람에게서 흔하게 발생하며, 뒤쪽발 골절과 척추몸통 골절이 흔하게 일어난다. 지면반발력이 발을 손상시키고, 위쪽 운동사슬을 따라 위쪽으로 주행하여, 등허리뼈의 척추몸통으로 분산된다. **영상:** 모든 신체 시스템을 빠르게 선별검사하는 고위험 외상에 주로 CT가 이용된다. 척추 영상은 TAP 스크린의 데이터로부터 구축된다. 만약 CT를 이용할 수 없다면, 방사선 영상으로 골절을 확인할 것이다. 척수나 신경뿌리의 손상 범위를 확인하려고 할 때는, MRI를 이용한다.	**보존적 관리:** 만약 골절이 안정되고, 당장 척수를 위협하지 않는다면, 2-3개월 동안 TLSO를 계속 착용시킨다. 방사선 촬영은 골절 지점의 안정성을 모니터링하기 위해 2주 간격으로 이루어진다. **수술:** 골절이 불안정하면, 수술이 적응적이다. 외상 부위의 나머지 척추뼈를 융합시키고, 커다란 척추뼈 골편을 제거하는 다른 수술적 치료도 이용될 수 있다.

표 10.7 병리 그림

병리	임상 정보	치료
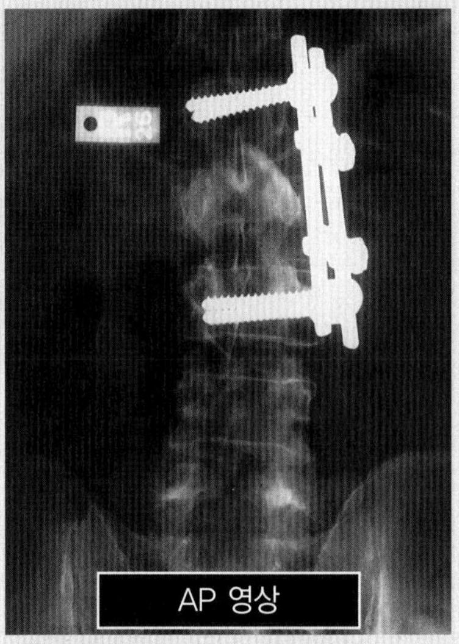 L2의 분쇄골절. 46세 남성은 크리스마스 나무에 전구를 달다가 20 피트 나무에서 떨어져 L2의 골절을 당했다. 그리고 그는 갈비뼈 골절과 목말뼈 골절도 당했다. **(A)** 가쪽 방사선은 L2의 압박 변형을 보여주고 있다(화살표). **(B)** L2의 축성면 CT는 척추몸통의 분쇄골절을 보여주고 있다(화살표는 다발성 골절 지점을 의미한다). **(C)** 수술 이후에 이루어진 AP 방사선은 내적 고정을 보여주고 있다.		

표 10.7 병리 그림

병리	임상 정보	치료

척추분리증

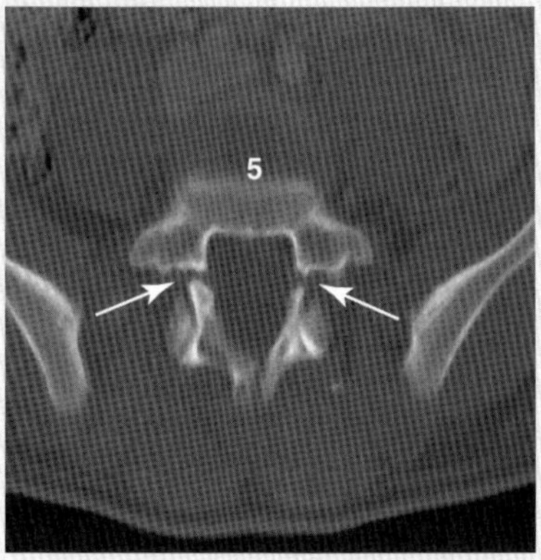

L5의 양쪽 척추분리증을 가진 14세 소년의 축성면 CT. 화살표는 척추다리의 뒤쪽 가장자리와 함께 가로돌기 결손을 가르킨다. 후관절이 조금 더 뒤쪽에 위치하고, 거의 시상면 방향으로 향한다. 시상면쪽으로 향한 후관절은 축성 하중 뿐만 아니라, 이마면으로 향한 후관절을 수용할 수 없다. 이것은 관절사이부위에 가해지는 과도한 하중과 후속의 스트레스 골절에 영향을 주는 형태학적 요소일 수 있다.

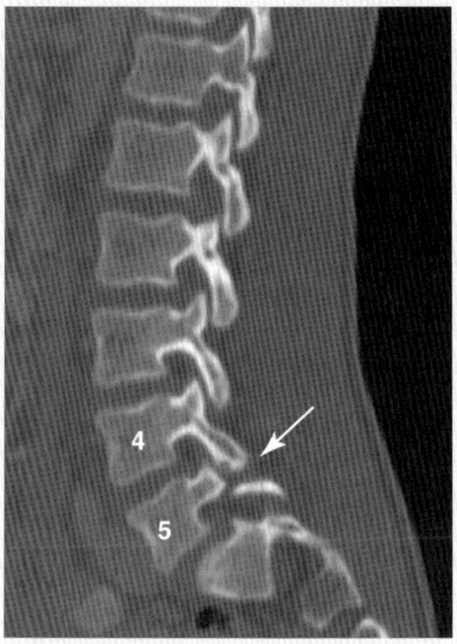

동일인의 시상면 CT. 화살표는 L5의 오른쪽 관절사이부위 결손을 가르킨다. 위쪽 레벨의 정상 관절사이부위와 비교해 본다.

설명: 척추분리증은 관절사이부위의 결손이다. 척추분리증은 선천성, 외상성, 또는 가장 흔한 반복적인 역학적 스트레스 때문에 일어날 수 있다.

손상 기전: 척추분리증의 스트레스 골절은 반복적인 젖힘과 돌림을 일으키는 청소년기 운동선수에게서 가장 많이 발생한다(예, 다이빙, 체조 및 배구). 또 이런 결손은 풋볼, 역도 및 레스링의 스포츠에서도 자주 발생한다.

영상: 척추분리증을 진단하는 최적의 영상 검사에 대해서는 논란이 많다. 양측 척추분리증은 일반 방사선 촬영으로도 진단될 수 있다 조기 진단은 SPECT나 MRI로도 가능하다. 축성면 CT와 3D CT 구축은 훌륭한 해부학적 디테일을 제공할 수 있다. 이론적으로, 방사선과 뼈 스캔의 혼용을 통해, 골절이 최근에 발생한 것인지, 오래 전에 발생한 것인지, 또는 능동적으로 치유되고 있는지를 결정할 수 있다.

보존적 관리: 3-6개월 정도 통증을 느끼지 않을 때까지 활동을 줄이면, 척추분리증이 치유될 수 있다. 좋지 못한 자세를 교정하고, 신체 역학을 가르치고, 침범된 근육을 강화하고 스트레칭하는데 물리치료가 매우 중요한 역할을 한다. 불유합은 흔한 합병증이다. 그러나 장기 예후는 좋고, 스포츠 활동의 지속성을 가질 수 있다.

수술: 수술은 거의 적응적이지 않다. 만약 보존적 치료에도 불구하고 통증이 지속되면, 층판절제술이나 뒤쪽 척추 융합술도 고려될 수 있다.

표 10.7 병리 그림

병리	임상 정보	치료
척추전방전위증		
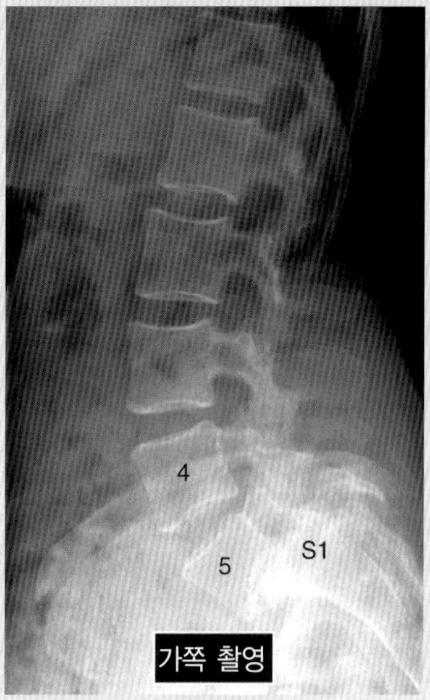 60세 남성, 등급 2+의 L5 퇴행성 척추전방전위증. 가쪽 방사선은 L5 몸통의 50%가 S1 몸통위에서 앞쪽으로 전위되었음을 보여주고 있다.	**설명:** 척추전방전위증은 위쪽 척추뼈가 앞쪽으로 미끄러진 것이다. 가쪽 영상에서, 앞쪽으로 미끄러진 "anterolisthesis"라 하고, 뒤쪽으로 미끄러진 것을 "retrolisthesis"이라고 한다. 허리엉치경사가 이들 관절의 앞쪽 전단력을 일으키기 때문에, L4–L5 분절과 L5–S1 분절이 가장 많이 침범된다. **분류:** 척추전방전위증에는 2개의 유형이 있다: (1) 척추분리증에 의한 것(척추활이 제자리에 있는 동안, 척추 구조물이 파괴되어 척추몸통이 앞쪽으로 전위된다)과 (2) 원반, 후관절 및 인대의 퇴행성 변화에 의한 것(불안정을 초래하여 중력에 의해 척추 전체가 앞쪽으로 미끄러진다). 어느 유형이든 척수관이 좁아진다. **영상:** 앞쪽척추몸통의 선이 아래쪽 척추뼈의 앞쪽척추몸통의 선에서 얼마나 앞으로 전위되었는지에 따라 척추전방전위증은 **가쪽 영상**에서 등급이 매겨진다.	**보존적 관리:** 과도한 앞굽음 자세를 교정하고, 몸통 근육을 강화와 스트레칭하고, 활동 수정을 가르치는데 물리치료가 적응적이다. 진통제와 부목도 도움이 될 수 있다. **수술:** 신경학적 손상이나 원인을 알 수 있는 통증이 있는 경우에는 척추 융합술이 적응적이다.
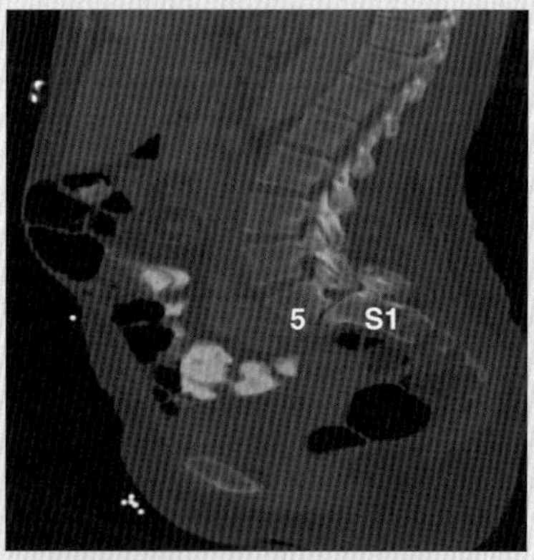 49세 여성의 시상면 CT는 등급 2의 척추전방전위증을 보여주고 있다. 이것은 복부 통증을 위해 촬영된 CT에서 나타난 부수적인 소견이었다. 다음의 축성면 영상을 참고한다.	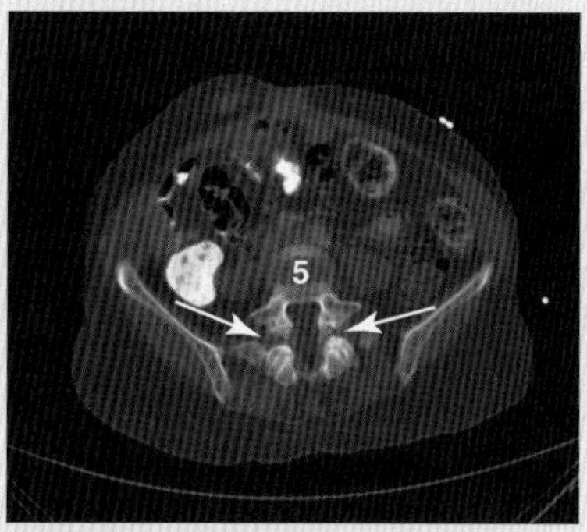 동일 환자의 축성면 CT는 양쪽 척추분리증에서처럼 척추전방전위증의 원인을 보여준다(화살표).	

표 10.7 병리 그림

병리 | **임상 정보** | **치료**

척추협착증

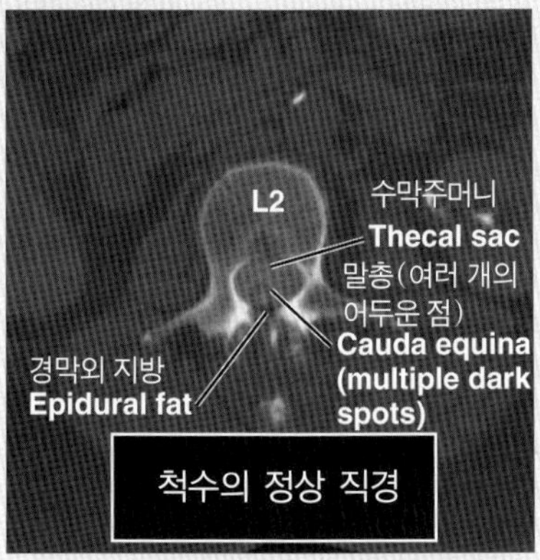

축성면 CT 조영술은 L2의 정상 척수관 직경을 보여주고 있다.

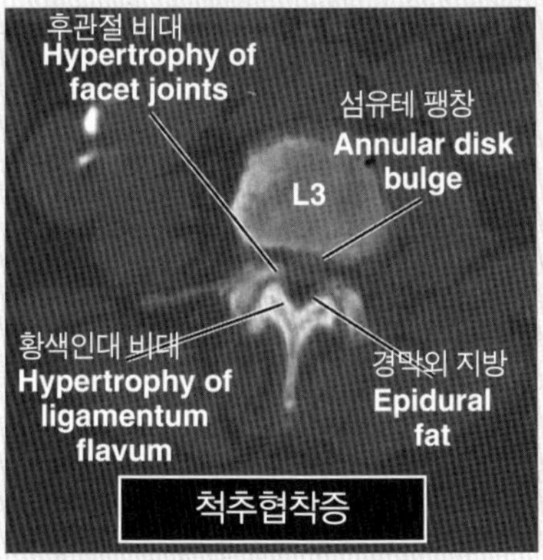

L4-L5 축성면 CT 조영술은 척수관 협소에 영향을 주는 원반 팽창, 후관절 비대, 황색인대 비대 등을 동반한 일반적인 척추협착증의 모습을 보여주고 있다.

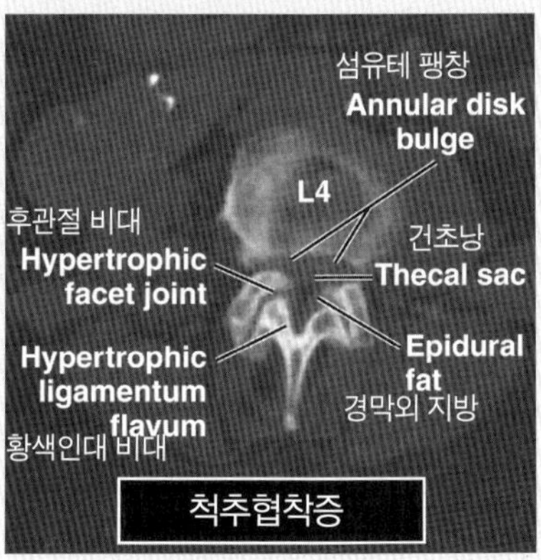

L4-L5 축성면 CT 조영술은 척추협착증을 보여주고 있다.

임상 정보

설명: 척추협착증은 후관절, 원반, 황색인대, 척추종판 뼈가시 등과 같은 인접한 구조물의 비후 때문에 척수관이 좁아진 것이다.

원인: 척수관을 좁히는데 작용하는 퇴행성 과정은 공간이 척수관안에서 얼마나 남아 있는지에 따라 다양한 증상을 일으킬 것이다. 가벼운 협착증은 증상이 없을 수 있다. 중등도와 심한 협착증은 신경 압박과 혈관 압박의 증상을 가질 수 있다. 매우 심한 협착증은 말총증후군을 일으킬 수 있다.

영상: MRI는 척수관을 평가하는데 가장 선호되는 검사법이다. MRI를 이용할 수 없거나 금기증이라면, CT를 사용할 수 있다.

치료

보존적 관리: 가벼운 협착증과 중등도 협착증은 진통제, 비스테로이드성 항염증 약물, 경막외 스트레이드 주사 및 물리치료에 의해 관리된다.

수술: 척수관을 넓히고 조직을 감압하는 수술 선택은 층판절제술, 구멍절제술, 후관절절제술, 원반절제술, 미세내시경 층판절제술 등을 포함한다. 분절이나 다분절을 안정시키기 위해 융합술도 가끔 요구된다.

표 10.7 병리 그림

병리	임상 정보	치료

척추사이원반 탈출

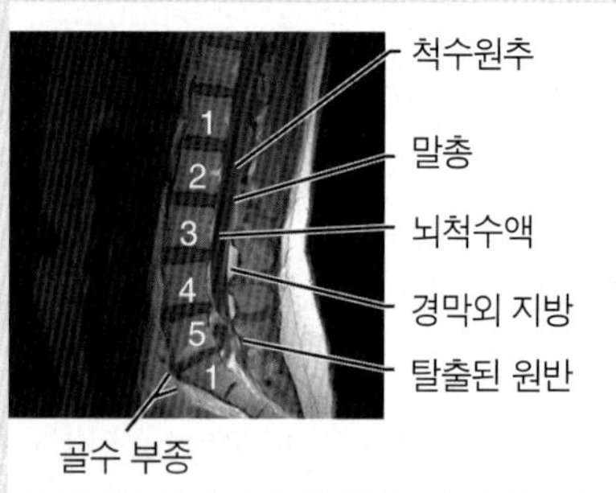

T1 가중 시상면 MRI 허리엉치뼈. L5-S1 원반의 많은 양이 탈출되어 있다.

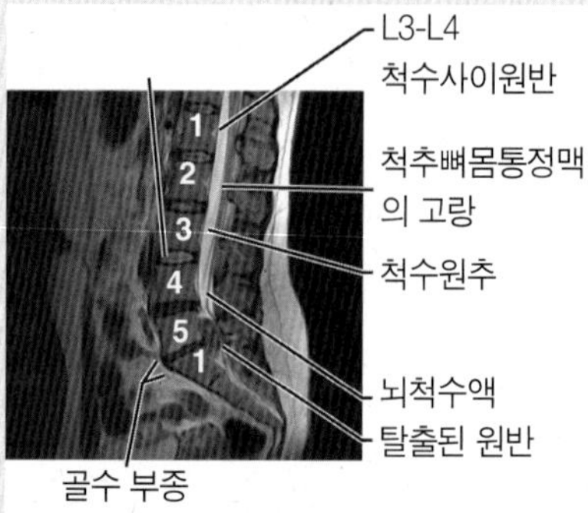

T2 가중 시상면 MRI 허리엉치뼈. 동일 환자.

설명: 척추사이원반 탈출은 속질핵이 섬유테를 빠져나가, 이웃한 척추종판을 벗어난 것이다. 척추사이원반 탈출은 L4–L5에서 가장 흔하게 발생한다.

원인: 원반에 과도한 수직력, 전단력 및 돌림력이 노출된 척추관절의 퇴행성 변화로부터 원반 손상이 초래된다. 이들 힘은 속질핵의 퇴행에 영향을 주어, 속질핵의 탈출을 위한 통로를 형성하는 섬유테의 틈이나 열상을 일으킨다.

영상: 적신호가 존재하거나 4–6주의 보존적 치료가 급성 허리통증이나 방사통을 해결하지 못하지 못할 때만, 영상 검사를 고려한다. 원반 평가의 적절한 영상 기법은 MRI이다.

보존적 관리: 척추사이원반 탈출은 물리치료, 진통제, 단기 침상 안정(2일), 활동 제한 등의 보존적 치료로 예후가 좋은 편이다. 4–6 주간의 보존적 관리는 흉터 형성, 뒤당김, 탈출된 원반물질의 식세포 작용을 통해 원반이 치유될 시간을 갖게 만든다.

수술: 지난 10년간 여러 종류의 수술 기법(원반절제술, 척추융합술, 키모파파인 주사)이 척추사이원반 탈출 환자에게 적용되어 왔다. 그러나 최근 연구는 허리뼈 원반탈출에 대한 수술적 중재가 보존적 관리보다 우세하다는 통계학적 소견을 얻지 못했다. 그래서 수술을 지지하는 원인이 명확하지 않다.

표 10.7 병리 그림

병리	임상 정보	치료

강직성 척추염

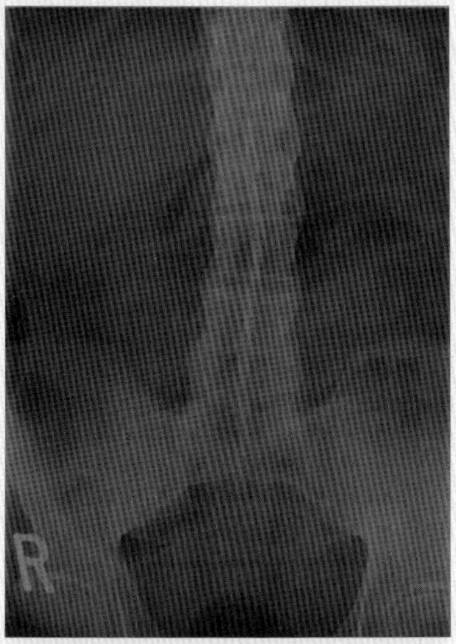

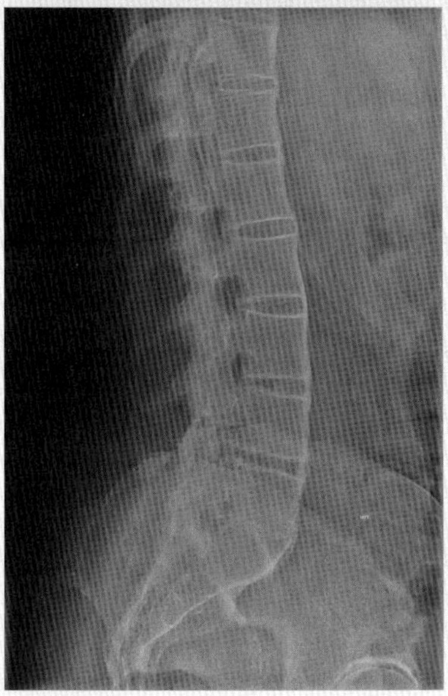

39세의 강직성 척추염. AP 영상과 가쪽 영상은 모든 척추레벨을 이어주고 있는 얇은 수직의 인대결합, 즉 "대나무 척추"를 보여준다. 엉치엉덩관절이 융합되어 있다.

설명: 강직성 척추염은 만성이고 진행적인 염증성 관절염으로서, 관절 경화증과 인대성 골화의 특징을 가지고 있다. 강직성 척추염은 20대 초반의 젊은 남성에게서 가장 많이 진단된다.

원인: 원인은 알려지지 않았지만, 강직성 척추염과 관련된 위험 요소로는 가족력, 특정 단백질 마커에 대한 양성 검사, 그리고 빈번한 소화계 감염 등이 있다. 이 질환은 엉치엉덩관절의 강직성을 보이고, 나중에 등뼈와 허리뼈까지 침범된다. 다른 관절, 특히 무릎과 몇몇 장기도 침범된다.

영상: 방사선은 엉치엉덩관절의 융합을 확인하고, 척추몸통의 앞쪽 가장자리가 사각형을 띠고 있는지를 확인한다. 그러나 질병이 몇 년 동안 존재했을 때만 방사선 영상에서 근거가 남는다. 초기 진단을 위해 MRI를 이용하지만, 데이터는 명확하지 않다. 이 질환의 마지막 단계는 척추몸통을 연결하는 인대결합의 형성을 보여준다. 방사선 영상에서 "대나무 척추"가 나타난다.

보존적 관리: 염증과 통증을 감소시키는 물리치료와 약물이 보존적 관리의 요점이다. 척추가 점진적으로 뻣뻣해지는 뒤굽음을 최소화하기 위해, 물리치료는 척추의 폄을 유지하는데 목적을 둔다.

수술: 수술적 관리는 특정 개별 장애(예, 기능을 향상시키는 엉덩관절이나 무릎관절의 관절대치술)를 관리하는데만 적응적이다.

표 10.7 병리 그림

병리	임상 정보	치료
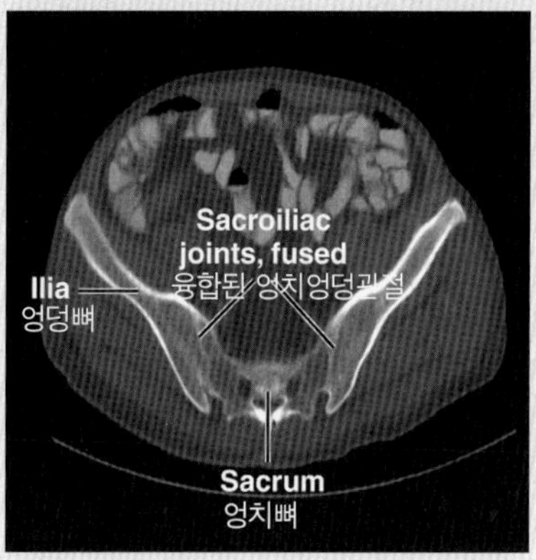 41세의 강직성 척추염. 축성면 CT 영상은 엉치엉덩관절의 완전한 융합을 보여주고 있다.		

인덱스